毛发移植实用指南
初学者操作指导（下）

附视频

主　编：（美）罗伯特 · H. 特鲁（Robert H. True）
（印度）阿尼尔 · K. 加格（Anil K. Garg）
（印度）西马 · 加格（Seema Garg）

主　审：胡志奇　陶　凯
主　译：苗　勇
副主译：吴　巍　朱冠州（中国台湾）　雷　睿　樊哲祥

北方联合出版传媒（集团）股份有限公司
辽宁科学技术出版社

Copyright © 2021 of the original English language edition by Thieme Medical and Scientific Publishers Private Limited, India.
Original title:
Practical Guide to Hair Transplantation by Robert H. True / Anil K. Garg / Seema Garg

The Chinese edition is published in two volumes: Volume 1 covers pages 1 - 478 and Volume 2 pages 479 to 628.
简体中文版分为上下两册：上册为原英文版第1—478页，下册为原英文版第479—628页。

© 2024 辽宁科学技术出版社
著作权合同登记号：第06-2023-35号。

版权所有・翻印必究

图书在版编目（CIP）数据

毛发移植实用指南：初学者操作指导．下／（美）罗伯特・H. 特鲁，（印度）阿尼尔・K. 加格，（印度）西马・加格主编；苗勇主译．—沈阳：辽宁科学技术出版社，2024.6
ISBN 978-7-5591-3549-0

Ⅰ．①毛…　Ⅱ．①罗…　②阿…　③西…　④苗…　Ⅲ．①毛发—移植术（医学）—指南　Ⅳ．① R622-62

中国国家版本馆 CIP 数据核字（2024）第 081525 号

出版发行：辽宁科学技术出版社
（地址：沈阳市和平区十一纬路25号　邮编：110003）
印 刷 者：辽宁新华印务有限公司
经 销 者：各地新华书店
幅面尺寸：210 mm × 285 mm
印　　张：22.5
附　　件：4
字　　数：500千字
出版时间：2024年6月第1版
印刷时间：2024年6月第1次印刷
责任编辑：凌　敏　于　倩
封面设计：刘　彬
版式设计：顾　娜
责任校对：黄跃成

书　　号：ISBN 978-7-5591-3549-0
定　　价：218.00元

投稿热线：024-23284356
邮购热线：024-23284502
邮　　箱：lingmin19@163.com
http：//www.lnkj.com.cn

毛发移植实用指南

初学者操作指导（下）

罗伯特 · H. 特鲁，医学博士，公共卫生硕士，ISHRS 会员
Founder and Hair Restoration Surgeon
True and Dorin Medical Group
New York, USA

阿尼尔 · K. 加格，理学硕士，医学硕士，ISHRS 会员，ABHRS 会员
Plastic and Hair Transplant Surgeon
Director, Rejuvenate Plastic, Cosmetic and Hair transplant Centre
Indore, Madhya Pradesh, India

西马 · 加格，理学硕士，ISHRS 会员，ABHRS 会员
Consultant Hair Transplant Surgeon;
Director
Rejuvenate Plastic, Cosmetic and Hair transplant Centre
Indore, Madhya Pradesh, India

审译者名单

主　　审：胡志奇　陶　凯
主　　译：苗　勇
副 主 译：吴　巍　朱冠州（中国台湾）　雷　睿　樊哲祥
翻译专家：（依照姓氏拼音首字母顺序排序）

陈　健　南方医科大学南方医院
陈　鹏　重庆医科大学附属第一医院
陈若思　南方医科大学南方医院
陈宇新　武汉市汉口医院
樊哲祥　南方医科大学南方医院
高智雍　广东医科大学附属东莞第一医院
郭镇合　南方医科大学第三附属医院
韩朝飞　中南大学湘雅三医院
胡志奇　南方医科大学南方医院
黄俊飞　南方医科大学南方医院
雷　睿　浙江大学医学院附属第一医院
李　梅　李梅博士植发中心
李宇飞　同济大学附属东方医院
林尽染　复旦大学附属华山医院
刘秉承　南方医科大学南方医院
刘裴华　河南华仁植发
米全印　毳发植发
苗　勇　南方医科大学南方医院
曲　茜　南方医科大学南方医院
沈海燕　杭州市第一人民医院
孙　阳　南方医科大学南方医院
陶　凯　中国医科大学附属第四医院烧伤整形显微外科
王　瑾　南方医科大学南方医院
王高峰　南方医科大学南方医院
王宇燕　杭州市第一人民医院
吴　巍　上海交通大学医学院附属第九人民医院
谢　祥　北京大学第三医院
杨娟敏　南昌大学第二附属医院
杨璐楠　南方医科大学南方医院
张栋益　河南省人民医院
张嘉显　南方医科大学南方医院
张予晋　湖南省中医院
赵英杰　南方医科大学南方医院
周　刚　南昌佳美美容医院
朱冠州　中国台湾 DCDC 生发诊所

和其他人一样，医生也必须要与人打交道，而每个沟通的人都是独一无二的。因此，医生不可能只是科学家。他要么做个像工匠一样的外科医生，要么做个像艺术家一样的内科医生和心理学家。这意味着一名好医生必须具备良好的品格，也即无论他有什么优点或不足，他都必须去热爱他的患者，并希望他们的利益高于自己的利益。

W. H. 奥登

目录

视频观看方法

安卓系统：进入手机浏览器后，打开扫一扫，扫描二维码即可观看。

苹果系统：下拉屏幕进入“控制中心”界面，用扫一扫功能扫描二维码，即可观看视频。

由于本书视频挂在外方出版社官网，目前不支持微信扫码，给您带来的不便望请谅解！

视频 13.1：细胞注射疗法

视频 18.1：测试贴片放置

视频 19.1：胡须麻醉

视频 19.2：微管麻醉

视频 19.3：微管麻醉

视频 19.4：WAW 获取躯干毛囊

视频 19.5：Nano 获取躯干毛囊

视频 19.6：皮肤张力

视频 25.1：不剃发 FUE 的类型

视频 26.1：预览长发 FUT

视频 27.1：Schambach 博士的长发毛囊单位提取术（PLH-FUE）切割和提取毛囊

视频 27.2：Schambach 博士的长发移植操作、加载和植入

前言

随着脱发及其治疗形成了数十亿美元的相关产业，了解一些与秃发相关的历史和对秃发的偏见就显得尤为重要，这些偏见常常驱使男性和女性患者不断地寻求治疗秃发（这种与自然遗传相关的疾病）。《男性健美》杂志在几年前发表的一篇文章指出了社会大众对秃发男性存在偏见的独特现状。他们推断：同秃发男性相比，毛发浓密的男性似乎更符合使用值得信赖、诚实和正直这样的词进行描述。很多年前，有一个电台脱口秀节目，名为《男人的内心》，虽然这个节目的主要任务并不是讨论秃发，但偶尔也会在这个长达一小时的节目里讨论秃发相关的问题。记得有一位来电者自称是一家大公司负责产品营销的副总裁，在他对秃发环节的评论中，他表示：他永远不会聘用秃发者，因为这些人不值得信赖。有趣的是，在表达出这种坚定化信念的情绪化言辞后，他却承认自己也秃发，他认为自己诚实可靠，与其他秃发者不同。

在世界范围内流行结核病的时期，脱发曾被认为与该疾病相关。女性在选择丈夫时会选择身体健康的男性，而生病的男性通常可以通过存在脱发（长期慢性疾病可引起脱发）来识别。因此，几个世纪以来，女性择偶时往往将毛发和健康联系在一起。在 19 世纪，戴礼帽成为一种遮盖男性秃发的方式，且这一传统一直延续至今，只不过今天是棒球帽取代了以前的礼帽。在整个 19 世纪末和 20 世纪初，一些商家通过大力鼓吹“秃发并非是自然的”而向脱发者推销蛇油疗法。尽管未能解决脱发问题，但这些利欲熏心的企业依然蓬勃发展。大量的广告驱使秃发男性成为受害者，这种现象一直持续至今。对男性或女性秃发的负面看法已经渗透到社会的各个方面。人们对此感到绝望，秃发问题也长期未能得到解决。不过幸运的是，毛发移植 / 假发是有效的，并且可能是几千年来唯一可行的解决方案。

秃发的研究涉及对人性的深入探讨。在古埃及，法老从未被见到不戴假发。“Caesar（恺撒）”这个词在拉丁语中的意思是“头上的毛发”。Julius Hailing 是第一位被赋予“恺撒”头衔的人，然而著名的 Julius Caesar 却部分秃发。为了遮盖秃发区，他每天花费大量时间将头发从后脑勺向前梳理，使其可以覆盖额头。此外，在所有荣誉中，他享有佩戴桂冠的特权（这是军事战争胜利者的荣誉），这也进一步掩饰了他的秃发外观。古希腊医生希波克拉底认识到男性的性器官和秃发之间存在联系，他发现被阉割者不会掉发，即在青春期之前被阉割的人一生都不会经历脱发。然而，当苏格拉底见到 Cleopatra 时，他却几乎已经秃顶，他宣称秃发是性生活过度的结果。在日本，武士们选择剃光前额和头顶的毛发，将黑色长发从后部和侧面梳理成一个复杂的“顶结”，类似于今天的相扑选手的发型。

我们都很熟悉《圣经》中 Sampson 的故事，在他失去毛发的同时也失去了男子气概，这是有史以来“毛发等于男子气概”的最明显的例子。这则寓言将人类对脱发的恐惧追溯到了古巴比伦时代。随着年龄的增长，“太阳王”路易十四将假发作为一种时尚宣言，以掩饰自己随着年龄增长而秃顶的状况。在《独立宣言》的历史文件上，几位签署者在写下自己的名字时均戴着假发。今天，毛发状况，对于每位寻求建立自尊心的年轻人而言都有重要意义。对男性和女性而言，毛发一直是关系他 / 她们形象的关键元素，这种重要性将持续存在。对于女性而言，毛发是她“至高无上的荣耀”；而对于男性而言，就像对恺撒大帝一样，毛发是荣誉花环和男子气概的象征。因此，毛发是青春的普遍象征。

长期以来，人们一直在寻找导致秃发的原因。直到最近，随着将人类的秃发与现代遗传学联系起来，科学家才提出了数百种关于秃发的理论。曾经有一本有趣的书——《性爱、时间和权力：女性的性行为如何塑造人类进化》，作者是伦纳德·施兰博士。施兰博士提出了一种进化理论，或许可以解释为男性型脱发的起因。他假设，如果我们回顾人类的历史，当我们生活在非洲大草原上 150 ~ 200 人的部落中，拥有一个秃顶男人就是一种财富。他的价值体现在可以作为狩猎队中的观察者：虽然动物认为人类是危险的，但当这个秃顶男人的头越过灌木丛去评估形势时，动物们并不害怕他，因为秃顶男人看起来不危险。其他特征也以类似的方式进化：如左撇子（占男性人口的 7%），使得猎人可以从左侧攻击猎物；色盲（占男性人口的 7%），使得狩猎队有能力捕获隐藏在灌木丛中伪装良好的动物。然而，最重要的是保护部落的女性。这些狩猎队不得不留下一些强壮的男性，他们留在营地以保护女性，而狩猎队则去寻找猎物。猜得不错吧？

肤浅和虚荣随处可见，作为其承受者并不容易，尤其是对于那些尚未形成自我价值观的年轻人来说。不管你喜欢与否，人们都有偏见。设想一下，你正在面试两个 30 岁的男性，一个人有一头浓密的头发和一张轮廓分明的脸，而另一个人由于脱发导致他看起来比他的竞争者更老、更不健康，而且有些不“整洁”。当然，同样的情况也可能发生在两个女人身上，一个美丽而匀称，而另一个超重且没有吸引力。对此，我们似乎总是更倾向于选择讨人喜欢的外表，而不选择那些表面上看起来不讨人喜欢的事物。这正是我们的本性，我们不能否认它。

20 世纪 50 年代末，当 Norman Orentreich 首次定义了供区优势理论时，大众化的毛发移植手术应运而生。自此，毛发移植手术正式进入临床实践，秃发的男性可以通过毛发移植来遮盖他们的秃发区以解决秃发外观问题。Orentreich 提出的毛发移植是基于 4 mm × 5 mm 大小的含有毛囊的头皮块移植。按照今天的标准来看，这个手术是比较粗糙的。因此，植发患者需要花费大量时间和采用很多技巧才能使术后外观呈自然状态。随着理念和技术的进步，大概用了 35 年时间才出现了今天我们所使用的将毛囊单位作为毛发移植物的标准。对于欧美人而言，约有 50% 的男性和女性人口可能会在一生中的某个时刻出现脱发。作为毛发移植外科医生，我们可以通过毛发移植手术帮助他们度过这段不愉快的经历。到 2025 年，毛发移植领域的年收入预计将达到 250 亿 ~ 300 亿美元。这一急剧增长的市场将得益于手术治疗和新的医疗手段，也将为那些有足够洞察力的人创造一个巨大的机会，让我们在这个迅速发展、令人振奋和回报丰厚的领域立足。

本书是由我尊敬的同事罗伯特 · H. 特鲁、阿尼尔 · K. 加格、西马 · 加格医生及其他杰出参编者共同编写的，是对毛发移植领域的一项非常重要的贡献，也是送给有志于从事该行业者的一份礼物。我热烈欢迎所有新从业者加入这个领域，同时强烈建议他们参与国际毛发修复外科学会（ISHRS）提供的卓越的实操课程。一旦你掌握了这些课程中的技术和诊断要素以及本书中涵盖的内容，你就可以建立非常特殊和独特的医患关系，这是当今成功的毛发移植外科医生具备的典型“特点”。患者通常有着简单的要求——“把我的毛发还给我，让它看起来百分之百自然”。一旦你实现了这个目标，你将得到患者充满活力和愉快的感激之情。在患者的“新生”过程中，你将扮演一个至关重要的角色，让你的患者重拾逝去多年的青春容颜。

William Rassman，医学博士，ISHRS 会员
创始人兼首席执行官
美国加利福尼亚州洛杉矶新发研究所

序言 1

编写这本书是西马·加格医生和阿尼尔·K. 加格医生的想法。当他们邀请我与他们合作编写时，我感到兴奋和荣幸。多年来，我们作为教学人员一起参加世界各地的毛发修复外科（HRS）会议，彼此相互了解和尊重。我们之间的纽带是对科学和艺术的相互热爱，以及在医学实践中自由交流信息的共同理念。作为教育者，我们热衷于帮助新入行的医生学习毛发移植手术的技艺。这本书是我们作为临床教育工作者日常工作的自然延伸。在与西马·加格医生和阿尼尔·K. 加格医生的合作中，我感到非常愉快。我们充满期望，相信这本书将对读者的职业生涯产生重大影响。

外科医生不能指望只从课本上学习如何操作手术，这本书将以一种清晰易懂的方式为新入行的医生提供一个可以让其变得专业和卓越的基础。刚接触该领域的新手医生还需要多参加有关 HRS 的会议和研讨会，而现场手术研讨会可能最有价值。目前，世界各地有很多这样的机会：可以通过国际毛发修复外科学会（ISHRS）和 ISHRS 的区域学会而成为 ISHRS 的全球成员。如需更多信息，请访问 ISHRS 网站“https：//ishrs.org”。此外，还可以申请由 ISHRS 所赞助的 HRS 基金进行研究。我也强烈鼓励那些新手医生参观资深毛发移植外科医生的诊所。有时你会惊讶于许多人的想法，因为拜访你的同行总能给你一些启发，即便对于像我这样在这个领域工作了 30 多年的资深专家来说亦是如此。通过这些“访问”，我总能得到一些新的提示或有价值之处以提升临床技能。你还可以寻求一位导师，向他咨询并讨论你的疑难病例。

我还想提醒你，美国毛发修复外科委员会是 HRS 领域唯一的认证机构，同时提供美国认证和国际认证。目前，大多数来自美国以外国家的医生，无须参加 USMLE（美国医学执照考试）即可获得资格。获得认证是你职业发展中非常重要的一步，这不仅是因为获得认证后所能够带来的地位，更重要的是一个人需要通过学习和考试才能获得认证。要了解更多信息，请访问“https：//abhrs.org”。

本书分为两篇：

在第一篇中，我们将介绍成为一名出色的毛发移植外科医生所需的基础知识，包括毛发基础科学、脱发的诊断和鉴别诊断、诊断所需使用的工具、脱发的药物治疗（包括非那雄胺、米诺地尔和其他药物治疗）以及营养支持等相关内容。本篇末尾还介绍了毛发移植手术过程中紧急情况的诊断和管理，以及如何创建一家毛发移植诊所等内容。

第二篇对于初学者来说内容有些过于深奥，主要介绍了该领域非常重要的前沿知识；随着初学者技能的提升和知识的增长，这些前沿知识也是必须要掌握的。本篇相关内容有头皮微着色文饰、体毛移植、非头皮部位的毛发移植、创伤性秃发患者的毛发移植、FUT 和 FUE 的联合应用、毛发与体毛的联合移植、毛发移植术后修复方法、不剃发 FUE 技术、FUT 长发移植和 FUE 长发移植等。本篇是由毛发移植领域的著名专家和前辈们所编写的，加格医生和我非常感谢他们的贡献。

我喜欢毛发移植手术的所有实操，但我更热爱的是 FUE 技术的开发和完善。我是 2001 年最早开始使用该技术的人之一，从那以后一直非常积极地传授知识和促进该技术的发展。在编写本书中毛囊单位 FUE 相关内容时我花费了很多心血，我的目标就是要清楚地描述该技术中涉及的所有细节。众所周知，“细节决定成败”，用它来描述 FUE 手术是再准确不过了。有些医生常常在我的诊所参观时说“FUE 手术看起来很轻松”，FUE 的确是入门容易，但要精通却很难，它对操作者技术要求很高，医者需要持续专注和坚持不懈才能掌握并达到较高水平。

此外，你会发现本书的每一部分都有清晰的理念和建议。我们希望每一位读者通过在章节末尾提供的“思考问题”来测试他们对知识的掌握程度，通过自测来评估自己是否掌握了相关知识。

COVID-19 的大流行影响了 HRS 的开展。在高峰期，世界各地的大多数毛发移植诊所不得不关闭数周甚至数月。现在，虽然几乎所有诊所都已恢复了运营，但运营方式已经改变，这种改变也许是永久性的。有鉴于此，每个医疗机构都必须制定特殊的诊疗方案以便为患者和工作人员提供安全的环境。当你开始执业时，你需要了解执业地所在国家和地区的安全执业指南，并将其纳入你的执业中。当然可以通过 ISHRS 找到许多相关咨询，通过一系列的标准操作来实现安全执业。

我要感谢为这本书的创作做出贡献的所有人。我要特别提到 Thieme 出版社及其团队里的图·夏尔马和尼迪·斯里瓦斯塔瓦博士。他们使我的工作变得简单，并向我展示了如何创建生动和信息丰富的文本。

对于我的读者，我祝愿你成功。希望这本书中的内容正是你所需要的，以便你朝着正确的方向迈进，成为一名经验丰富的毛发移植医生。我也希望我们都能为患者的健康做出贡献。

Robert H.True，医学博士，公共卫生硕士，ISHRS 会员

序言 2

在从事整形、修复重建和周围神经手术多年后，我开始了毛发移植手术。在此期间，我做了很多再植手术、微血管游离组织移植手术以及肢体严重粉碎性骨折的手术。看到断肢再植患者康复是我快乐的源泉。在我执业的那段时间里，很多患者都是因为美容问题而来，包括脱发。然而，我并没有被这些问题所吸引，从未充分意识到它们对个人乃至社会的影响。尽管它们构成了我临床工作的重要组成部分，但它们最初并没有激励我深入研究下去。多年来，当我慢慢地开始注意并观察到我的患者在美容问题矫正后，面部表情和眼神流露出自信的变化时，我开始意识到美容问题对个人心态的影响，以及它们对个人身心健康的严重损害。这些问题的矫正可以使患者重新找回自我，美容对他们生活的积极影响是不可否认的，这迫使我开始涉足毛发移植手术领域。

我开始定期开展毛发移植手术。为了理解手术间的细微差别，我试图阅读与毛发移植相关的所有文献。我还通过了美国毛发修复外科委员会的理论考试，并与同行一起参加了各种会议。在这个阅读、学习和实践的过程中，我意识到很多学习材料往往过于宽泛，这对想进入毛发移植领域的初学者来说并不适合。随着毛发移植手术越来越受欢迎，越来越多的年轻外科医生也愿意参与其中，因此需要有更加容易理解和实践的方式去分享该方面的知识，以便让更多的初学者掌握毛发移植的相关知识。

于是我就有了编写一本书的想法，这本书应该不仅能提供足够的学科知识，而且能易于阅读、理解和参考。我向我的妻子西马·加格医生表达了这个想法，她碰巧也有同样的想法，然后我向我们敬爱和尊敬的老师罗伯特·H. 特鲁博士表达了这个想法，他恰好也正考虑以同样的目标编写一本书。可以说，这是一次思想交流，也是我们 3 个人的艰巨而有意义旅程的开始，我们通过共同努力，以体现我们对毛发移植手术领域的热爱和尊重，于是本书得以面世。

本书旨在成为毛发移植手术的分步指南。我们将来自世界各地许多资深毛发移植手术医生的数十年经验提炼出来，并将其浓缩在本书中。

虽然每年都会举办各种研讨会，让该领域的资深专家齐聚一堂，分享前沿技术，这些会议也为个人成长提供了巨大的机会，并丰富了毛发移植外科医生的经验；但是，参加这样的研讨会会产生大量开支，对于初学者来说非常昂贵和耗时。基于此，在本书中，我们针对某些篇章的关键部分还增加了一个视频库，展示世界各地著名外科医生所使用的流行技术。

我希望这本书能实现我们的写作初衷，让那些刚刚踏入毛发移植领域的初学者从中寻得指导和“陪伴”。

祝好！

Anil K. Garg，理学硕士，医学硕士，ISHRS 会员，ABHRS 会员

序言 3

毛发移植是一个快速发展的领域，每年都有许多新的外科医生进入该领域。10 年前开始从事这一专业时，我还是印度印多尔 M.G.M. 医学院的一名教师。在我的教学经历中，我学会了如何将一门学科介绍给学生的技巧；如此一来，学生不仅可以培养自己的兴趣，还可以将自己想象成未来的从业者。教医学生对我来说是一次很好的教育经历，但我相信我的命运是成为一名毛发移植外科医生。我很幸运，有我的丈夫阿尼尔 · K. 加格医生作为我的导师。

在 2019 年 HRS 会议期间的一个重要日子里，我和加格医生及罗伯特 · H. 特鲁博士讨论了编写本书的可能性。特鲁博士是毛发移植领域的先驱。与他的会面总是激励着我们，他也“分享”了我们的愿景，即致力于编写毛发移植图书作为传播媒介。

这项工作是我植发之旅新阶段的开始，我现在是从老师的角度来看待和审视这一领域。每一章的编写目的都是为毛发移植外科医生提供实用技巧，以便他们能够避免一些常见错误并改善手术效果。

本书将通过两篇内容来引领读者了解毛发移植的基础知识以及该领域的最新进展，相关内容包括：毛囊单位提取术（FUE）这一被全世界外科医生广泛使用的技术随着时间的推移有了显著发展；最新的机器不仅具有旋转功能，还具有振动功能；使用体毛进行毛囊移植为供区不足的严重脱发患者提供了一个理想选择；为了减少毛囊的横断，也开发出了各种类型的 FUE 环钻针，包括钻取长发移植物的 FUE 环钻针；等等。

为了向患者呈现最佳效果，毛发移植外科医生需要掌握该领域的最新技术并完善知识。想要获取这些技术和知识，不仅需要多年的临床实践，还需要经常参加各项研讨会和相关会议。

本书旨在让读者熟悉上述进展，并让他们轻松获得技术诀窍。

除了毛发移植技术部分外，本书还深入探讨了毛发生长周期及皮肤镜检查的基本知识，并且收录了皮肤镜检查的部分相关图谱，以便于诊断常见的头皮问题。

我对毛发移植领域的探索始于 10 年前，当时我在纸上做了一些笔记。接下来在长达 10 年的时间里，进一步加深了我深入研究这一领域的意愿。

这本书非常珍贵，我希望它能为您的“旅程”增添价值。

祝好！

Seema Garg，临床医学学士，理学硕士，ISHRS 会员，ABHRS 会员

编者名单

Aniketh Venkataram, MS, MCh, FDA, FPRAS (Belgium), FASAPS (USA)
Consultant Plastic Surgeon and Hair Transplant Surgeon
Venkat Center for Skin and Plastic Surgery and Postgraduate Training – Rajiv Gandhi University of Health Sciences
Bengaluru, Karnataka, India

Anil K. Garg, MS, MA (Yoga), MCh, FISHRS, ABHRS
Plastic and Hair Transplant Surgeon
Director, Rejuvenate Plastic, Cosmetic and Hair transplant Centre
Indore, Madhya Pradesh, India

Anuradha Jindal, MD
Fellow Student
Venkat Center for Skin and Plastic Surgery and Postgraduat Training – Rajiv Gandhi University of Health Sciences
Bengaluru, Karnataka, India

Ashwini L. Hirevenkangoudar, MBBS, MD
Fellowship Student
Venkat Center for Skin and Plastic Surgery and Postgraduat Training – Rajiv Gandhi University of Health Sciences
Bengaluru, Karnataka, India

Indu S. Sattur, MBBS, DA
Medical Director and Hair Restoration Surgeon
HairRevive – Center for Hair Restoration and Skin Rejuvenation
Mumbai, Maharashtra, India

Jae Hyun Park, MD, PhD
Hair Restoration Surgeon
Dana Plastic Surgery Clinic
Seoul, Korea

James A. Harris, MD, FISHRS, FACS
Owner and Chief Hair Restoration Surgeon
Hair Sciences Center
Greenwood Village, Colorado, USA

Jeffrey Epstein, MD, FACS, FISHRS
Voluntary Assistant Professor
Department of Otolaryngology and Dermatology and Cutaneous Surgery
University of Miami;
Director
Foundation for Hair Restoration
Miami, Florida, USA

Malcolm Noronha, MD
Fellow Student
Venkat Center for Skin and Plastic Surgery and Postgraduate Training – Rajiv Gandhi University of Health Sciences
Bengaluru, Karnataka, India

Marcelo Pitchon, MD
Hair Restoration Surgeon
Clinica Marcelo Pitchon
Belo Horizonte, Minas Gerais, Brazil

Marie Schambach, MD, FISHRS
Hair Restoration Surgeon
Schambach Hair Clinic
Edificio Multimédica
Guatemala City, Guatemala, USA

Nicole Rogers, MD, FAAD, FISHRS
Assistant Clinical Professor
Department of Dermatology
Tulane University School of Medicine;
Private Practice
Metairie, Louisiana, USA

Rajendra Singh Rajput, MS, MCh, FISHRS, IAT (Plastic Surgeon)
Director
Hair Restore;
Consultant Hair Transplant Surgeon
Mumbai, Maharashtra, India

Ratchathorn Panchaprateep, MD, PhD, FISHRS
Associate Professor
Division of Dermatology, Department of Medicine
Faculty of Medicine
Chulalongkorn University
Bangkok, Thailand

Ricardo Gomes de Lemos, MD
Owner and Chief Hair Transplant Surgeon
Natural Hair
Rua Mato Grosso, Higienopolis
São Paulo, São Paulo, Brazil

Robert H. True, MD, MPH, FISHRS
Founder and Hair Restoration Surgeon
True and Dorin Medical Group
New York, New York, USA

Sajin Alexander, MBBS, MD
Fellowship Student
Venkat Center for Skin and Plastic Surgery and Postgraduate Training – Rajiv Gandhi University of Health Sciences
Bengaluru, Karnataka, India

Sandeep Sattur, MS, MCh (Plastic Surgery)
Consultant Hair Restoration Surgeon and Plastic Surgeon
HairRevive – Center for Hair restoration and Skin Rejuvenation
Mumbai, Maharashtra, India

Sara Wasserbauer, MD, FISHRS
Hair Restoration Surgeon
California Hair Surgeon
Walnut Creek, California, USA

Sebastian Yriart, MD
Hair Restoration Surgeon
IREP – Instituto de Rehabilitación Psicofísica
Children's Hospital "Ricardo Gutierrez"
Yriart Hair Restoration
Buenos Aires, Argentina

Seema Garg, MBBS, MSc, FISHRS, ABHRS
Consultant Hair Transplant Surgeon;
Director
Rejuvenate Plastic, Cosmetic and Hair transplant Centre
Indore, Madhya Pradesh, India

Venkataram Mysore, MD, DNB, FRCP (Glasgow), DipRCPath (Lond) FISHRS
Consultant Dermatologist and Hair Transplantation Surgeon
Venkat Center for Skin and Plastic Surgery and Postgraduate Training – Rajiv Gandhi University of Health Sciences
Bengaluru, Karnataka, India

第一篇

基础知识

第一章　毛发基础科学

第 1 节　毛发基础与头皮解剖学知识

Seema Garg

概述

· 介绍
· 毛发科学
· 毛囊单位
· 头皮解剖学知识
· 结论

关键点

- 人类头发最重要的功能是美容。
- 毛囊的发育开始于胚胎的第 9 ~ 12 周。
- 毛发生长周期分为 5 个阶段：生长期或活跃期、退行期或退化期、休止期或休眠期、外生期（当头发脱落时）和空毛囊期（毛囊空期）。
- 干细胞位于毛囊的隆突区、外根鞘和毛球部。在休止期结束时，它们被激活、再生形成新的毛发。
- 在雄激素性脱发中，毛发生长周期的主要激素调节剂是雄激素。它促进毛囊的微型化并缩短生长期。
- 位于头顶部的毛乳头细胞具有雄激素受体，而枕部的毛乳头细胞则没有雄激素受体。
- 头皮部毛发以 0.45 mm/d 的速度生长，而身体其他部位的毛发生长则较慢。
- 头皮部毛发的生长期最长（2 ~ 6 年）。

介绍

了解毛囊的解剖结构对毛发外科医生至关重要。脱发最常见的原因是雄激素性脱发，一般通过毛发移植术来治疗。理解毛囊单位（FU）的概念是实现毛发移植术术后效果自然的基础。毛发在多种因素的影响下经历生长、脱落和休止的周期。毛发生理学的认知对正确处理毛发疾病和了解毛发移植术后的头发生长有重要意义。不同类型的毛发疾病的治疗取决于其潜在的病理生理学机制。头皮解剖学知识对于毛发移植术、毛囊单位提取术（FUE）或毛囊单位移植术（FUT）同样重要。

毛发科学

1. 解剖结构

皮肤是人体最大的器官，占人体体重的 16% ~ 20%，厚度为 1.5 ~ 4.0 mm，由 3 层组成：

（1）表皮层：该层厚 0.4 ~ 1.5 mm，由不断更新的、分层的鳞状角化上皮组成。表皮层位于基底层上，基底层则将表皮层和真皮层隔开。

(2) 真皮层：平均厚度 2 mm。它主要由结缔组织组成，包括神经、血管结构、表皮来源附属器官、成纤维细胞、巨噬细胞和肥大细胞。

(3) 皮下组织：脂肪组织丰富的皮下区域，含有活跃生长的毛囊、大汗腺和小汗腺。它的神经、血管和淋巴管分布十分丰富。

2. 毛发分布

人类大约有 500 万个毛囊，毛囊在胚胎第 5 个月时全部生成，出生后没有新的毛囊形成。毛发的发育遵循头尾分布规律。第一组毛囊出现于眉毛、睫毛、上唇和下颌。头皮发育出大约 10 万个毛囊。毛发的视觉“密度”取决于毛发的直径、质地和密度，而不仅仅是毛发的数量。

胎毛仅出现在新生儿的头皮上。它们在出生后的第 3 个月或第 4 个月，以一种或多或少同步波形的方式脱落，这种同步在接下来的几个毛发生长周期中消失。在出生后的第 1 年末，人类的毛发生长周期变得不同步。

3. 胚胎学 / 毛发发育阶段

在毛囊的发育过程中，会经历一系列的演变过程。

人类的毛囊起源于中胚层和外胚层，而动物的毛囊则单纯起源于外胚层。因此，动物毛发更容易在实验室中创造或培养。

- 毛囊的发育始于 WNT、BMP（成骨蛋白）、SH 的上调和 Noggin 的抑制，在胚胎的第 2 个月（妊娠第 9 周）开始时这些因子在胚胎外胚层和中胚层之间产生相互作用，并在第 22 周完成（在所有毛囊中）发育。
- 主要的毛囊发育阶段（图 1.1）如下：
  - 芽前阶段：这是第一阶段。间充质细胞在真皮层浅层聚集，同时紧邻的基底表皮细胞增厚（基板）。
  - 毛芽阶段：在这个阶段，表皮细胞变长并开始向下延伸，称为“毛芽”，同时下层的间充质细胞开始复制，形成真皮乳头的雏形。
  - 毛栓阶段：毛芽中的上皮细胞向下生长，形成柱状或毛栓。
  - 球状毛栓期：当柱状向下延伸并包围部分下方中胚层细胞时，形成真皮乳头，同时沿发栓出现 3 个膨大区域：
    (1) 最上方：顶泌腺。
    (2) 中部：皮脂腺。
    (3) 最下方：隆突区。立毛肌（AP）将附着在上面。立毛肌在皮脂腺附近发育，不依赖于毛囊。

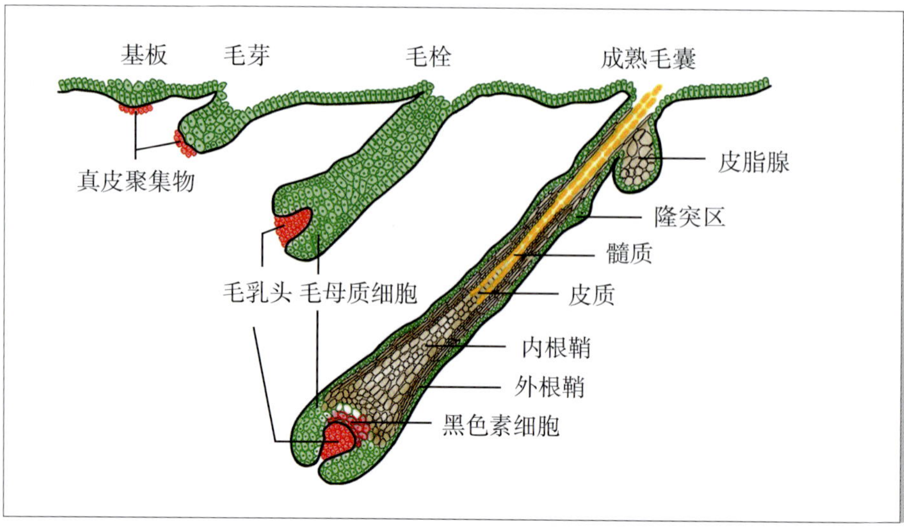

图 1.1　毛囊发育阶段

◦ 原始毛发：位于毛柱基部的表皮细胞包围部分下方中胚层细胞，形成真皮乳头（DP）。这些表皮细胞开始积极增殖，形成早期毛母质。最初的毛干向上移动。原始毛发被上皮根鞘和真皮根鞘包围。除眉毛和睫毛外，真皮根鞘与 AP 平滑肌相连。

4. 毛发类型

根据毛干的粗细，毛发分为 3 种类型：

（1）终毛：直径＞ 0.06 mm。

（2）中期毛：直径为 0.03 ~ 0.06 mm。

（3）毳毛：直径＜ 0.03 mm（表 1.1）。

正常头发终毛与毳毛的比例为 7：1。

终毛

终毛是更粗、更长的毛发，直径超过 0.06 mm，长度超过 1 cm。终毛有颜色，有毛髓。

中期毛

中期毛直径为 0.03 ~ 0.06 mm（代表早期微型化）。

毳毛

毳毛为直径＜ 0.03 mm 的色素脱失的毛发，因雄激素性脱发或其他原因导致的微型化（在类毳毛中，外根鞘（ORS）比内根鞘（IRS）厚；在毳毛中，IRS 和 ORS 的厚度相同）。

毳毛包括真毳毛和类毳毛。

毳毛不具有立毛肌。它们会在出生后取代胎毛。

在青春期腋窝、阴部和面部的毳毛被雄激素转化为终毛。

5. 毛囊

毛囊由 3 个区域组成（图 1.2）。

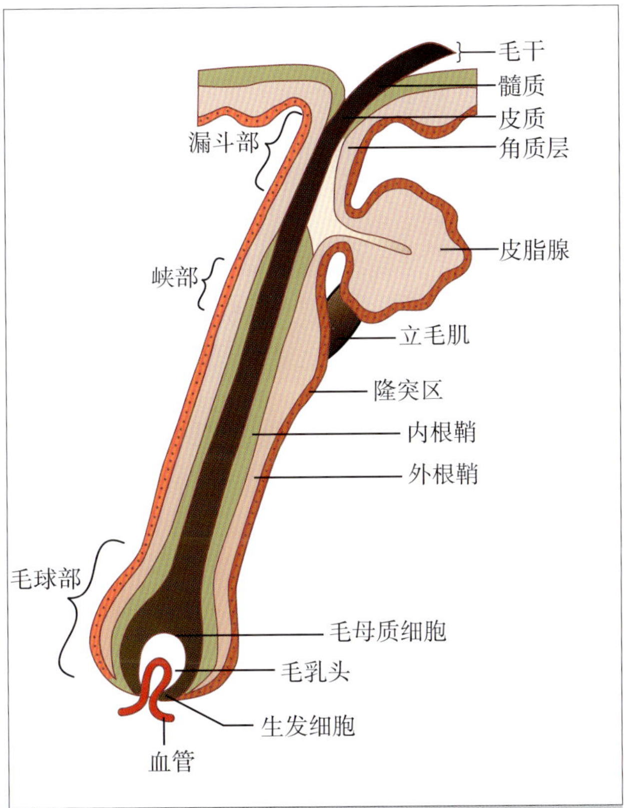

图 1.2　毛囊

表 1.1　毳毛和终毛的主要特征

参数	毳毛	终毛
长度	短＜ 1 cm	长＞ 1 cm
直径	＜ 0.03 mm	＞ 0.06 mm
色素	色素缺失或色素减退	有色素
发根	上部真皮浅层	皮下组织层或深部真皮层
髓质	无	有
平滑度	柔软	粗糙

上部（漏斗部）

上部从皮脂腺管开口延伸到皮肤表面的毛囊开口（包含完全成形的毛干）。

峡部

峡部从皮脂腺管开口向下直到立毛肌的附着处。

毛囊的隆突区在立毛肌的附着处。它由一群生物学上独特的具有表皮干细胞特征的角质细胞组成。这些毛囊干细胞是多功能的，可以产生不同类型的细胞。在这里，干细胞对产生表皮细胞和皮脂腺细胞可能更有特异性。隆突区是毛囊单位（FU）再生的关键。神经末梢和默克尔细胞也存在于隆突区，并在为毛发生长和循环提供信号方面发挥作用。因此，这是毛囊最重要的部分。

下部

下部从立毛肌延伸到附着处的毛囊基部。这部分毛发在休止期消失，因此会变得短小，并进行周期性的自我再生。

下部由两部分组成：

（1）毛干部：角化区（亚当森边缘线）上方至立毛肌附着处的毛囊部分。毛干和内根鞘在这个层次角化。

（2）毛球部：毛囊的深部，包围着毛乳头，由活跃的生长细胞组成。毛乳头引起毛囊和毛球的胚胎发育，形成圆柱形的毛发。

毛球部可被一条穿过球部最宽部分的线（奥伯线）分为 2 个区域：

（1）下部区域的未分化细胞是毛母质细胞或生发细胞。这里的细胞有丝分裂活跃，并向上移动，在上方增大体积。这里也有黑色素细胞，从神经嵴转移到毛球部。

（2）上部区域，在这里分化细胞形成内根鞘和毛发。

框 1.1 中概述了毛囊的不同部分。

毛囊的解剖学应用

- 毛囊的上部（漏斗部）和峡部被称为毛囊的永久部分，在整个头发周期中保持不变。毛囊的下部根据毛发生长周期的各阶段，分为退行期、分解期和再生期。任何破坏隆突区干细胞的疾病都会导致永久性脱发或瘢痕性脱发。斑秃时，毛囊的永久性部分保持未被扰乱，这就解释了为什么斑秃好转后还能有头发的再生。
- 漏斗前浸润部，影响隆突区干细胞的同心纤维化，是雄激素性脱发的标志，而淋巴细胞浸润（称为“蜂群”标志）见于全身或内因性的脱发，如斑秃。
- 隆突区的毛囊干细胞中含有神经嵴细胞。胚胎学上，神经嵴细胞形成神经系统、肾上腺髓质、内分泌腺的细胞外基质和黑色素细胞，提示了毛囊与神经刺激、神经递质、神经肽、内分泌调节剂、激素等之间的密切联系。在急性和慢性压力情况下，激素、炎症和选择性免疫应答是导致脱发的原因。在血循环中，激素水平可能是正常的。

毛囊组织学结构（由内而外）包括毛干、内根鞘、外根鞘和毛囊周真皮鞘（图 1.2）。毛干、内根鞘和外根鞘是由毛母质细胞形成的。

毛干

毛干由髓质、皮层和角质层组成。

框 1.1　毛囊结构

A. 漏斗部
B. 峡部
C. 下部，被亚当森边缘线分为两部分：
　（1）毛干部
　（2）毛球部：被奥伯线分为两部分：
　　· 下部区域：未分化细胞——毛母质细胞
　　· 上部区域：分化细胞

- 髓质是最中央的一层，存在于终毛中，在毳毛和更细的毛发中不存在髓质。
- 皮质细胞呈梭形。它是角化的，给毛发提供重要的机械性能。有些皮质细胞有色素。
- 角质层有 6 ~ 10 层细胞。

内根鞘

内根鞘围绕着毛干，仅存在于毛干的下部（从毛球部向上至峡部的起始处）。其细胞的角化为内根鞘提供了刚性。内根鞘在立毛肌以外被外根鞘的角蛋白取代。内根鞘有 3 层：内根鞘角质层（只有 1 个细胞的厚度，是最内层）、赫胥黎层（3 ~ 4 个细胞的厚度）和亨勒层（单层细胞）。毛干横截面的形状和直径存在种族差异，而这种差异由内根鞘决定。

外根鞘

外根鞘由多层上皮立形的细胞组成，含有大量糖原。它从毛球部底部延伸到皮脂腺管的开口。它在毛球部最薄，在峡部最厚。它包含黑色素细胞、神经分泌细胞（默克尔细胞）、朗格汉斯细胞（组织巨噬细胞）和毛囊干细胞。

真皮鞘

它在外根鞘的外面。它是毛囊周围的真皮鞘，由毛囊周围真皮的胶原束组成，过碘酸雪夫染色阳性。真皮鞘含有维持和再生毛乳头的祖细胞和有助于伤口愈合的成纤维细胞。表 1.2 总结了毛囊的一些重要组成部分。

毛囊单位

1984 年，黑丁顿介绍了毛囊单位（FU）的概念。他将 FU 定义为一组 2 ~ 4 根终毛连同 1 根或多根毳毛、相关的皮脂腺、附着的立毛肌以及毛囊周围的真皮鞘。毛囊在皮肤表面更靠近，但它们在皮下组织中却是分开的，这就是所谓的“展开”（Splay 现象）。在 FUE 术式中提取毛囊单位时，展开会导致切断毛囊的可能性变大。头皮上 FU 的平均密度为 75 ~ 100 FU/cm^2。1 个 FU 可能含有 1 ~ 5 根终毛，但大多数（80%）FU 含有 1 ~ 3 根终毛（图 1.3）。

一个 FU 密度正常的人可能有较低的头发密度，这取决于每个 FU 里的平均头发数量。

每个 FU 都有自己的神经分布和血供。单个立

表 1.2　毛囊的一些重要组成部分

隆突区	位于立毛肌附着处的水平上，它被认为是外根鞘的一部分，对 FU 的再生至关重要。隆突区可见毛囊干细胞和黑色素细胞
毛球部	下部的底部，包围着真皮乳头，生发毛母质细胞位于毛球部的基部
毛母质细胞	源自上皮，位于毛乳头上方，细胞未分化，细胞分裂积极，并属免疫豁免区。黑色素细胞存在于毛母质细胞之间，黑色素通过吞噬作用被整合入新的毛发
毛乳头	源自中胚层，它含有毛囊诱导特性的特殊成纤维细胞。启动一个新的毛发生长周期和正常的毛发生长有赖于毛乳头。它调节毛母质细胞的分裂和长出的毛发的直径。毛乳头上有雄激素受体、生长因子及其受体
干细胞	干细胞存在于外根鞘、隆突区和毛母质细胞中，这些细胞可以分裂并产生新的毛囊。免疫组化标志物 CD34 和角蛋白提示毛囊干细胞可能沿外根鞘有着更广泛的分布
毛根部	毛球部和毛乳头及其相关的神经和血管构成毛根部

毛肌主要附着在一个毛囊上，然后分支附着在其他毛囊上。在斑秃、休止期脱发和早期雄激素性脱发中，只要保持住立毛肌的附着，脱发是可逆的。在进一步的微型化和瘢痕性脱发中，立毛肌附着丢失。附着的立毛肌的次级分支在疾病早期阶段消失，而在主要毛囊上的立毛肌附着则被保持，以维持毛囊继续生长。直到病理晚期阶段，每个毛囊只保留主要的立毛肌附着，使自然的含有 2 ~ 4 根毛发的 FU 转变为只有单根毛发生长的毛囊，因此显示出毛发稀疏和毛发量减少。

毛发生长周期

每个毛囊都会经历一个按顺序发生的生长和休息阶段，一生中这样的循环有 10 ~ 20 次。这就是所谓的毛发生长周期（图 1.4）。

- 生长期：3 ~ 10 年。
- 退行期：2 ~ 4 周。
- 休止期：3 ~ 4 个月。
- 外生期（从休止期到脱落）：几周到几个月。
- 空毛囊期（空泡毛囊阶段）。

人类头皮的毛发生长周期是不同步的，每个毛囊处于生长周期的不同阶段，形成马赛克图案。在任何时候，84% ~ 90% 的头发处于生长期，2% 的头发处于退行期，还有 10% ~ 16% 的头发处于休止期。因此，如果有 10 万根头发，其中 10% 处于休止期，那么每天脱落 100 根头发是正常的。当这些脱落的头发没有被新生的头发取代，或当毛发生

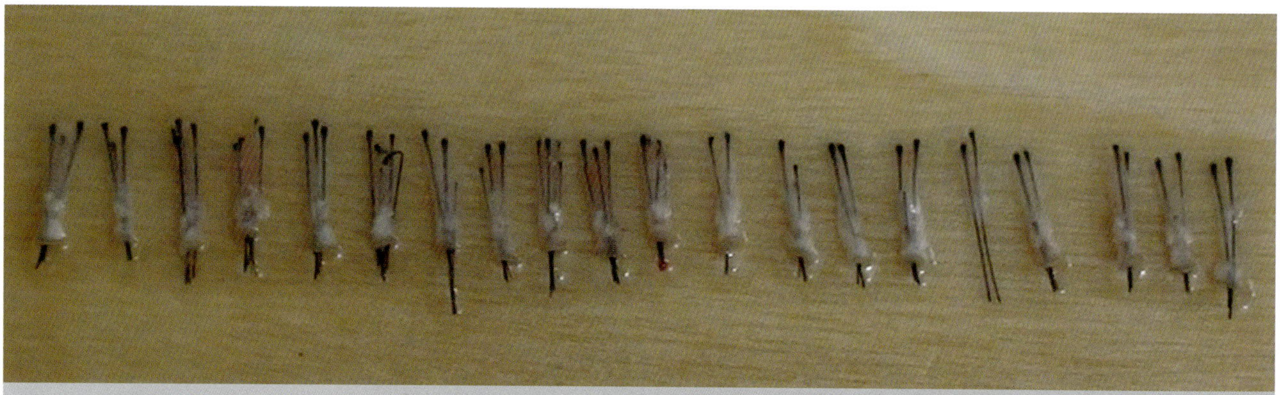

图 1.3　毛囊单位

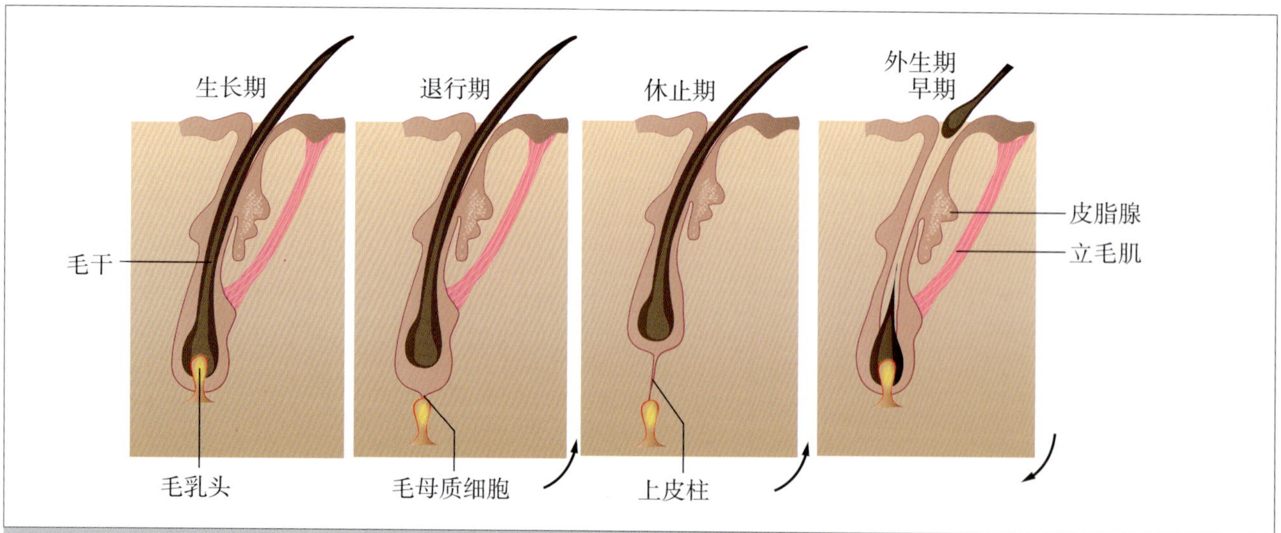

图 1.4　毛发生长周期

长周期失调、变慢或停止时，就会发生发量稀疏和秃顶。在必要时，身体不仅能阻止毛发生长，将营养物质转移至更重要的功能上，还可以通过自噬机制对毛囊细胞进行程序性分解，从而获取必要的营养物质。在此处营养供给可以修复细胞周期，逆转休止期脱发。

退行期和休止期的持续时间相对稳定，而生长期的持续时间因人而异。由于头发以 0.35 mm/d 的恒定速度生长，毛发生长期持续时间是决定头发长度的主要因素。

生长期

不同物种的毛发生长期各不相同，即使是同一物种，在不同地区、季节和年龄阶段，其毛发生长期也不尽相同。

生长期到退行期

可能诱发退行期的信号有压力、创伤、化学物质、ACTH、17β- 雌二醇、成纤维细胞生长因子 5（FGF-5）、NT 3、NT 4（中性粒细胞）、脑源神经营养因子（BDNF）、转化生长因子 β（TGFβ）等。框 1.2 中总结了影响毛发生长周期的各种生长因子。

在生长期结束时，毛母质细胞停止增殖，黑色素的产生终止，毛乳头收缩并从毛囊中释放出来。毛囊的中间部分收缩，下段膨胀形成杵状发。这个较低的部分收缩到立毛肌的水平，留下一个未分化的上皮细胞薄带，这可能是由于程序化细胞死亡，即凋亡。

休止期到生长期

在休止期，退行期遗留下来的上皮细胞带（streamer）向上移动，并在杵状发下面形成一个短的凸起物，称为第二毛芽。毛乳头变小，毛发生长期始于真皮乳头、第二毛芽和隆突区干细胞之间的分子信号（BMP、FGF7 和 Wnt/β- catenin 通路），该信号触发干细胞变得活跃，并转移到毛芽。

- 然后毛乳头变大。
- 毛芽向下增殖并包裹毛乳头。
- 一个新的毛球部形成了，生长期开始了。

外生期

外生期开始于杵状发的形成，结束于杵状发的释放。

毛发脱出

毛发脱出为杵状发的真正释放。

空毛囊期

空毛囊期为毛囊中没有毛发的休止期，空泡毛囊阶段。

头皮解剖学知识

头皮解剖学知识是所有毛发外科医生必须熟知的。

框 1.2 影响毛发生长周期的生长因子分类

A. 毛乳头细胞产生的影响毛母质细胞的因子：胰岛素样生长因子 1（IGF-1）和成纤维细胞生长因子 5（FGF-5）

B. 诱导毛乳头细胞生长：碱性成纤维细胞生长因子（bFGF）、血小板衍生生长因子（PDGF）、肝细胞生长因子（HGF）、巨噬细胞刺激蛋白（MSP）。后两者也会刺激毛母质细胞

C. 抑制毛乳头细胞：转化生长因子 β（TGFβ）

D. 诱导毛母质细胞生长：血管内皮生长因子（VEGF）、角化细胞生长因子（KGF）和 IGF-1

E. 抑制毛母质细胞生长：白细胞介素 1β（IL-1β），FGF-5，表皮生长因子（EGF），Dickkopf-1（DDK-1）。最后一种因子也在毛乳头细胞上有受体

F. 作用于未知部位的因子：生长诱导因子包括 P 物质，生长抑制因子包括甲状旁腺素（PTH）和雌激素

覆盖颅骨各组织层的缩写（图 1.5）：

S：皮肤。

C：皮下组织。

A：帽状腱膜。

L：疏松结缔组织。

P：颅骨膜。

皮肤

• 表皮层是浅表结构，真皮层是皮肤的深层结构。

• 皮肤的厚度从顶点的 3 mm 到枕骨的 8 mm 不等，是全身最厚的皮肤之一。

• 皮肤包含毛囊和皮脂腺，这些皮肤附属器也延伸到皮下。

• 毛发与表皮的角度与其在真皮层和脂肪层的角度略有不同。

• 鸡皮疙瘩是由于立毛肌收缩导致的。

• 皮肤含有丰富的血管。

皮下组织（致密结缔组织）

• 皮下组织主要由脂肪和纤维隔膜组成。

• 头皮的主要动脉、静脉、淋巴和神经都位于皮下组织层的底部、帽状腱膜的上面。

帽状腱膜

• 帽状腱膜由颅顶肌（帽状腱膜 + 额肌 + 枕肌）组成，起头皮深层筋膜的作用。

• 帽状腱膜通过多个垂直纤维隔与皮肤连接，以防止头皮收缩，与上 3 层结合在一起，形成一个坚固的鞘，同时可以在第 4 层松散网状结缔组织上自由滑动。

疏松结缔组织

疏松结缔组织也被称为帽状腱膜下空间，上界为帽状腱膜，下界为颅骨膜。头皮可以很容易地沿着疏松网状结缔组织面剥离和撕脱，这里除了导静脉外已无血管。由于该部位没有血管穿行，因此很容易进行剥离。

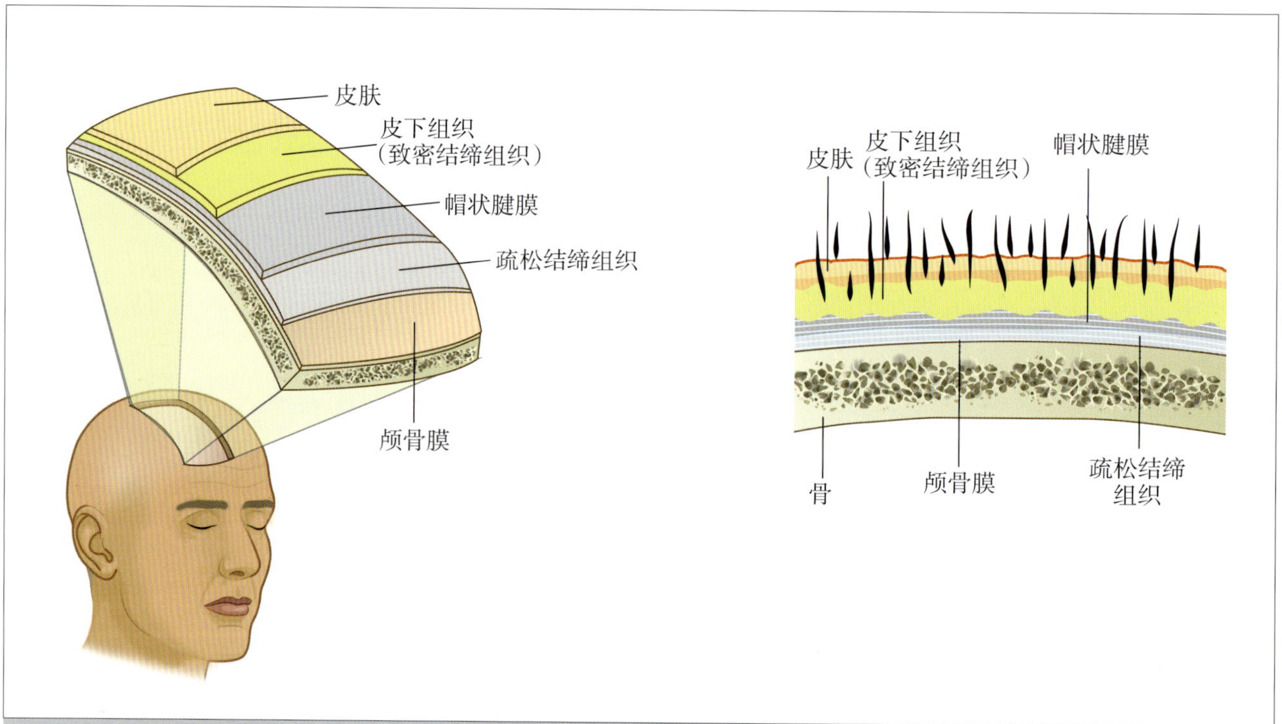

图 1.5　头皮的解剖结构

颅骨膜

颅骨膜是一种致密的膜状或纤维状薄板，外层松散地与帽状腱膜融合在一起，但黏附在颅骨上，并与血管一起走行到颅骨。

头皮的血液供应

头皮的血液供应是向心性的（即从周围到中心）（图 1.6）。主要有 5 对动脉，它们是颈外动脉和颈内动脉的分支。

所有血管在同侧和对侧大量吻合，这使得在供血动脉阻塞后，大部分皮肤仍有可能存活。头皮也接收来自脑膜血管穿过颅骨的血供。因此，没有周边血液供应的岛状小块头皮仍可以存活。头皮手术感染的风险也很低，因为它的血液供应丰富。

- 颈外动脉的分支是枕动脉、耳后动脉和颞浅动脉。颞浅动脉的搏动可以在耳屏前方的颧弓上感觉到。
- 颈内动脉的分支是眶上动脉和滑车上动脉，它们是由颈内动脉产生的眼动脉的末端分支。

所有的大动脉都在帽状腱膜上方的皮下组织层里，所以这是一个不适合进行解剖的平面，因为大血管和纤维间隔的存在会干扰血管的收缩。动脉附着在真皮层的深层，在头皮表面的伤口中经常会发生大量出血，这是由于附着在真皮层和纤维隔上的动脉相对不可收缩性所导致的。

头皮的静脉与动脉网络相对应，并从头皮流入颈静脉。有一些导静脉从头皮穿过颅骨走行到颅内深部静脉和静脉窦。

头皮的神经

头皮的神经伴随着血管，神经网络也是向心性的，位于头皮的皮下组织层（图 1.6）。

感觉神经

它来自三叉神经的 3 个分支以及第 2 和第 3 颈神经。

- 滑车上神经和眶上神经来自三叉神经的眼支。
- 颧颞神经来自三叉神经上颌支。
- 耳颞神经来自三叉神经下颌支。
- 枕小神经（C2，第二颈神经）。

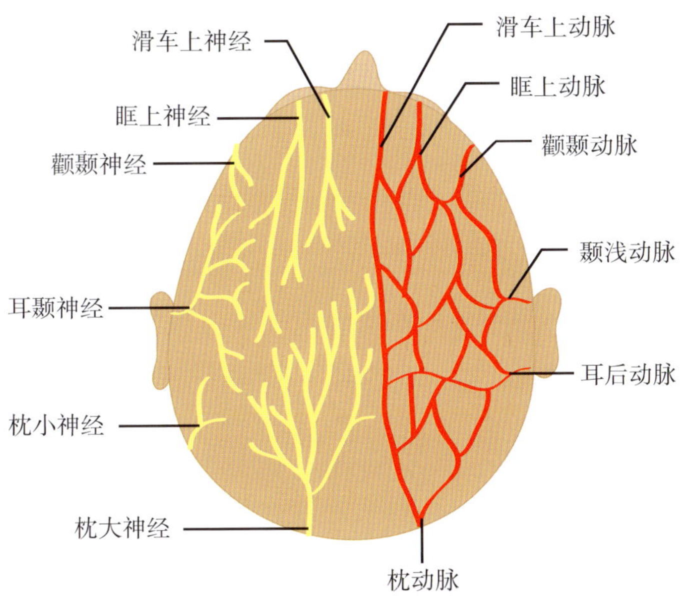

图 1.6　头皮的血液供应和神经支配

• 枕大神经（C2、C3，第二、三颈神经）。

• 第三枕神经。

前额、头皮前、头皮中，直至头顶，由三叉神经眼支的滑车上神经和眶上神经支配。颞部头皮由三叉神经上颌支的颧颞支支配。颞顶头皮由三叉神经下颌支的耳颞支支配。耳后区由耳大神经支配，头皮后区由枕大神经和枕小神经支配，它们都是颈丛的分支。每个 FU 周围都有一个密集的神经网络，它的功能不仅仅是支配感觉。

运动神经

运动神经由面神经和三叉神经下颌支组成。额肌由面神经的颞支支配，耳前肌和耳上肌由面神经支配，耳后肌和枕肌由面神经的耳后支支配，颞肌由三叉神经下颌支的颞支支配。

在植发手术中，头皮浅表层感觉神经可能受到部分损伤。在大的头皮手术后持续几个月的感觉减退是很常见的，因此医生在术前应充分告知患者。

头皮应用解剖学

• 由于头皮上的血管丰富，即使是完全撕脱的头皮，只要有两根血管附着也能存活。然而，在前额、头顶和发旋区的中线附近有一个分水岭，该区灌注和组织氧合相对较低，这可能是脱发开始于该区的原因，该区也最容易发生缺血性坏死。多普勒和热成像研究显示，脱发区的血流减少，氧含量低。

• 头皮疏松的结缔组织层与额头和眼睑相连，水肿、感染、蜂窝织炎或血肿容易从头皮向眼眶和面部扩散。由于疏松结缔组织的存在，术后即刻从中间向两侧进行冷敷和用力的按摩可以防止术后水肿。

• 脱发进展过程中，皮下脂肪减少，头皮皮肤变薄，这些均导致移植物难以存活。同时，在提取和移植过程中血管损伤的概率增加。在这种情况下，以锐角移植可以增加移植物和受区之间的接触面积以促进移植物的存活，同时促进伤口愈合，减少损伤血管的概率。

• 前额和中部头皮的神经支配与后部头皮、顶叶和外侧头皮的神经支配不同，表明这些组织和不同区域中的毛囊在胚胎学起源上存在着差异。这可能解释了男性秃发中毛囊的反应，它形成了一种男性型脱发模式，即头顶的头发最先脱落，而外侧、顶骨和枕骨的头发相对留存，或受相同原因的影响较小。

• 头皮上的动脉和静脉伴行，在移植物取出或植入时，如果同时受伤，就有可能发生动静脉瘘。

• 由于血管位于皮下层，为了在移植物取出过程中减少渗出，小剂量、频繁地注射肿胀液会使浅表层变白，这比在深层进行大量注射更有效。

• 导静脉损伤可引起帽状腱膜下血肿和感染。

• 以接近 90° 的角度植入毛发，毛囊接触帽状腱膜，较易被挤出。在移植下一个移植物时施加的压力会像跷跷板一样将帽状腱膜抬高，从而将前一个移植物挤出。另外，从后向前植入移植物可以防止对前一排的压力，从而避免挤出毛囊。

脱发头皮的局部解剖学特点

头皮可分为 4 个主要的手术区（图 1.7）。

（1）额区：从额发际线延伸到额颞角之间的线。如果只移植额部，被称为额部移植区，它还包括一小部分前中部头皮，万一脱发向后进展，也能获得自然的外观。

（2）头皮中区：该区域是头皮相对水平的部分，前面与额区相邻，外侧与两侧有毛发的颅顶区相邻，后面与顶区前缘相邻。

（3）顶（冠）区：这个区域是秃发区的后部，通常也被称为冠区；它是圆形或椭圆形的，此处有独特的螺旋排列的头发。它从头皮中区的后缘延伸到弯曲的顶枕边缘。

(4) 脱发的进展区：男性型脱发的进展区是额部、头皮中部和顶部。这些区域可能尚有毛发，但逐渐稀疏并很明显会逐渐脱落。这些区域的重要性在于需要将它们纳入长期的手术计划中，并使用药物治疗这些区域，如口服非那雄胺（对于男性）和外用米诺地尔（对于男性和女性）。

其他次要区域包括：

- 前发际线区：这个区域的重要性不言而喻。前发际线区是从无毛发的前额到后方毛发相对浓密区域之间的过渡区，宽 1 ~ 1.5 cm，由单根头发组成，交错排列，而不是排成一条连续的直线。
- 发际线中点：发际线沿头皮中线的最前端点。美人尖通常是位于前额发际线中点的一种特征性外观。移植的发际线从中点往两侧应该高于该点。
- 前额核心区：这是一个相对较小的圆形区域，位于额区的前中央，就在前发际线的后面。它的重要性缘于该区域的头发是面部"构图"的焦点，因此在大多数患者的植发计划中必须在该处移植最大的密度。
- 头顶过渡点：这是头皮后部的中线点，从这里开始水平方向的头皮转折为垂直方向。在大多数患者中，这也恰好是头发的方向开始成为"螺旋"状的点。
- 前颞点：前颞边缘的毛发于耳前呈锐角的投影。
- 额颞脱发区：这是前额发际线的两侧和前颞缘之间的正常脱发交界处。

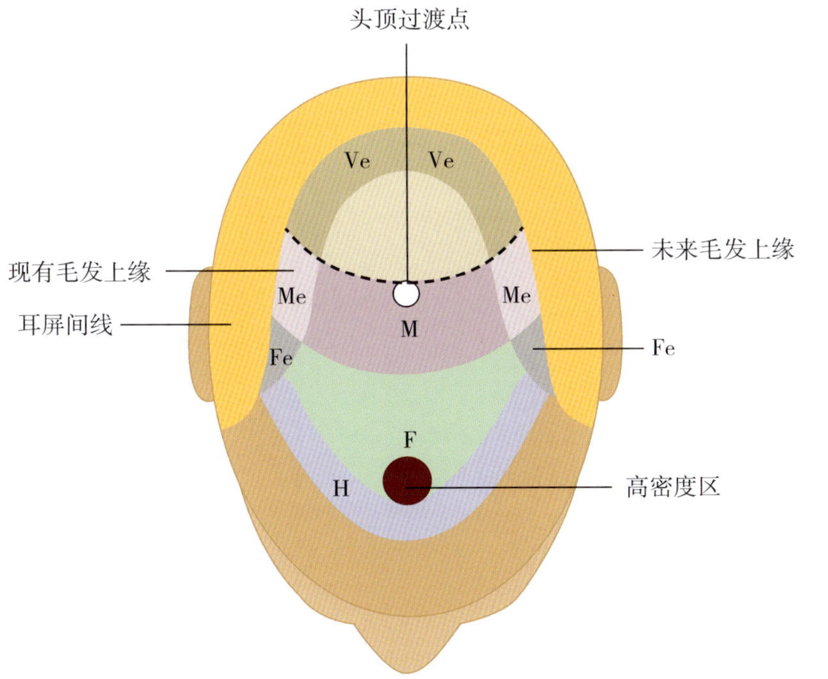

V	=	顶区
Ve	=	脱发进展（未来）顶部
Me	=	脱发进展（未来）头皮中部
M	=	头皮中区
F	=	额区
Fe	=	脱发进展（未来）额部
H	=	发际线

图 1.7　脱发头皮的外观特点

结论

本章介绍了毛囊的解剖学和生理学知识。若要在毛发生长和毛发移植中取得良好效果，应考虑多个方面。掌握人体毛发的解剖学和生理学知识是取得毛发移植领域进步的基础。

除了了解毛发相关知识，头皮解剖学和头皮外观的知识对于毛发移植外科医生也很重要。

推荐阅读

- Rose PT, Leavitt ML, Seery GE, et al. Basic science. In: Unger WP, Shapiro R, eds. Hair Transplantation. 5th ed. New York: Informa Health Care; 2011: 1–17.
- Jimenez F, Poblet E. Gross and microscopic anatomy of follicular unit. In: Haber RS, Stough DB, eds. Hair Transplantation. 1 st ed. Philadelphia, USA: Elsevier Inc.; 2006: 35–42.

思考问题

Q1. 每根头发的外径由以下哪种因素调节?

A. IRS

B. 真皮乳头

C. ORS

D. 以上全部

Q2. 干细胞位于（　　）

A. 毛母质细胞区，隆突区，ORS

B. ORS，IRS，隆突区

C. 毛干，IRS，ORS

D. 以上都不是

Q3. 下列关于毳毛的说法不正确的是（　　）

A. 髓质与皮质等厚

B. ORS 和 IRS 厚度相等

C. 发根位于真皮上表面

D. 没有立毛肌

Q4. 毛干横截面、形状和大小的种族差异取决于（　　）

A. 髓质

B. ORS

C. IRS 和 ORS

D. IRS

Q5. 下面哪个描述是正确的？

A. 隆突区存在于 AP 肌肉的插入水平，它是 ORS 的一部分，对 FU 的再生至关重要

B. 毛球部位于最底部，围绕真皮乳头

C. 毛母质细胞起源于上皮细胞，细胞未分化，分裂活跃

D. 以上全部

Q6. 以下哪项关于立毛肌的陈述是错误的？

A. 立毛肌与所有毛囊相关

B. 毳毛没有立毛肌

C. 睫毛和眉毛没有立毛肌

D. 立毛肌的发育与毛囊的发育无关

参考文献

[1] Rose P，Shapiro R，et al. Hair anatomy and histology. In：Unger WP，Shapiro R，eds. Hair Transplantation. 5th ed. New York，USA：Informa Health Care；2011：1–7.

[2] Jimenez F，Poblet E. Gross and microscopic anatomy of follicular unit. In：Haber RS，Stough DB，eds. Hair Transplantation. 1st ed. Philadelphia，USA：Elsevier Inc.；2006：35–42.

[3] Kligman AM. Pathologic dynamics of human hair loss. I. Telogen effluvium.Arch Dermatol 1961；83：175–198 .

[4] Pecoraro V，Astore I，Barman JM. The pre–natal and postnatal hair cycles in man. In：Baccaredda–Boy A，Moretti AG，Frey JR，eds. Biopathology of Pattern Alopecia. Basel，Switzerland：Karger Publishers；1968：29–38.

[5] Montagna W，Kligman AM，Carlisle KS. Atlas of Normal Human Skin. 1st ed. New York：Springer Verlag；1992：301–365.

[6] Pinkus H. Embryology of hair. In：Montagna W，Ellis RA，eds. The Biology of Hair Growth. New York：Academic Press；1958：1–32.

[7] Drews U. Color Atlas of Embryology. Stuttgart：George Thieme Verlag；1995：194–196.

[8] Sinclair R，Jolliffe V.Anatomy and physiology. In：Sinclair R，Jolliffe V，eds. Fast Facts：Disorders of the Hair and Scalp. 2nd ed. Abington，Oxford：Health Press Limited；2013：7–19.

[9] Kumaresan M. Anatomy of hair. In：Mysore V，ed. Hair Transplantation. 1st ed. New Delhi，India：Jaypee Brothers Medical Publishers；2016：7–15.

[10] Kim DK，Holbrook KA. The appearance，density，and distribution of Merkel cells in human embryonic and fetal skin：their relation to sweat gland and hair follicle development. J Invest Dermatol 1995；104（3）：411–416.

[11] Tobin DJ. Biology of hair follicle pigmentation. In：Blume–Peytavi U，Tosti A，Whiting DA，Trueb R，eds. Hair Growth and Disorders. Berlin：Springer Verlag；2008：51–71.

[12] Vogt A，McElwee KJ，Blume–Peytavi U. Biology of the hair follicle. In：Blume–Peytavi U，Tosti A，Whiting DA，Trueb R，eds. Hair Growth and Disorders. Berlin：Springer Verlag；2008：1–36.

[13] Kollar EJ. The induction of hair follicles by embryonic dermal papillae. J Invest Dermatol 1970；55（6）：374–378.

[14] Elliott K，Stephenson TJ，Messenger AG. Differences in hair follicle dermal papilla volume are due to extracellular matrix volume and cell number：implications for the control of hair follicle size and androgen responses. J Invest Dermatol 1999；113（6）：873–877.

[15] Randall VA，Thornton MJ，Hamada K，et al. Androgens and the hair follicle：cultured human dermal papilla cells as a model system. Ann N Y Acad Sci 1991；642：355–375.

[16] Headington JT. Transverse microscopic anatomy of the human scalp. A basis for a morphometric approach to disorders of the hair follicle. Arch Dermatol 1984；120（4）：449–456.

[17] Kligman AM. The human hair cycle. J Invest Dermatol 1959；33：307–316.

[18] Rajput R.A scientific hypothesis on the role of nutritional supplements for effective management of hair loss and promoting hair regrowth. J Nutrit Health Food Sci 2018；6（3）：1–11.

[19] Ota Y，Saitoh Y，Suzuki S，Ozawa K，Kawano M，Imamura T. Fibroblast growth factor 5 inhibits hair growth by blocking dermal papilla cell activation. Biochem Biophys Res Commun 2002；290（1）：169–176.

[20] Bansal A. Physiology of hair. In：Mysore V，ed. Hair Transplantation. 1st ed. New Delhi，India：Jaypee Brothers Medical Publishers；2016：16–19.

[21] Lindner G，Botchkarev VA，Botchkareva NV，Ling G，

van der Veen C，Paus R. Analysis of apoptosis during hair follicle regression (catagen). Am J Pathol 1997；151 (6)：1601–1617.
[22] Stenn K. Exogen is an active，separately controlled phase of the hair growth cycle. J Am Acad Dermatol 2005；52 (2)：374–375.
[23] Rebora A，Guarrera M. Kenogen：a new phase of the hair cycle? Dermatology 2002；205 (2)：108–110.
[24] Beehner M. Anatomy and anatomical landmarks. In：Haber RS，Stough DB，eds. Hair Transplantation. 1st ed. Philadelphia，USA：Elsevier Inc.；2006.
[25] Leavitt ML，Rose PT. Anatomy of the scalp. In：Unger WP，Shapiro R，eds. Hair Transplantation. 5th ed. New York，USA：Informa Health Care；2011：8–12.
[26] Sattur S. Surgical anatomy of scalp. In：Mysore V，ed. Hair Transplantation. 1st ed. New Delhi，India：Jaypee Brothers Medical Publishers；2016：111–118.

答案

Q1	B
Q2	A
Q3	A
Q4	D
Q5	D
Q6	A

第二章 脱发

第 2 节 脱发病因诊断

Seema Garg

概述

- 介绍
- 毛发问题的诊断方法
- 步骤 1：毛发问题的病史
- 步骤 2：全面了解病史
- 步骤 3：检查头皮和头发
- 步骤 4：进行诊断测试以确认诊断和指导治疗
- 步骤 5：制订治疗或转诊计划
- 脱发的分类
- 结论

关键点

- 毛发对人类美学至关重要，脱发会对心理产生影响，损伤患者自尊心。
- 患者的主诉包括秃头、脱发、头发稀疏、毛干长度减少、头发干枯易断、头皮瘙痒和脱屑。
- 正确的诊断是成功治疗脱发的关键。
- 要确定正确的诊断，需要适当的病史采集、局部和全身检查及化验。
- 检查头皮和头发、确定脱发模式、头发密度对比检查、毛干检查、体毛分布特征都是脱发检查中必不可少的检查项目。
- 毛发牵拉试验、皮肤镜检查、改良洗发试验和全面摄影等特定检测可进一步确诊脱发。
- 对于可疑病例和瘢痕性脱发，有必要进行皮肤活检。

介绍

毛发对人类美学至关重要。脱发增多或毛发稀疏是皮肤科门诊患者最常见的症状之一。脱发影响着许多男性和女性的一生。脱发俗称秃顶，是一种“脱发症”。诊断脱发和毛发疾病，最大的挑战是区分真正的毛发疾病、系统性疾病或主观抱怨。作为毛发生长周期的一部分，每天通常会有多达 100 根头发脱落。

脱发主要分为两类：非瘢痕性脱发和瘢痕性脱发。脱发根据病因不同可分为很多种，如雄激素性脱发（AGA）、全身性疾病引起的脱发、继发于某些药物的脱发等。正确的诊断是成功治疗脱发的关键——准确的病史采集、局部和全身检查是做出最终诊断的必要条件。

突然性的脱发通常是休止期脱发，但也可能是弥漫性脱发。去除诱因有助于休止期脱发的毛发再生。弥漫性头发稀疏通常是由于脱发造成的。在没有任何症状的情况下突然出现的斑片状脱发提示是斑秃，这种脱发在大多数情况下具有自限性和可逆性。拔毛癖是由潜在的心理障碍引起的，需要进行心理评估。结节性毛囊炎是一种由于过度使用劣质美发产品和美发工具造成外伤引起的毛囊疾病。化疗后脱发是由于生长期脱发引起的。

头皮局部检查、血液化验、皮肤镜和皮肤活检可进一步确诊脱发的病因。

毛发问题的诊断方法

框 2.1 显示了脱发问题的系统诊断方法。

步骤 1：毛发问题的病史

采集完整的病史是做出初步诊断的重要基础。

主诉

患者最常见的主诉是秃头、脱发、头发稀疏、毛干长度减少、头发干枯易断、头皮瘙痒和脱屑。

必须详细询问患者的年龄、脱发持续时间、脱发是如何开始的、什么时候开始脱发的，是否有疼痛、发红和瘙痒等相关症状，脱发的形式是脱落、稀疏还是断裂，患者现在是否仍在脱发或脱发情况是否已经稳定。

脱发的时间可为诊断提供线索。头发逐渐稀疏或发量减少表明是一种模式型脱发，而突然脱发则可能是休止期脱发。

与脱发相关的主诉，如红斑、肿胀、结痂、脓疱或水疱的形成，都提示可能是瘢痕性脱发。

框 2.1　循序渐进的方法
A. 了解毛发问题的病史
B. 了解一般病史
C. 检查：
（1）头皮和头发
（2）体毛
（3）一般检查
D. 进行诊断测试
E. 制订治疗或转诊计划

头皮敏感、烧灼感或刺激感（毛囊炎）的主诉是非特异性的，可能与瘢痕性或非瘢痕性脱发相关。

一般头发护理和造型

造成牵引的发型可能会导致牵拉性脱发。

使用热风吹风机和拉直头发可能会造成热损伤，导致头发断裂。

反复染发会导致毛干风化，增加头发断裂的可能性。

家族史

了解患者脱发家族史，询问其母亲和父亲的所有女性和男性亲属是否有脱发史。

模式型脱发患者有阳性家族史。在斑秃患者中，阳性家族史的概率为 10%，大多数瘢痕性脱发不会遗传。

步骤 2：全面了解病史

获取病史的目的是确定两件事：

导致脱发的医疗问题和药物

- 甲状腺功能障碍、贫血、内分泌失调、维生素缺乏、多囊卵巢综合征等都可能导致脱发。
- 近期有减肥史、节食史、伤寒史等可能导致脱发。
- 吸烟和使用类固醇的习惯会导致脱发。
- 许多处方药和非处方药都可能导致脱发，如抗惊厥药、抗激动剂、抗痛风药、抗抑郁药、化疗药、口服维 A 酸和合成代谢类固醇。
- 询问患者是否正在服用治疗脱发的药物。

手术过程中存在风险的医疗问题和药物

- 已有疾病，如糖尿病、高血压、出血性疾病、心脏病或心血管疾病、艾滋病和肝炎、癫痫发作会增加手术风险，因此必须加以识别和治疗，以确保手术的安全性（手术前最好先获得主治医师的相关医学证明）。
- 吸烟影响植发手术效果。
- 大量饮酒或长期服药会给手术带来风险。
- 为了手术安全，医生必须控制抗凝剂、免疫调节剂以及鱼油和维生素 E 等补充剂的使用。
- 既往手术史——既往有无局部麻醉反应、伤口愈合困难、增生性瘢痕或瘢痕疙瘩形成。
- 对药物或其他物品的过敏史。

步骤 3：检查头皮和头发

要诊断毛发疾病，我们需要进行系统性检查，包括采集上述临床病史、头皮和毛发纤维 / 毛干评估、体毛分布特征检查、一般体格检查以及适当的测试。

- 局部查体。
- 一般体格检查。
- 生命体征检查。

局部查体

局部查体包括头皮检查和毛干检查。

头皮检查

- 检查头皮。

检查时需要仔细梳理整个头皮。可使用放大镜。要区分瘢痕性脱发和非瘢痕性脱发，应检查头皮是否有炎症、脱屑、红斑和毛囊开口（图 2.1 和图 2.2）。瘢痕性脱发没有毛囊开口，皮肤发亮且萎缩。非瘢痕性脱发的皮肤厚度正常，不反光，有毛囊开口。

- 确定脱发模式。

看脱发是局部性的还是全身性的，是否有某种模式，是否有局部斑块或斑块状非瘢痕性脱发，提示为脱发症或毛发脱落症（图 2.3 和图 2.4）。局部瘢痕斑块可能是创伤后瘢痕、烧伤或炎症后形成的。

非瘢痕性脱发中还包括斑片状脱发。额颞部毛发加深，前发际线后移，枕部毛发仍存留，这表明是男性型脱发（MPHL）。女性脱发呈圣诞树形，前发际线保留，提示女性型脱发（FPHL）。将头顶的头发分

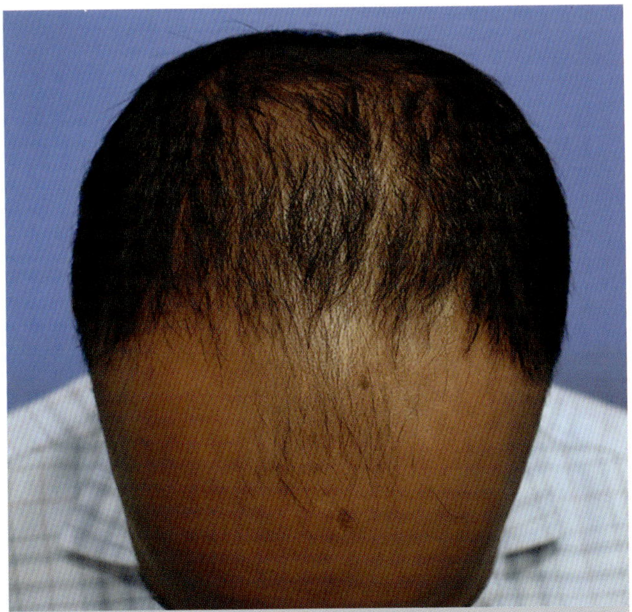

图 2.1　非瘢痕性脱发

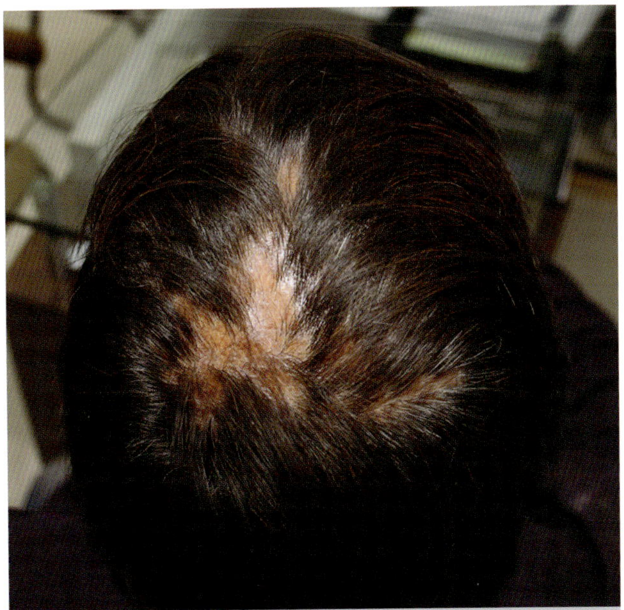

图 2.2　瘢痕性脱发

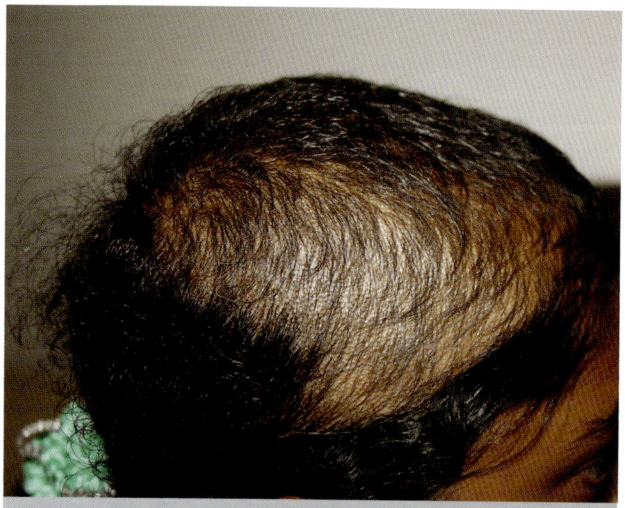

图 2.3　拔毛癖

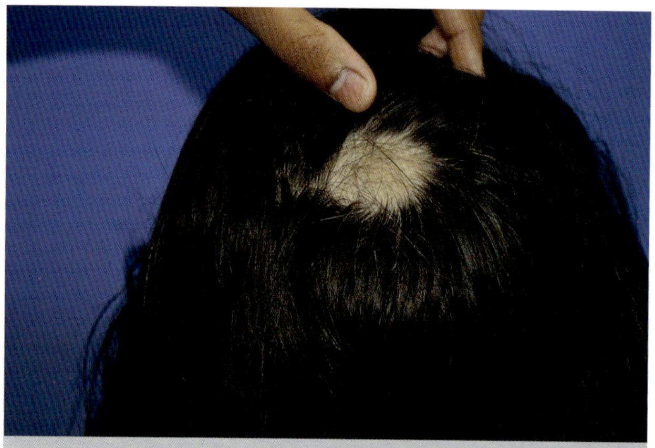

图 2.4　斑秃

开，在 FPHL 的早期阶段发缝变宽。

其他类型的脱发还有牵拉性脱发，这是由于某些发型对毛囊的持续牵拉造成的。还有三角形脱发，是一种罕见的脱发形式。在弥漫性非模式型脱发（DUPA）中，整个头皮的头发密度都会下降。

- 通过比较头皮额部、顶部、枕部、顶叶和颞部的毛发密度来确定头皮毛发密度。枕部毛发密度保持不变，而其他区域毛发密度降低是典型脱发特征。包括枕部在内的所有头皮区域的脱发或头发密度降低，则为非典型脱发。

毛干检查

- 查看毛干的质量：直径、密度、强度、脆性、弹性、长度和形状。
- 出现断发，如拔毛癖（TTM，图 2.3）。
- 出现感叹号样标志，头发远端比近端宽，如斑秃（图 2.4）。
- 靠近头皮的发干上有小结节——结节性毛囊炎。发干上的这些薄弱点通常是由于对头发进行化学处理造成的，可能会导致头发断裂。

步骤 4：进行诊断测试以确认诊断和指导治疗

毛发牵拉试验（牵拉试验、沙伯勒标志）

毛发牵拉试验是一种简单的检测方法，可用于确定各种脱发的持续活动和严重程度。就检查者而言，它是主观性的（图 2.5A）。它有助于诊断 AGA、斑秃、弥漫性脱发和瘢痕性脱发。

技术

- 在洗头或使用洗发水 3～5 天后进行毛发牵拉试验。
- 在头皮的 4 个区域进行：额叶区，左、右顶叶区，枕叶区。
- 拇指和食指夹住约 50 根头发，从头皮到发尾对发干进行持续牵拉。

观察

- 如果拉出的毛发超过 10%（50 根中有 6 根或更多），则测试结果呈阳性，表明毛发脱落活跃。如果拉出的毛发数量为 5 根或少于 10%，则测试结果为阴性，表明毛发脱落正常。

结果

- 在松弛性生长期脱发综合征中，检测结果呈强阳性（甚至拉出的毛发为 100%）。
- 在 AGA 患者中，大部分检测结果正常，但

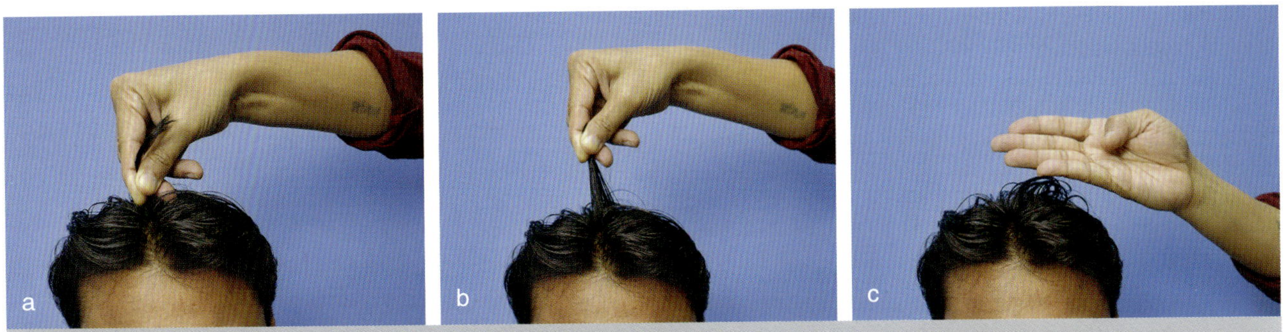

图 2.5 a ~ c. 毛发牵拉试验

表 2.1 皮肤镜在脱发诊断中的应用

诊断	皮肤镜检查
斑秃	毛囊口有角化栓塞，毛囊周围有小点、感叹号样头发（图 2.7）、黑点征、黄点征
雄激素性脱发	毛发粗细不一（异毛症）、黄点征、毳毛，每个毛囊口的毛发数量减少（图 2.8）
拔毛癖	不同层次的断发（图 2.9）、火焰发、Mace 征
瘢痕性脱发	无毛囊开口（图 2.10）
休止期脱发	空毛囊
生长期脱发	黑点征、黄点征

脱发处于活跃期，头皮顶部呈阳性，枕部呈阴性。

- 在斑秃患者中，毛发牵拉试验呈阳性，但光镜下会显示出萎缩性生长期和退行期。
- 在急性生长期或退行期，活跃性阶段的测试呈阳性。
- 在毛发增多症患者中呈阴性。

毛发牵拉试验的局限性

毛发牵拉试验是一种粗略的诊断方法，它取决于检查者，很难标准化。

皮肤镜

皮肤镜对确定临床诊断非常有用。在高倍放大镜下对头皮和头发进行检查，有助于区分瘢痕性脱发和非瘢痕性脱发以及斑秃和拔毛癖。皮肤镜设备种类繁多，从简单的手持放大镜到视频设备都有（图 2.6）。表 2.1 显示了皮肤镜在脱发诊断中的应用。

Tricoscan 是一种进行皮肤镜检查的视频设备（图 2.11）。放大后的图像经过软件分析，可提供有关毛发密度、毛发粗细、生长期 / 静止期比率、毳毛密度和毛发生长率的信息。

根据 Tricoscan 的定义，休止期毛发是指理发 3 天后没有任何生长的毛发，而生长期毛发则是指理发 3 天后可以检测到生长的毛发。

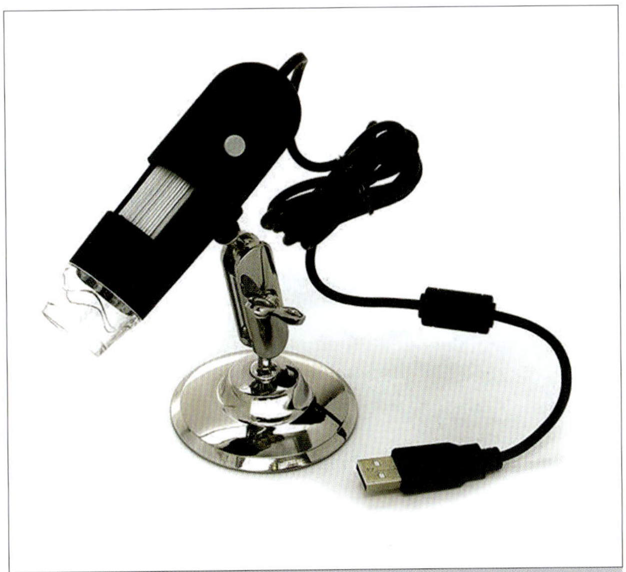
图 2.6 皮肤镜

改良洗发试验

技术

在禁用洗发水5天后，对头皮进行清洁和洗发。将头发分为3类后，计算洗发时脱落的毛发总数。

- 按头发长度分为3类：
  - 长发（> 5 cm）。
  - 中间毛发（> 3 cm 至< 5 cm）。
  - 短毳毛（< 3 cm）。

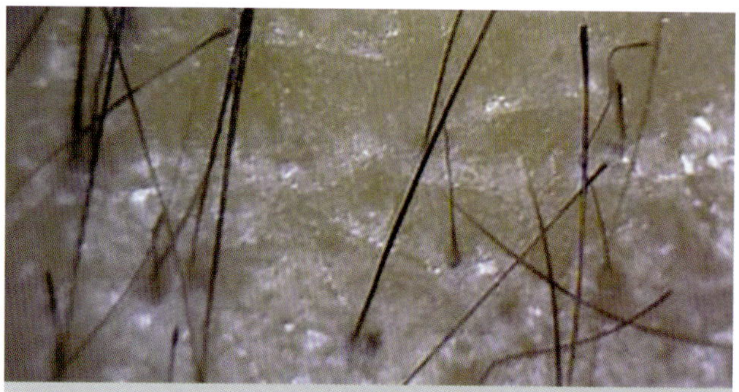

图 2.7 斑秃患者的感叹号样头发

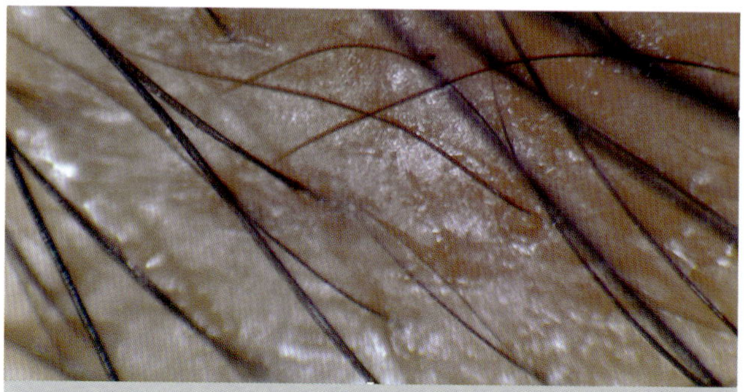

图 2.8 雄激素性脱发中的异色症

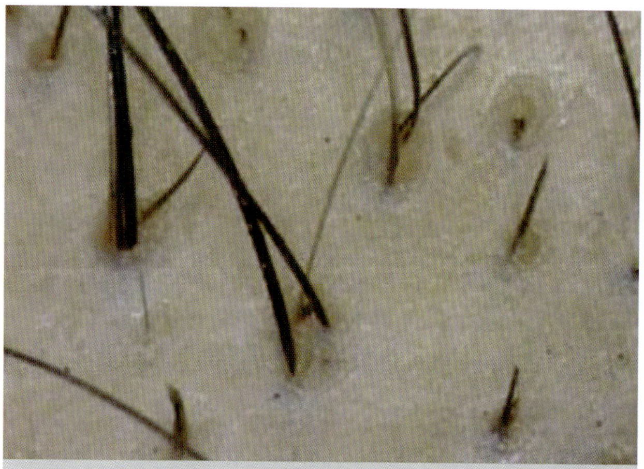

图 2.9 拔毛癖患者的毛干断裂

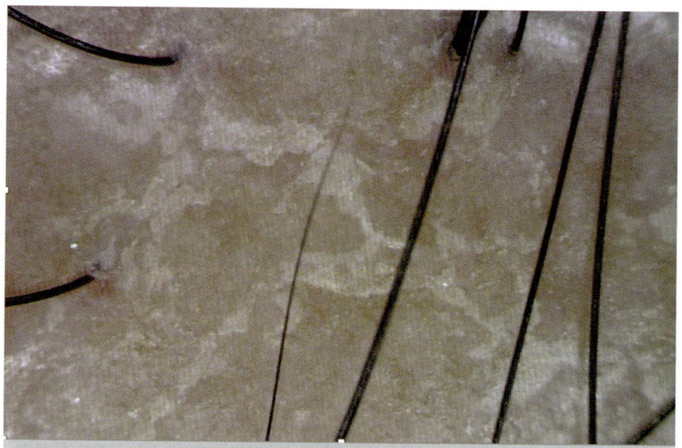

图 2.10 瘢痕性脱发患者的毛囊开口缺失（Courtesy of Dr. Sandeep Sattur.）

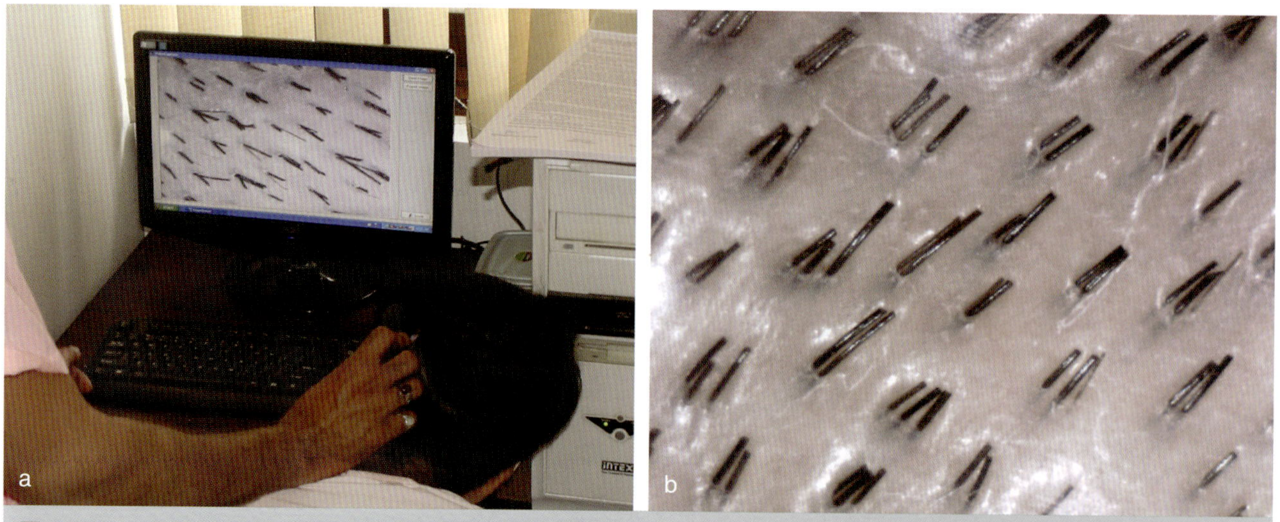

图 2.11 a. Tricoscan。b. Tricoscan 显示出的毛囊单位

• 短于 3 cm 的毛发归为休止期毳毛。
  ◦ 毛发称重是一种用于动物的技术。

说明

• 一个人一般平均每天脱发 30 ~ 70 根。
• 洗发当天，会有 200 ~ 250 根头发脱落。
• 在 AGA 患者中，每天会有 200 多根毳毛脱落。
• 在休止期脱发患者中，每天会有 200 多根长发或中间毛发脱落。

改良洗发试验有助于区分毛发脱落症和FPHL。改良洗发试验表明，在女性雄激素性脱发（FAGA）患者脱落的头发中，58.9% 的头发为毳毛；而在慢性休止期毛发脱落症（CTE）患者脱落的头发中，毳毛仅占 3.5%。

全面摄影

全面摄影是一种评估头发生长和发量的标准化方法。它被广泛用于记录治疗和手术的结果。这需要一个摄影棚，摄影棚内的照相机具有相同的设置参数和光线（图 2.12）。医生用统一的固定距离拍摄标准图像（图 2.13）。

头皮活检

头皮活检是确认临床诊断的重要检查。这是一种侵入性操作，通常医生要取两张 4 mm 环钻针大小的皮肤切片送去进行组织病理学检查，一张做成垂直切片，另一张做成水平切片。

适应证

头皮活检的适应证通常有：

瘢痕性脱发、头皮肿瘤、非特异性炎性疾病、毛发生长证据、非瘢痕性脱发的非特异性鉴别诊断。有时也可用于鉴别女性型脱发和 CTE，以及 AGA 和斑秃。

技术

• 部位选择——至少选择 3 个样本：2 个在病变或活动性病变的中心，1 个在边缘。
• 使用 4 mm 尖锐圆柱形环钻针（图 2.14）。
• 麻醉后，将环钻针插入与毛干平行的皮肤中，旋转切割至皮下组织。这样，完整的毛囊和毛囊周围组织（包括皮下组织）就被作为一个整体提取出来。使用可吸收或不可吸收的缝线缝合活检部位。
• 在病变部位取 2 个标本。一个做成水平切片，另一个做成垂直切片（图 2.15）。
• 第 3 个标本取自病变外围，做成水平切片，以便与健康组织进行比较。

毛发移植医生必须与精通毛发和头皮疾病的皮肤病理学家合作，才能获得较好的效果。

实验室检测

各种血液化验有助于检测与脱发有关的潜在病

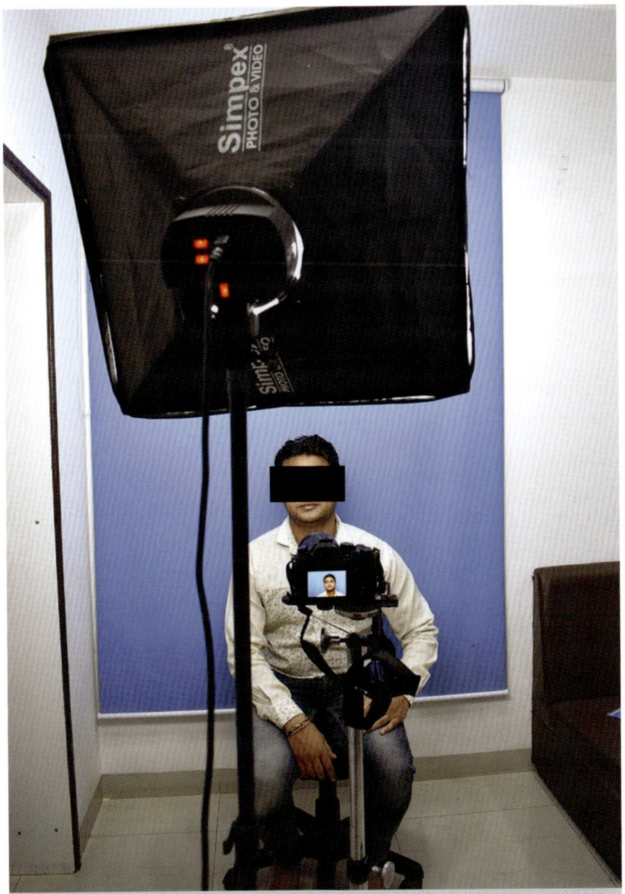

图 2.12　摄影棚

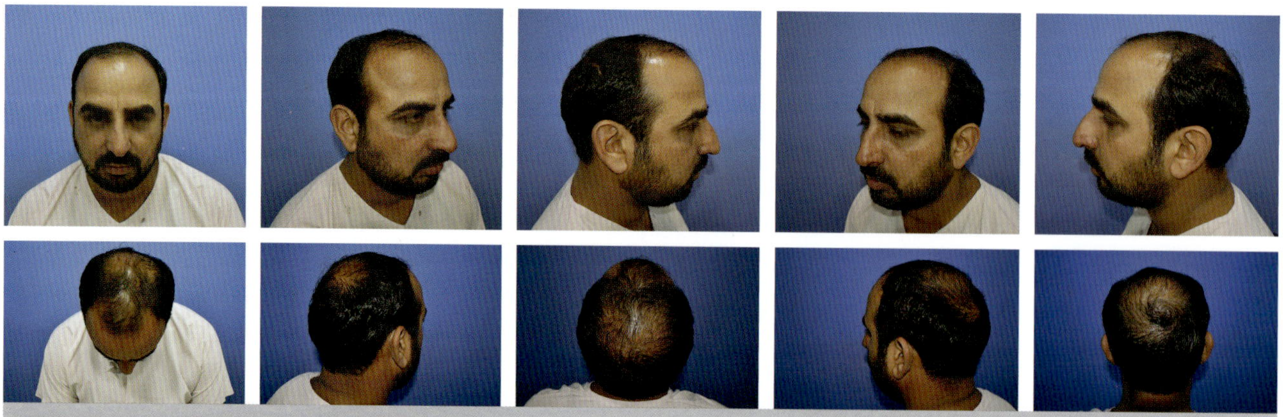

图 2.13　全局摄影的标准视图

理变化（表 2.2）。

步骤 5：制订治疗或转诊计划

诊断脱发原因的基本方案可归纳如下（图 2.16）：

脱发的分类

- 非瘢痕性脱发。
  - 典型脱发（AGA）：
    - MPHL、FPHL、弥漫性脱发、三角形脱发。
  - 非典型脱发：
    - 弥漫性非典型脱发、老年性脱发、斑秃、休止期脱发、生长期脱发、毛干异常、松弛综合征、头癣和牵拉性脱发。
- 瘢痕性脱发 / 角化性脱发：
  - 原发性瘢痕性脱发——由于毛囊受累。
    - 扁平毛发苔藓、中央离心性瘢痕性脱发等。
  - 继发性瘢痕性脱发——其他外部原因。
    - 如外伤、辐射、术后瘢痕性脱发等。

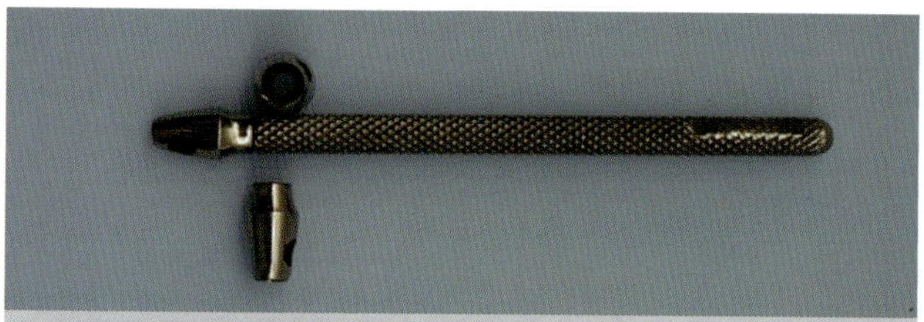

图 2.14　活检环钻针

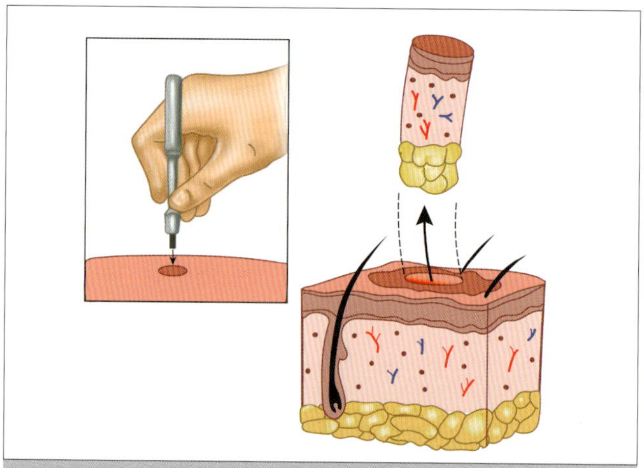

图 2.15　头发活组织切片标本示意图

表 2.2　实验室检测

贫血、铁缺乏症	CBC、铁蛋白、TIBC
维生素缺乏症	维生素 B_{12}、维生素 D
甲状腺功能障碍	TSH
多囊卵巢综合征（PCOS）	睾酮总量、硫酸脱氢表雄酮
高催乳素血症	催乳素
自身免疫性疾病	ANA

缩写：CBC，全血细胞计数；TIBC，总铁结合能力；TSH，促甲状腺激素；ANA，抗核抗体

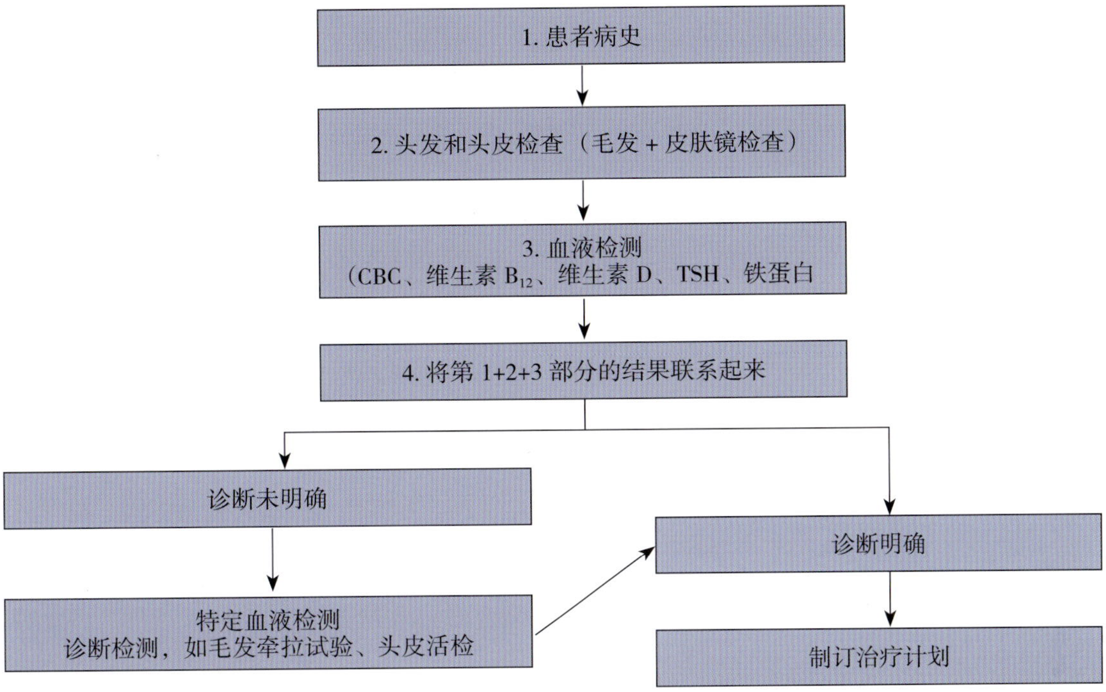

图 2.16 诊断脱发的流程

结论

如果我们遵循标准方案，诊断脱发的原因就很简单。病史本身就能揭示很多关于大多数病例脱发的病因。下一步是检查头发和头皮，这有助于确诊大多数患者。实验室检查和皮肤镜检查、头皮活检等特殊检查可进一步确诊。

推荐阅读

- Blume-Peytavi U，Hillmann K，Guarrera M. Hair growth assessment techniques. In：Blume-Peytavi U，Tosti A，Whiting DA，Trueb RM，eds. In：Hair growth and disorders. First Indian reprint. New Delhi，India：Springer；2010：126-154.
- Dhurat R，Saraogi P. Hair evaluation methods：merits and demerits. Int J Trichology. 2009；1（2）：108-119.

思考问题

Q1. 头皮进行活组织检查适用于（　　）

A. 所有脱发病例

B. 想要植发的患者

C. 脱发导致心理障碍的患者

D. 疑似病例，要进行确诊

Q2. 在一名脱发严重的患者身上，毛发牵拉试验呈强阳性支持以下哪项诊断？

A. 拔毛癖

B. 模式型脱发

C. 松弛性生长期脱发综合征

D. 斑秃

Q3. 一名 24 岁的男性患者在洗发当天过度脱发。在询问病史时，他明确指出掉落的大部分头发都是完全长成的长发。这意味着什么？

A. 可能是由于模式型性脱发导致的

B. 可能是由于休止期脱发导致的

C. 以上皆是

D. 这是正常现象

Q4. 一名 16 岁的男性头皮上出现一块圆形脱发斑。他主诉最近 2 周头发脱落增多。经检查，没有其他部位脱发，体毛也正常。皮肤镜检查显示，秃顶处有毛囊开口。该如何诊断？

A. 雄激素性脱发

B. 斑秃

C. 全秃

D. 休止期脱发

参考文献

[1] Price VH. Treatment of hair loss. N Engl J Med 1999; 341 (13): 964–973.

[2] Courtois M, Loussouarn G, Hourseau S, Grollier JF. Periodicity in the growth and shedding of hair. Br J Dermatol 1996; 134 (1): 47–54.

[3] Safavi KH, et al. Incidence of alopecia areata in Olmsted country, Minnesota, 1975 through 1989. Mayo Clinic Proc 1995; 70: 628–633.

[4] Camacho-Martinez FM. Hair loss in women. Semin Cutan Med Surg 2009; 28: 19–32.

[5] Shapiro J, Wiseman M, Lui H. Practical management of hair loss. Can Fam Physician 2000; 46: 1469–1477.

[6] Tosti A. Dermoscopy of hair and scalp disorders with clinical and pathological correlations. In: Dermoscopy of Hair and Scalp Disorders: With Clinical and Pathological Correlations. Boca Raton, FL: CRC Press; 2007: 1–155.

[7] Rebora A, Guarrera M, Baldari M, Vecchio F. Distinguishing androgenetic alopecia from chronic telogen effluvium when associated in the same patient: a simple noninvasive method. Arch Dermatol 2005; 141 (10): 1243–1245.

[8] Canfield D. Photographic documentation of hair growth in androgenetic alopecia. Dermatol Clin 1996; 14 (4): 713–721.

[9] Sinclair R, Jolley D, Mallari R, Magee J. The reliability of horizontally sectioned scalp biopsies in the diagnosis of chronic diffuse telogen hair loss in women.J Am Acad Dermatol 2004; 51 (2): 189–199.

答案

Q1	D
Q2	C
Q3	B
Q4	B

第二章　脱发

第 3 节 头皮皮肤镜型图谱

Nicole Rogers and Seema Garg

概述

- 导言
- 皮肤镜检查的适应证
- 用皮肤镜检查头皮
- 常见头皮疾病的临床和皮肤镜表现
- 皮肤镜检查的优势
- 结论

关键点

- 借助皮肤镜在放大镜下检查皮肤病变被称为“皮血管镜检查”或“皮肤镜检查”。
- 皮肤镜是临床检查和活检之间的桥梁。
- 手持设备便于携带，使用简单，可连接到相机和智能手机上拍摄微距视频或静态照片。
- 为了发现任何异常，了解头发和头皮的正常皮肤镜下特征非常重要。
- 皮肤镜检查有助于常见头皮和头发疾病的鉴别诊断。
- 所有毛发医生都应在日常工作中使用皮肤镜。

导言

男性或女性脱发的原因有很多，其中许多可以通过询问病史和进行适当的临床检查来确诊。在所选的病例中，确诊需要活检或在放大镜下分析病变。借助皮肤镜在放大镜下检查皮肤病变被称为“皮血管镜检查”或“皮肤镜检查”。皮肤镜是一种在放大镜下对皮肤、头皮和头发进行活体研究的简单、非侵入性工具，又被称为“毛发镜”。Lidia Rudnika 和 Malgorzata Olszewska 于 2006 年提出了“Trichoscopy”一词。

在通过皮肤镜确诊毛发疾病后，毛发医生可以不对可疑病例进行活检或组织病理学检查。皮肤镜是临床检查和活检之间的桥梁。皮肤镜检查结果与组织病理学检查结果相关。因此，患者可避免接受活检等侵入性技术的费用和恐惧。

皮肤镜是一种带有放大镜和明亮照明光源的设备。光源可以是偏振光、非偏振光，或是偏振光和非偏振光的混合光源。皮肤镜有手持式皮肤镜和数字 / 视频皮肤镜两种。手持式设备由电池供电，重量轻，通常可提供 10 倍的放大率。这些设备可以连接到相机和（或）智能手机上，用于拍摄视频或静态照片。Dermlite DL3 和 Dermlite DL4 是混合型设备，可与智能手机一起使用，以获得高质量的照片。

数字皮肤镜价格昂贵，体积大，需要有安装电脑或屏幕的空间，放大倍数较高（20× ~ 120×）。它们还可以借助软件进行诊断并生成报告。图像可与患者数据一起保存到电脑中，可用于教学。

皮肤镜检查的适应证

- 头发和头皮疾病的诊断，瘢痕性脱发和非瘢痕性脱发。
- 评估治疗效果。
- 了解疾病的预后。
- 选择活检部位。

用皮肤镜检查头皮

2007 年，由 Tosti 编写的第一本皮肤镜图像图集出版了。要检测出任何异常，就必须了解和学习正常头发和头皮的镜下特征。要想熟练掌握皮肤镜，就必须接受培训并经常使用。要对疾病做出镜下诊断，我们需要检查：

- 毛发 / 毛囊形态。
- 毛囊间隙。
- 色素类型。
- 血管类型。
- 鳞屑。

头发

健康皮肤上的正常毛发是着色的，直径均匀一致。毛囊单位可能包含 1～4（或 5）根头发，最常见的是 2 根，查看是否与正常值有偏差。**表 3.1** 总结了皮肤镜检查中发现的不同类型的毛发（生理

表 3.1　经皮肤镜检查不同类型的毛发

发轴	特点	见于	图形
毳毛	细小、稀疏、色素减退的毛发，可见于微型化过程中	· 正常头皮中 10% 的头发 · 在男性和女性 AGA 中比例增加	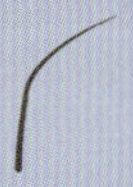
直立再生毛发	短、着色的、粗细均匀	· 正常头皮 · AA 和 TE 的缓解阶段	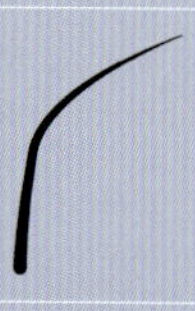
猪尾发	重新长出短发，发尾卷曲，粗细一致，类似猪尾	· 正常头皮 · AA 和 TE 的缓解阶段	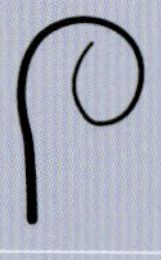
断发	不同长度的断裂发轴	· TTM、AA、发型造成的外伤、头癣	
扫帚毛	单个毛囊单位出现多根稀疏毛发	· 瘢痕性和非瘢痕性脱发 · AA 中没有	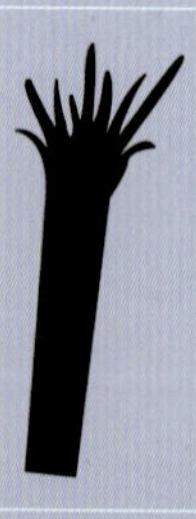
盘发	向后卷曲的断发，其粗细和颜色与猪尾发不同	· TTM、牵拉性脱发 · 发型设计后	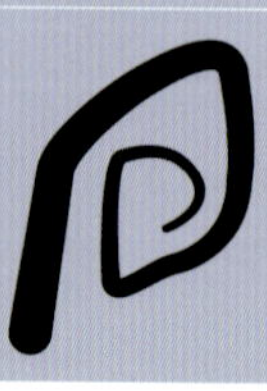

续表

发轴	特点	见于	图形
逗号样毛发	略微弯曲的小绒毛	· 头癣、AA · 健康人	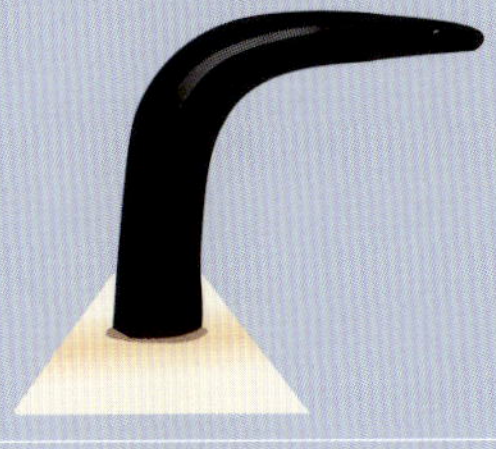
螺旋毛发	多重旋转和更多盘绕形状	头癣	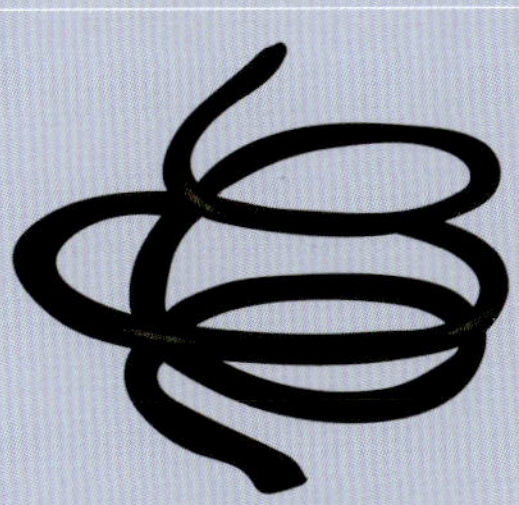
渐细样毛发： (1) 感叹号样毛发 (2) 折叠轴样毛发	(1) 感叹号样毛发是末端颜色较深的锥形毛发 (2) 折叠轴样毛发是一种长发，其特征与感叹号样毛发相同	· AA 的典型特征 · 由于毛发从衰老期快速转入生长期，毛干下部会变窄	
郁金香样毛发	浅色的发干和深色的远端看起来像郁金香 代表断裂的头发	· TTM · 牵拉性脱发 · AA	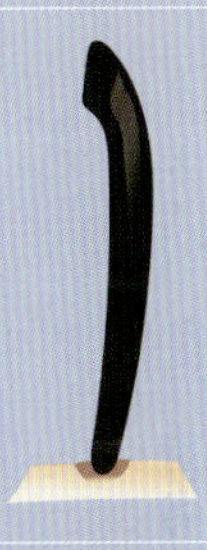
火焰状毛发	由于牵拉头发时用力过猛造成严重创伤，头发呈锥形和波浪形	TTM	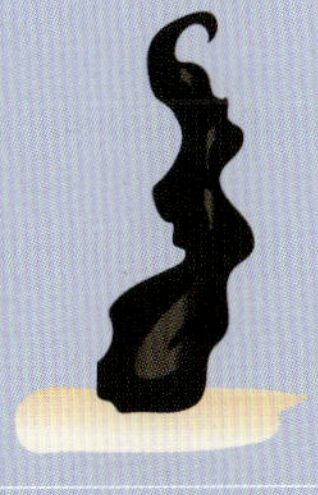
丛毛	多毛群（>5 根）来自单个卵泡开口	· 簇状毛囊炎、LPP、DLE、CCCA、瘢痕疙瘩性痤疮	
Pohl-Pinkus 收缩性毛发（类似念珠样的毛发）	发轴上不规则的收缩 毛干可能以收缩处为最薄弱点生长，也可能断裂并形成断发或黑点两种情况	· AA · 生长期脱发 · 化疗引起的脱发 · 营养不良 · 发型设计	

缩写：AA，斑秃；AGA，雄激素性脱发；TE，休止期脱发；TTM，拔毛癖；CCCA，中央离心性瘢痕性脱发；DLE，盘状红斑狼疮；LPP，扁平苔藓

性或病理性毛发疾病）。

毛囊间隙

医生要检查毛囊间隙是否存在“小点”。“小点”是毛发开口的术语。在皮肤镜检查中通常会看到一个小而圆的毛囊。毛囊间隙中看到的这些结构及其临床意义的详细信息，请参见表 3.2。

色素类型

正常头皮中存在蜂窝状色素图案或网络。除盘状红斑狼疮（DLE）外，非瘢痕性脱发和瘢痕性脱发中也可能出现这种现象。由于黑色素细胞的存在，可以看到高色素区和低色素区的同质镶嵌图案。

血管类型

角质层间隙显示有规则排列的血管环和树枝状血管。由于皮肤颜色较浅，这些血管形态在白种人中更为明显。

鳞屑

鳞屑在诊断各种头皮和毛发疾病中是有作用的，取决于其位置——毛囊周围、毛干周围或毛囊间隙。请参见表 3.3，了解不同部位鳞屑的毛发疾病。

表 3.2　不同类型脱发的毛囊间隙镜下特征

毛囊和毛囊周围形态	特征	见于
黄点征	· 扩张的漏斗状开口 · 填充了角质层材料 · 通常没有毛囊 · 黑色 / 有色皮肤难以呈现	· AA 的典型特征 · 也见于 AGA、FPHL、TTM、化疗引起的脱发和其他脱发
白点征	· 深色皮肤 / 色素沉着的头皮可能会出现针尖状白点，而不是黄点，这与空毛囊或肾上腺汗腺导管开口相对应 · 炎症引起的纤维化白点破坏毛囊	· AA 和其他非瘢痕性脱发中出现的针尖状白点 · 纤维化白点见于原发性瘢痕性脱发，如 LPP
黑点征（死亡毛发）	· 由于色素头发在从头皮长出之前就已断裂 · 表示疾病处于活动状态 · 健康人群中不存在	· 非瘢痕性脱发：AA、TTM、头癣等 · 瘢痕性脱发：LPP，额部纤维性脱发（FFA）
红点征	· 由被扩张血管包围的毛囊孔扩张引起 · 预示着早期疾病	· DLE 的特征 · 可在 FFA 中看到
蓝灰色圆点征	· 由黑色素沉积在乳头状真皮层中引起 · 色素失禁的迹象仅限于 HF	· LPP，DLE · 可能涉及体毛
Peripilar 征	· 毛囊口周围出现褐色凹陷性色斑 · 由毛囊周围炎症引起 · 直径通常约为 1 mm	· 早期 AGA 的迹象 · 出现在 20% ～66% 的患者中 · 在健康头皮中，＜5% 的毛囊可能会出现毛囊周围征兆
空毛囊	这些是没有毛发的毛囊	可见于 AGA、毛发脱落症，也可见于健康头皮
毛囊开口消失	由于毛囊开口消失，皮肤变得光滑、有光泽	瘢痕性脱发的特征

常见头皮疾病的临床和皮肤镜表现

临床图片（图 3.1～3.13）显示了不同类型的常见头皮疾病。

皮肤镜检查的优势

- 皮肤镜检查有助于观察肉眼无法看到的结构。
- 仪器方便携带。
- 皮肤镜检查可用于常见头皮和头皮疾病的鉴别诊断，如鉴别诊断斑秃（AA）、雄激素性脱发（AGA）、女性型脱发（FPHL）和休止期脱发（TE）等。它还有助于诊断瘢痕性脱发［如扁平苔藓（LPP）］和毛发缺损（如单发性脱发）。
- 它缩小了临床和组织病理学结果之间的差距，从而减少了活检等侵入性检查的需要。
- 结果立即可见，无须处理。

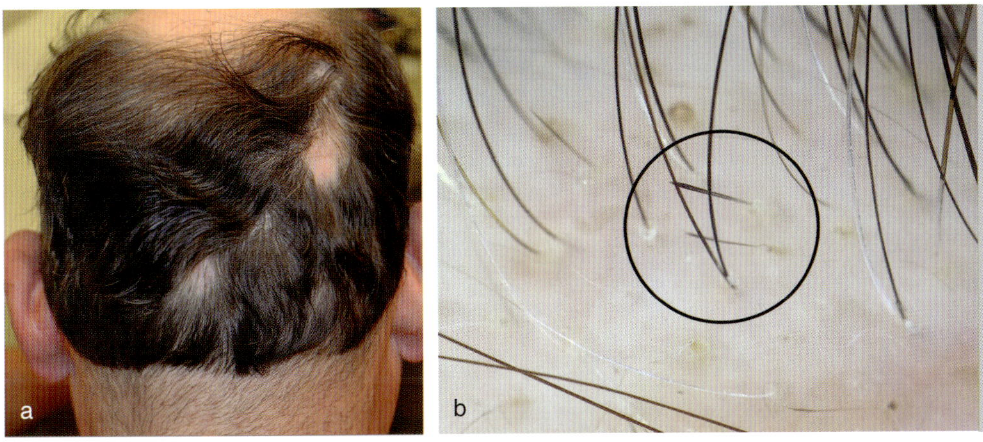

图 3.1　a. 斑秃（AA）的临床影像。注意散在的圆形至椭圆形非瘢痕性脱发斑块，患者同时患有晚期男性型脱发（MPHL）。b. 斑秃的皮肤镜图像。注意黄点、断裂毛发和感叹号样毛发的存在，这有助于区分斑秃和毛囊性脱发（Courtesy of Dr. Nicole Rogers.）

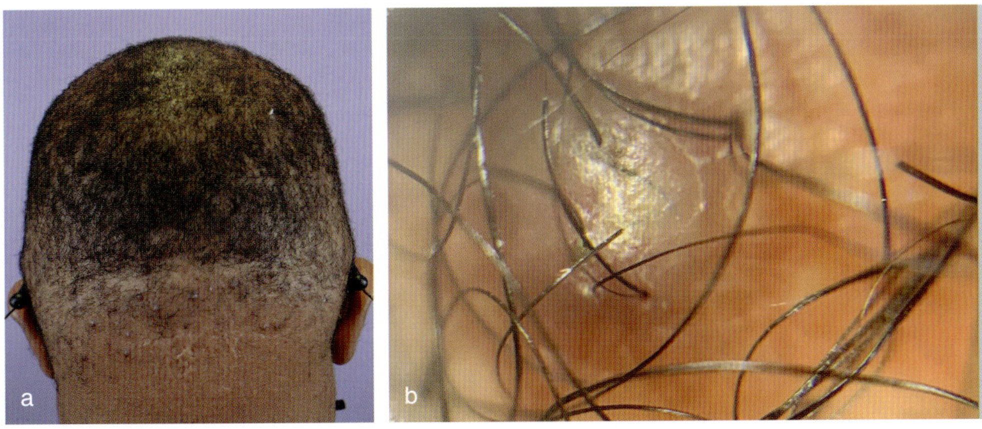

图 3.2　a. 瘢痕疙瘩的临床图像。b. 皮肤瘢痕疙瘩性痤疮（AKN）的皮肤镜图像，显示周缘粉红色纤维性丘疹（Courtesy of Dr. Nicole Rogers.）

表 3.3　鳞屑的分布

毛囊周围鳞屑	LPP、FFA、DLE、寻常型鱼鳞病、角化性毛囊炎
毛干周围的鳞屑（毛干圆柱体）	牛皮癣、头癣、脂溢性皮炎、脱屑性毛囊炎等
毛囊间隙鳞屑	银屑病、脂溢性皮炎、寻常型鱼鳞病、头癣、系统性红斑狼疮等

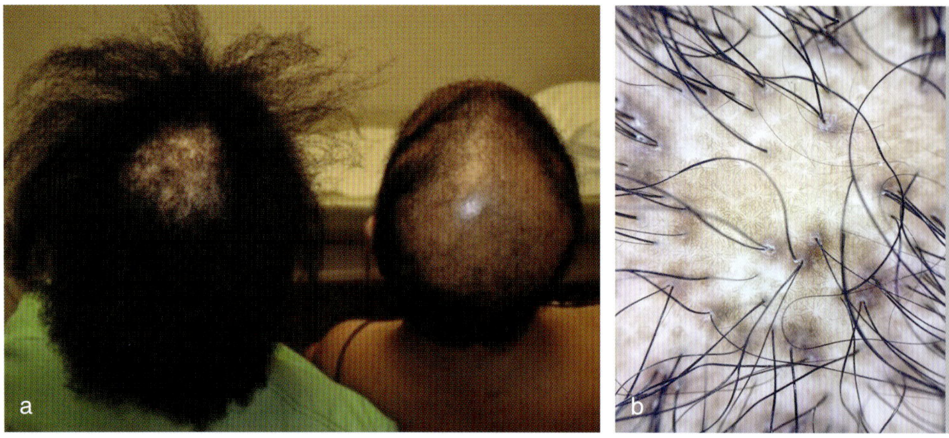

图 3.3　a. 患有家族性中央离心性瘢痕性脱发（CCCA）的两姐妹的临床图像。请注意这种疾病如何从头顶开始，向外发展，并留下瘢痕性脱发斑块，请注意姐姐的晚期模式。b. CCCA 的皮肤镜图像。除了纤维化取代毛囊的区域出现网状色素网络外，还要注意毛囊周围的灰白色鳞屑（Courtesy of Dr. Nicole Rogers.）

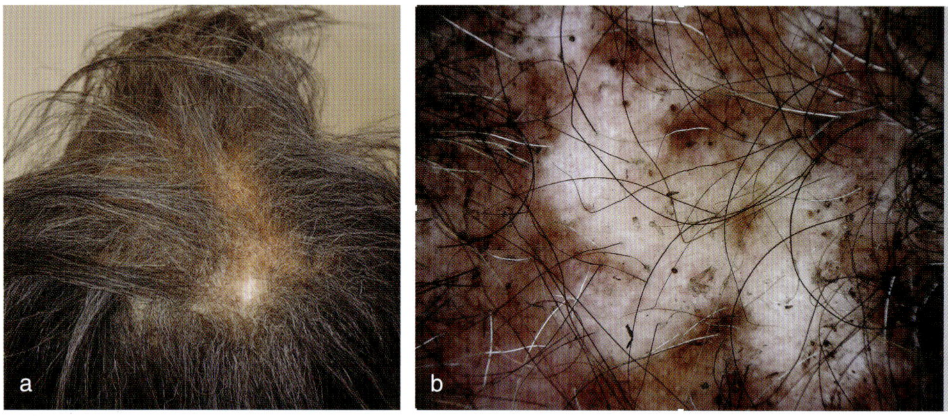

图 3.4　a. 盘状红斑狼疮（DLE）的临床影像。注意瘢痕性脱发的不对称发亮斑块以及部分区域的色素脱失。b. 脱发性红斑狼疮的透视图像，可见毛囊开口缺失和色素脱失（Courtesy of Dr. Nicole Rogers.）

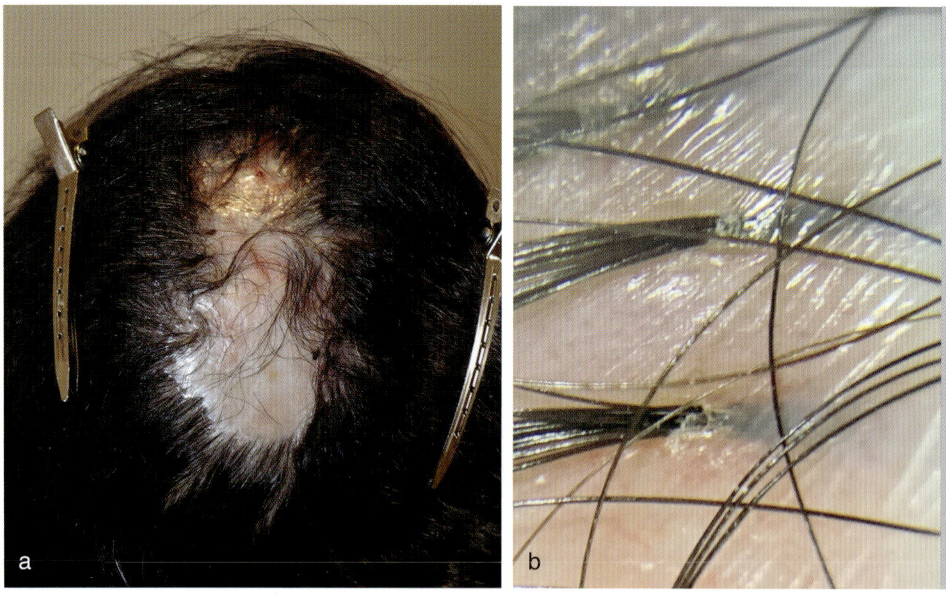

图 3.5　a. 脱屑性毛囊炎的临床图像。注意瘢痕的中央区域，可能有浸润，继发细菌或真菌定植。b. 在皮肤镜检查中，脱发周围的皮肤呈半透明状。在这种情况下，2 个或多个毛囊单位被周围的纤维组织挤压在一起（Courtesy of Dr. Nicole Rogers.）

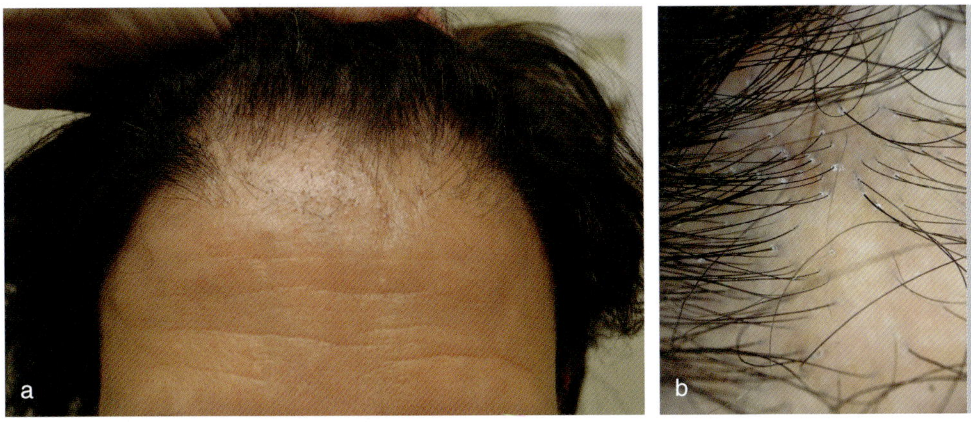

图 3.6 a. 额部纤维性脱发（FFA）的临床照片。注意到头皮发亮，瘢痕过程取代了额发际的毛囊。b. 在皮肤镜下，除了一些毛囊周围脱屑外，还可以看到毛囊周围有细微的红斑。在已受晚期瘢痕影响的区域，毛囊口已完全丧失（Courtesy of Dr. Nicole Rogers.）

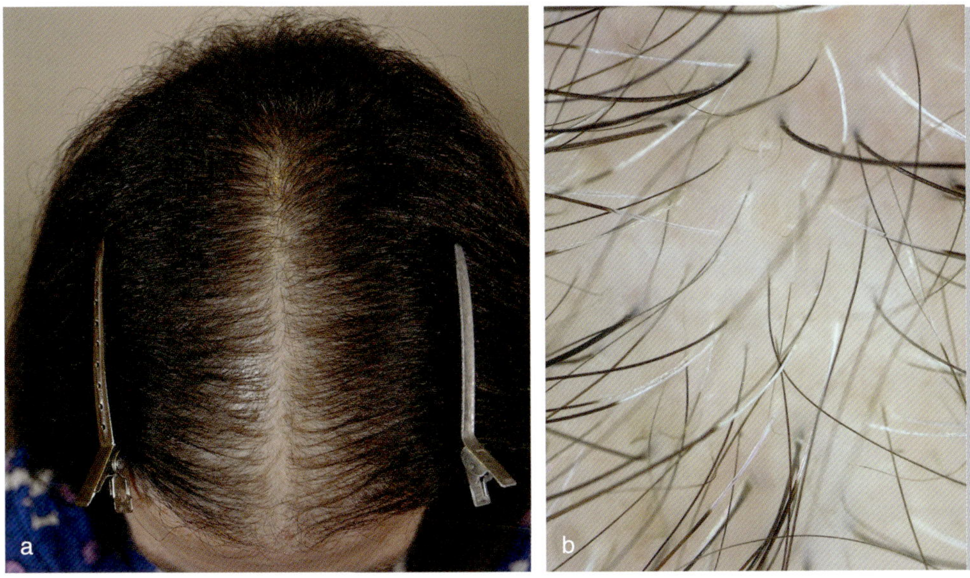

图 3.7 a. 长期女性型脱发（FPHL）女性的临床图像。注意她前额 1/3 到 2/3 的头皮局部稀疏，呈“圣诞树”状分布。b. 在皮肤镜检查中，现有毛发的直径有显著差异。这代表着毛发的微型化过程，即粗大的末端毛发被更细的毛发取代。此外，毛发的生长期也会缩短，长出的毛发更短，更新更快（Courtesy of Dr. Nicole Rogers.）

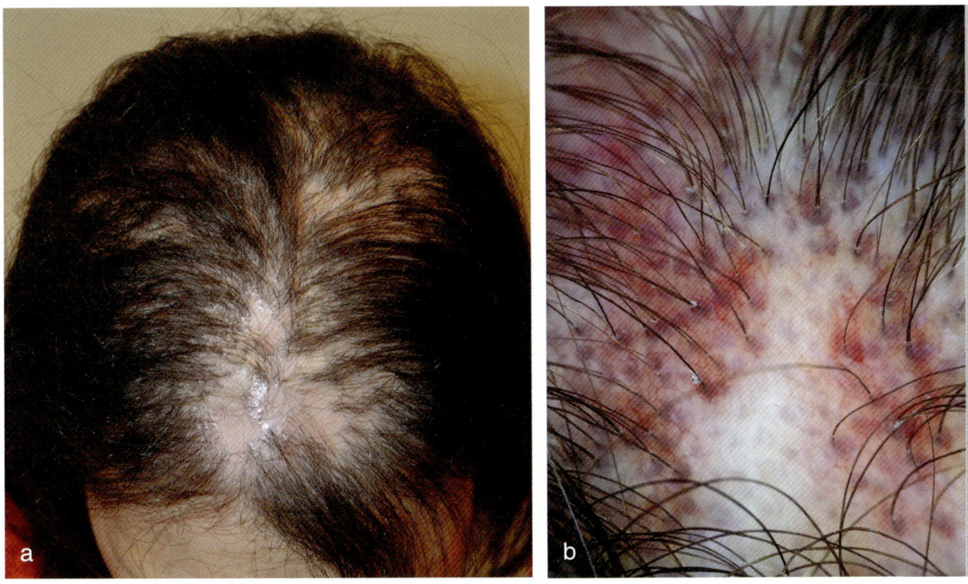

图 3.8 a. 扁平苔藓（LPP）的临床照片。注意脱发的不规则分布，并伴有发亮的瘢痕性脱发斑块。随着单个斑块的增大，它们会变得更加融合。b. LPP 早期的皮肤镜图像。注意毛囊周围的鲜红色红斑和一些脱屑。后期的红斑可能较少（Courtesy of Dr. Nicole Rogers.）

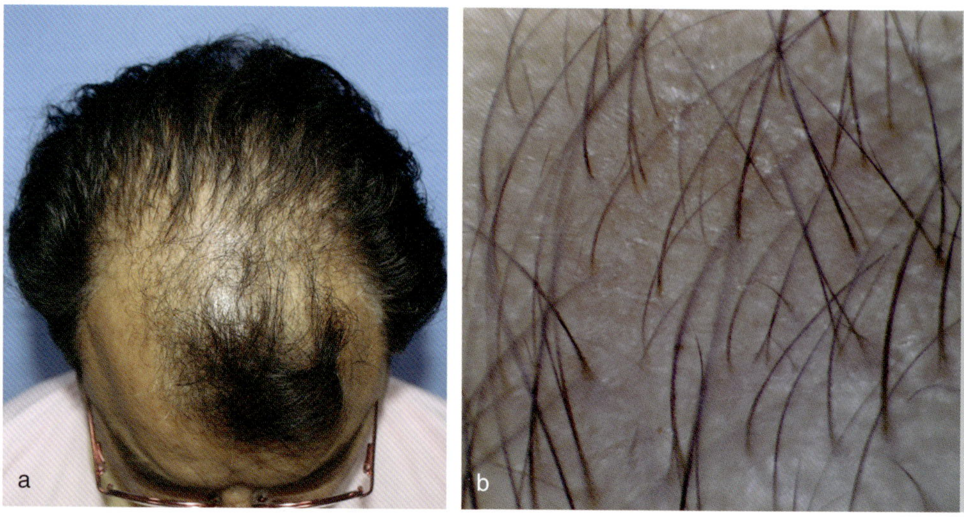

图 3.9 a. 男性脱发的临床图片，显示毛囊微型化。b. 皮肤镜检查显示毛发直径变化、毳毛、毛周征和每个毛囊单位的毛发数量减少

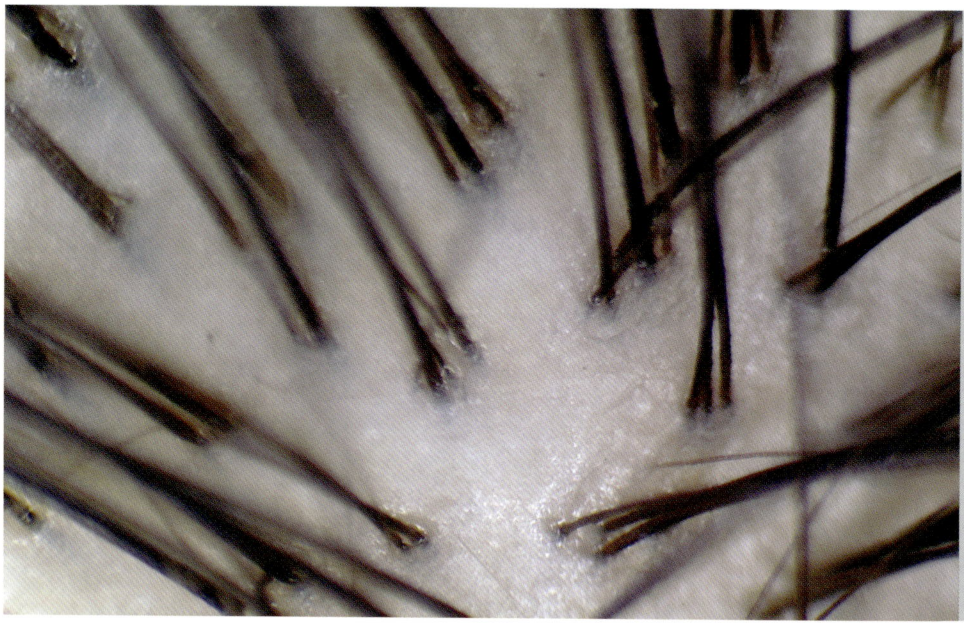

图 3.10 正常头皮的皮肤镜检查，显示大部分为粗细均匀的多毛囊单位，也可看到 1~2 根毳毛（正常情况下毳毛占 10%）

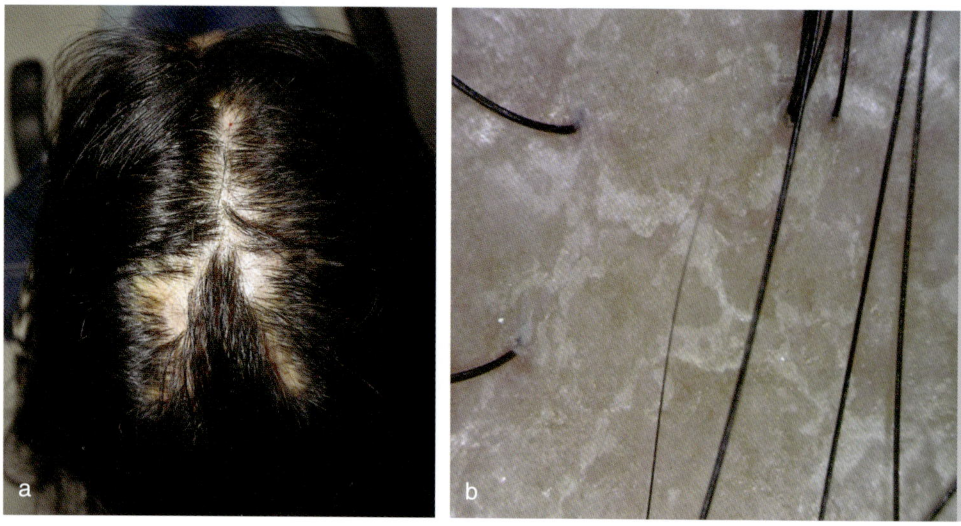

图 3.11 a. 一名“雪地上的足迹”假性斑秃（PPB）患者的临床图片。头皮中央有色素减退的轻微凹陷性斑秃。b. PPB 的皮肤镜图像。注意毛囊口完全消失，无活动性炎症迹象（Dermatoscopic image courtesy of Dr. Sandeep Sattur.）

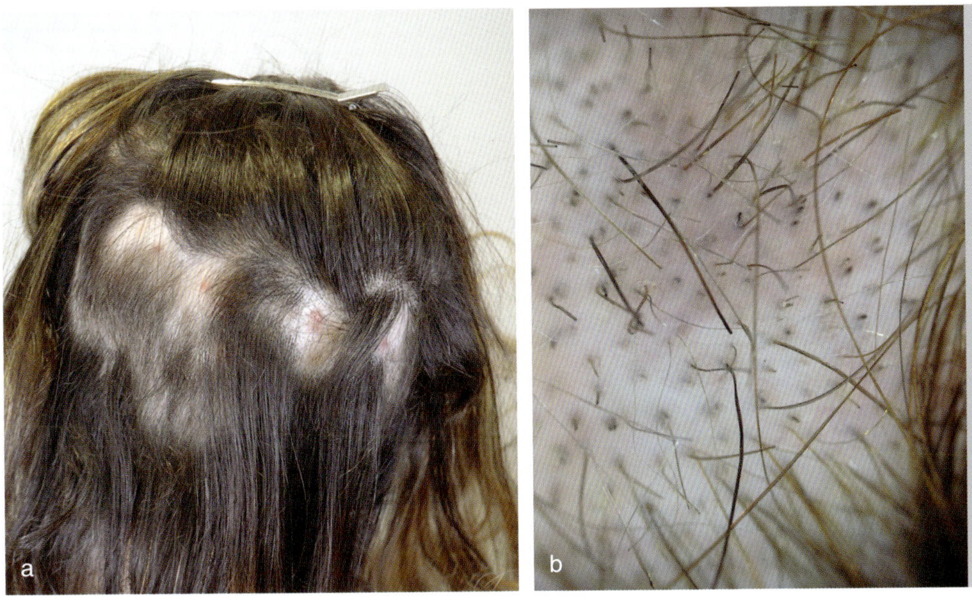

图 3.12 a. 患有毛发脱落症和事实性皮损患者的临床图像。注意不规则和几何形状的脱发区域，以及局部溃疡的形成。b. 拔毛癖的皮肤镜图像。注意不同长度的钝断毛发和基本正常的头皮（Courtesy of Dr. Nicole Rogers.）

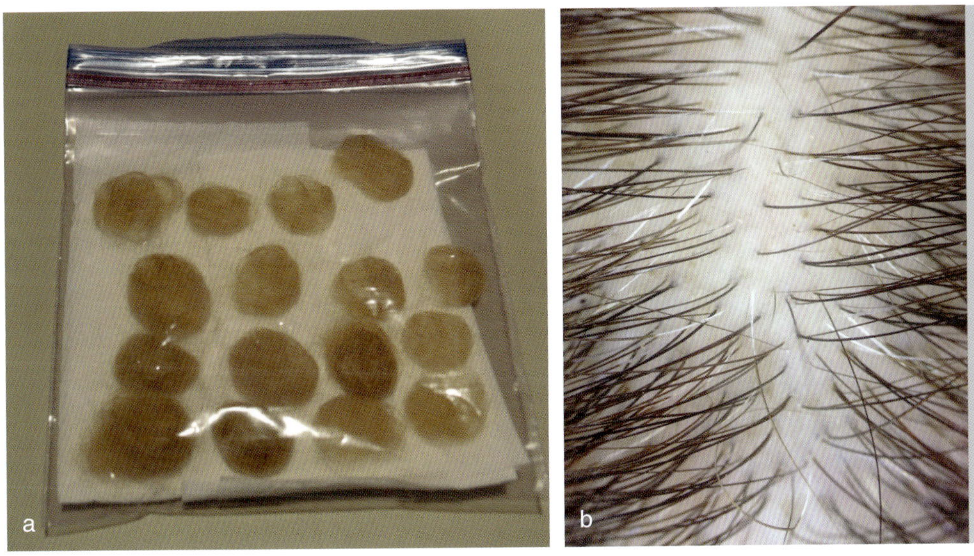

图 3.13 a. 休止期脱发的临床图像。患者的头皮检查基本正常，并且带来一袋头发。b. 休止期脱发的皮肤镜图像。其毛发的直径均匀，但可能已经有短小的再生毛发存在（Courtesy of Dr. Nicole Rogers.）

结论

在头发和头皮疾病诊断领域，皮肤镜技术发展迅速。它通过非侵入性技术诊断头皮和头发的异常，从而增强了医生的信心，并避免了患者对接受侵入性检查的恐惧心理和费用问题。在诊断与头发和头皮相关的疾病方面，皮肤镜堪称医生的听诊器。因此，所有毛发科医生都应学习并在日常工作中使用它。

思考问题

Q1. 在皮肤镜检查中，可以在哪些脱发中看到火焰状毛发、黑点、断裂的毛发、再生的毛发和扫帚状毛发？

A. 斑秃

B. 瘢痕性脱发

C. 拔毛癖

D. 以上皆是

Q2. 在皮肤镜检查中，斑秃的典型特征是出现以下哪种情况？

A. 感叹号样毛发和管型毛发

B. 短毳毛

C. 黄点征

D. 以上皆是

Q3. 一名患者的头皮没有毛囊开口，没有毳毛，伴有周缘头皮红斑，怀疑他患有以下哪种疾病？

A. 瘢痕性脱发，很可能是 LPP

B. 牵拉性脱发

C. 拔毛癖

D. 以上都不是

Q4. 一名 50 岁的女性患者出现弥漫性头发稀疏。经皮肤镜检查，头发直径变化大于 20%，大多数毛囊单位包含单根头发。我们还可以观察到黄点征。最有可能的诊断是（　　）

A. 中央离心性瘢痕性脱发

B. 牵拉性脱发

C. 女性脱发

D. 拔毛癖

参考文献

[1] Rudnicka L, Olszewska M, Magdalena M, et al. Present and future of dermoscopy. Expert Rev Dermatol 2006; 1 (6): 769–772.

[2] Rudnika L, Rusek M, Borkowska B. Introduction. In: Rudnika L, Olszewska M, Rakowska A, eds. Atlas of Trichoscopy. Springer; 2012: 3–8.

[3] Benvenuto-Andrade C, Dusza SW, Agero ALC, et al. Differences between polarized light dermoscopy and immersion contact dermoscopy for the evaluation of skin lesions. Arch Dermatol 2007; 143 (3): 329–338.

[4] Tosti A, ed. Atlas: Dermoscopy of Hair and Scalp Disorders: Pathological and Clinical Correlations. USA: CRC Press; 2007.

[5] Dhurat RS. Utility of trichoscopy. Indian J Dermatopathol Diagn Dermatol 2018; 5: 89–96. http: //www.ijdpdd.com/text.asp?2018/5/2/89/247878.

[6] Malakar S. Tricoscopic terminologies. In: Malakar S, ed. Trichoscopy: A Text and Atlas. 1st ed. New Delhi: Jaypee Brothers; 2017: 13–52.

[7] Tosti A. Normal scalp. In: Tosti A, ed. Dermoscopy of Hair and Nails. CRC Press; 2016: 22.

[8] Rakowska A, Slowinska M, Kowalska-Oledzka E, et al. Trichoscopy of cicatricial alopecia. J Drugs Dermatol 2012; 11 (6): 753–758.

答案

Q1	C
Q2	D
Q3	A
Q4	C

第二章　脱发

第 4 节
非瘢痕性脱发

Anil K. Garg

概述

- 导言
- 弥漫性脱发
- 斑秃
- 牵拉性脱发
- 颞部三角形脱发
- 拔毛癖（TTM）
- 结论

关键点

- 在瘢痕性脱发中，隆突区的毛囊干细胞遭到永久性破坏，导致毛囊丧失生发能力。
- 在非瘢痕性脱发中，毛囊干细胞保持完好，但由于其他各种原因，生发能力受到影响。
- 常见的非瘢痕性脱发类型有休止期脱发（TE）、生长期脱发、斑秃（AA）、牵拉性脱发、拔毛癖（TTM）和头皮真菌感染。
- 在瘢痕性脱发中，毛囊开口缺失，而在非瘢痕性脱发中，毛囊开口保持开放。
- 病史采集、仔细检查头皮和皮肤镜检查有助于诊断脱发，很少需要进行皮肤活检。
- 人类的生理性脱发是不同步的，这意味着所有头发不会同时脱落。
- 如果许多头发进入毛发生长周期的休止期并一起脱落，则称为休止期脱发；它可能是急性的，也可能是慢性的，通常有诱发因素的病史。
- 任何类型的压力都可能导致 TE。脱发会突然增多，通常发生在原发感染后 6 ~ 12 周。脱发具有自限性。去除诱发因素、咨询、应用米诺地尔和补充营养都会有帮助。
- 如果过度脱发持续 6 个月以上，则称为慢性休止期脱发。
- 生长期过度脱发被称为生长期脱发。
- 脱发分为 2 种类型：萎缩性脱发和松弛性生长期脱发。
- AA 是一种突然发病的自身免疫性疾病，表现为界线清楚的脱发区。
- AA 有时是自限性的，但也可能扩大并导致全秃和普秃。
- 突然出现斑块状脱发、皮肤无变化、“黑点”、感叹号样毛发等，可诊断为 AA 型脱发。
- 注射类固醇和口服类固醇（如果晚期病例需要）是治疗 AA 的主要方法。
- 如果发生头皮真菌感染，应用对抗真菌药物反应良好。
- TTM 是一种拉扯或咬头发导致脱发的强迫症。
- 拉扯头发造成毛囊持续牵拉，可能会导致牵拉性脱发。牵拉性脱发最初是可以治疗的，但可能导致毛囊的永久性破坏。

导言

脱发或秃发对男性和女性都有影响。其原因可能是（图 4.1）：

- 毛发生长周期紊乱（脱发、雄激素性脱发）。
- 毛囊变异（雄激素性脱发的毛囊变小）。
- 毛囊受损，可能是永久性的（瘢痕性脱发）。

在非瘢痕性脱发中，毛囊保持完好，但生发能力受到影响。典型脱发是非瘢痕性脱发中最常见的类型之一。其他类型的非瘢痕性脱发病因各异，包括 TE、生长期脱发、AA、牵拉性脱发、头皮真菌感染和毛干异常等（框 4.1）。

框 4.1　非瘢痕性脱发的类型

A. 休止期脱发
B. 生长期脱发
C. 斑秃
D. 代谢——缺铁、甲状腺疾病、多囊卵巢综合征
E. 外伤性——肢端肥大症、牵拉性脱发、结节性毛发脱落症、内陷性毛发脱落症
F. 毛干异常
G. 三角形脱发
H. 松弛性生长期脱发综合征

弥漫性脱发

所有人类毛囊都处于毛发生长周期的不同阶段，这被称为毛发生长周期的非同步或整合模式。毛囊的生长期称为生长初期。生长中期是毛囊从生长期向休止期过渡的阶段。休止期是毛囊的静止期，而休止期毛发的脱落期称为脱发期。人类的头皮毛发在休止期末期每 3～4 年脱落一次。人类的头发不会同时脱落，在休止期结束时，这些头发会迅速重新进入生长期，头发也会重新长出来。有些头发每天都会脱落，有些头发会重新长出，这是正常生理过程的一部分。如果许多头发一起进入一个阶段并脱落，这种现象被称为“脱发”。如果它们一起进入休止期并脱落，则称为“休止期脱发”。如果它们在生长期脱落，则称为“生长期脱发”。脱发是由于毛发生长周期紊乱造成的，不会对毛囊造成永久性损伤，过度脱发会给患者带来情绪上的压力。

休止期脱发（TE）

通常，休止期或静止期持续 2～4 个月，其间有 10% 左右的毛囊处于休止期。但是，当大量毛

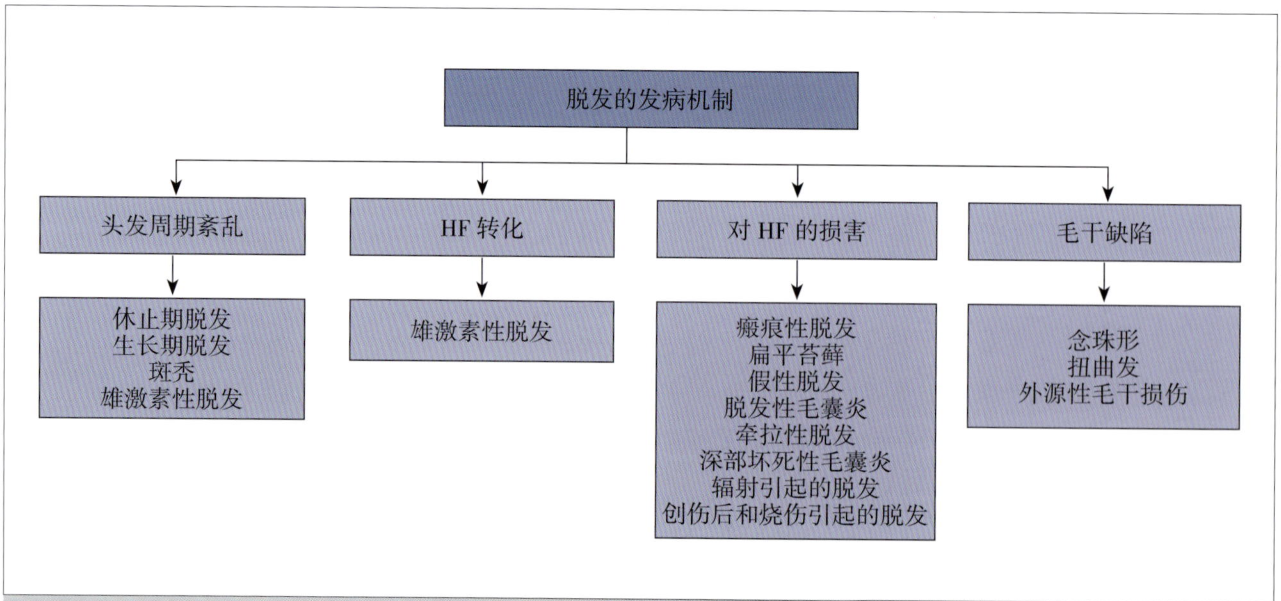

图 4.1　脱发的发病机制。缩写：HF，毛囊

囊进入休止期并同时脱落时，就被称为“休止期脱发”。生长期毛发提前进入休止期的主要原因是生长期的毛乳头受到损伤。TE 可能是急性的，也可能是慢性的。

表 4.1 列出了 TE 的常见病因。

急性休止期脱发

脱发发病前 6 ~ 12 周有诱发因素史。患者表现为头皮弥漫性、无规律脱发。脱发通常在 6 个月内自愈。潜在的诱发因素有疾病、发热、大手术、社会心理问题、环境压力和节食。脱发量通常少于头皮毛发总量的 50%。

诊断

详细记录患者压力、药物、节食和减肥史。

检查

一般血常规、血清铁、甲状腺功能、皮肤镜检查——可见毛囊空虚，头发短，无其他特殊检查结果。

治疗

TE 通常具有自限性。对患者进行详细咨询，让患者了解这种脱发是暂时性的。治疗潜在的病因并纠正，有时使用米诺地尔会有帮助。

慢性休止期脱发

在慢性 TE 患者中，弥漫性脱发会持续 6 个月以上。持续的压力可能是造成慢性脱发的原因。压力大的女性脱发会更严重。

其病因可能是原发性毛囊周期紊乱或继发于全身性疾病，如缺铁、饮食缺乏、肝功能衰竭等。缺铁是最常见的原因（图 4.2）。毛发生长周期的同步现象、生长期缩短或毛囊过早凋亡，会导致毛发过度脱落。

诊断

- 脱发前有诱发因素的病史。

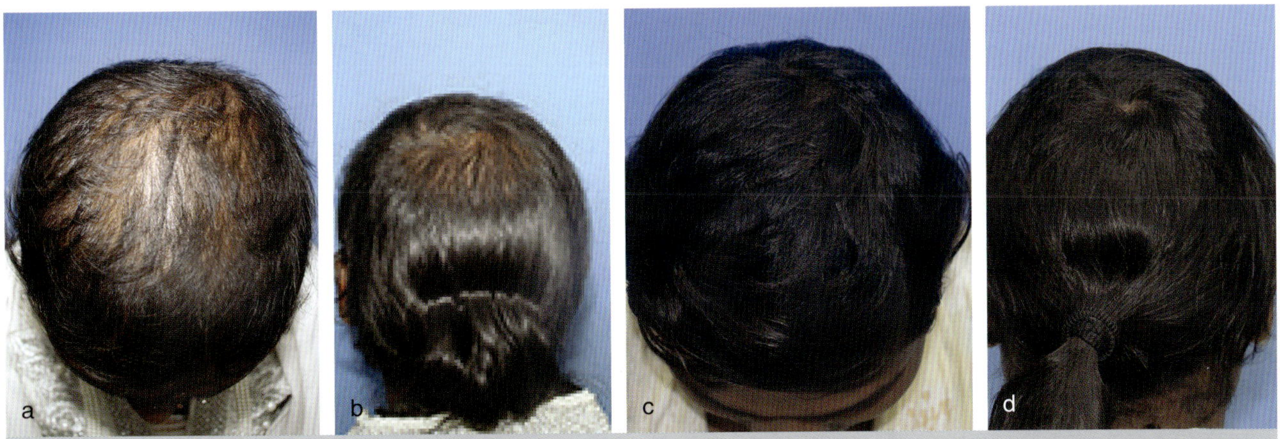

图 4.2　a、b. 一名少女因严重缺铁而过度脱发。c、d. 在补充铁和其他营养物质后，脱发有所改善

表 4.1　毛发脱落的常见原因

生理学	产后 TE、新生儿 TE
任何压力条件	精神、身体、环境、发热状况、大手术
营养	节食、缺铁、缺蛋白质、其他营养缺乏症
药物	抗胆固醇、抗癫痫药、β- 受体阻滞剂、维 A 酸、丙戊酸钠
内分泌	甲状腺功能减退或亢进、分娩、流产或堕胎
炎症	脂溢性皮炎

• 检查：弥漫性脱发，可能会出现颞部脱发。
• 皮肤镜检查：毛发直径变化< 20%。

检查

• 检查：弥漫性脱发，可能会出现颞部脱发。
• 皮肤镜检查：毛发直径变化< 20%。
• 头发牵拉试验在包括枕部在内的所有头皮区均呈阳性。肝脏、甲状腺指标、铁和其他维生素的血液检测可能会显示潜在的病理变化。
• 诊断的依据是排除法，而不是明确的诊断结果。

鉴别诊断

最常见的诊断是早期阶段的雄激素性脱发，其模式并不明显。活检有助于防止混淆。

治疗

慢性 TE 是自限性的，需要进行详细的咨询和治疗。男性每天使用 2 次 2% 或 5% 的米诺地尔，女性每天使用 1 次 5% 的米诺地尔可以改善脱发。

生长期脱发

生长期脱发是由于毛囊有丝分裂或代谢活动受损而导致的生长期毛发突然脱落。脱发常见于头颈部放疗后。抗代谢剂、烷化剂和有丝分裂抑制剂等化疗药物也会导致生长期脱发（图 4.3）。

生长期脱发分为 2 种类型——萎缩性脱发和松弛性脱发。

导致萎缩性脱发的诱发因素包括细胞毒性化疗药物、辐射、接触毒素和 AA。

毛发稀疏综合征（LAHS）是一种罕见的常染色体显性遗传疾病，主要见于儿童，通常随着年龄的增长而消退。松散性毛发脱落症患者的毛发很容易被拔掉。LAHS 可能与艾滋病有关。晚发性 LAHS 患者的头发不会像原生发那样生长，而且脱落现象会增加。

诊断

• 患者主诉脱发“过多”，有时会脱落一撮头发。脱发前 6 ~ 12 周通常有诱发因素史，如压力、体重减轻、久病或发热。

检查

• 毛发牵拉试验呈阳性。
• 皮肤镜显示的是没有毛囊真皮鞘的生长期毛发。

组织病理学

头皮打孔活检会显示毛发正常的生长期与休止期的比例。

鉴别诊断

休止期脱发有杵状发脱落，而新生期的头发则没有鞘。

皮肤镜检查：黑点征、黄点征、火焰状毛发 / 毛端变细、毛周征。

治疗

安抚、纠正营养不良和局部使用米诺地尔都有

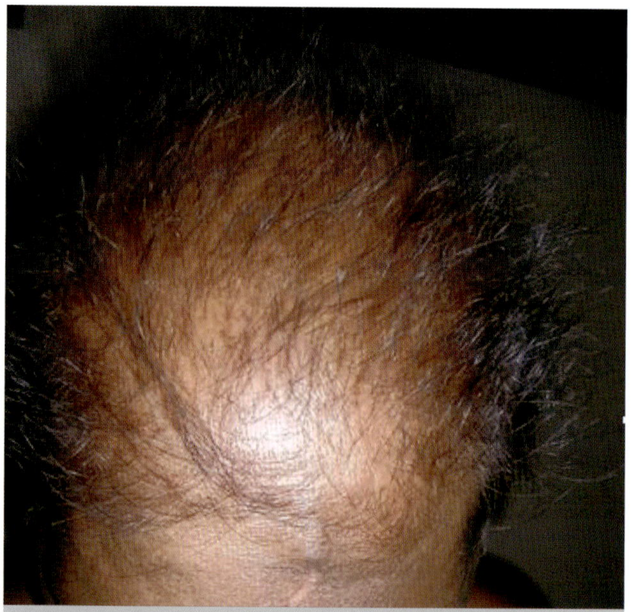

图 4.3　化疗导致的毛发脱落（Courtesy of Dr. M. Kumaresan.）

帮助。

斑秃

斑秃（AA）是免疫介导的斑片状脱发的最常见形式，影响各个年龄组的男性、女性。

脱发是由于自身免疫性T淋巴细胞攻击毛囊球所致的。炎症对生长期毛发具有特异性，导致生长期毛发生长停滞，其临床表现不一，从小块状脱发到整个头皮脱发，身体其他部位也可能伴有脱发，并伴有或不伴有指甲变化。AA可能具有遗传性，也可能与其他自身免疫性疾病相关。这是一种对心理和社会都造成困扰的疾病，通常可以自发缓解。

临床特征

AA最常见的表现是突然出现无症状的圆形斑片状脱发。病变部位会出现轻度红斑，伴有瘙痒，除此之外，局部不会出现任何症状。病理发现病变周边的毛发有感叹号样毛发（2 ~ 4 mm长的毛发，顶端呈深色膨大状，根部色素沉着）或黑点或黑斑状毛发（这种黑点表示头发到达头皮表面时断裂）（图4.4）。

在全秃患者中，头皮上的头发全部脱落（图4.5a）。如果脱发扩展到全身，则称为“全身性脱发”。带状脱发涉及发际线下缘从颈后部向颞部延伸，称为“虹膜炎”。

通常情况下，白色或灰色的头发不受影响。在AA的恢复阶段，最初的头发是白色的，之后会逐渐变成正常的头发。

AA可伴有指甲的变化，表现为小凹坑和红斑月牙形、点状白斑、垂直或纵向脊纹，有时指甲看起来像砂纸，还可能脱落。

由于不会对毛囊造成永久性破坏，因此可以自然恢复。

组织病理学

斑秃急性期最早也是最重要的特征是球周区的淋巴细胞浸润，延伸到上皮和毛母质中，随后可能减少或消失。可能伴有毛囊周围纤维化、非生长期的终末毛囊。

鉴别诊断

- 头癣。
- 毛发扁平苔藓。

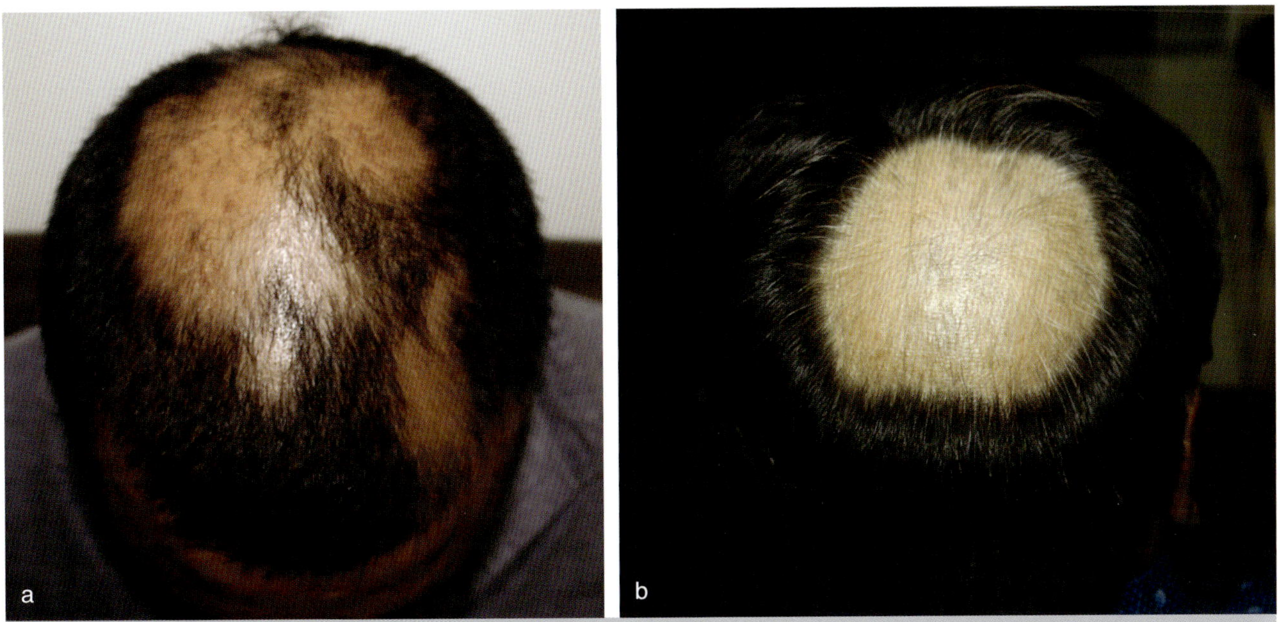

图4.4 a. 多发性斑秃。b. 单发斑秃

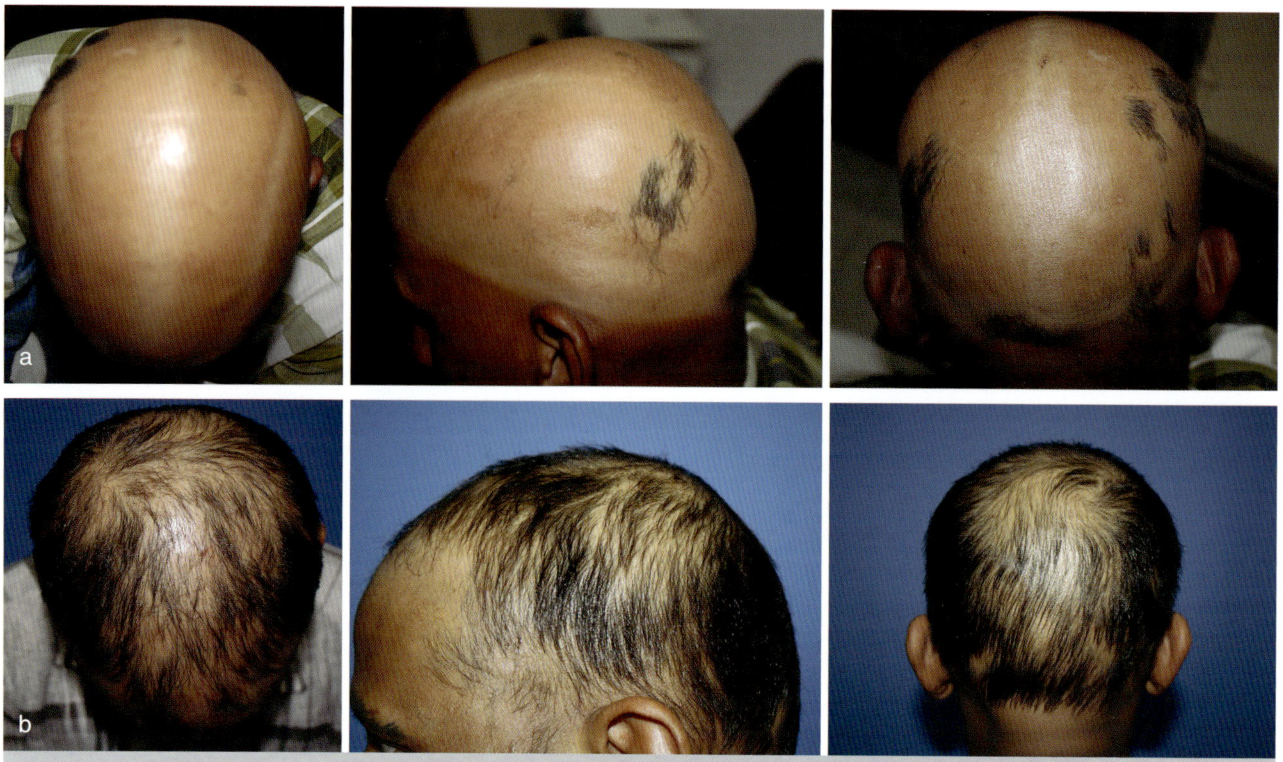

图 4.5　a. 治疗前的全秃。b. 治疗中的全秃新生发

- 拔毛癖。
- 颞部三角形秃发。
- 梅毒。
- 病史：医生可以结合突然出现的斑片状脱发、头皮无明显病变、有黑点征、有感叹号样毛发，通常诊断较简单。

治疗

到目前为止，美国食品药品监督管理局（FDA）还没有批准任何针对 AA 的疗法。以下几点可指导 AA 的治疗：由于 AA 有自发缓解的可能，因此要实现 AA 治疗的标准化存在实际困难。

- 对头发再生采取“静观其变”的方法。
- 治疗的主要方法是通过局部、体内注射和口服途径使用皮质类固醇（治疗前如图 4.5a 所示，治疗后如图 4.5b 所示）。
- 孤立的脱发斑可局部外用 0.05% 氯倍他索泡沫剂 / 洗剂，或皮损内注射曲安奈德进行治疗。通常在 6 周内可以看到毛发再生。
- 建议睫毛脱落患者防护性使用太阳镜，对于全秃患者，可以使用帽子和防晒霜来防止阳光伤害。
- 对于脱发面积超过头皮表面积 25% 的 AAT 和 AAU 患者，建议使用 0.05% 丙酸氯倍他索溶液，每周使用 6 天，持续使用 6 个月。
- 皮损内皮质类固醇注射——主要是注射曲安奈德，适用于长期斑片状脱发。加利多卡因稀释至浓度为 2.5 ~ 5 mg /mL。注射量每个点 0.1 mL，间隔 1 cm 多点注射，每隔 6 周重复注射，直至毛发生长。
- 系统性使用皮质类固醇——类固醇的全身副作用限制了类固醇治疗 AA 的使用。此外，还存在病变复发的问题。医生可以采取大剂量、每周 / 月脉冲击治疗。为此设计了多种治疗方案。
  - 8 mg/kg 甲泼尼龙静脉注射 / 口服连续 3 天，间隔 4 周（3 个疗程）。
  - 甲泼尼龙 5 mg/kg，每月 1 次，持续 6 ~ 9

个月。

- 补骨脂素紫外线疗法——头皮局部外用 8-甲氧基补骨脂素（8-MOP）和紫外线照射联合应用，成功率是 30% ~ 50%。
- 用二苯氯丙烯和方酸（DSP 溶液）进行免疫调节治疗。首先在小范围内使用 0.001% 的低剂量 DSP 溶液，每周逐渐增加浓度，直到产生湿疹样反应。有效率为 29% ~ 78%。
- 其他免疫抑制剂如环孢素、甲氨蝶呤、硫唑嘌呤已被使用，有效率差异较大。
- 前列腺素的类似物比马前列素对睫毛脱落更有效。
- 米诺地尔——使用米诺地尔治疗 AA 证据不足。
- 头皮装饰、头皮纹饰、假发、接发都会有所帮助。

牵拉性脱发

牵拉性脱发（Traction alopecia，TA）常发生于持续牵拉头发对发根造成持续拉扯力的人群中。最初，脱发是可逆的，但如果牵拉持续较长时间，可能会导致永久性脱发。

在以下人群中经常观察到牵拉性脱发：

- 非洲女性。
- 在印度，会把头发扎进头巾里的锡克教男子。
- 用各种化学或其他方法将头发拉直的人。
- 扎紧马尾辫的年轻女孩。

临床特征

牵拉性脱发通常累及颞区、耳前区和额区。头发脱落的区域表示头发受拉方向。

临床表现可能从毛囊炎开始，毛发密度下降，毛发断裂，有时出现绒毛，如果继续进一步牵拉，就会发生永久性脱发。患者有时会主诉头痛，当头发散开时症状会减轻。

患处毛发厚度减少是牵拉性脱发的一个特征，称为“条纹征”。

牵拉性脱发可表现为边缘性或非边缘性脱发。边缘性脱发表现为颞区前部出现一条带状的脱发区。新生儿的非边缘性脱发表现为枕部范围内的头发脱落，它是生理性的，通常在摩擦处出现。在年轻女孩中，紧扎的马尾辫会产生持续的牵拉力，导致头发脱落和断裂。在使用头巾的锡克教男子中发生在额部和颞部的脱发则非常常见，如图 4.6 所示。

组织病理学

组织病理学特征如下：

- 休止期和退行期毛囊增加，但毛囊总数正常。
- 毛发变软、脆弱、肿胀，被称为“毛软化症”。
- 终毛脱落，但患处仍保留较小直径的毛发。
- 无炎症浸润。

诊断

- 有梳紧发型和（或）头发处理的历史。
- 头皮局部检查显示秃发，有时会出现断发。

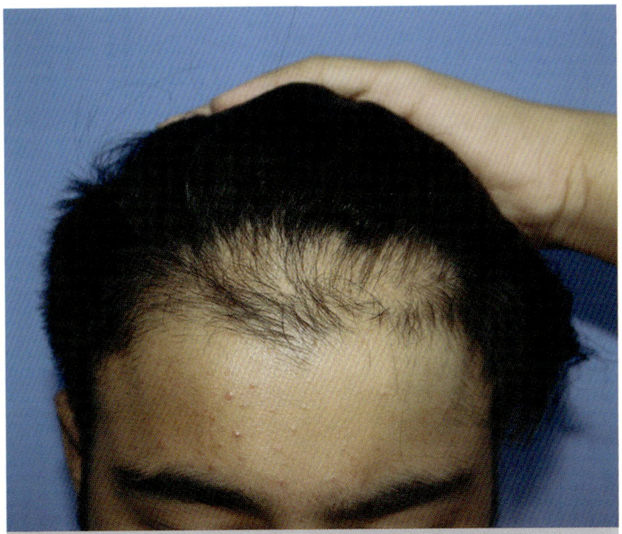

图 4.6 一位因使用头巾出现额部牵拉性脱发的年轻锡克教男子

皮肤镜检查

毛囊开口缺失，不规则的针尖样白点征，断发，偶尔有黑点征。

活检

在慢性病例中，毛囊数量减少。

治疗

初期脱发是暂时性的，可以通过改变发型来治疗。

在长期的病例出现永久性脱发时，可能需要植发和改变发型。

颞部三角形脱发

颞部三角形脱发是一种先天性的无瘢痕性脱发，又称先天性三角形脱发（CTA）。

临床特征

颞部三角形脱发多见于额颞区，很少见于颞顶区和枕区。脱发斑可呈三角形、椭圆形或长矛状，典型为单侧脱发，也可为双侧脱发。这个脱发斑可能在出生时或出生后出现，没有发现性别差异。

主要临床特征有：

- 位于头皮额颞区的三角形或长矛状脱发斑。
- 正常毛囊的顶端有正常的毛发区，毛发呈绒毛状。
- 没有断裂发或感叹号样毛发，没有黑点或黄点征，毛囊开口存在。
- 皮肤镜检查证实有绒毛后 6 个月未见明显毛发生长。

皮肤镜检查

CTA 的毛囊特征表现为不同长度的短绒毛，呈白色。表皮鳞屑、毛囊间树枝状红线和蜂窝状色素图案等也可能是特征性表现。

组织病理学

毛囊微小化，绒毛或不定型毛发比例增加。真皮胶原束及血管未见异常，汗腺和皮脂腺的大小和数量正常。

鉴别诊断

斑秃和雄激素性脱发。

治疗

植发是唯一的治疗方案。

拔毛癖（TTM）

拔毛癖（TTM）是一种强迫性障碍，由于反复拔头发的习惯最终导致脱发。

临床特征

TTM 可出现在儿童中，但会自行缓解或只需极少的干预。

在女性晚年有一些心理问题或有压力的情况下，通常可以观察到这种情况。典型的受累部位是头皮的额顶区，面部毛发、体毛甚至阴毛都可能受累。这种持续的拉扯导致毛发在不同长度断裂，最后会出现一小片脱发斑，但头皮看起来是正常的。TTM 可能与咬指甲相关。图 4.7 为一名年轻女孩，她经常拉扯自己的头发导致 TTM。

组织病理学

由于强迫行为，会发生无法抗拒的拉扯或扭曲毛发，毛发被折断。休止期毛发迅速脱落，而生长期毛发以不同长度折断。

弥漫性非炎症性脱发，毛干缺失，外根鞘向内塌陷；少数不受影响的毛囊，毛干不规则、变形、色素沉着。

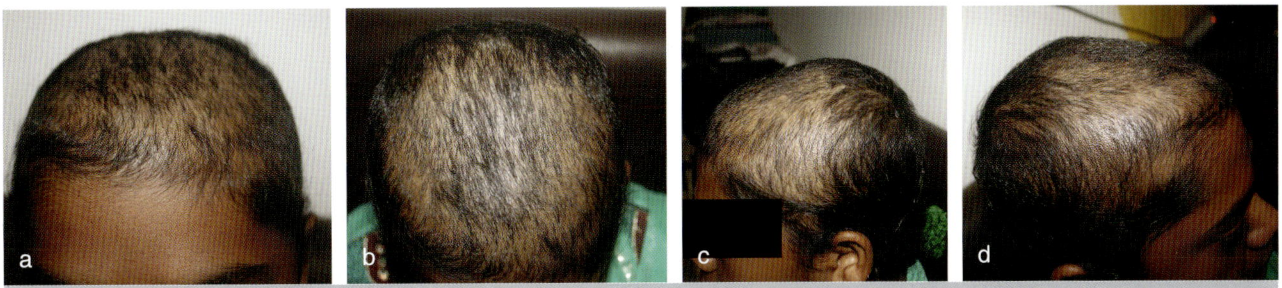

图 4.7　a ~ d. 一名经常拉扯自己的头发导致 TTM 的年轻女孩

皮肤镜检查

毛发密度下降，不同长度的毛干残端。残端毛干可见毛鳞片（“分叉”）、不规则卷曲盘绕的头发、直立新生的头发、黑点征、出血、火焰征、“V”字征、郁金香样毛发和毛发碎末是 TTM 的特征表现。

鉴别诊断

斑秃、雄激素性秃发和头癣。

治疗

心理治疗和精神干预。在患者心理稳定之前，不要植发。

结论

脱发有多种原因。根据对毛囊的破坏程度，主要可分为两类。在瘢痕性秃发中，毛囊的破坏是永久性的；而在非瘢痕性秃发中，毛发生长的能力受到干扰。如果及时去除诱因，毛发就有可能再生，因而要详细了解患者的病史。为了明确诊断，医生还需要结合头皮检查、脱发模式、毛发牵拉试验结果、皮肤镜检查，有时还需要活检，及时干预会有较好的治疗效果。

推荐阅读

- Trueb RM. Diffuse hair loss. In：Blume-Peytavi U，Tosti A，Whiting DA，Trueb RM，eds. Hair Growth and Disorders. First Indian Reprint. New Delhi，India：Springer；2010：259-270.
- Freyschmidt-Paul P，Hoffmann R，McElwee KJ. Alopecia areata. In：Blume-Peytavi U，Tosti A，Whiting DA，Trueb RM，eds. Hair Growth and Disorders. First Indian Reprint. New Delhi，India：Springer；2010：311-328.

思考问题

Q1. 皮肤镜下出现火焰状毛发的情况有哪些？

A. 斑秃

B. 雄激素性秃发

C. 拔毛癖

D. 休止期脱发

Q2. 先天性三角形秃发中双侧累及的百分比是（　　）

A. 10%

B. 20%

C. 30%

D. 40%

Q3. 刘海征见于（　　）

A. 斑秃

B. 拔毛癖

C. 先天性三角形秃发

D. 牵拉性脱发

Q4. 毛球周围出现蜂巢征是哪种疾病的典型组织病理学表现？

A. 休止期脱发

B. 雄激素性秃发

C. 拔毛癖

D. 斑秃

Q5. 正常的生长期 / 休止期比例是在哪种疾病的组织病理学表现？

A. 斑秃

B. 休止期脱发

C. 生长期脱发

D. 盘状红斑狼疮

填空

Q6. 毛囊开口可见于____________，不可见于____________

Q7. 毛囊干细胞在____________中被永久破坏

Q8. 一位年轻男性表现为突发的一块圆形硬币大小脱发斑，诊断最可能为____________

Q9. 压力、节食或体重下降多会导致____________

Q10. ____________是一种强迫性障碍，反复拔头发的习惯最终导致脱发

Q11. 继发于持续的牵拉、拉伸或摩擦的脱发为____________

Q12. ____________是一种发生于额颞区的先天性秃发，常见于儿童，也可在后期出现

（提示：拔毛癖、颞部三角形脱发、瘢痕性脱发、非瘢痕性脱发、斑秃、休止期脱发、牵拉性脱发）

参考文献

[1] Sinclair R. Diffuse hair loss.Int J Dermatol 1999；38（Suppl 1）：8–18.

[2] Kligman AM. Pathologic dynamics of human hair loss. I. Telogen effluvium.Arch Dermatol 1961；83：175–198.

[3] York J，Nicholson T，Minors P，Duncan DF. Stressful life events and loss of hair among adult women：a casecontrol study. Psychol Rep 1998；82（3 Pt 1）：1044–1046.

[4] Arck PC，Handjiski B，Hagen E，et al. Indications for a "brain–hair follicle axis（BHA）"：inhibition of keratinocyte proliferation and up–regulation of keratinocyte apoptosis in telogen hair follicles by stress and substance P. FASEB J 2001；15：2536–2538.

[5] Spencer LV，Callen JP. Hair loss in systemic disease. Dermatol Clin 1987；5（3）：565–570.

[6] Gummer CL. Diet and hair loss. Semin Dermatol 1985；4：35-39.

[7] Comaisch S. The thyroid and hair growth. Semin Dermatol 1985；4：4–8.

[8] Rushton DH. Management of hair loss in women. Dermatol Clin 1993；11：47–53.

[9] Rushton DH，Ramsay ID，James KC，Norris MJ，Gilkes JJ. Biochemical and trichological characterization of diffuse alopecia in women. Br J Dermatol 1990；123（2）：187–197.

[10] Guy WB，Edmundson WF. Diffuse cyclic hair loss in women. Arch Dermatol 1960；81：205–207.

[11] Hoffmann R. TrichoScan：combining epiluminescence micro scopy with digital image analysis for the measurement of hair growth in vivo. Eur J Dermatol 2001；11（4）：362–368.

[12] Rebora A. Telogen effluvium. Dermatology 1997；195（3）：209–212.

[13] van der Steen P，Traupe H，Happle R，Boezeman J，Sträter R，Hamm H.The genetic risk for alopecia areata in first degree relatives of severely affected patients：an estimate. Acta Derm Venereol 1992；72（5）：373–375.

[14] McElwee KJ，Boggess D，Olivry T，et al. Comparison of alopecia areata in human and nonhuman mammalian species. Pathobiology 1998；66（2）：90–107.

[15] Tosti A，Piraccini BM，Pazzaglia M，Vincenzi C. Clobetasol propionate 0.05% under occlusion in the treatment of alopecia totalis/universalis. J Am Acad Dermatol 2003；49（1）：96–98.

[16] Freyschmidt–Paul P，Hoffmann R，Levine E，Sundberg JP，Happle R，McElwee KJ. Current and potential agents for the treatment of alopecia areata. Curr Pharm Des 2001；7（3）：213–230.

[17] Freyschmidt–Paul P，Happle R，McElwee KJ，Hoffmann R. Alopecia areata：treatment of today tomorrow. J Investig Dermatol Symp Proc 2003；8：12–17.

[18] Laude TA. Approach to dermatologic disorders in black children. Semin Dermatol 1995；14（1）：15–20.

[19] Slepyan AH. Traction alopecia. AMA Arch Derm 1958；78（3）：395–398.

[20] Happle R. Congenital triantriangular alopecia may be categorized as a predominant trait. Eur J Dermatol 2003；13（4）：346–347.

[21] Roberts JL，De Villez RL. Infectious，physical，and inflam– matory causes of hair and scalp abnormalities. In：Olsen EA，ed. Disorders of Hair Growth. 2nd ed. New York，Chicago：McGraw–Hill Medical Publishing Division；2003：87.

答案

Q1	C
Q2	B
Q3	D
Q4	C
Q5	C
Q6	非瘢痕性脱发，瘢痕性脱发
Q7	瘢痕性脱发
Q8	斑秃
Q9	休止期脱发
Q10	拔毛癖
Q11	牵拉性脱发
Q12	颞部三角形脱发

第 5 节 瘢痕性脱发

Seema Garg

概述

关键点

- 原发性瘢痕性脱发是毛囊损伤的主要表现结果。
- 由于毛囊隆突区干细胞的损伤，毛囊不能周期性再生，导致永久性脱发。
- 原发性瘢痕性脱发的发病机制尚不清楚。
- 该类型脱发的特征是毛囊开口消失。
- 临床诊断方面，需对病变组织进行活检。
- 尽早干预是延缓疾病进展的关键。
- 继发性瘢痕性脱发是由于非毛囊相关的头皮疾病引发的毛囊瘢痕化导致的。

引言

原发性瘢痕性脱发，也被称为“瘢痕性脱发”，是一类以毛囊永久性破坏、纤维组织形成为表现的脱发疾病。炎症浸润外根鞘（ORS）隆突区，毛囊干细胞受到破坏，最终瘢痕化。皮脂腺和干细胞损伤是瘢痕形成的主要原因。炎症的确切发病机制尚不清楚，环境因素是可能的成因（图 5.1）。

扁平苔藓（LPP）、Brocq 假性斑秃（PPB）、脱发性毛囊炎（FD）、额部纤维性脱发（FFA）、中央离心性瘢痕性脱发（CCCA）、项部瘢痕疙瘩性痤疮（AKN）等均属于瘢痕性脱发。继发性瘢痕性脱发也会导致毛囊的永久性损伤，如烧伤、创伤、辐射、手术瘢痕和感染等毛囊外因素继发的毛囊损伤。

病变组织活检有助于确诊瘢痕性脱发。确诊后立即开始治疗可预防脱发和疾病的进一步恶化。如果医生对发病机制和症状经验不足，原发性瘢痕性脱发，如额部纤维性脱发（FFA），可能被误诊为雄激素性脱发。在存有疑问的情况下，建议患者行活检并前往皮肤科就诊。

脱发类型

毛囊、毛干或头皮的病变都可能导致脱发。当 50% 的原生发脱落后，脱发就变得比较明显。普遍认为脱发分为两类：瘢痕性脱发和非瘢痕性脱发。

瘢痕性脱发和非瘢痕性脱发可通过症状及预后进行区分，具体差异详见表 5.1 和图 5.1、图 5.2。

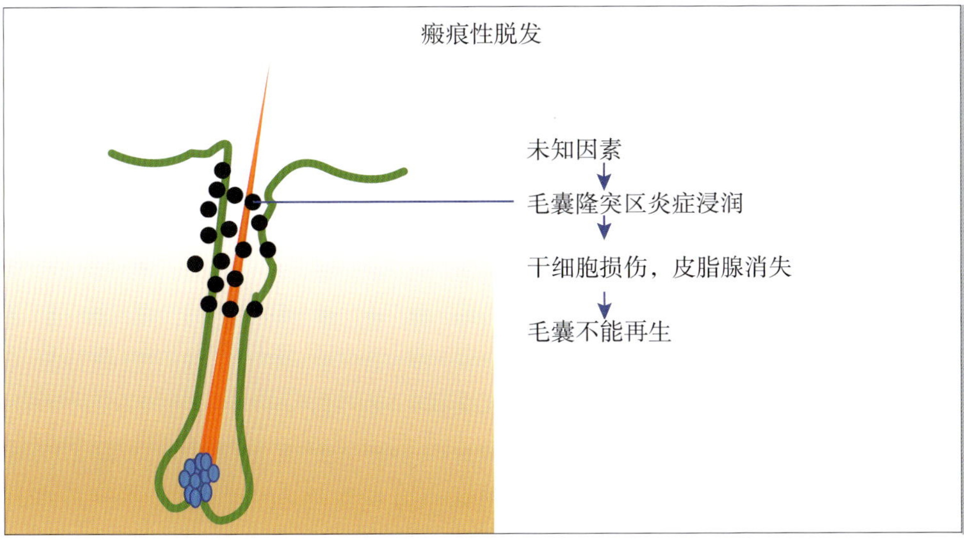

图 5.1　瘢痕性脱发中的毛囊

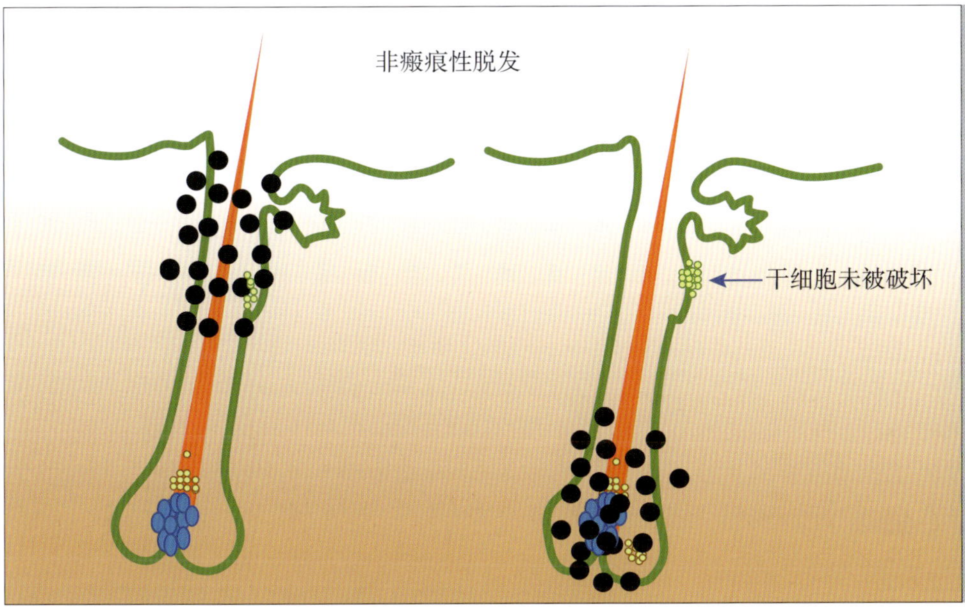

图 5.2　非瘢痕性脱发中的毛囊

表 5.1　瘢痕性脱发与非瘢痕性脱发

	瘢痕性脱发	非瘢痕性脱发
定义	由于毛囊瘢痕化而引起的不可逆的脱发	脱发通常是可逆的，不会出现毛囊瘢痕化
症状	瘙痒、发红、灼烧感、头屑或头皮分泌物异常增多	通常无症状
病理	隆突区毛囊干细胞受损导致毛囊下部失去周期性再生的能力是毛囊被永久破坏的主要原因，这一过程也伴随着皮脂腺单位数量减少（图 5.2）	涉及毛囊下部非永久性部分，由于隆突区干细胞和皮脂腺未受到干扰，毛发仍具有再生的能力（图 5.2）
检查	头皮见散发脱发区，未见毛囊开口或微小化毛发，可见簇状发	秃发区可见毛囊开口和微小化毛发
示例	瘢痕性脱发的常见病因是扁平苔藓、Brocq 假性斑秃、额部纤维性脱发	非瘢痕性脱发的常见病因是雄激素性脱发、休止期脱发、斑秃、牵拉性脱发

瘢痕性脱发

- 瘢痕性脱发是毛囊受到永久性损伤后的结果。瘢痕可以是原发性的，也可以是继发性的。
- 在原发性瘢痕性脱发中，致病因素直接破坏毛囊造成损伤。如果是继发于烧伤、创伤或其他原发于毛囊外的疾病，则被称为继发性瘢痕性脱发（图 5.3）。
- 一旦毛囊发生瘢痕化，脱发通常不可逆转。其主要原因是调控毛囊周期再生的隆突区干细胞受到破坏。

原发性瘢痕性脱发

多种原因可造成原发性毛囊破坏：

- 皮脂腺功能紊乱。
- 外根鞘（ORS）损伤。
- 原发性毛囊干细胞凋亡。

在特定情况下也存在其他的致病因素，包括遗传倾向，如脱发性棘状毛囊角化病。

- 外源性刺激，如紫外线照射导致的盘状红斑狼疮（DLE）。
- 药物治疗，如扁平苔藓（LPP）、瘢痕疙瘩性痤疮。
- 细菌，如金黄色葡萄球菌导致的脱发性毛囊炎。

瘢痕性脱发的诊断要点参考如下：

- 常有瘙痒、灼烧、发红、皮屑和伤口分泌物等症状。
- 在检查时，脱发区未见微小化毛囊，未见毛囊开口，可见簇状发，可见间距不规则的毛干或皮屑。
- 医生询问患者症状的发展过程以及定位头皮病变发生部位。额部纤维性脱发（FFA）通常的位置在额颞叶发际区。扁平苔藓（LPP）、Brocq 假性斑秃（PPB）和中央离心性瘢痕性脱发（CCCA）通常影响头皮的中央区。脱发性毛囊炎（FD）多见于头顶（冠）部，而项部瘢痕疙瘩性痤疮（AKN）主要影响后枕部。在瘢痕性脱发的后期，头皮的其他区域也可能受到影响（图 5.4）。
- 在活动性病例中，毛发牵拉试验呈阳性。

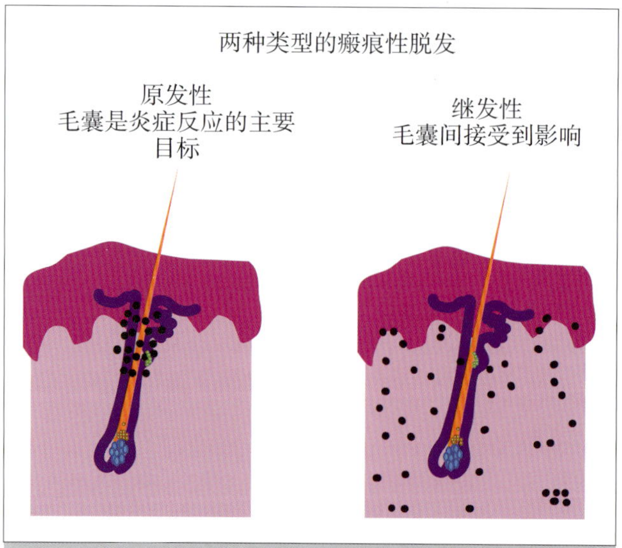

图 5.3　原发性和继发性瘢痕性脱发中的毛囊

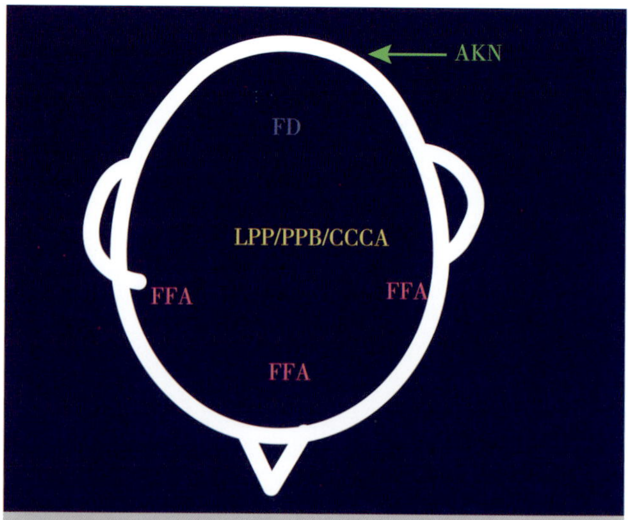

图 5.4　不同瘢痕性脱发涉及的常见头皮部位。缩写：AKN，项部瘢痕疙瘩性痤疮；CCCA，中央离心性瘢痕性脱发；FD，脱发性毛囊炎；FFA，额部纤维性脱发；LPP，扁平苔藓；PPB，Brocq 假性斑秃

- 疾病确诊依赖于组织活检。对于扁平苔藓或 Brocq 假性斑秃，应从炎性病变的边缘取两次 4 mm 组织活检。对于盘状红斑狼疮，应从病变中心取样后分别做水平切片和垂直切片。H&E 染色（苏木精和伊红染色）后可观察浸润的性质。弹性组织染色 VVG 也有助于判断瘢痕性脱发的类型。直接免疫荧光法有助于诊断扁平苔藓、红斑狼疮和盘状红斑狼疮，以及排除假性斑秃。

原发性瘢痕性脱发的分类

原发性瘢痕性脱发的分类是由北美毛发研究学会（NAHRS）在 2001 年提出的，分类标准基于所涉及的炎症细胞类型：淋巴细胞、中性粒细胞或混合细胞（框 5.1）。

瘢痕性脱发的管理目标是早诊断早治疗，以防止脱发进一步加重。

淋巴细胞介导的瘢痕性脱发

扁平苔藓（LPP）

扁平苔藓是最常见的瘢痕性脱发。其进展相对较快，并可能在几个月内产生广泛的瘢痕。早期诊断和治疗可控制病情进展。3 种临床变体分别是：①经典扁平苔藓。②额部纤维性脱发。③格利综合征。

框 5.1 原发性瘢痕性脱发的分类

A. 淋巴细胞介导的瘢痕性脱发：
（1）扁平苔藓
（2）假性斑秃
（3）中央离心性瘢痕性脱发
（4）慢性皮肤红斑狼疮
（5）黏蛋白性脱发
（6）脱发性小棘毛囊角化病
B. 中性粒细胞性瘢痕性脱发：
（1）脱发性毛囊炎
（2）头部脓肿性分割性毛囊周围炎
C. 混合型：
（1）瘢痕疙瘩性毛囊炎
（2）坏死性毛囊炎（痤疮）
（3）侵蚀性脓疱性皮肤病

经典扁平苔藓

- 多见于成人，以女性为主（男：女 = 1：2）。
- 年龄：25 岁至 70 岁。常见于 40 岁年龄段中期到 50 岁年龄段早期。
- 所有人种都会受到影响。
- 是一种 T 细胞紊乱，影响毛囊上部功能。
- CD8：CD4 比值增加，Ki-67 染色细胞降低。
- 仅有少量可能有效药物，如黄金和阿的平。

临床特征

- 严重的瘙痒。
- 脱发进行性加重。
- 疼痛、灼烧和头皮压痛。
- 主要累及头皮中央区。
- 活动性病灶边缘皮肤可见不同程度发红并伴有皮屑。病变区头皮通常呈象牙白色萎缩或形状不规则脱发斑块（图 5.5a、b）。
- 50% 的患者在头皮病变后可能出现非头皮部位的扁平苔藓。
- 雄激素性脱发可能同时存在。
- 毛囊开口消失。
- 疾病早期很少或不伴有脱发。
- 毛周炎症区生长期毛发牵拉试验呈阳性表明疾病处于活跃期。

组织病理学

- 毛周淋巴细胞浸润基底细胞导致毛囊上皮、胶样体变性。

皮肤镜下表现

- 毛周蜕皮和过度角化、红疹、毛囊开口消失（图 5.5 c）。

鉴别诊断

- Brocq 假性斑秃。

治疗

总体来说，瘢痕性脱发的治疗方法选择基于诊断、年龄、症状的严重程度和病程阶段。

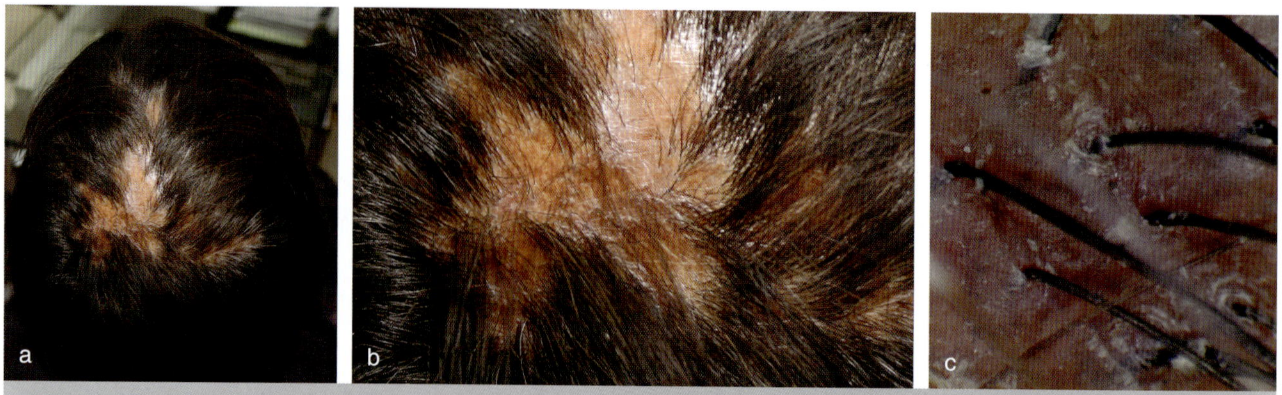

图 5.5 a. 扁平苔藓滤毛囊开口消失。b. 瘢痕性脱发边缘局部特写显示毛周皮屑和红斑。c. 皮肤镜图像显示扁平苔藓（LPP）活动性损伤

- 局部药物：糖皮质激素、他克莫司、环孢霉素。
- 病灶内注射：曲安奈德 10 mg/mL，每间隔 4～6 周后可重复应用。
- 全身用药：泼尼松龙、四环素、羟基氯喹（200～400 mg/d）、维 A 酸、灰黄霉素。

如果上述治疗无效，其他选择有：

- 外用他克莫司。
- 使用环孢素 B。
- 使用灰黄霉素。
- 使用低剂量异维 A 酸。
- 使用阿法赛特。

额部纤维性脱发（FFA，绝经后额部纤维性脱发）

- 额部纤维性脱发的患者常见于绝经后的女性。男性很少受到影响。
- 临床表现为双侧对称性的额颞部脱发带，伴或不伴有眉毛脱失。
- 组织病理学和免疫荧光表现类似于扁平苔藓。
- 额部纤维性脱发可能与头皮或身体其他部位的扁平苔藓共存。
- 发病年龄：40～80 岁。可能在绝经前（30～40 岁）发病。
- 额部纤维性脱发选择性侵犯毳毛和中间型毛发。
- 常与女性雄激素性脱发（FAGA）伴随发生。
- 额部纤维性脱发和女性雄激素性脱发在抗雄激素治疗和外用米诺地尔后均有改善，提示疾病可能与激素相关。
- 同时存在额部纤维性脱发和雄激素性脱发的患者接受毛发移植后可能使额部纤维性脱发加重。

临床特征

- 在额部或额颞部出现一条对称性脱发带。病变的宽度为 0.5～8 cm（图 5.6）。
- 可能会出现轻微的瘙痒。正常前额无发区皮肤由于长时间暴露在阳光下颜色较深，与病变皮肤存在色差。病变皮肤出现萎缩，表面变得光滑发亮。
- 身体上其他部位的毛发，如腋毛和阴毛也会受到影响。最常见的相关症状是眉毛部分或完全脱失。
- 毛发牵拉试验通常呈阴性。
- 毳毛和中间型毛发比终毛更易出现病变，表皮则不受影响。
- 与扁平苔藓相反，额部纤维性脱发通常无炎症表现，但可能有轻微的毛周发红或皮屑。

组织病理学

与扁平苔藓表现一致。

皮肤镜下表现

典型特征几乎与 LPP 相同。可见毛周皮屑、毛周轻度红斑，未见微小化毛囊、黄点征和毛囊开

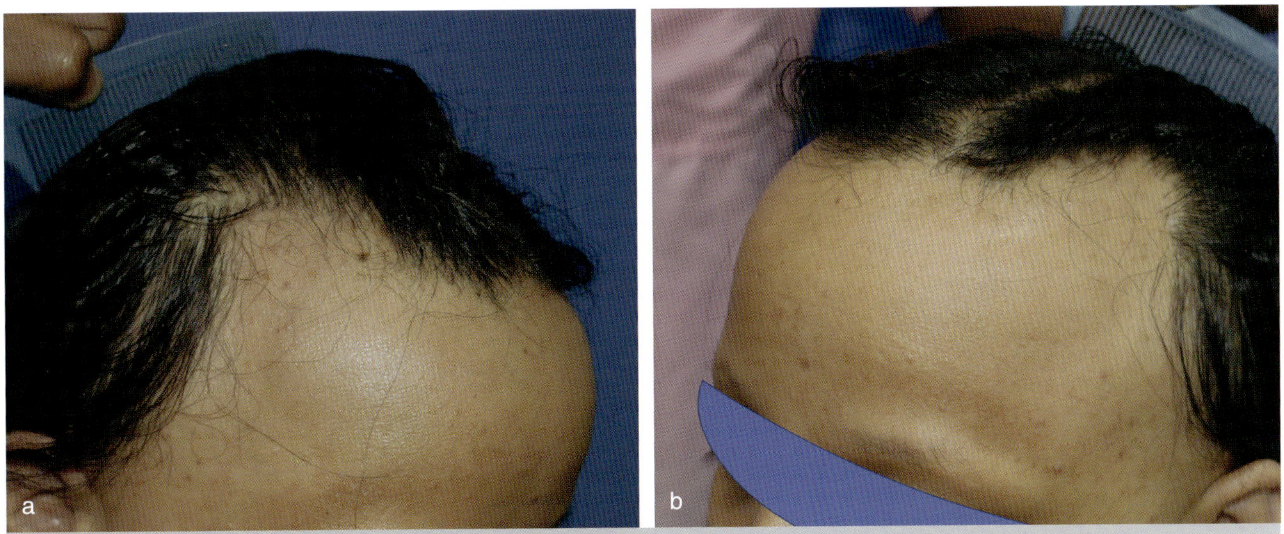

图 5.6 a、b. 额部纤维性脱发，额颞部、双侧额颞角发际线后缩，眉毛脱失

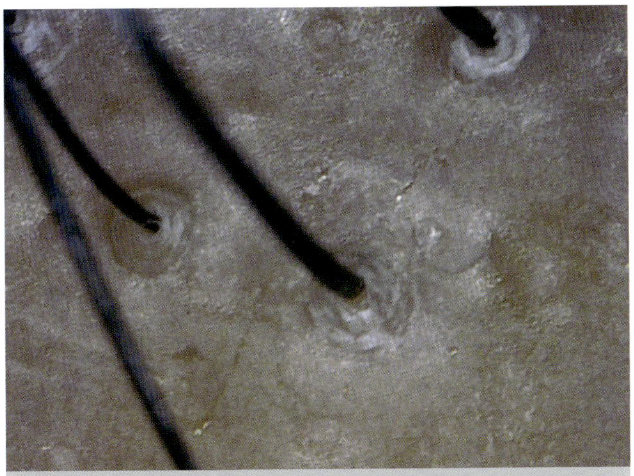

图 5.7 额部纤维性脱发（FFA）表现为毛周皮屑和毛囊开口消失（Courtesy of Dr. Sandeep Sattur.）

口（图 5.7）。

鉴别诊断

- 额颞部雄激素性脱发（组织不涉及炎症性改变）。
- 牵拉性脱发（可由患者病史进行排除）。

治疗

- 尚无明确有效的治疗方法（与 LPP 相同）。
- 病灶内注射曲安奈德。
- 口服泼尼松龙或羟氯喹。
- 长期联合使用非那雄胺与米诺地尔后可有一定临床效果。
- 毛发移植：术前应向患者解释，手术可能会诱发新一轮病程。通常移植的毛发会生长，但持续时间较短。

Brocq 假性斑秃（PPB）

医生之间对 Brocq 假性斑秃的实质仍存在争议，一些医生认为它是一种独立的疾病，而另一些医生则将它解释为扁平苔藓和盘状红斑狼疮瘢痕形成的终末阶段。

1888 年，Brocq 将这种情况命名为假性斑秃，因为他发现在大多数病例中不存在炎症表现。在法语中，“Pelade”是表示斑秃的术语。虽然该种疾病临床上可能缺乏炎症表现，但病理结果则表现出扁平苔藓的病变特征。

临床特征（图 5.8）

- Brocq 假性斑秃仅累及头皮。
- 受累人群主要为成年人。
- 它可能无症状。检查中大多数病例都没有炎症表现。
- 毛囊开口完全消失（图 5.9）。
- 病变有 2 种表现形式：
  （1）小斑块型——多发扁豆大小斑块病灶。
  （2）大斑块型——病灶呈硬币大小，圆形，多囊或不规则大斑块，可单发或多发。
- 通常累及头皮中央区。

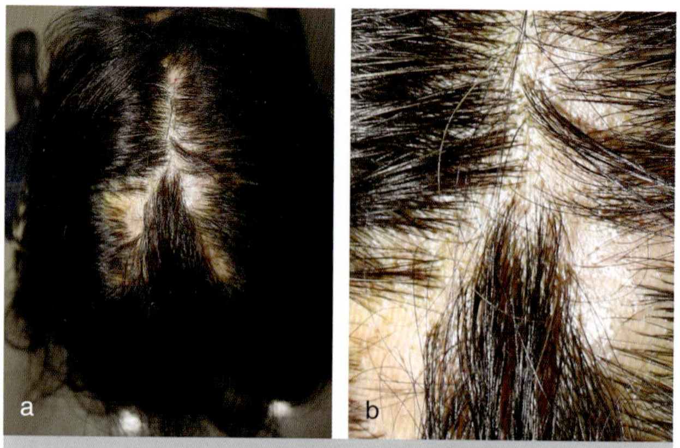

图 5.8　a. Brocq 假性斑秃。b. 特写视野下的 Brocq 假性斑秃

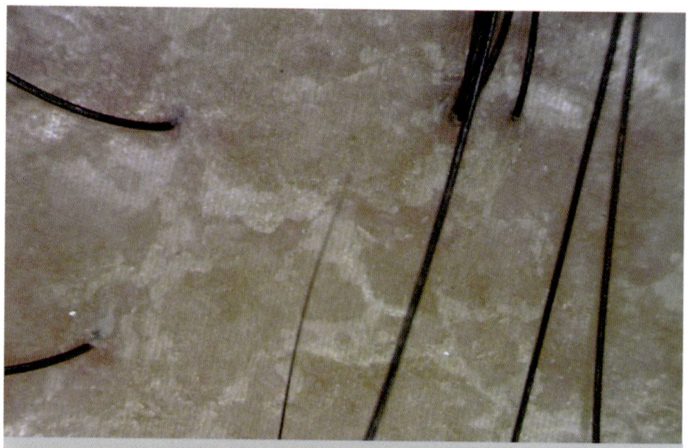

图 5.9　皮肤镜检查照片提示毛囊开口消失（Courtesy of Dr. Sandeep Sattur.）

- "雪地上的足迹"：脱发区常伴有色素脱失、轻微凹陷，触感柔软。
- 毛发牵拉试验在疾病活跃期呈阳性。

组织病理学

- 位于 Brocq 假性斑秃病灶与正常头皮交界处的毛囊上 1/3 可见淋巴细胞浸润，而毛囊下 1/3 处则不受影响。
- 表皮层正常，无基底细胞变性。后期毛囊受到破坏，表皮萎缩、菲薄，真皮硬化。

鉴别诊断

- 片状斑秃。
- 典型扁平苔藓。

治疗

- 与典型扁平苔藓方案类似，成功率因人而异。
- 病灶内注射曲安奈德，口服泼尼松龙、羟氯喹、异维 A 酸（均有报道）。
- 对处于慢性稳定期的患者，医生可以考虑进行毛发移植术或皮肤扩张术。

中央离心性瘢痕性脱发（CCCA）

中央离心性瘢痕性脱发可能是瘢痕性女性型脱发的一种。主要受累人群为成年黑人女性。它只见于Ⅵ型皮肤患者（黑色素含量高，黑色皮肤）。头皮中心区首先受到影响，然后呈离心性扩散，影响头皮周围区域。患者通常在 35 岁左右开始发病。

与中央离心性瘢痕性脱发同义的疾病还有热梳状脱发、毛囊变性综合征、化学成分导致的美容源性脱发和非裔假性斑秃。

临床特征

- 无炎症症状和体征，但有轻度瘙痒和疼痛。
- 可能与脂溢性皮炎相关。

组织病理学

- 在组织病理学上与 Brocq 假性斑秃表现相似。
- 毛周过度色素沉着和毛囊血管浸润减少。内根鞘过早脱落是该脱发疾病的典型表现之一，后期会导致毛囊的完全性退化。

鉴别诊断

- 雄激素性脱发、斑秃、牵拉性脱发，大斑块型 Brocq 假性斑秃。
- 毛囊开口缺失有助于与非瘢痕性脱发相鉴别。

治疗

- 避免任何可能对头发造成损伤的操作，如化学法拉直头发、扎紧绷的马尾辫。
- 局部使用强效糖皮质激素。
- 病变区内注射醋酸曲安奈德。
- 口服四环素 500 mg，每日 2 次，或多西环素 100 mg/d，持续数月，直到疾病处于静止状态 1 年。
- 在恢复阶段外用米诺地尔可能会刺激头发生长。

- 用含类固醇稳定剂的洗发水。
- 口服羟氯喹。
- 温和护理头皮。

盘状红斑狼疮（DLE）

慢性皮肤红斑狼疮：

- 盘状红斑狼疮是一种自身免疫性皮肤疾病。它可继发于系统性红斑狼疮（SLE），但首发盘状红斑狼疮的患者很少发展出系统性红斑狼疮。
- 系统性红斑狼疮表现为急性休止期脱发，无瘢痕形成，能够治疗。然而，盘状红斑狼疮病变涉及头皮中的表皮和毛囊，并导致瘢痕形成。
- 由于病变涉及上皮细胞，盘状红斑狼疮不能归类为原发性瘢痕性脱发。
- 遗传、环境和其他宿主因素是盘状红斑狼疮的发病原因。对于易感个体，紫外线刺激可能会造成角质形成细胞免疫抑制和程序性细胞死亡（凋亡）。这一过程会导致自身炎症反应和上皮细胞的破坏。上述原因可能是该疾病的诱发因素之一。
- 这种疾病通常好发于 20 ~ 40 岁的女性。
- 白种人和非洲人更容易发病。
- 5% ~ 10% 的系统性红斑狼疮病变始发于头皮。
- 片状红斑附着鳞屑和毛囊角栓，随后皮肤出现萎缩性色素改变和毛细血管扩张。
- 早期治疗可防止瘢痕形成。

临床特征

- 不规则的斑块状脱发。
- 有瘙痒、灼烧、刺痛或压痛。
- 头皮最常受影响的位置是冠部，其次是顶部和颞顶部。
- 毛囊在疾病活动期的毛发牵拉试验中呈阳性。
- 地毯铆钉征——回缩的鳞屑覆盖角化尖刺，类似于毛囊角栓。
- 盘状红斑狼疮并发症包括皮肤溃疡和继发性鳞状细胞癌，如果不治疗，预后很差。

组织病理学

切片显示基底膜区增厚，局灶性基底细胞变性，毛囊角栓，真皮黏蛋白沉积，在皮肤附属器和血管周围有斑片状浸润，范围延伸到皮下。直接免疫荧光（DIF）提示免疫球蛋白 G（IgG）、免疫球蛋白 M 和补体在基底膜区沉积。

治疗

- 寻求系统性的治疗方法。
- 综合防晒措施。
- 停止吸烟。
- 应注意避免梳头对头皮造成创伤，帮助降低脱发风险。

与其他原发性瘢痕性脱发不同，如果活跃期的盘状红斑狼疮患者得到及时治疗，脱发是可逆的。

- 局部使用糖皮质激素或病灶内使用曲安奈德。
- 钙调磷酸酶抑制剂、类维 A 酸、强效 CS–0.3% 他克莫司软膏和 0.5% 氯倍他索 / 丙酸软膏，每日 2 次。
- 一线抗疟疾药物羟氯喹序贯泼尼松治疗。
- 异维 A 酸。

如果使用四环素或羟氯喹 ± 局部使用强效类固醇 ± 免疫抑制剂 ± 泼尼松无效，其他选择有：

- 外用他克莫司。
- 使用环孢素 B。
- 使用灰黄霉素。
- 使用低剂量异维 A 酸。
- 使用阿法赛特。

毛囊黏蛋白病（黏蛋白性秃发）

毛囊黏蛋白病是一种罕见的瘢痕性脱发，其组织学特征是毛囊外根鞘和皮脂腺黏蛋白沉积。

毛囊周围可见淋巴细胞浸润。由于外根鞘病变最终导致脱发，皮肤可能伴有丘疹和斑块表现。

中性粒细胞性瘢痕性脱发

脱发性毛囊炎（簇状毛囊炎/洋娃娃毛发）

脱发性毛囊炎较常见于青、中年男性，主要影响头皮的顶部和枕部。

临床特征

- 脱发性毛囊炎的特征是针尖样毛囊红斑丘疹或脓疱。
- 簇状毛囊炎表现为毛干被挤压成小簇，多根毛干从单个开口发出，形成洋娃娃头发的外观。
- 主要影响成年人。
- 疼痛、瘙痒和压痛是相关的症状。
- 金黄色葡萄球菌感染。

组织病理学

- 毛囊内和毛周中性粒细胞浸润伴少量脓肿形成，并伴有毛囊漏斗部扩张。

治疗

- 口服利福平或克林霉素治疗葡萄球菌感染。
- 外用和（或）病灶内注射类固醇。
- 也可口服夫西地酸 + 锌氨苯砜。

项部瘢痕疙瘩性痤疮

“瘢痕疙瘩性痤疮”这个术语用词存在争议。因为该病与寻常性痤疮无关，形成的瘢痕也不属于瘢痕疙瘩，而是肥厚型瘢痕。该病主要好发于 40 岁以下，青春期后的黑人男性，但也可以在所有种族的男性和女性中看到。病变区受衣领牵拉、摩擦形成的慢性创伤可能是主要致病原因。

临床特征

- 项部的粉刺 / 丘疹，常伴瘙痒，可伴疼痛。（图 5.10）。
- 受累部位可从枕部延伸至顶冠部。
- 在某些情况下，丘疹可能扩大形成结节和斑块，类似瘢痕疙瘩。
- 更严重的病变可导致毛囊炎、脓疱、脓肿形成并伴有恶臭的分泌物。如果不进行治疗，可能会发展为鼻窦炎。

治疗

- 避免抓挠病变和邻近皮肤造成创伤扩散。
- 口服和外用抗生素——克林霉素、四环素、头孢菌素、青霉素。
- 外用皮质类固醇。
- 病灶内注射曲安奈德。
- 口服异维 A 酸。
- 环钻针切除。

继发性瘢痕性脱发或其他永久性脱发

- 主要的病变始于毛囊外，作为病理过程的延续，毛囊最终受影响并遭到破坏。所以，毛囊间接受到破坏。
- 脱发由各种非毛囊相关头皮疾病和因素引起，包括先天性缺陷、创伤、烧伤（图 5.11）、感染、肿瘤、炎症和药物等。
- 诊断和治疗基于原发病因。

先天性原因

此处提及的脱发不是一种单一缺陷疾病，而是由于发育缺陷导致的综合征的症状表现的一部分。以下是一些示例：

- 外胚层发育不良。

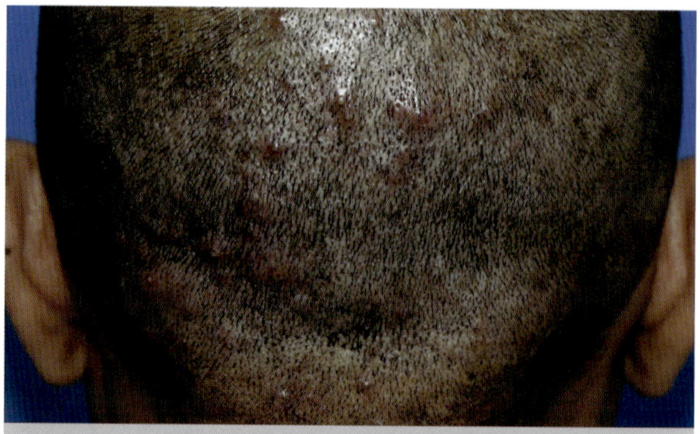

图 5.10　后颈部脓疱

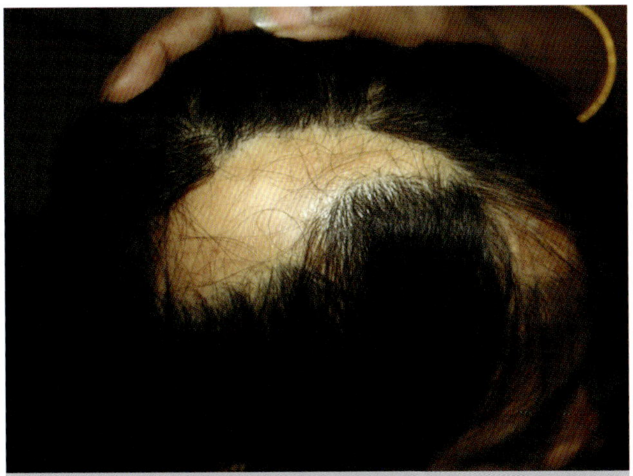

图 5.11 烧伤后继发性瘢痕性脱发

- 先天性皮肤发育不全。
- 色素失调症。
- X 染色体软骨发育不良。
- 遗传性大疱性表皮松解症（EB）。
- 脑脊髓膜膨出。
- 广泛性血肿。
- 表皮痣。
- 血管畸形。
- 毛囊角化病。

物理化学创伤

头皮因创伤而导致毛囊损伤。手术治疗，如毛发移植，是这类病例很好的治疗选择（图 5.12）。

头皮创伤包括外伤后、烧伤后、化学损伤、昆虫叮咬、放射性损伤、手术瘢痕等。

通常，感染会导致非瘢痕性脱发，但如果感染反复发生并长时间存在，可能会永久损伤毛囊。感染源可以是细菌、病毒或真菌。

湿疹环境（如糠疹）和炎症环境（如牛皮癣）很少导致永久性脱发。然而在这类病例中，由抓挠和机械损伤引起的继发性感染会导致毛囊损伤。

可能的感染性环境有：

细菌：痈、麻风病、三期梅毒、持续性结核病。

病毒性疾病：带状疱疹和水痘。

真菌：头癣，脓癣，黄癣。

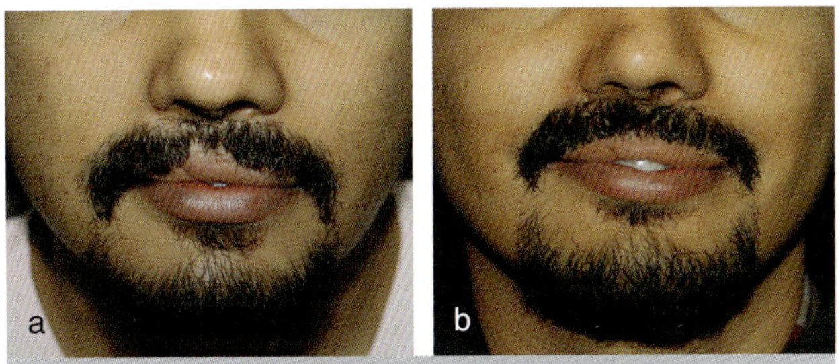

图 5.12 a、b. 唇裂瘢痕患者行毛发移植手术：术前和术后

结论

原发性瘢痕性脱发是一种疾病，它们具有不同的发病机制，但都会破坏毛囊干细胞，毛囊失去再生能力最终导致永久性脱发。瘢痕性脱发通常进展快速且不可逆，需要通过早期诊断和积极的治疗来阻止疾病的进展。病变组织活检有助于确诊，治疗取决于脱发的范围和严重程度。

因为移植后毛囊无法在瘢痕区长期存活，所以毛发移植不适用于瘢痕性脱发治疗，另外，手术还可能诱使疾病复发。

继发性瘢痕性脱发是非毛囊性头皮疾病。虽然原发性瘢痕性脱发是毛发移植手术的禁忌证，但毛发移植治疗烧伤和瘢痕导致的继发性瘢痕性脱发常能获得良好的效果。

推荐阅读

- Ross EK，Shapiro J. In：Blume–Peytavi U，et al. Primary Cicatricial Alopecia in Hair Growth and Disorders. First Indian Reprint. 2010：187–220.
- Sinclair R，Banfield C，Dawber R. Handbook of Diseases of the Hair and Scalp. Oxford：Blackwell Science；1999.

思考问题

Q1. 最常见的脱发类型是什么?

A. 额部纤维化脱发

B. 毛囊扁平苔藓

C. 雄激素性脱发

D. 斑秃

Q2. 以下哪些类型的脱发是可逆的?

A. 扁平苔藓

B. 斑秃

C. 慢性盘状红斑狼疮

D. 脱发型毛囊炎

Q3. 葡萄球菌在哪种类型的脱发中起着重要的致病作用?

A. 扁平苔藓

B. 前额纤维性脱发

C. 慢性盘状红斑狼疮

D. 脱发型毛囊炎

Q4. 一名 55 岁的绝经后女性，主诉为额部脱发，额颞部发际线和眉毛外侧部分脱落。专科检查，患区皮肤萎缩、光滑、有光泽，颜色比长期暴露在阳光下的前额皮肤要浅。毛发牵拉试验结果呈阴性。诊断是什么?

A. 斑秃

B. 牵拉性脱发

C. 前额纤维性脱发

D. 女性雄激素性脱发

参考文献

[1] Moreno-Ramírez D, Camacho Martínez F. Frontal fibrosing alopecia: a survey in 16 patients. J Eur Acad Dermatol Venereol 2005; 19 (6): 700–705.

[2] Kossard s. Postmenopausal frontal fibrosing alopecia: scarring alopecia in a pattern distribution. Arch Dermatol 1994; 130 (6): 770–774.

[3] Reed RJ. The T-lymphocyte, the mucinous epithelial interstitium, and immunostimulation. Am J Dermatopathol 1981; 3 (2): 207–214.

[4] Spitzer L. Dermatitis follicularis et perifollicularis conglobata. Dermatolog Z 1903; 10: 109–120.

[5] Olsen EA, Bergfeld WF, Cotsarelis G, et al; Workshop on Cicatricial Alopecia. Summary of North American Hair Research Society (NAHRS) -sponsored Workshop on Cicatricial Alopecia, Duke University Medical Center, February 10 and 11, 2001. J Am Acad Dermatol 2003; 48 (1): 103–110.

[6] MacDonald A, Clark C, Holmes S. Frontal fibrosing alopecia: a review of 60 cases. J Am Acad Dermatol 2012; 67 (5): 955–961.

[7] Braun-Falco O, Imai S, Schmoeckel C, Steger O, Bergner T. Pseudopelade of Brocq. Dermatologica 1986; 172 (1): 18–23.

[8] Brocq L. Les folliculitis et perifolliculitis decalvantes. Bull Mem Soc Med Hop Paris 1888; 5: 399–408.

[9] Harries MJ, Sinclair RD, Macdonald-Hull S, Whiting DA, Griffiths CE, Paus R. Management of primary cicatricial alopecias: options for treatment. Br J Dermatol 2008; 159 (1): 1–22.

[10] Ross EK, Shapiro J. In: Blume-Peytavi U. Primary Cicatricial Alopecia, Acne Keloidalis in Hair Growth and Disorders. 2010: 214.

答案

Q1	C
Q2	B
Q3	D
Q4	C

第二章　脱发

第 6 节 头皮真菌感染

Anil K. Garg

概述

关键点

- 头皮、毛囊和毛干的真菌感染被称为头癣，是由皮肤真菌引起的。
- 皮肤真菌侵入毛干，毛干在头皮表面附近断裂。 由于真菌孢子覆盖，毛发呈暗灰色。
- 发外型头癣病原体暴露在毛干和菌丝中，导致头皮炎症和灰色斑块样外观。
- 发内型头癣病原体仍然局限于毛发内，表现为头皮黑点征。
- 头癣可能是非炎症型、炎症型或黄癣型。
- 脓癣是一种严重的毛囊炎症反应，导致脓液和窦道形成。虽然外观像炎性脓肿，但没有脓肿形成。
- 头皮淡黄色杯状硬痂是黄癣的典型特征，被称为“黄癣痂”。
- 头皮真菌性感染的诊断方式有：局部检查，伍德氏灯检查，显微镜观察受感染的毛发，真菌培养。
- 可使用有效的抗真菌方案治疗。

引言

头癣是头皮的真菌感染，侵犯部位为毛囊和毛干。致病菌是皮肤真菌里的毛癣菌和小孢子菌属。皮肤真菌侵入毛干，也可以侵入头皮和指甲。常见的菌种是奥杜安小孢子菌、许兰毛癣菌和紫色毛癣菌。

发病机制

真菌孢子通过皮肤划痕或轻微外伤进入头皮，感染头皮 3 周左右，可侵入毛干。发外型致病菌菌丝致毛干破裂后释出，引起头皮炎症，该菌在伍德氏灯检查下显示出绿色荧光。发内型病原体驻留在毛干内，并使毛干在头皮水平处断裂。头皮未完全脱发，由于真菌孢子的覆盖，断裂的毛干呈暗灰色的外观。

临床特征

头癣的临床表现为单一或多发的斑块样脱发，也可见“黑点”图案（常伴随断裂的毛干），可能伴有炎症、皮屑、脓疱和瘙痒。由于生长期脱发，毛发易被拔出（通常称为“松散型毛发”）（图6.1）。

在发外型感染中，头皮上广泛覆盖皮屑；而在发内型感染中，可以看到头皮黑点征。伍德氏灯检查发外型病原体荧光呈阳性，发内型病原体荧光呈阴性。嗜动物（动物）或嗜土（沙）型真菌感染会引发严重的炎症反应，并可能发展为脓癣。

脓癣

由疣状发癣菌和须毛癣菌引发的感染，会导致毛囊严重的炎症反应，形成脓液和窦道。虽然外观像炎性脓肿，但没有脓肿形成。该区域的毛发迅速脱落，头皮被痂皮覆盖，病变附近毛发与痂皮缠绕。该疾病还伴有相关的淋巴结病变，可能存在继发性葡萄球菌的双重感染。

黄癣

黄癣是由毛癣菌引起的。

感染后头皮会形成被称为“黄癣痂”的淡黄色的杯状硬痂。单个毛囊的黄痂融合后形成一大片硬痂。在病程较长的病例中，可能会继发瘢痕性脱发。如果形成瘢痕，在感染治愈后，这些区域的脱发问题可以通过毛发移植治疗。

鉴别诊断

斑秃者可出现红斑，但没有皮屑。真菌感染导致的毛干破坏需与斑秃形成的感叹号样毛发相鉴别。在脂溢性皮炎中，瘙痒感会随皮屑产生扩散。痈会产生脓肿和发热，但脱发并不明显，而银屑病中没有毛发破坏。

明确诊断

患者有真菌接触、头屑增多、头发松脱等病史。想要明确诊断必须进行真菌培养，可以借助伍德氏灯。

头癣患者的皮肤镜检查显示逗号样毛发、锯齿状毛发和摩斯密码样毛发，可见毛干断端，通常有头皮黑点征出现。

治疗

口服抗真菌药物治疗是必须的。

• 高剂量的灰黄霉素 15～20 mg/（kg・d），建议

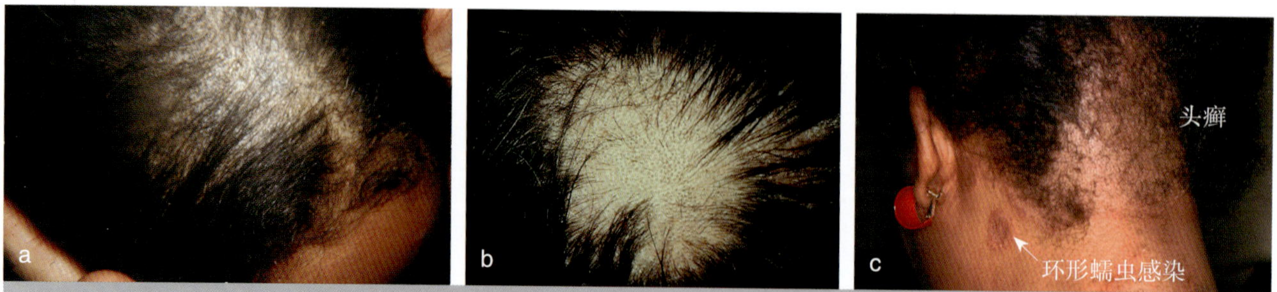

图 6.1　a. 头癣。b. 头癣伴有黑点征。c. 头癣伴环形癣斑（Courtesy of Dr. William Parsley.）

持续 8 周。其他方案有：特比萘芬 125 mg/d（儿童体重 20～40kg）；成人剂量 250 mg/d（超过 40kg），建议持续 6 周。

- 建议患者及其密切接触者使用抗真菌酮康唑洗发水。
- 由于真菌感染可通过人际传播，因此应限制与患者的接触。

推荐阅读

- Blume-Paytava U, et al. Hair Growth and Disorders. Springer; 2008: 390; Chapter 19.
- Malakar S. Trichoscopy: a textbook and atlas. 1 st ed. Jaypee Brothers; 2017: 261-265, Chapter 25.

参考文献

[1] Hay RJ, Ashbee HR. Mycology. In: Rook's Textbook of Dermatology. 8th ed. Wiley-Blackwell; 36.25-36.28.
[2] Roberts BJ, Friedlander SF. Tinea capitis: a treatment update. Pediatr Ann 2005; 34 (3): 191-200.
[3] Van Duyn Graham L, Elewski BE. Recent updates in oral terbinafine: its use in onychomycosis and tinea capitis in the US. Mycoses 2011; 54 (6): e679-e685.

思考问题

Q1. 头癣是一种__________，由__________侵袭毛干引起

Q2. 儿童头癣主要由以下几类皮肤真菌引起：__________

Q3. 真菌可以侵入皮肤和指甲，侵入方式通常是通过__________

Q4. __________病原体从毛干爆发并形成菌丝，导致头皮炎症

Q5. __________病原体仍然局限于毛干内

Q6. __________是一种严重的毛囊炎症反应，导致分泌物和窦道的形成，虽然外观像炎性脓肿，但没有脓肿形成

Q7. __________的特征是存在黄色的杯状硬痂，称为黄癣痂

答案

Q1	真菌感染，皮肤癣菌
Q2	小孢子菌和毛癣菌
Q3	搔抓
Q4	发外型头癣
Q5	发内型头癣
Q6	脓癣
Q7	黄癣

第二章　脱发

第 7 节 毛干紊乱

Anil K. Garg

概述

- 引言
- 毛发纵裂症（羽状脆发症）
- 获得性结节性脆发症（ATN）
- 结毛症
- 泡沫状发
- 念珠状发
- 扭曲发

关键点

- 多种外源性损伤，如热空气、化学物质、化妆品、紫外线和创伤等对毛干造成的破坏，大致统称为“毛发风化作用”。
- 由于创伤，毛干角质层变得多孔和疏松，导致皮层暴露，损伤进一步加重。头发干燥、卷曲、失去弹性，最后断裂。
- 结合外伤史和（或）化妆品使用史、局部检查和皮肤镜检查可以给出诊断。
- 在毛发纵裂症中，毛干纤维远端有纵向的分叉。
- 在结节性脆发症中，毛干远端 1/3 处通常出现打结。
- 毛干纤维突然暴露在热量中，会形成多个空腔，被称为泡沫状发。
- 念珠状发是一种罕见的遗传性毛干异常，毛干上可见均匀分布的椭圆结节和结间收缩环。
- 扭曲发的毛发质地脆，这可能与缺铜相关。

引言

毛发因风化作用而产生的缺陷，包括各种外部因素对毛干造成的损伤。缺陷 / 损伤可以出现在毛干纤维长轴的任何位置。外部因素有梳头时的物理创伤、电吹风的热风、各类化学物品、编织头发、接发、拉直头发、烫发等。创伤会对头发角质层造成损伤，导致皮层暴露，使毛干容易受到进一步的损伤。临床中常见头发失去光泽，变得干燥、脆弱和卷曲，最后产生断裂。上述外部因素产生的毛发损伤在临床中有多种表现，具体形式随后在本节中提及。

毛发纵裂症（羽状脆发症）

毛发纵裂症以毛发末端分叉被熟知，损伤主要由刺激性和高热环境造成，表现为毛干远端的纵向分裂，通常有 2 个或者多个分裂端。头发的末端缺乏角质层（图 7.1）。

获得性结节性脆发症（ATN）

获得性结节性脆发症可见于毛干的近端或远端。获得性结节性脆发症在短发的非裔美国人群中常发生于毛干近端，而在白种人和亚洲人中常见于远端。两者都是由于反复的创伤对毛干角质层造成了损伤。局限性结节性脆发症一般以小范围的形式出现于头发和胡须，严重者可导致毛发发生缠绕（图 7.2）。

结毛症

毛干发生打结，通常出现在毛干的远端 1/3 处，因抓挠、梳洗或摩擦形成。反复的刺激损伤会导致麻刺感和毛干打结。

泡沫状发

在光镜下可以看到毛干中存在的气泡。在电子显微镜下检查这些缺陷时可看到毛发纤维里存在空腔。这些空腔是由于毛干内水分暴露在热源下转变为蒸汽，水分蒸发后所形成的。在皮肤镜下，失水后的毛干结构类似蜂巢或瑞士奶酪。在皮肤镜下，因为内部存在气孔，毛干微观结构类似海绵。这种海绵样外观被称为蜂窝或瑞士奶酪样表现（图 7.3）。

念珠状发

这是一种罕见的遗传性毛干发育异常，表现为沿毛干长轴规律交替出现的椭圆结节和结间收缩环（图 7.4）。

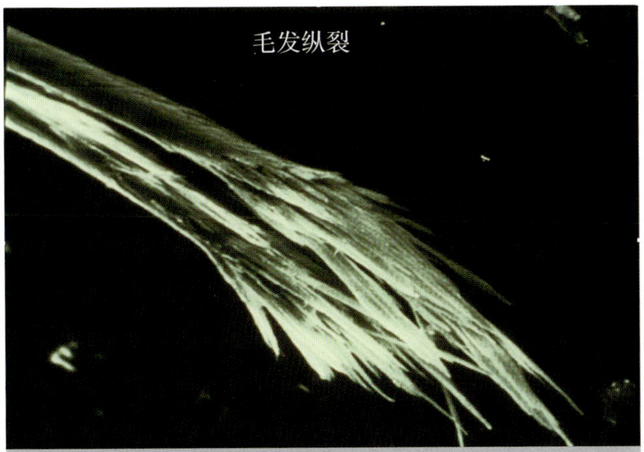

图 7.1　毛发纵裂症（Courtesy of Dr. William Parsley.）

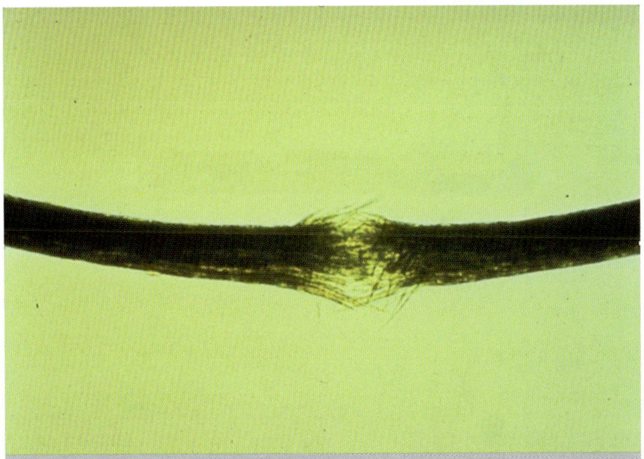

图 7.2　结节性脆发症（Courtesy of Dr. William Parsley.）

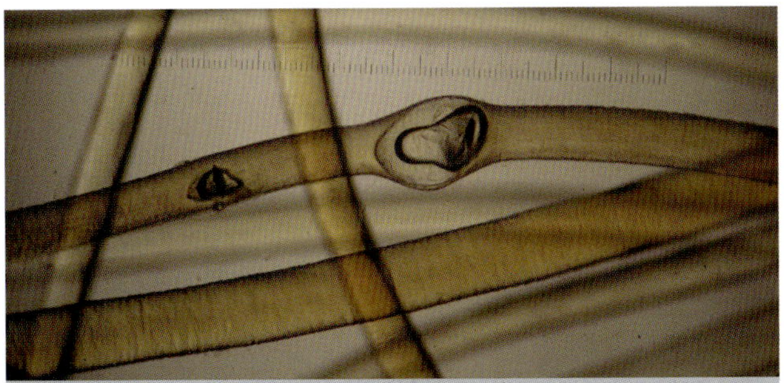

图 7.3　皮肤镜下泡沫状发（Courtesy of Dr. William Parsley.）

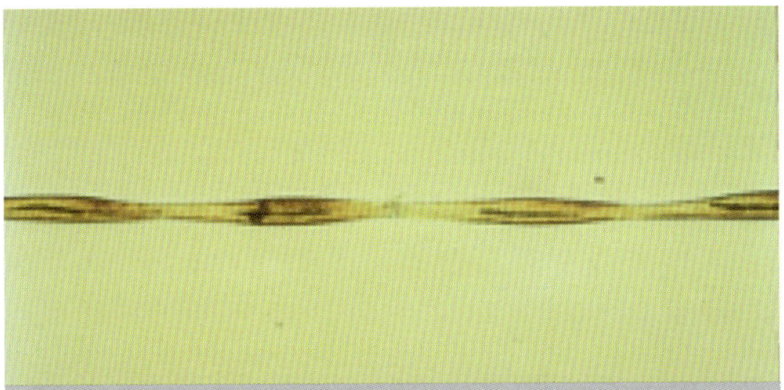

图 7.4　念珠状发（Courtesy of Dr. William Parsley.）

扭曲发

毛干的易碎性增加，可能与铜缺乏相关（图7.5）。

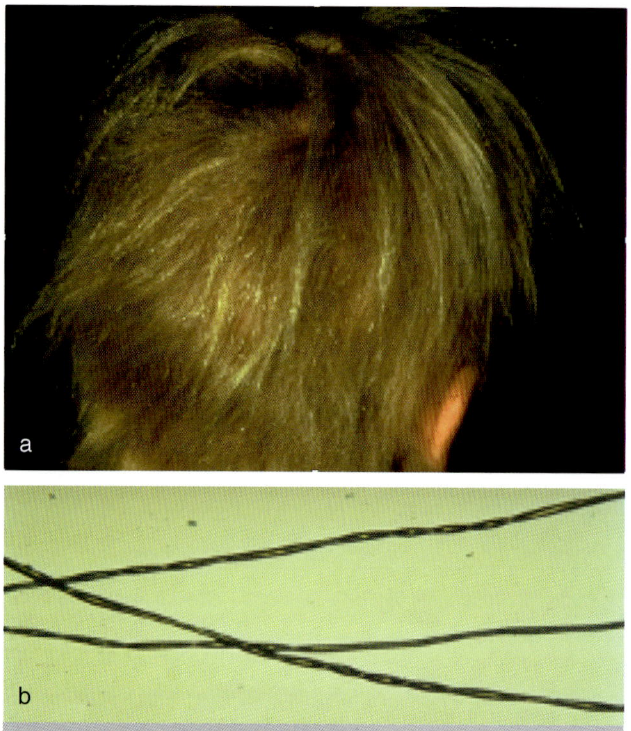

图 7.5 a、b. 扭曲发（Courtesy of Dr. William Parsley.）

推荐阅读

- Malakar S. Trichoscopy：A Textbook and Atlas. 1 st ed. New Delhi：Jaypee Brothers；2017，chapter 24：251–257.
- UUlrike et al. Hair Growth and Disorders. Springer；2008，Chapter 14：276.

思考问题

Q1. 各种外源性创伤，如热空气、化学物质、化妆品、紫外线、头发牵拉等都会造成毛干损伤，被统称为________

Q2. 毛发纤维远端的纵向分裂通常被称为________

Q3. 由于抓挠、梳洗或摩擦，毛干通常在远端 1/3 发生打结，这种毛干缺陷被称为________

Q4. 皮肤镜检查的毛干显示蜂窝或瑞士奶酪样外观，表明________毛干缺陷

Q5. 皮肤镜检查见沿毛干均匀分布的椭圆结节和结间收缩环，这种病变被称为________

Q6. 毛干脆弱增加，是由于________

参考文献

[1] Detwiler SP，Carson JL，Woosley JT，Gambling TM，Briggaman RA. Bubble hair：case caused by an overheating hair dryer and reproducibility in normal hair with heat. J Am Acad Dermatol 1994；30（1）：54–60.

[2] English DT，Jones HE. Trichonodosis. Arch Dermatol 1973；107（1）：77–79.

[3] Tosti A，ed. Dermoscopy of the Hair and Nails. NW：CRC Press；2016.

[4] Wallace MP，de Berker DA. Hair diagnoses and signs：the use of dermatoscopy. Clin Exp Dermatol 2010；35（1）：41–46.

答案

Q1	毛发风化作用
Q2	毛发纵裂症
Q3	结毛症
Q4	泡沫样改变
Q5	念珠状发
Q6	铜缺乏

第二章　脱发

第 8 节　体象障碍和其他心理问题引起的脱发

Seema Garg

概述

- 引言
- 脱发患者心理病理障碍
- 躯体变形障碍
- 结论

关键点

- 脱发对任何年龄段的男性和女性的生活都有巨大的社会和心理影响。
- 不同的患者对于同样模式和程度的脱发，可能有不同的心理反应，从正常到过度的异常反应。
- 有忧郁症的患者会过度追求正常的身体功能，即使身体功能目前没有任何异样。
- 在心理源性假性脱发（假想出的脱发）患者中，患者即便没有任何阳性迹象，也会担心自己脱发。
- 在躯体变形障碍（BDD）患者中，患者会专注于不存在或微小的容貌缺陷，持续寻求医疗手段改善它们，并且很难对治疗效果感到满意。
- 毛发专科医生必须接受培训，以识别出有亚临床症状或有躯体变形障碍的患者，推荐他们进行适当的心理治疗。
- 如果有躯体变形障碍或其他心理异常的患者前来就诊，必须让他们先进行心理/精神咨询。
- 只有在躯体变形障碍治疗有效后，才考虑进行毛发手术。

引言

头发被认为是一种美学标志，健康的头发能强化他人对个人健康的印象。如果患者脱发发病年龄较早，那么他/她们在身体和社交上的吸引力都会降低。不同脱发案例涉及的病理生理机制可能不同，但其结果都有可能导致患者情绪和心理方面的失衡。

研究表明，皮肤疾病和心理问题是相关的。在皮肤科住院和门诊患者中，心理/精神疾病的患病率分别为 60% 和 30%。由于巨大的心理因素作用，脱发对大多数人来说是一个不能忽视的问题。

脱发会影响到所有年龄段的女性和男性。虽然人类头发已无实际功能，但头发在美化外表方面的作用不容忽视。因此，脱发常会引起一些心理问题，如抑郁、焦虑、愤怒、疲劳、缺乏自信、窘迫、自我尊重程度较低、性活动减少、工作表现下降、社交活动减少和自杀倾向。调查显示，大约 40% 的脱发女性有婚姻问题，约 63% 的人声称脱发有与职业相关的问题。最近的研究表明，脱发对患者精神状态的负面影响与多种严重的、慢性且危及生命的疾病相似。

不同的患者对于相同的脱发模式和程度有不同

的心理反应，从正常的生理反应到过度的异常反应均可能出现。有时，一个典型的亚临床心理障碍患者可因脱发而出现临床症状。临床研究表明，在接受整形手术的患者中，有 20% ~ 48% 的患者可能存在心理方面的问题。为了避免患者产生不满情绪，对脱发患者的心理评估同样重要。对于这些患者，需要在治疗他们脱发的同时评估和治疗他们的心理障碍。

根据 2017 年 ISHRS 实践普查结果数据显示，2016 年进行了超过 60 万例毛发移植手术。其中 26 ~ 35 岁的手术患者数量最多（47.5%），与 2014 年数据相比，手术数量增加了约 50%。随着患者美学意识的提高和对更美外观的渴望，脱发手术的需求日益增加，这一增长同样也离不开毛发移植理论和技术的进步。

毛发移植医生要能区分需要手术的脱发患者和没有适应证但坚持要求手术的患者。在面诊时对患者进行心理评估是一门艺术，它需要优秀的沟通技巧。充足的时间是与患者进行有效沟通的先决条件，每次沟通至少需要 15 min。患者的满意度和治疗的成功率取决于医生和患者之间沟通的质量。即使为患者提供了高质量的治疗，但如果在沟通过程中出现了不恰当的信息表述，结果仍难以获得患者的满意。尽量不要去评判或责骂一个焦虑、抑郁、消极的患者，否则，他 / 她们将难以直面心理问题。作为毛发专科医生，我们在与患者的沟通中需要运用以下技巧：

- 仔细倾听和理解患者的焦虑情绪。
- 充分告知患者：

  需要进行的病史调查、诊断、检查项目、治疗的持续时间，以及预期结果。
- 在这个过程中，我们必须说服患者并鼓励他 / 她接受治疗。我们需要全方位跟踪记录治疗的过程和结果，这有助于为患者提供后续治疗动力。

脱发患者心理病理障碍

框 8.1 列举了脱发患者不同类型的精神疾病。

- 最常见的与脱发相关的精神障碍是适应性障碍。它的一系列症状分别是焦虑、抑郁情绪、身体和性功能障碍，以及内疚感和困惑。这种精神障碍的程度取决于脱发的严重程度。
- 其他心理病理障碍包括躯体形式的障碍（疑病症和躯体变形障碍）和人格障碍（焦虑、自我否定、戏剧性和缺乏安全感）。治疗这些障碍更具挑战性。

有疑病症的患者往往表现为过度地痴迷于正常身体功能，即使他们的身体没有任何异常情况。例如，他们认为每天的毛发生理性脱落意味着有脱发疾病。由于对正常身体功能的错误理解，这些患者开始过分担心并不存在的严重疾病。医学检查和咨询也不能减轻他们对疾病的焦虑。这种压力影响了患者正常的社交活动和个人工作，并达到了有临床表现的程度。这种心理障碍通常始于中年男 / 女性，然后经历一个慢性的疾病演化过程。老年人中也可见到这一现象。

- 在心理源性假性脱发（假想出的脱发）患者中，患者没有任何掉发的迹象却担心自己会脱发。心理源性假性脱发通常与抑郁症和躯体变形障碍有关。
- 在躯体变形障碍中，患者会专注于不存在或不显著的容貌缺陷，就相同的问题咨询不同的医生，并且不满意任何治疗方案。

框 8.1　在脱发患者中出现的不同类型的精神疾病
A. 适应障碍
B. 人格障碍
C. 忧郁症
D. 心理源性假性脱发
E. 躯体变形障碍

这种专注会导致患者产生具有临床症状的焦虑情绪，并影响其工作或生活。这种疾病主要出现在 20 岁年龄段早期。躯体变形障碍可以说是皮肤科医生面临的最具挑战性的疾病之一。

躯体变形障碍

每个人都有对自己当下的外表不满意的权利，并追求更好的容貌。面部和头部主要影响一个人的外表，主要受关注的部位包括头发、鼻子、耳朵、嘴唇、眉毛和胡须等。如果一个人对身体某些部位的不满达到了影响日常生活或产生严重情绪障碍的程度，就会被诊断为躯体变形障碍。

常见的体征和症状

在自身没有明显缺点的情况下，躯体变形障碍患者会坚持认为他们的样貌存在明显的缺陷。这种担忧可能是因为躯体变形障碍患者在视觉处理方面与常人存在差异——他们对自己的看法往往与其他人不同。如果存在以下体征和症状，我们应该怀疑患者患有躯体变形障碍：

- 过分关注外表。
- 有强迫观念和行为，比如一遍又一遍地观察自己，以确保自己看起来不错。有些患者会有相反的表现，他/她们避免看镜子并试图保持自己的身体特定部位被衣服或化妆品遮盖。
- 每天频繁提出疑问、思考，或对自己的担忧产生焦虑情绪。
- 患者既往可能有不满意结果的整形手术史，并曾就诊过多位不同的整形医生以寻求对同一缺陷进行矫正。
- 患者可能会给出名人外貌的详细描述，寻求手术与之相似，并指挥医生如何执行操作。
- 患者刻意回避出现在社交聚会场所、公共场所、工作场所、学校等地方。
- 情绪困扰：如缺乏自信、情绪低落、抑郁、焦虑和自杀倾向。

尽管与脱发相关的心理障碍问题已十分常见和严重，但这类疾病在临床中仍然容易漏诊。医生细心倾听患者的诉求是诊断这类疾病的第一步。因为患者的病理性精神状态会影响生活质量，甚至诱发自杀倾向。因此，相关精神障碍疾病和躯体变形障碍需要在早期被准确诊断出来。

诊断

诊断标准如**框 8.2** 所示。

躯体变形障碍筛选问卷

许多整形美容和毛发专科医生在第一次面诊患者时，已常规行躯体变形障碍问卷筛查。问卷样本可参考**附录 8.1**。

治疗

脱发引起的情绪困扰可能会导致多种心理障碍，反之亦然（如多种精神障碍也会导致脱发）。因两者有紧密的关联，故现在被命名为精神毛发障碍。对于有躯体变形障碍症状和定期皮肤科或毛发专科就诊史的患者，应进行广泛的调查。如果有必要，应将其转诊给精神病和心理学医生，以进行适当的心理－药物和行为治疗。

框 8.2　躯体变形障碍的诊断标准

过度关注外表缺陷是诊断躯体变形障碍的主要标准，《精神障碍诊断与统计手册》（DSM）列出了躯体变形障碍的 3 个诊断标准：

（1）热衷于想象自己的外貌缺陷，如果身体仅存在轻微的异常，说明患者的担忧明显过度

（2）这种困扰会导致患者在社会、工作或其他重要领域表现出显著的临床症状，如痛苦或能力受限

（3）这种专注和焦虑并不能通过其他精神疾病解释，如神经性厌食症

附录 8.1　躯体变形障碍调查问卷（BDDQ）

姓名______________　　日期______________

这个问卷旨在了解你对外貌的关注情况。请仔细阅读每个问题，并勾选适合你的答案或在指定的地方写下答案。

1. 你会担心自己的长相吗？是 / 否
   - 如果“是”：你是否经常关注你的外表问题，并希望你能少思考它们？
   - 如果“是”：请列出你不喜欢的身体部位：______________________________

   ____

   ____

   不喜欢的身体部位：例如你的皮肤（如痤疮、瘢痕、皱纹、苍白、发红）、头发、鼻子、嘴、下巴、嘴唇、腹部、臀部等部位的形状或大小，或者你的手、生殖器、乳房或身体其他任何部位的缺陷。

2. 你主要关心的是你看起来不够瘦或者太胖吗？是 / 否

   注：如果你对上述问题回答了“否”，你就完成了这个问卷，否则请继续。

3. 你怎么看待你的外表对你的生活有什么影响这个问题？
   - 经常使你觉得难过吗？是 / 否
   - 它是否经常妨碍你与朋友做事、约会，与他人建立朋友关系或你的社交活动？是 / 否
     - 如果“是”：请描述具体的影响______________________________

       ____
   - 它会给你在学校、工作或其他活动中带来任何困扰吗？是 / 否
     - 如果“是”，它们是什么？______________________________

       ____
   - 你会因为你的外表而避免做什么事情吗？是 / 否
     - 如果“是”，它们是什么？______________________________

       ____

4. 你平均一天通常会花多少时间思考你的外表？（累计一天所有的思考时间后进行选择）

   a. 每天不到 1 h　b. 每天 1 ~ 3 h　c. 每天超过 3 h

   如果你给出以下答案，你很可能患有躯体变形障碍：
   - 问题 1：所有问题回答“是”。
   - 问题 3：对任何一个问题回答“是”。
   - 问题 4：答案选择“b”或“c”。

请注意，上述问题是为了筛查躯体变形障碍，而不是诊断它；上述答案可以表明躯体变形障碍存在，但不一定能确诊。请注意，对问题 2 的回答“是”可能表明存在躯体变形障碍或饮食障碍。建议由临床医生进行评估，以确定哪种诊断更准确。

成功治疗合并心理障碍的脱发患者，不仅取决于手术和药物治疗水平，还取决于心理层面的治疗。如果抛开患者的心理问题单独进行脱发治疗，他/她们很大可能不满意治疗效果。患者可能会起诉医生或对医生造成身体伤害。

在对照研究中，认知行为训练联合药物治疗被证实是躯体变形障碍的有效治疗方案。医生只有在患者躯体变形障碍得到有效控制后，才应考虑行毛发移植手术。

整形手术对躯体变形障碍患者通常效果不佳，且由于患者可能具有攻击性和暴力倾向，还可能给医生带来风险。鉴于只有少数医生能在第一次接诊时识别出患者躯体变形障碍特征。因此，躯体变形障碍对临床治疗决策的影响意义被低估了。毛发移植医生必须接受培训来识别亚临床病例，或通过患者诉求识别躯体变形障碍，以便引导他/她们接受后续治疗。

结论

总体来说，躯体变形障碍患者会寻求皮肤科医生、整形外科医生和其他专业人员帮助来改善外观，但往往对改善效果不满意，并以同样的诉求或将关注点转移至另一身体部位后寻求新的干预措施。许多患者即使心里希望医生知道他/她们对外表的焦虑，但因为感到羞愧而不愿提及症状。平均而言，患者会在第一次症状出现 11 年后寻求针对性治疗。

推荐阅读

- Gokalp H. Psychosocial aspects of hair loss. In：Kutlubay Z，Serdaroglu，S，eds. Hair and Scalp Disorders. Intech Open；May 3 rd，2017，DOI：10.5772/66156.
- Thompson J. Assessment and management of the patient with body dysmorphic disorder. In：Unger W，Shapiro R，eds. Hair Transplantation 5th ed. New York：Informa Healthcare 2011；84–85.

思考问题

Q1. 以下哪些诊断标准对躯体变形障碍无效？

A. 关注想象中的外表缺陷，即使这个缺陷是轻微的或者可以忽略不计的

B. 强迫性行为，比如几个小时只关注自己的头发

C. 这种强迫性对患者社会生活、工作或其他重要领域带来显著的痛苦或障碍

D. 不太担心自己的外表

Q2. 心理源性假性脱发具有的特征包括（　　）

A. 想象出的脱发

B. 患者担心他们会脱发而没有任何脱发表现

C. A 和 B

D. 以上均不是

Q3. 一名 24 岁的诺伍德II型男性脱发患者带着一张其 16 岁的照片前来就诊，并坚持通过毛发移植来降低发际线，使其与 16 岁的照片相似。你会怎么做？

A. 按照他的意愿行毛发移植手术

B. 建议他接受 4～6 个月的药物治疗，然后根据他的意愿选择是否行毛发移植

C. 将他转诊给心理医生，行躯体变形障碍评估

D. 以上均不是

Q4. 一位焦虑不安的 32 岁女性前来就诊。她非常关心自己的外表，想让自己看起来像 18 岁。她已经做了各种整形手术，如隆胸、吸脂、丰唇、肉毒毒素注射等，但她对这些整形手术的效果并不满意。现在她认为可以通过降低发际线来使面部外观更年轻。经过检查，她的发际线处于成年女性的合理高度，但她仍坚持降低发际线，你会怎么办？

A. 诊断患者为躯体变形障碍，并将她转诊给心理医生进行进一步的诊治

B. 计划在适当的沟通后，行毛发移植手术来降低患者发际线

C. 建议患者接受药物和 PRP 治疗以降低发际线

D. 以上均不是

Q5. 一位 22 岁的年轻男性患者主诉脱发。经检查，他的脱发等级是诺伍德IV型。他对自己的头发感到焦虑，想行毛发移植手术。你会怎么做？

A. 怀疑该患者为躯体变形障碍病例，并咨询心理医生

B. 计划进行毛发移植手术

C. 不建议 22 岁患者行毛发移植手术

D. 与患者充分沟通，先行药物治疗，阻止脱发进一步发展，按计划行毛发移植手术

参考文献

[1] Gupta MA, Gupta AK. Psychiatric and psychological co-morbidity in patients with dermatologic disorders: epidemiology and management. Am J Clin Dermatol 2003; 4 (12): 833-842.

[2] Springer K, Brown M, Stulberg DL. Common hair loss disorders. Am Fam Physician 2003; 68 (1): 93-102.

[3] Cash TF. The psychology of hair loss and its implications for patient care. Clin Dermatol 2001; 19 (2): 161-166.

[4] Yazicl E, Erol A. Psychiatric approach to alopecia.Turkiye Klinikleri J Cosm Dermatol Special Topics 2015; 8: 73-78.

[5] Aghaei S, Saki N, Daneshmand E, Kardeh B. Prevalence of psychological disorders in patients with alopecia areata in comparison with normal subjects. ISRN Dermatol 2014; 2014: 304-370.

[6] Hunt N, McHale S. The psychological impact of alopecia. BMJ 2005; 331 (7522): 951-953.

[7] Cartwright T, Endean N, Porter A. Illness perceptions, coping and quality of life in patients with alopecia. Br J Dermatol 2009; 160 (5): 1034-1039.

[8] Napoleon A. The presentation of personalities in plastic surgery. Ann Plast Surg 1993; 31 (3): 193-208.

[9] Poot F, Sampogna F, Onnis L. Basic knowledge in psychodermatology. J Eur Acad Dermatol Venereol 2007; 21 (2): 227-234.

[10] Trueb RM. The difficult hair loss patient: a particular challenge. Int J Trichology 2013; 5 (3): 110-114.

[11] Cotterill JA. Body dysmorphic disorder. Dermatol Clin 1996; 14 (3): 457-463.

[12] Trüeb RM. Systematic approach to hair loss in women. J Dtsch Dermatol Ges 2010; 8 (4): 284-297, 284-298.

[13] Fettahoglu EC. Hair loss related to primary psychiatric disorders. Turkderm 2014; 48: 52-55.

[14] Thompson CM, Durrani AJ. An increasing need for early detection of BDD by all specialties. J R Soc Med 2007; 100: 61-62.

[15] Crerand CE, Franklin ME, Sarwer DB. Body dysmorphic disorder and cosmetic surgery. Plast Reconstr Surg 2006; 118 (7): 167e-180e.

[16] Phillips KA. The presentation of BDD in medical settings. Prim Psychiatry 2006; 13: 51-59.

[17] World Health Organization. International Classification of Mental and Behavioral Disorders. Tenth revision (ICD 10) Geneva: WHO; 1992.

[18] Sarwer DB, Wadden TA, Pertschuk MJ, Whitaker LA. Body image dissatisfaction and BDD in 100 cosmetic surgery patients. Plast Reconstr Surg 1998; 101: 1644-1649.

[19] Gokalp H. Psychosocial aspects of hair loss, hair and scalp disorders, Zekayi Kutlubay and Server Serdaroglu, IntechOpen, 10.5772/66156. https: //www.intechopen.com/books/hair-and-scalp-disorders/psychosocialaspects-of-hair-loss. May 3rd, 2017.

[20] Olivardia R. Body dysmorphic disorder. In: Thompson KJ, ed. Handbook of Eating Disorders and Obesity. Hoboken, NJ: John Wiley & Sons Inc; 2004: 543-561.

[21] Phillips KA. The broken mirror: understanding and treating body dysmorphic disorder. New York: Oxford University Press; 1996.

[22] Pavan C, Simonato P, Marini M, Mazzoleni F, Pavan L, Vindigni V. Psychopathologic aspects of body dysmorphic disorder: a literature review. Aesthetic Plast Surg 2008; 32 (3): 473-484.

答案

Q1	D
Q2	C
Q3	C
Q4	A
Q5	D

第二章　脱发

第 9 节
男性型脱发

Anil K. Garg

概述

- 介绍
- 模式型脱发的特征
- 男性型脱发
- 流行病学
- 发病机制
- 临床表现
- 检查
- 分类
- 男性罕见的脱发类型
- 治疗

关键点

- 终毛逐渐微型化是模式型脱发的标志。
- 毛囊微型化是一个过程，由于毛发生长周期中毛发生长初期阶段连续性地缩短，大量着色的终毛被细小、无色的毳毛取代。
- 模式型脱发影响男性和女性，头发逐渐稀疏在男性和女性之间是一种不同的模式。
- 男性型脱发（MPHL）的频率和发病率在青春期后随着年龄的增长而增加。
- MPHL 的特征是前额、额颞和头顶区的头发稀疏，边缘、顶骨和枕骨区的头发有不同程度的脱落。
- 临床诊断基于头发稀疏、脱发、局部检查和一些简单的测试。
- 两个主要的致病因素是遗传易感性和睾酮的衍生物，即二氢睾酮（DHT）。
- 脱发是常染色体显性和多基因遗传的。该基因为 X 染色体连锁，显示母系成分。
- 睾酮通过 5α- 还原酶转化为更有效的代谢物——二氢睾酮，这是 MPHL 的原因。
- 有 2 种类型的 5α- 还原酶：Ⅰ型和Ⅱ型。
- 非那雄胺是Ⅱ型 5α- 还原酶的竞争性抑制剂，而度他雄胺抑制Ⅰ型 5α- 还原酶和Ⅱ型 5α- 还原酶。
- 非那雄胺和米诺地尔是美国 FDA 批准的治疗男性型脱发药物。
- 在脱发的早期开始药物治疗是有效的。
- 非那雄胺有少量的副作用，但发生率非常低，并且一旦停用非那雄胺，这些副作用是可逆的。
- 现有的医疗手段不能治疗已经发展的秃顶。脱发的治疗方法是进行毛发移植手术。

介绍

模式型脱发（PHL）是 40 岁前最常见的脱发类型。90% 的男性在额颞部都会出现不同程度的脱发。PHL 对男性和女性都有影响。临床上表现为进行性的头发稀疏现象，这种表现因人而异。

模式型脱发的特征

终毛逐渐微型化是 PHL 的标志。微型化是一个过程，这一过程表现为后续毛发生长周期的生长期缩短，大量着色的终毛被细小、无色的毳毛取代（图 9.1）。

模式型脱发的典型特征是：

- 头发粗细不一，这就是所谓的“异毛症”。
- 每个毛囊单位的毛发数量减少。
- 男性和女性的稀疏和（或）脱发模式不同，尽管有时可能有重叠。
- 头发生长周期的生长期缩短，使头发变短变细。
- 休止期可能相同或更长，导致头发脱落更多，头皮上空毛囊数量增加。
- 与其他毛发相比，更靠近立毛肌的毛囊不易微型化。
- 男性 PHL 通常从前方开始，首先累及额颞区，随后前发际线后移。在女性中，PHL 在额部、头皮中部和顶部呈现出不同的脱发模式，伴有或不伴有额缘的毛发缺失。

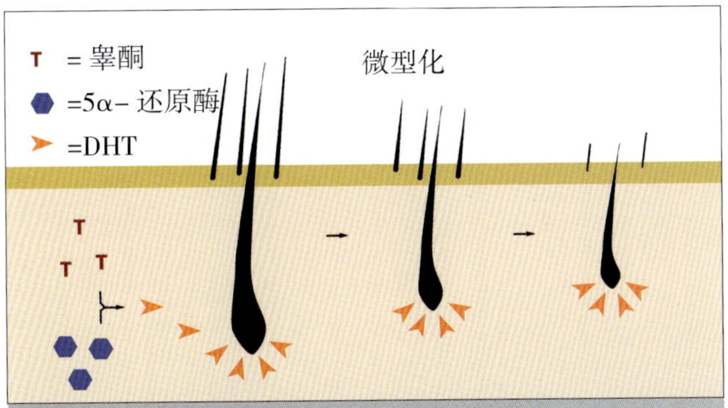

图 9.1 毛囊微型化过程

男性型脱发

男性型脱发（MPHL）或雄激素性脱发（AGA）是一种由基因决定的进行性过程，它会导致终毛逐渐转化为毳毛。青春期后，随着年龄的增长，这一过程的发生率和严重程度均会有所增加。通常从前额区开始，头发逐渐稀疏。随着病情逐渐加重，前发际线后退，额颞区变深，头顶区也可能出现的头发稀疏或脱发现象，甚至整个头皮的头发都可能变得稀疏。脱发问题往往会导致患者的自尊心降低、信心丧失和焦虑。

流行病学

汉密尔顿估计，30% ~ 50% 的男性在 50 岁时出现男性型脱发。许多西方研究表明，男性型脱发的发病率和脱发类型存在种族和年龄相关的差异。据报道，男性型脱发的发病率和严重性在高加索男性中比在其他民族中更常见。据观察，与蒙古人种相比，白种人的重度脱发更为常见，且发病年龄更早。日本人男性型脱发的发病时间比白种人晚 10 年。黑人、东方人、美洲原住民和非洲裔美国人更有可能保留他们的前额发际线，相较于白人，他们出现广泛和迟发性脱发的概率更小。在新加坡完成的一项人口研究发现，中国男性的男性型脱发发病率较低。

发病机制

确切的发病机制尚不完全清楚，这主要是因为存在模式变异以及对当前治疗方式反应上的差异。然而，很明显的是，PHL 存在遗传倾向，并受到雄激素的影响。

MPHL 的发生是由于遗传易感个体对雄激素的敏感性。James Hamilton 是第一个发现睾酮在 MPHL 中起作用的人。太监和在青春期前接受阉割的男性不会出现男性型秃发。研究表明，睾丸激素被转化为一种更有效的代谢物——二氢睾酮（DHT），由一种称为 5α- 还原酶的酶产生。已经在身体的许多部位发现了 5α- 还原酶，但是更集中在头皮。有两种类型的还原酶：Ⅰ型和Ⅱ型。Ⅰ型 5α- 还原酶存在于毛囊和皮脂腺中，而Ⅱ型 5α- 还原酶存在于前列腺、真皮乳头和毛囊外根鞘中（表 9.1）。DHT 对雄激素受体的亲和力是它的 5 倍。具有Ⅱ型还原酶基因缺陷的人不会表现出 MPHL。类似地，α 还原酶抑制剂也被证明对治疗 MPHL 有益。

毛发生长也受胰岛素生长因子 1、碱性成纤维细胞生长因子和血管内皮生长因子水平的影响。这些是维持毛发生长初期的因素，促进毛发生长。毛发生长受到毛乳头细胞过早凋亡的不利影响，毛乳头细胞过早凋亡可能通过细胞因子如转化生长因子 β1、白细胞介素 -1α 和肿瘤坏死因子的产生和释放而发生。

根据 Osborn 的研究，MPHL 是常染色体显性遗传的，MPHL 也是多基因调控的，不止一个基因负责 MPHL，其中雄激素受体（AR）基因最重要。有报道称 AR 基因定位在 X 染色体上，解释了其可能属于母系遗传或继承。其他证据证明秃顶的头皮与非脱发区的头皮相比，AR 基因的表达更高。

表 9.1　5α - 还原酶的存在位置

Ⅰ型 5α- 还原酶	Ⅱ型 5α- 还原酶
毛囊、皮脂腺	前列腺、真皮乳头和毛囊外根鞘

人们发现，患有肯尼迪病的男性不会表现出 MPHL，因为 AR 基因存在遗传缺陷。

Su 和 Chen 报道了 AGA 与男性代谢综合征，特别是高密度脂蛋白胆固醇（HDL-C）的相关性，表明 AGA 与冠状动脉疾病的相关性。据报道，头顶秃发和前列腺癌之间存在正相关，尤其是在 20 岁左右出现头顶秃发的男性中。

临床表现

患者经常抱怨脱发增加或发量减少，尤其是在梳头时。毛发生长期持续时间减少，而休止期持续时间增加。毛发生长期的缩短减少了毛干的长度，并且随着时间的推移，毛发纤维的长度减少到毛发不足以到达头皮表面，并且毛囊看起来是空的程度。空毛囊时间变得更长，或者毛发生长终期的更换出现延迟，因此该区域最终变成秃顶区。

通常，前发际线后退，额颞角加深（图 9.2a、b）。患者还可能出现弥漫性脱发和（或）头发稀疏（图 9.2b），以及仅在头顶区脱发（图 9.2 c）。表现可能有所不同，但头发微型化的出现是 MPHL/AGA 的一个特征（导致毛干厚度不均一）。

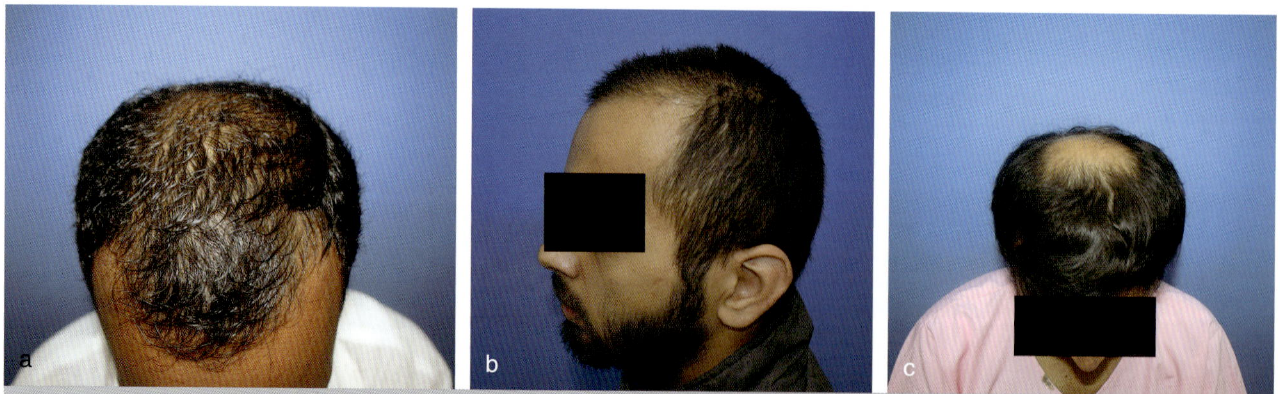

图 9.2　a. 额颞角加深，毛发稀疏。b. 男性型脱发（MPHL），表现出普遍的微型化和毛干粗细不均。c. 表现为秃顶

诺伍德、汉密尔顿和其他学者发展了 MPHL 的分类，最常用的是诺伍德分类。

检查

头皮皮肤镜检查

它表现为毛干粗细不一的异质型毛发、萎缩的绒毛状毛发，毛囊周围可能会出现棕色晕（图 9.3）。

毛发牵拉试验

在 PHL 的早期阶段，除了在后枕骨区外，毛发牵拉试验呈阳性。后来，当脱发稳定时，毛发牵拉试验可能为阴性。

组织病理学

调查结果是：

- 终毛和生长期毛发减少。
- 毳毛和休止期毛发增加。
- 毛囊柱状物增加（终毛存在纤维轨迹），终止于表面定位的微型化毛囊。
- 轻度的周围淋巴细胞浸润主要在毛囊上部。
- 可能出现同心毛囊周围纤维化。
- 皮脂腺保持完整。

分类

MPHL 的 2 种分类方法：①诺伍德（Norwood）分类。②汉密尔顿（Hamilton）分类。

汉密尔顿和诺伍德（H–N）分类给出了 12 个类别，但有少数脱发类型不属于这 12 个类别，例如弥漫性脱发。

脱发指数轮廓和严重程度量表（HIPSS）是由 Cohen 在 2003 年提出的，后来进行了修改。

诺伍德（Norwood）分类（图9.4）

Ⅰ型：沿额颞区发际线前缘的轻度退缩。

Ⅱ型：额颞区轻度退缩，沿额锁前缘毛发变细。额颞区的后退不超过连接两个外耳道的冠状线前 2 cm。

Ⅲ型：脱发导致额颞部深度衰退。凹陷比在两个外耳道之间画的冠状线前 2 cm 的线进一步向后延伸。

Ⅲ型－头顶区：脱发主要在头顶区。在秃顶区可以有少量头发或者没有头发。衰退也在前额中间，但并不严重。

Ⅳ型：额颞后移更多，比Ⅲ型严重（秃发延伸超过连接两个外耳道的冠状线）。

还有一种为头顶脱发或者头发稀疏。但是在前额秃区和头顶秃区之间有一个毛发生长区。

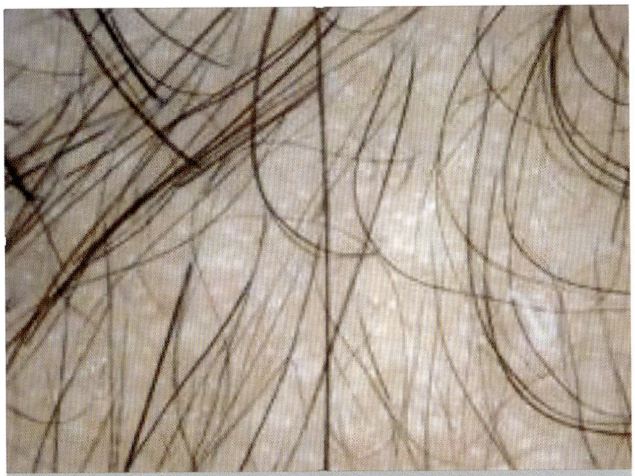

图 9.3 雄激素性脱发的皮肤镜检查结果

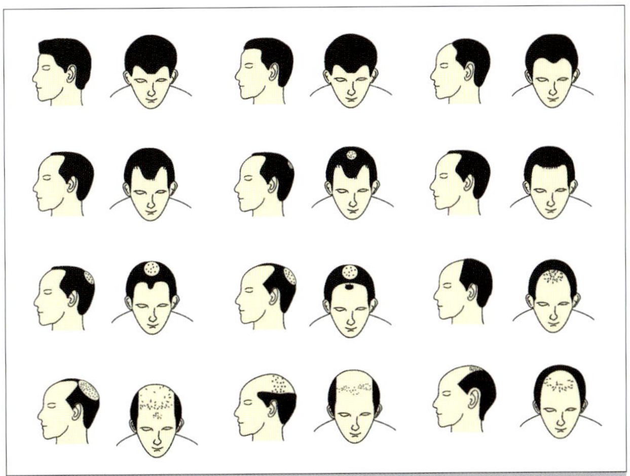

图 9.4 诺伍德分类：标准和 A 型变体

V型：头顶和额颞部脱发或秃顶。

前额和头顶秃区之间的毛发生长区非常狭窄或毛发稀疏。

VI型：前额和头顶之间的毛发在IV型时已经消失。头顶没有头发。此外，还有横向和后部的进一步脱发。

VII型：最严重的秃顶。

脱发比V型严重得多，导致枕骨区出现狭窄的马蹄形带状头发。这条发带从耳朵前侧开始，向后延伸到侧面，在后枕骨部非常低。

变异分类IIA、IIIA、IVA：诺伍德分类的变异被描述为IIA、IIIA、IVA，有两个主要特征，次要特征可能存在，也可能不存在。

主要特征——第一，衰退涉及整个额部边界，没有遗漏额中部区域（额颞部和额中部区域的脱发）。第二，在顶点区域没有相关的脱发。

轻度变化是指在凹陷区可能有很少的头发，而马蹄形的头发边缘保留在头皮的侧面和后面，也就是说，比非A型更广泛。

男性罕见的脱发类型

可能有不属于诺伍德分类的脱发类型。它们可分为两类：①弥漫性变薄，而不是局部的斑块或区域。②尽管附近有脱发区，但是毛发仍然存在于单个区域内。

其他类型

- 弥漫性非斑秃（DUPA）：包括枕叶在内的整个头皮弥漫性稀疏（图9.5）。
- 弥漫性脱发（DPA）：有弥漫性稀疏和脱发，但不像男性型脱发那样完全秃顶，不累及枕叶（图9.6）。
- 额中部毛发保留的MPB。无论脱发程度如何，前额中部都有毛发保留（图9.7）。
- 老年性脱发：整个头皮变薄，密度降低（图9.8）。
- 持续性前边缘：除前发际线外的任何程度的秃发被保留（图9.9）。

治疗

男性AGA可通过药物进行有效治疗。美国FDA批准的男性AGA的治疗方法是局部使用米诺地尔和口服非那雄胺。如果在脱发的早期开始药物治疗，治疗可以有效地控制正在进展的脱发，并可以防止进行性秃发。图9.10～图9.12显示了男性型秃顶（MPHL）或AGA的药物治疗结果。图

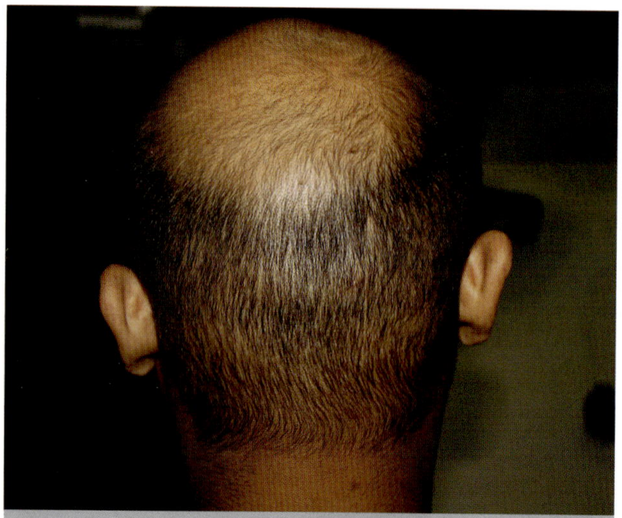

图9.5　弥漫性非斑秃（DUPA）

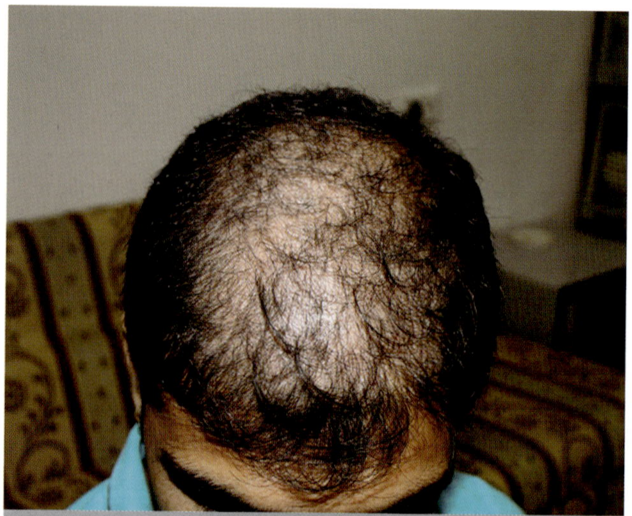

图9.6　弥漫性脱发（DPA）

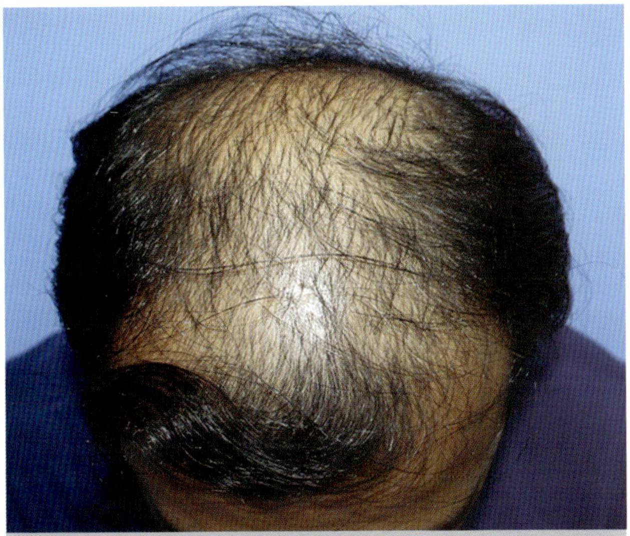

图 9.7　男性型秃发伴持续性额中秃发

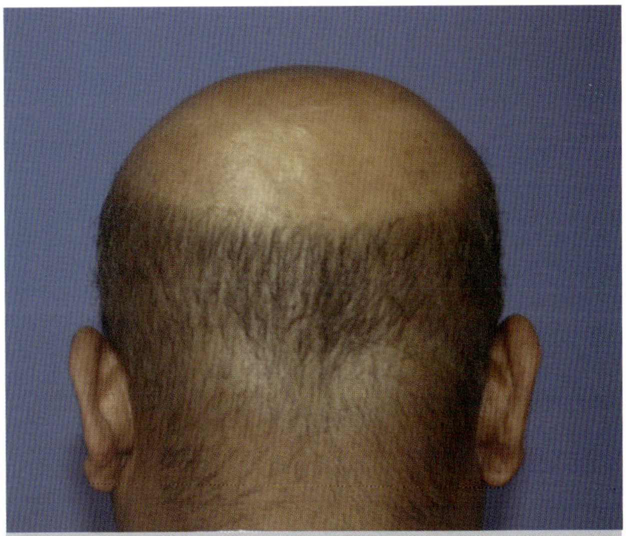

图 9.8　老年性脱发

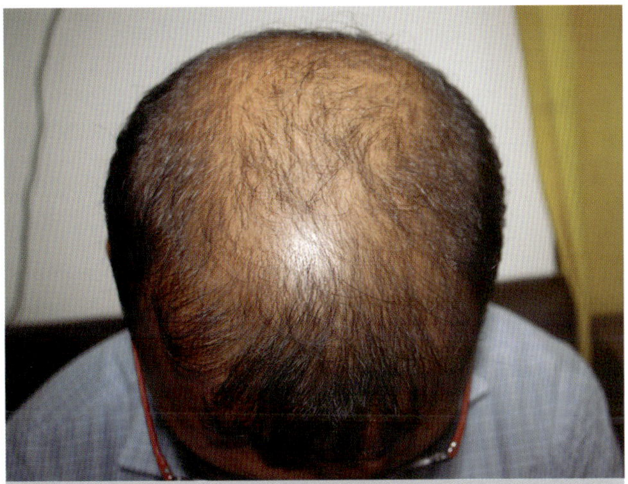

图 9.9　持续性前边缘

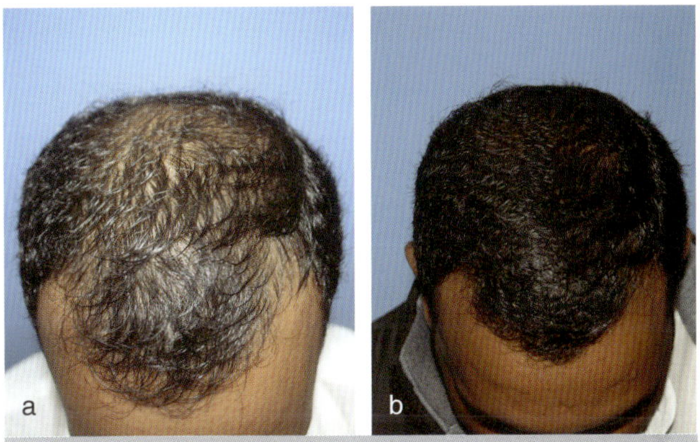

图 9.10　a. 男性型脱发。b. 在联合使用米诺地尔和非那雄胺治疗 5 个月后

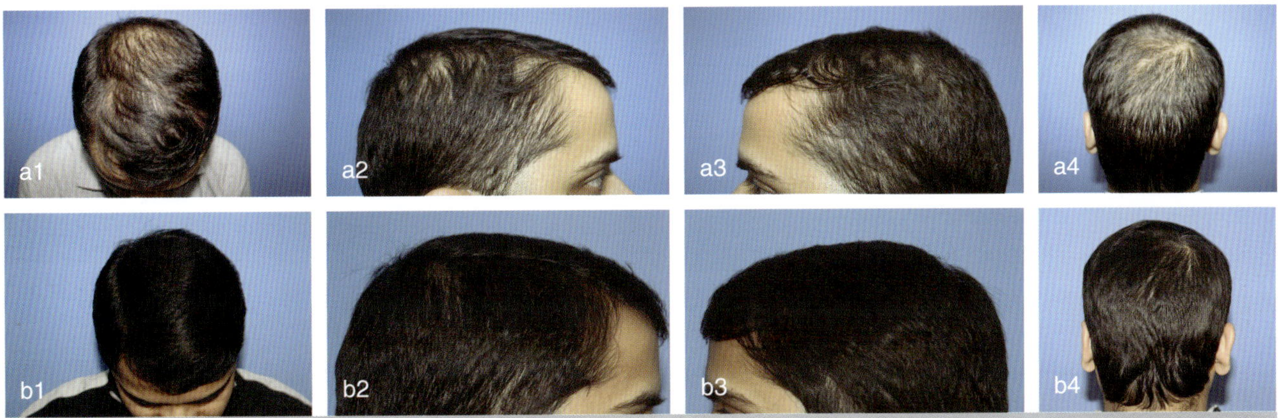

图 9.11　a1 ~ a4. 治疗前的弥漫性雄激素性脱发。b1 ~ b4. 联合使用米诺地尔和非那雄胺治疗 8 个月后的弥漫性雄激素性脱发

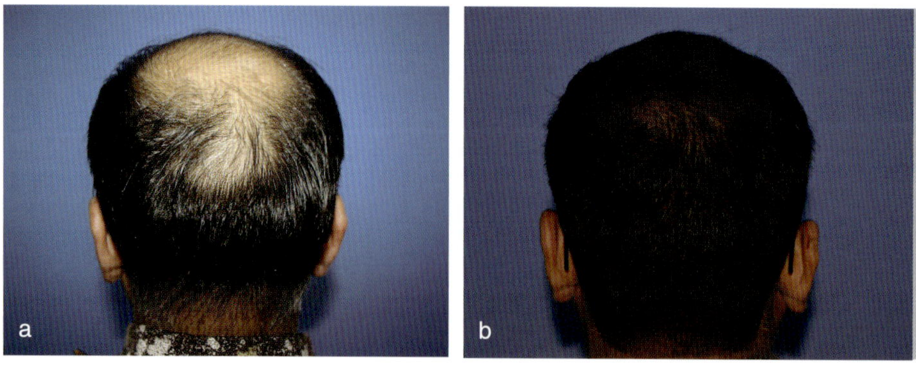

图 9.12　a. 由于雄激素性脱发导致的冠部脱发。b. 使用米诺地尔和非那雄胺进行药物治疗后的效果

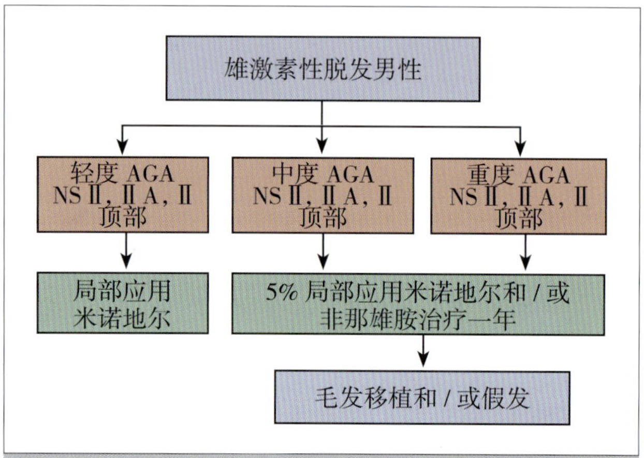

图 9.13　男性雄激素性脱发的治疗算法。NS：诺伍德分类

9.13 显示了 Norwood 分类（NS）的 AGA 治疗。

米诺地尔

米诺地尔药物最早于 20 世纪 70 年代作为口服药物用于难治性高血压。2% ～5% 米诺地尔溶液是美国食品药品监督管理局批准的治疗男性和女性 AGA 的药物。

米诺地尔对头发的影响

- 从静止期过早进入生长期。根据 Abell 的报道，在使用 12 个月后，毛发生长初期：毛发生长终期比例增加。
- 它延长生长期，缩短休止期，毛囊大小总体增加，平均毛发直径增加。
- 有逆转微型化趋势的组织学和临床证据。
- 米诺地尔主要保护原生发并使其直径增加，而不是再生新头发。
- 在围手术期局部使用米诺地尔可预防移植后 1～2 周出现的脱落期，并将再生时间减少 1～2 个月。米诺地尔应在手术前 2～3 天停用，以尽量减少皮肤刺激从而降低术中出血的理论风险。

副作用

- 多毛症是指面部和身体其他部位多余的毛发生长，这在女性中更常见。即使剂量较低，米诺地尔溶液溅到前额和面部也可能会导致毛发生长，这时我们需要停药。
- 刺激反应导致头皮刺激和瘙痒。
- 脂溢性皮炎恶化。
- 接触性皮炎。过敏反应主要是因为丙二醇，米诺地尔本身引起的过敏反应较少见。米诺地尔泡沫剂引起的过敏反应较少。

禁忌证

- 在怀孕和哺乳期间使用的米诺地尔被视为 C 类药物，因此在怀孕和哺乳期间，不得使用米诺地尔。

剂量

对于男性 AGA，可使用 5% 的米诺地尔，每天 2 次。使用方法：将溶液涂抹在干燥的头皮上。如果使用泡沫剂，可每天使用 1 次。

非那雄胺

非那雄胺是Ⅱ型 5α- 还原酶的竞争性抑制剂。口服后，血清和头皮中的 DHT 水平最多可降低 70%。5α- 还原酶有两种主要的同工酶还原酶，Ⅰ型主要存在于肝脏和皮肤的皮脂腺中，Ⅱ型存在于前列腺和毛囊中。非那雄胺分子抑制Ⅱ型 5α- 还原酶，因此有助于降低血清和头皮中 DHT 的水平。非那雄胺对头皮毛发的影响见框 9.1。

治疗雄激素性脱发的非那雄胺剂量

美国 FDA 批准的 MPHL 患者非那雄胺治疗剂量为 1 mg/d。非那雄胺的半衰期为 6 ~ 8 h。并非所有的仿制药都含有 1 mg 生物利用度的非那雄胺，片剂中不同的填充剂可能会影响吸收。因此，服用 1 mg 仿制药效果不佳的患者可以每天服用 1 片，或改用保法止，或每天服用 1/4 片 5 mg 非那雄胺。

非那雄胺对男性的影响

精液

每天服用 1 mg 非那雄胺对精子计数、每次射精的精子总数、精子活力或精子形态没有显著影响。5 mg/d 的较高剂量可能会有影响，但停药后即可恢复。

前列腺

非那雄胺对前列腺癌既无促进作用，也无预防作用。非那雄胺会导致前列腺体积减小。

框 9.1 非那雄胺对男性的影响
A. 增加毛发生长期与休止期的比例
B. 毛发重量增加
C. 头发重量的增加超过毛发数量的增加
D. 能更好地提高毛发的生长速率（长度）和厚度
E. 阻断Ⅰ型 5α- 还原酶导致血清 DHT 水平降低 30%
F. Ⅱ型 5α- 还原酶的阻断导致血清 DHT 水平降低 70%
G. 非那雄胺作用于Ⅱ型 5α- 还原酶，可降低皮肤、头皮、组织和血清中 70% 的 DHT 水平

性功能

患者可能会出现性欲减退、勃起功能障碍和射精障碍。非那雄胺组的发生率低于 2%，而安慰剂对照组低于 1%，这些症状在停药后可逆转。

对身体其他部位的影响

- 男性乳房发育症和男性乳房疼痛（乳痛症）发生率为 0.4%。
- 剥脱性皮炎。
- 口周麻木。
- 唾液腺肿胀。
- 抑郁症。

停药后副作用是可逆的。

服用非那雄胺后综合征（5α- 还原酶抑制剂综合征）

服用非那雄胺的患者可能会出现持续的性功能、身体和神经系统不良反应，症状包括抑郁、性欲减退、勃起功能障碍、自杀念头、焦虑、惊恐发作、男性乳房发育症、肌肉萎缩、阴茎萎缩、认知障碍、失眠、皮肤严重干燥和耳鸣。停用非那雄胺几周后，症状开始消失。这是一个有争议的问题，目前还没有详细的科学数据，因果关系尚未确定。已有的心理健康问题，如情绪或焦虑症、躁郁症或强迫症似乎是导致不常见综合征的风险因素。因此，在为这些患者开具非那雄胺处方时，应适当谨慎。

度他雄胺

度他雄胺抑制Ⅰ型和Ⅱ型 5α- 还原酶同工酶。与非那雄胺相比，其抑制Ⅰ型酶的能力强 100 倍，抑制Ⅱ型酶的能力强 3 倍。

- 度他雄胺的剂量为 0.5 mg/d。
- 与非那雄胺相比，度他雄胺可以使头皮 DHT 降低 51% ~79%（非那雄胺使头皮 DHT 降低 34% ~41%），使血清 DHT 水平降低了 90% 以上，而使用非那雄胺则降低 70%。

副作用

与非那雄胺相比，度他雄胺的半衰期长达 5 周，因此疗效持久（非那雄胺的半衰期为 6 ~ 8 h）。

每日服用 0.5 mg 的度他雄胺会在 26 周内使精子数量减少 28%，精液量减少，精子活力降低，但精子形态没有明显变化。

度他雄胺未被美国 FDA 批准用于治疗雄激素性脱发。

度他雄胺是一种强效致畸剂，育龄女性禁用。

外用酮康唑

酮康唑因其抗真菌特性而闻名，通常用于治疗头皮屑（头癣）。

它还具有抗炎特性和抗 DHT 作用。

一项研究表明，与不使用酮康唑相比，使用 2% 的酮康唑和 2% 的米诺地尔能获得更好的头发生长效果。

另一项研究表明，酮康唑与非那雄胺联合使用可能会导致 DHT 完全减少。酮康唑对患有脂溢性皮炎的雄激素性脱发患者有益。

推荐阅读

- Blume-Peytavi U, Tosti A, Whiting DA. Hair Growth and Disorders. Springer; 2007: 159-168.
- Mysore V. Hair Transplantation. New Delhi: Jaypee Brothers; 2016: 47-56.

思考问题

Q1. 在以下哪种情况下或人群中不会观察到 PHL？

A. 肯尼迪病

B. 5α- 还原酶缺乏症

C. 青春期前被阉割的男性

D. 以上皆是

Q2. 脱发的组织病理学结果包括（　　）

A. 终毛和生长期毛发减少

B. 毳毛和休止期毛发增多

C. 滤泡周围淋巴细胞浸润，主要围绕上部滤泡

D. 皮脂腺缺失

Q3. 诺伍德分类的类别总数是（　　）

A. 10

B. 12

C. 14

D. 11

Q4. 非那雄胺的半衰期是（　　）

A. 2 h

B. 3 h

C. 4 h

D. 6 h

Q5. 度他雄胺的半衰期是（　　）

A. 3 周

B. 4 周

C. 5 周

D. 6 周

哪些陈述是正确的，哪些是错误的？

Q6. 模式型脱发中未发现毛发不等长

Q7. 微型化是一个过程，在这个过程中，由于毛发生长周期后期的延长，大量着色的终毛被细小、无色的毳毛取代

Q8. 与立毛肌远端的毛发相比，靠近立毛肌的毛发不易小型化

Q9. DHT 是造成遗传性脱发的主要原因

Q10. 模式型脱发是男性和女性脱发的最常见原因

Q11. 乳房轻度喂养的母亲局部应用米诺地尔是安全的

Q12. 米诺地尔是Ⅰ型 5α- 还原酶的竞争性抑制剂

Q13. 非那雄胺比度他雄胺具有更少的性副作用

Q14. 度他雄胺是美国 FDA 批准的治疗 MPHL 的药物

填空。

Q15. Ⅰ型 5α- 还原酶存在于____________________

Q16. Ⅱ型 5α- 还原酶存在于____________________

Q17. 患有肯尼迪病的人不会患上 MPHL，因为____________________

Q18. 随着毛囊小型化，毛发生长期____________________，休止期____________________

Q19. 阻断Ⅰ型 5α- 还原酶导致血清 DHT 水平____________________

阻断Ⅱ型 5α- 还原酶导致血清 DHT 水平____________________

A 减少 30%　B . 减少 70%　C. 100% 减少

Q20. 度他雄胺抑制__________型 5α- 还原酶同工酶

Q21. 在弥漫性无脂溢性脱发中，微型化表现在（　　）

A. 颞部和前额区

B. 除了枕部以外的整个头皮

C. 仅在顶点

D. 整个头皮包括枕部

Q22. 患者前额秃发延伸超过连接两个外耳道的冠状线，头顶头发稀疏，但头顶和前额秃发区之间有头发，可归为 Norwood 分类中的（　　）

A. NS Ⅲ

B. NS Ⅳ

C. NS Ⅶ

D. NS Ⅵ

参考文献

[1] Norwood OT. Male pattern baldness: classification and incidence. South Med J 1975; 68 (11): 1359–1365.
[2] Hamilton JB. Patterned loss of hair in man: types and incidence. Ann N Y Acad Sci 1951; 53 (3): 708–728.
[3] Olsen EA. Disorders of Hair Growth: Diagnosis and Treatment. New York: McGraw–Hill Inc..
[4] Montagna W, Ellis R. The Biology of Hair Growth. New York: Academic Press.
[5] Ishino A, Uzuka M, Tsuji Y, Nakanishi J, Hanzawa N, Imamura S. Progressive decrease in hair diameter in Japanese with male pattern baldness. J Dermatol 1997; 24 (12): 758–764.
[6] Muller SA. Alopecia: syndromes of genetic significance. J Invest Dermatol 1973; 60 (6): 475–492.
[7] Smith MA, Wells RS. Male–type alopecia, alopecia areata, and normal hair in women; family histories. Arch Dermatol 1964; 89: 95–98.
[8] Setty LR. Hair patterns of scalp of white and Negro males. Am J Phys Anthropol 1970; 33 (1): 49–55.
[9] Tang PH, Chia HP, Cheong LL, Koh D. A community study of male androgenetic alopecia in Bishan, Singapore. Singapore Med J 2000; 41 (5): 202–205.
[10] Camacho FM, Randall VA, Price VH. Hair and Its Disorders: Biology, Pathology and Management. London: Martin Dunitz; 2000.
[11] Sawaya ME, Price VH.Different levels of 5alpha–reductase type I and II, aromatase, and androgen receptor in hair follicles of women and men with androgenetic alopecia. J Invest Dermatol 1997; 109 (3): 296–300.
[12] Osborn D. Inheritance of baldness. J Hered 1916; 7: 347–355.
[13] Sinclair R, Greenland KJ, Egmond Sv, Hoedemaker C, Chapman A, Zajac JD. Men with Kennedy disease have a reduced risk of androgenetic alopecia. Br J Dermatol 2007; 157 (2): 290–294.
[14] Su LH, Chen TH. Association of androgenetic alopecia with metabolic syndrome in men: a community–based survey. Br J Dermatol 2010; 163 (2): 371–377.
[15] Giles GG, Severi G, Sinclair R, et al. Androgenetic alopecia and prostate cancer: findings from an Australian case– control study. Cancer Epidemiol Biomarkers Prev 2002; 11 (6): 549–553.
[16] Tosti A. Dermoscopy of Hair and Scalp Disorders. New York: Informa Health Care; 2007.
[17] Norwood OT. Senile alopecia. In: Norwood OT, Shiell R, eds. Hair Transplant Surgery.2nd ed. Springfield, IL: Charles C. Thomas; 1984: 10–14.
[18] Tosti A, Piraccini BM. Diagnosis and Treatment of Hair Disorders: An Evidence Based Atlas. New York: Informa HealthCare; 2005.
[19] Blume–Peytavi U, Tosti A, Whiting DA, et al, eds. Hair Growth and Disorders. New York: Springer; 2008.
[20] Burton JL, Schutt WH, Caldwell IW. Hypertrichosis due to diazoxide. Br J Dermatol 1975; 93 (6): 707–711.
[21] Abell E. Histologic response to topically applied minoxidil in male–pattern alopecia. Clin Dermatol 1988; 6 (4): 191–194.
[22] Mori o, Uno H.The effect of topical minoxidil on hair follicular cycles of rats. J Dermatol 1990; 17 (5): 276–281.
[23] Headington JT, Novak E. Clinical and histologic studies of male pattern baldness treated with topical minoxidil. Curr Ther Res Clin Exp 1984; 36: 1098–1106.
[24] Rietschel RL, Duncan SH. Safety and efficacy of topical minoxidil in the management of androgenetic alopecia. J Am Acad Dermatol 1987; 16 (3 Pt 2): 677–685.
[25] Campese VM. Minoxidil: a review of its pharmacological properties and therapeutic use. Drugs 1981; 22 (4): 257–278.
[26] Olsen EA, DeLong ER, Weiner MS. Long–term follow–up of men with male pattern baldness treated with topical minoxidil. J Am Acad Dermatol 1987; 16 (3 Pt 2): 688–695.
[27] Olsen EA, Weiner MS. Topical minoxidil in male pattern baldness: effects of discontinuation of treatment. J Am Acad Dermatol 1987; 17 (1): 97–101.
[28] Rittmaster RS. Finasteride. N Engl J Med 1994; 330 (2): 120–125.
[29] Imperato–McGinley J, Guerrero L, Gautier T, Peterson RE. Steroid 5alpha–reductase deficiency in man: an inherited form of male pseudohermaphroditism. Science 1974; 186 (4170): 1213–1215.
[30] Sawaya ME. Antiandrogens and androgen inhibitors. In: Wolverton SE, ed. Comprehensive Dermatologic Drug Therapy. 2nd ed. Philadelphia: Saunders; 2007: 417–35.34.
[31] Wolf BR. Cyberspace chat: an examination of brand–name vs generic finasteride: a look at active pharmaceutical ingredient (API), excipients, bioequivalence, and other factors affecting efficacy. Hair Transplant Forum Int 2016; 26 (1): 18–21.
[32] Price VH, Menefee E, Sanchez M, Ruane P, Kaufman KD. Changes in hair weight and hair count in men with androgenetic alopecia after treatment with finasteride, 1 mg, daily. J Am Acad Dermatol 2002; 46 (4): 517–523.
[33] Price VH, Menefee E, Sanchez M, Kaufman KD. Changes in hair weight in men with androgenetic alopecia after treatment with finasteride 1 mg daily: three and four year results. J Dermatol Surg 2005; 31: 1268–1276.
[34] Overstreet JW, Fuh VL, Gould J, et al. Chronic treatment with finasteride daily does not affect spermatogenesis or semen production in young men. J Urol 1999; 162 (4): 1295–1300.
[35] Amory JK, WangC, Swerdloff RS, et al.The effect of 5alpha– reductase inhibition with dutasteride and finasteride on semen parameters and serum hormones in healthy men. J Clin Endocrinol Metab 2007; 92 (5): 1659–1665.
[36] Collodel G, Scapigliati G, Moretti E. Spermatozoa and chronic treatment with finasteride: a TEM and FISH study. Arch Androl 2007; 53 (4): 229–233.
[37] Wilton L, Pearce G, Edet E, Freemantle S, Stephens MD, Mann RD.The safety of finasteride usedin benign prostatic hypertrophy: a non–interventional observational cohort study in 14, 772 patients. Br J Urol 1996; 78 (3): 379–384.

[38] D'Amico AV, Roehrborn CG.Effect of 1 mg/day finasteride on concentrations of serum prostate-specific antigen in men with androgenic alopecia: a randomised controlled trial. Lancet Oncol 2007; 8 (1): 21–25.

[39] Thompson IM, Chi C, Ankerst DP, et al.Effect of finasteride on the sensitivity of PSA for detecting prostate cancer. J Natl Cancer Inst 2006; 98 (16): 1128–1133.

[40] Altomare G, Capella GL. Depression circumstantially related to the administration of finasteride for andro-genetic alopecia. J Dermatol 2002; 29 (10): 665–669.

[41] Rahimi-Ardabili B, Pourandarjani R, Habibollahi P, Mualeki A. Finasteride-induced depression: a prospective study. J Pharmacol Exp Ther 1997; 282: 1496–1502.

[42] Trüeb RM, Régnier A, Dutra Rezende H, Gavazzoni Dias MFR. Post-finasteride syndrome: an induced delusional disorder with the potential of a mass psychogenic illness Skin Appendage Disord 2019; 5 (5): 320–326.

[43] Clark RV, Hermann DJ, Cunningham GR, Wilson TH, Morrill BB, Hobbs S. Marked suppression of dihydrotestosterone in men with benign prostatic hyperplasia by dutasteride, a dual 5alpha-reductase inhibitor. J Clin Endocrinol Metab 2004; 89 (5): 2179–2184.

[44] Dallob AL, Sadick NS, Unger w, et al. The effect of finasteride, a 5alpha-reductase inhibitor, on scalp skin testosterone and dihydrotestosterone concentrations in patients with male pattern baldness. J Clin Endocrinol Metab 1994; 79 (3): 703–706.

[45] Roehrborn CG, Boyle P, Nickel JC, Hoefner K, Andriole G; ARIA3001 ARIA3002 and ARIA3003 Study Investigators. Efficacy and safety of a dual inhibitor of 5-a-reductase types 1 and 2 (dutasteride) in men with benign prostatic hyperplasia. Urology 2002; 60 (3): 434–441.

[46] Olsen EA, Hordinsky M, Whiting D, et al. Dutasteride Alopecia Research Team. The importance of dual 5-alpha reductase inhibition in the treatment of male pattern hair loss: results of a randomized placebo-controlled study of dutasteride vs. finasteride.J Am Acad Dermatol 2006; 55: 1014–1023.

[47] Piérard-Franchimont C, De Doncker P, Cauwenbergh G, Piérard GE. Ketoconazole shampoo: effect of long-term use in androgenic alopecia. Dermatology 1998; 196 (4): 474–477.

[48] Hugo Perez BS. Ketocazole as an adjunct to finasteride in the treatment of androgenetic alopecia in men. Med Hypotheses 2004; 62 (1): 112–115.

[49] Inui S, Itami S. Reversal of androgenetic alopecia by topical ketoconzole: relevance of anti-androgenic activity. J Dermatol Sci 2007; 45 (1): 66–68.

答案

Q1	D
Q2	D
Q3	B
Q4	D
Q5	C
Q6	错
Q7	错
Q8	对
Q9	错
Q10	对
Q11	错
Q12	错
Q13	对
Q14	错
Q15	皮脂腺和毛囊
Q16	前列腺、真皮乳头和毛囊外根鞘
Q17	雄激素受体基因的遗传缺陷
Q18	缩短，相同或更长
Q19	A，B
Q20	Ⅰ、Ⅱ
Q21	D
Q22	B

第二章 脱发

第 10 节 女性型脱发

Anil K. Garg

概述

关键点

- 头发稀疏且发际线完整是女性型脱发（FPHL）的典型特征。
- 微型化是女性型脱发中头发变稀疏的主要原因。可能存在雄激素依赖性和雄激素非依赖性机制。
- 需要与其他原因如弥漫性斑秃和慢性休止期脱发（CTE）进行鉴别诊断。
- 需要进行详细的检查，以了解潜在的原因和相应的治疗。
- 心理咨询对患者的心理支持是必不可少的。
- 米诺地尔是所有等级女性型脱发的主要治疗药物。
- 多囊卵巢综合征（PCOS）、甲状腺疾病和缺铁等潜在原因的治疗也可以发挥重要作用。

介绍

女性型脱发（FPHL）是女性最常见的脱发类型，它对女性患者会产生很大的心理影响。其发病时间可能为青春期前，也可能为 40 岁后接近绝经期或绝经后。50 岁以上的女性中约有一半受到 FPHL 的影响。男性型脱发（MPHL）和 FPHL 的主要特征是毛囊微型化，但女性型脱发不会发展成完全秃顶，因为并非所有毛发都受到同样的影响。毛囊微型化的过程主要从头皮中央开始，然后扩展到外围，但发际线处毛囊得到保留。在 FPHL 的早期阶段，脱发现象会加剧。之后，脱发现象会趋于稳定。受影响毛囊的头皮毛发开口处底部出现棕色光晕（毛囊周围征）是模式型脱发的临床线索。局部使用米诺地尔是主要的治疗方法，同时还要治疗其他潜在的病因。

发病机制

- 女性型脱发的发病机制与 MPHL 略有不同，并且仍未被研究透彻。女性型脱发具有遗传性，但是雄激素在女性脱发中的作用是有争议的。
- Brich 等总结说，FPHL 是一种多因素遗传疾病，可能存在雄激素依赖性和雄激素非依赖性机制。Smith 和 Wells 指出，54% 的 FPHL 女性患者的直系男性亲属表现出雄激素性脱发，23% 的 FPHL 女性患者的女性亲属有脱发表现。缺乏脱发的遗传史，并不能排除诊断。有一种可能性，是不同的基因导致早期和晚期的 FPHL，因此 FPHL 的病因是多基因调控的。与其他因素如自身免疫、甲状腺功能减退和泌乳素也相关。

- 尽管雄激素水平正常，但 FPHL 患者仍可能出现雄激素过多的迹象。非雄激素过多女性的脱发可能是由于头皮毛囊对雄激素的高度反应所致。雄激素过多的女性表现出与 MPHL 相似的脱发。女性雄激素性脱发（FAGA）是由于雄激素性原因导致的女性脱发。
- 在 AGA 患者中，3 种酶和雄激素受体（AR）存在于外根鞘和毛乳头中。这些酶是Ⅰ型 5α- 还原酶、Ⅱ型 5α- 还原酶和芳香化酶。女性前额毛囊的雄激素受体含量比男性毛囊低 40%。此外，女性前额毛囊中Ⅰ型和Ⅱ型 5α- 还原酶水平分别为男性的 1/3 和 2/7。然而，女性前额头发中的芳香化酶含量是男性的 6 倍。这可以部分解释男性和女性之间 PHL 的临床表现差异（图 10.1）。
- 芳香化酶将睾酮和雄烯二酮催化成雌激素、雌二醇和雌酮。雄激素的这些代谢产物与循环性激素结合球蛋白（SHBG）结合，从而降低游离雄激素的可用性。游离睾酮是二氢睾酮（DHT）形成所必需的。FPHL 与性激素结合球蛋白的浓度呈负相关。有证据支持这一观点，即如果女性服用芳香化酶抑制剂，将会出现 FPHL（图 10.2）。

女性型脱发中的雌激素

- 女性阴毛和腋毛的健康发育需要雌激素，但雌激素在两性头皮毛发生长中的作用尚不清楚，研究也较少。
- 雄激素向雌激素的转化依赖芳香化酶的存在（例如，睾酮转化为 17β- 雌二醇，雄烯二酮转化为雌酮）。
- 雌激素影响毛乳头细胞内的雄激素代谢。它们通过直接抑制 5α- 还原酶或通过雌激素诱导睾酮转化为较弱的类固醇来减少通过睾酮转化的 DHT。
- 雌激素对毛发生长的刺激或抑制作用尚存争议。绝经后 FPHL 发生率增加的表现更支持存在刺激作用。
- 芳香化酶抑制剂疗法会导致雌激素水平下降并诱发脱发。

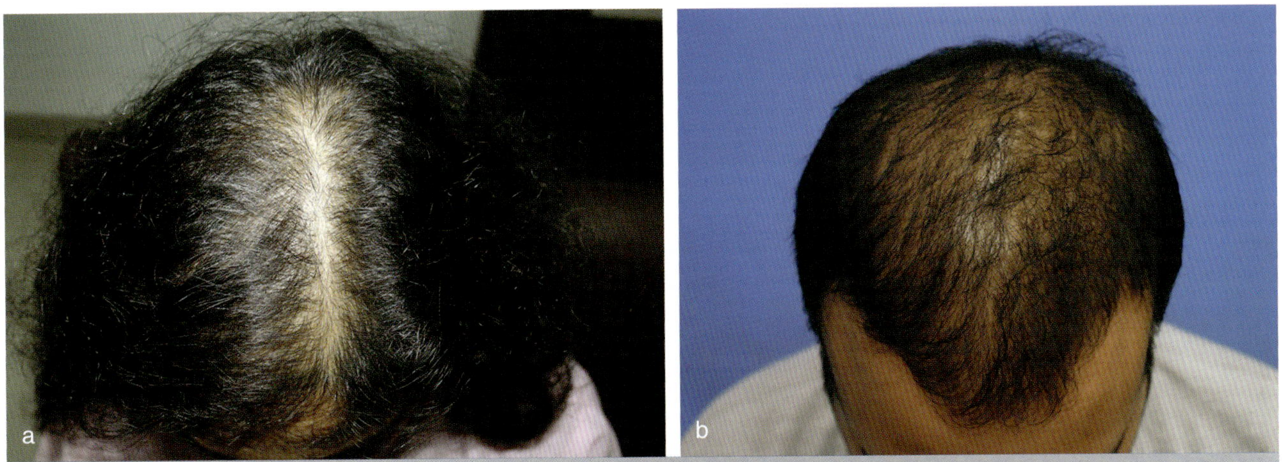

图 10.1 女性和男性脱发模式的差异。a. 女性型脱发。b. 男性型脱发

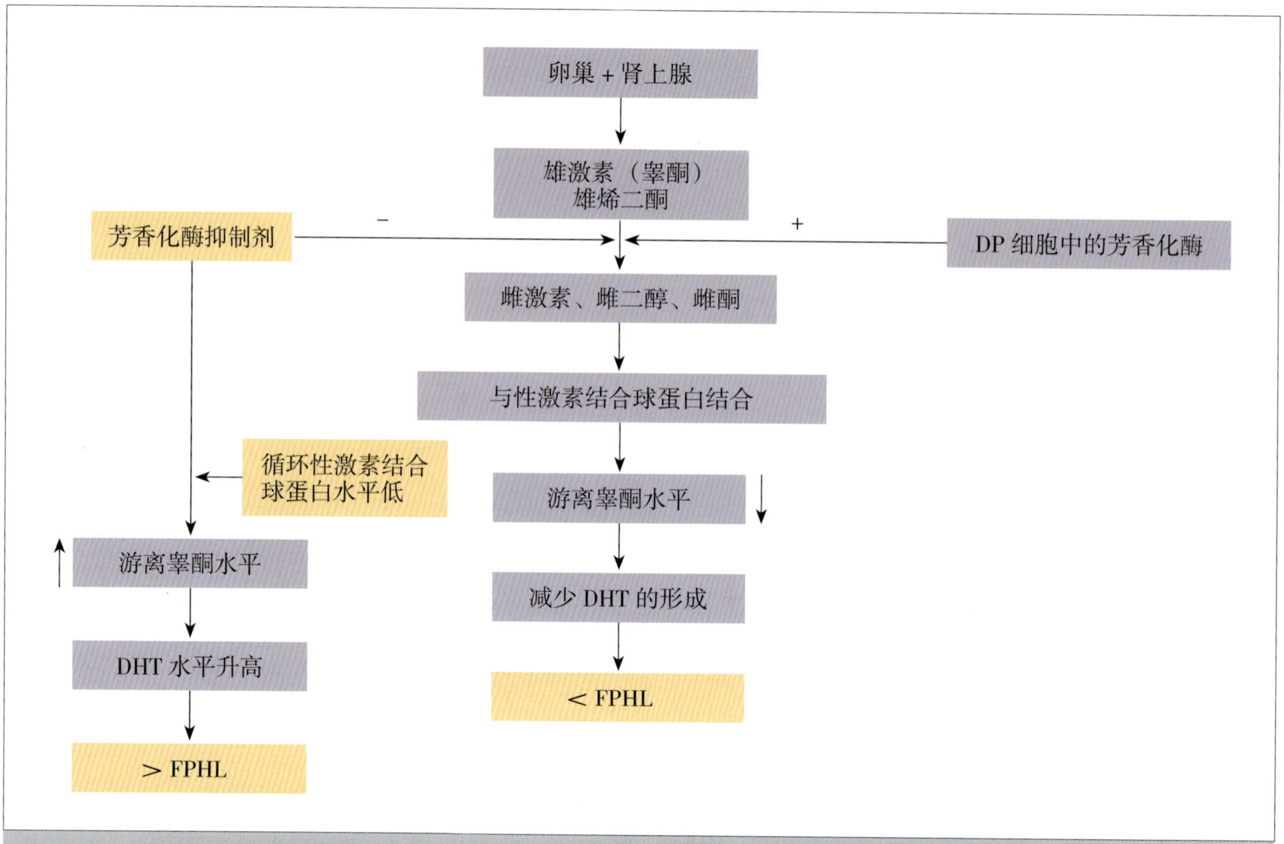

图 10.2 女性脱发的病理生理学。缩写：DHT，二氢睾酮；FPHL，女性型脱发

- 相反，小鼠动物模型证明雌激素会抑制毛发生长。据了解，与未受影响的女性相比，患有 FPHL 的女性中与循环雌激素水平较高相关的芳香化酶出现的频率较高。

女性型脱发的分类

FPHL 主要有 3 种分类。路德维希（Ludwig）、奥尔森（Olsen）和汉密尔顿（Hamilton）提出了这 3 种分类法，辛克莱尔（Sinclair）还提出了 FPHL 的五级评分法。最常用的是路德维希和奥尔森的分类方法。

路德维希分类

根据脱发的严重程度和头皮上部（穹顶）的稀疏程度，可分为 3 个等级。其特点是：呈弥漫性脱发前发际线完好无损，颞部没有后退（表 10.1）。

奥尔森分类（圣诞树形）

将脱发和头发稀疏归类为前额突出的圣诞树形的中部脱发和头发稀疏。随着脱发程度增加，脱发模式的终点与路德维希弥漫性脱发模式相似（图 10.3）。

汉密尔顿分类

该分类基于额颞部后移，据报道，约有 13% 的绝经前女性和 37% 的绝经后女性会出现汉密尔顿Ⅱ型至Ⅳ型 MPHL（图 10.4）。

辛克莱尔分类

辛克莱尔还提出了一种与路德维希分类类似的 FPHL 分类法。他描述了 5 种脱发模式，见表 10.2 和图 10.5。

表 10.1　路德维希对 FPHL 的分类

Ⅰ级	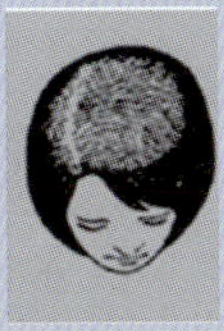	头顶前部变稀疏，发缝轻度变宽	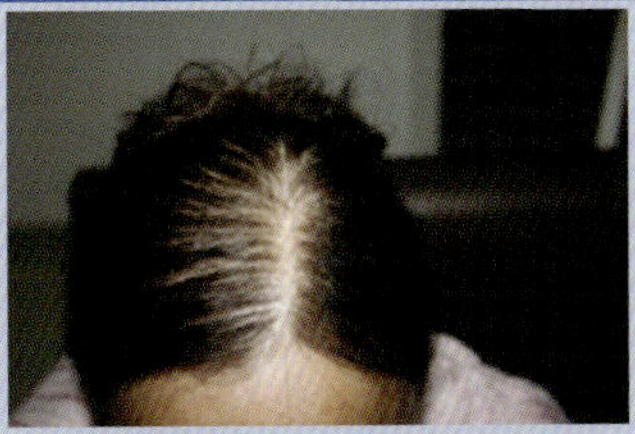
Ⅱ级	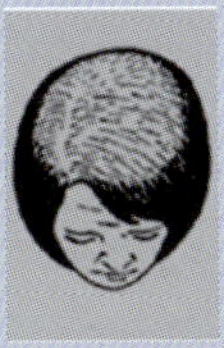	头顶的稀疏更明显，发缝进一步变宽，变薄变短的毛发也增加	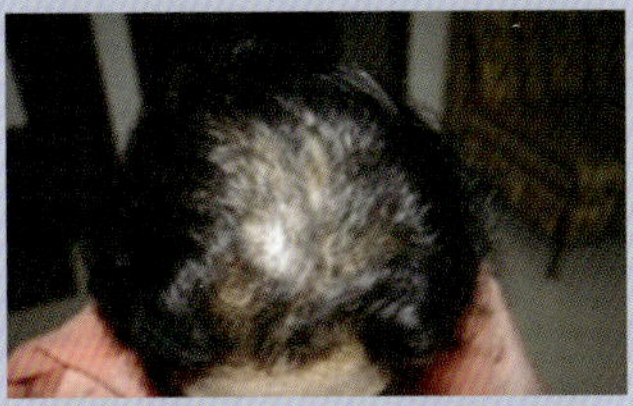
Ⅲ级	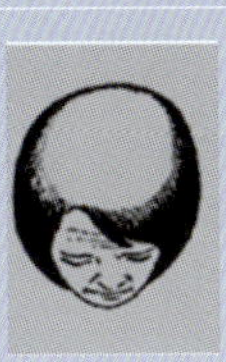	随着发缝显著变宽，头顶更加光滑，所有等级脱发患者的前发际线都完好无损	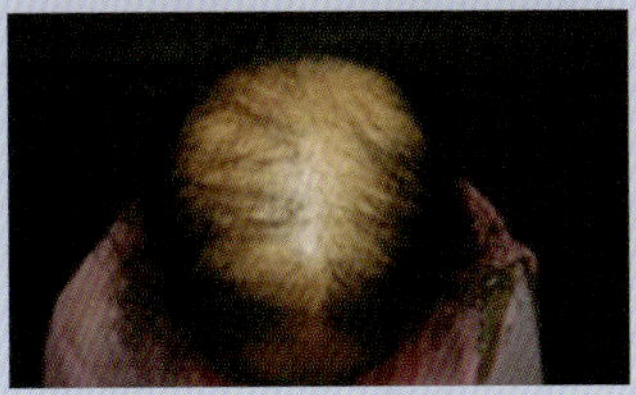

缩写：FPHL，女性型脱发

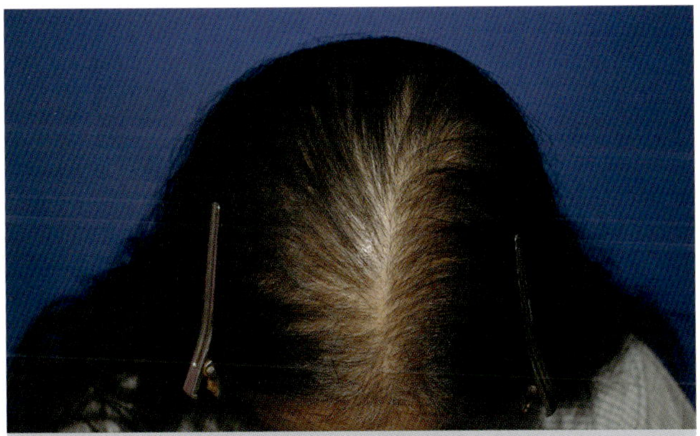

图 10.3　圣诞树形脱发

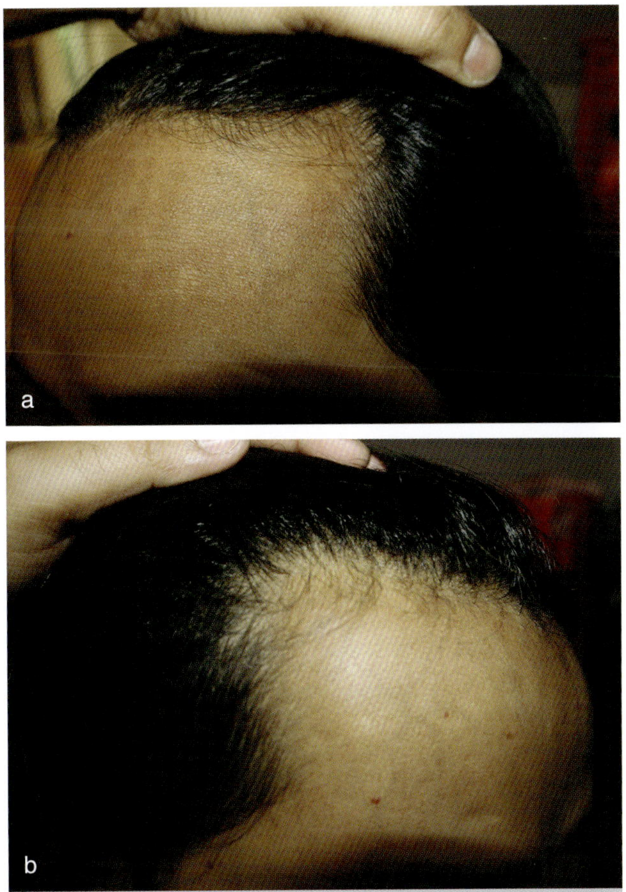

图 10.4　a、b. 女性双侧颞部发际线后退（汉密尔顿的 FPHL 分类）

临床表现

- 在 FPHL 的早期阶段，毛发脱落增多（毛发牵拉试验呈阳性），随后趋于稳定。脱落的减少是由于休止期滞后，毛发生长期的延迟，以及总终毛的减少。在滞后阶段，

表 10.2　辛克莱尔分类

一级	正常
二级	中央发缝区变宽
三级	中央发缝区变宽＋中央两侧头发变薄
四级	弥漫性脱发，头皮顶部脱发
五级	晚期脱发

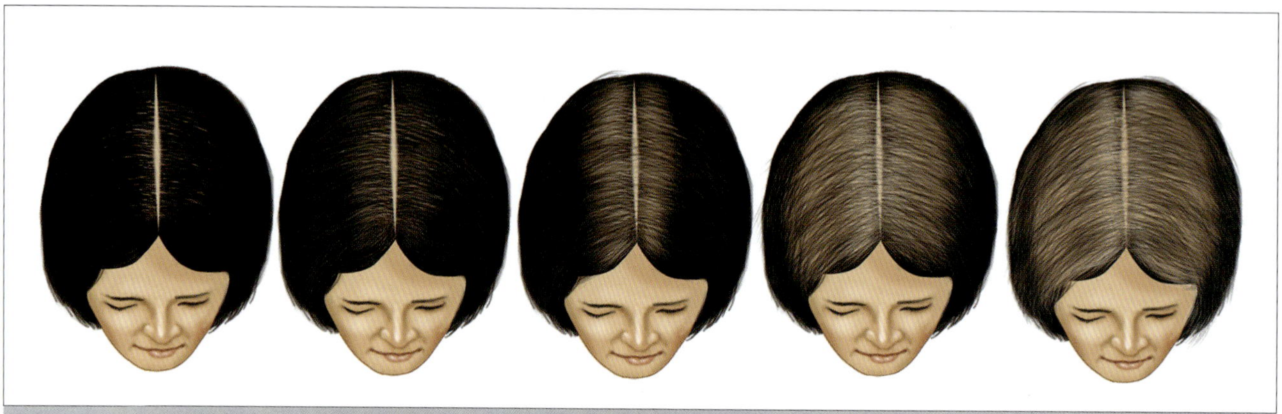

图 10.5　女性型脱发（FPHL）的辛克莱尔分类表中的不同类型

会出现橡皮擦大小的秃顶区，称为“局灶性脱发”（Olsen 描述）。

- 与 MPHL 相比，受影响的毛发会逐渐微型化，但不会发展成秃头。这是因为并非所有毛发都会受到影响，而且萎缩程度也不深。
- FPHL 可能与慢性休止期脱发相关。
- 在模式型脱发中，受影响头皮区的头发根部会出现棕色光晕，这就是所谓的“毛周征”。
- 许多女性会出现小面积（直径为 2～5 mm）椭圆形或不规则形状的完全脱发，称为拉库奈或湖状脱发。

在某些 FPHL 病例中，颞部、顶叶和枕部的毛发密度可能会降低（无保护性脱发），这些区域是毛发移植的供区。因此，这类患者可能不适合进行毛发移植。

诊断

诊断病史、检查和各种实验室检验为基础。

病史

需要注意的是脱发或断发的开始时间，脱发与任何事件或任何疾病的关系、月经周期史，以及身体其他部位的毛发生长史。

检查

局部检查：任何脱发或头发稀疏的区域。脱发区的周围体征、局灶性脱发、头发断裂、红斑、脱屑或萎缩。毛发牵拉试验可区分 CTE、FPHL 和弥漫性斑秃。

实验室检验

常规血细胞计数、甲状腺功能检查、铁前体水平、激素水平检查（表 10.3）、皮肤镜检查，如果

表 10.3 女性脱发的血液检测

· 定期 ◦ 全血细胞计数，促甲状腺激素，铁蛋白，维生素 D，抗核抗体，其他 · 月经 + 痤疮 + 多毛症 ◦ 全血细胞计数、促甲状腺激素、铁蛋白、维生素 D、总睾酮、脱氢表雄酮	· 月经不调（非口服避孕药） · 月经周期第 3～4 天的早晨样本 ◦ CBC、TSH、铁蛋白、维生素 D、LH、FSH、催乳素、DHEAS、游离睾酮、总睾酮、雄烯二酮、17α- 羟孕酮、雌二醇

缩写：CBC，全血细胞计数；DHEAS，硫酸脱氢表雄酮；FSH，促卵泡激素；LH，促黄体激素；TSH，促甲状腺激素

框 10.1 斑秃的皮肤镜检查和组织病理学结果

A. 终毛减少（毳毛增加）
B. 生长期毛发减少（休止期毛发增加）
C. 毛囊柱状物的增加（在终毛处存在纤维轨迹），终止于位于表面的微小毛囊
D. 轻度滤泡周围淋巴细胞浸润，主要在上部滤泡周围
E. 可能出现同心滤泡周围纤维化
F. 皮脂腺保持完整

需要，可以行皮肤活检。模式型脱发的皮肤镜检查和组织病理学结果见框 10.1。

鉴别诊断

- CTE 患者的毛发牵拉试验在整个头皮上都呈阳性，但是在模式型脱发（PHL）中仅在受影响区呈阳性，在枕部呈阴性。
- 在斑秃患者中，毛发牵拉试验导致休止期和营养不良的毛发脱落，但是在 FPHL 患者中，在毛发牵拉试验中脱落的都是休止期的毛发。

处理

FPHL 的治疗取决于导致脱发的潜在病理学改变（框 10.2）。治疗包括使用米诺地尔、抗雄激素药物、纠正激素异常、纠正维生素和铁蛋白（图 10.6）。米诺地尔仍然是治疗 FPHL 的主要药物。

框 10.2 女性脱发的常见原因

A. 女性雄激素性脱发（FAGA）
B. 休止期脱发
C. 瘢痕性脱发（FFA、CCCA 等）
D. 斑秃
E. 其他（由于某种疾病或药物、化疗）

女性脱发会导致巨大的心理压力，因此问诊是女性脱发治疗中不可或缺的一部分。

问诊服务

- 针对性问诊是治疗女性脱发的第一个重要步骤。针对脱发的原因需要长期治疗，压力管理、饮食调整是问诊时必须包括的要点。有时抗焦虑药，或者在严重的情况下精神病学医生的意见，可能会有所帮助。

米诺地尔

- 美国食品药品监督管理局（FDA）建议每天 2 次在头皮上局部使用 2% 米诺地尔。每日 1 次局部使用 5% 米诺地尔泡沫制剂也是可取的，患者更容易接受。与溶液相比，泡沫的皮肤反应较小。米诺地尔溶液中含有丙二醇，比异丙醇更具刺激性，而异丙醇在泡沫中用作防腐剂。5% 米诺地尔比 2% 米诺地尔更有优势，但副作用也更常见（图 10.7）。
- 将 1 mL 米诺地尔涂抹在整个干燥、不油腻的头皮上。溶液不要溅到脸上或身体其他部位。对于覆盖面积较大的患者，剂量可能需要增加到 2 或 3 mL。用泡沫制剂，需

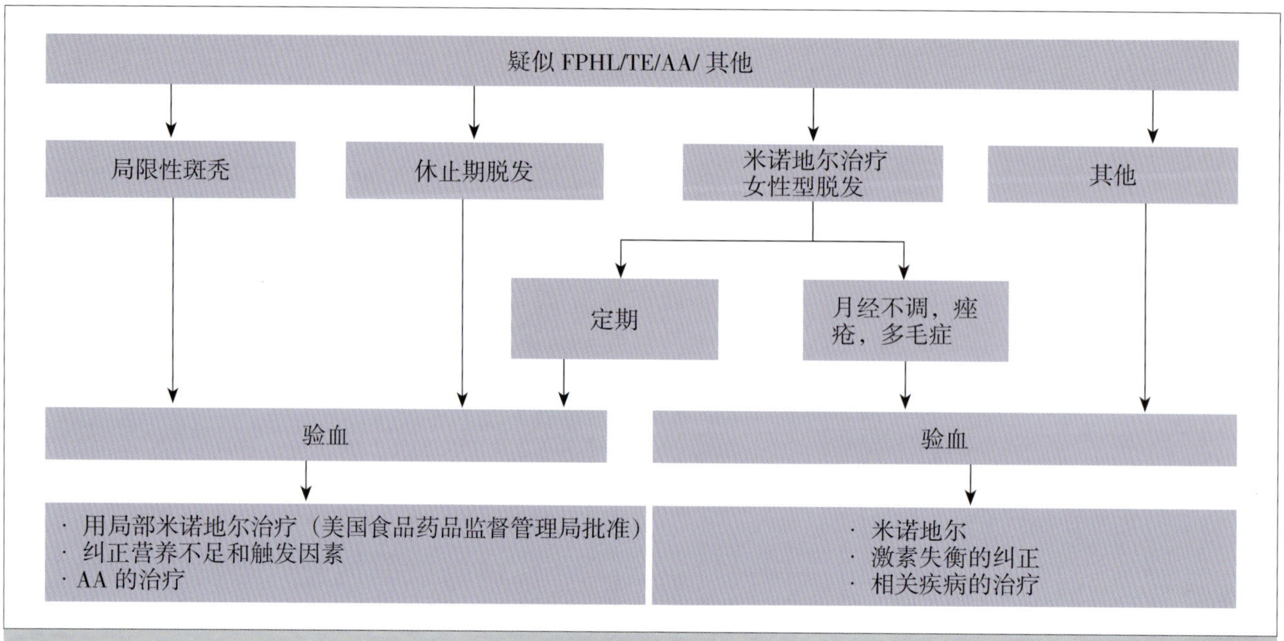

图 10.6　女性脱发的治疗方法。缩写：AA，斑秃；FPHL，女性型脱发，TE，休止期脱发

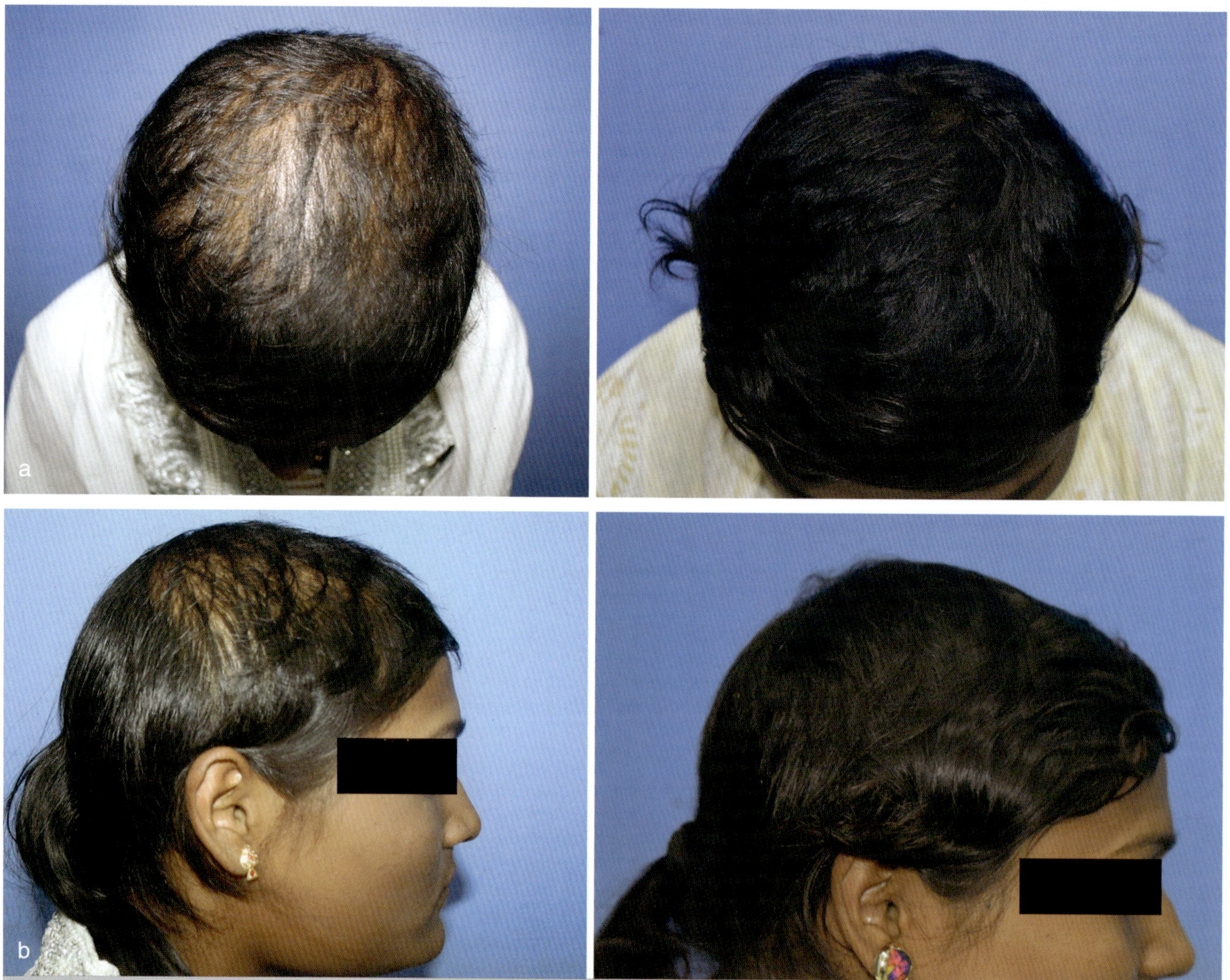

图 10.7　a、b. 使用米诺地尔和纠正营养缺乏 1 年后的效果

要覆盖很大的面积（框 10.3）。

框 10.3 成功使用米诺地尔的实用技巧

A. 让患者告诉你，他们在哪个区域使用以及如何使用米诺地尔。他们通常没有覆盖正确的区域，并且没有展开和按摩以确保与头皮接触

B. 仅用于清洁的头皮，不要用于有化妆品的头皮

C. 在使用任何头发定型剂之前让它干燥

- 米诺地尔溶液也可与维 A 酸联合使用，以增加其吸收。米诺地尔和阿美内西联合使用可逆转毛囊周围纤维化。

米诺地尔的副作用

主要副作用为接触性皮炎和非毛发化多毛症。另一种是头皮干燥和药物在头皮和毛干上的沉积。副作用发生率是 5%，而不是 2%。

警告

因其可能导致新生儿多毛症，孕妇不应使用。

如果伴有炎症或脂溢性皮炎，应使用酮康唑洗剂。

口服米诺地尔

低剂量口服米诺地尔 0.25 ~ 2.5 mg（LDOM）用于治疗 FPHL，可获得与局部使用 5% 米诺地尔相当或更好的效果，这对不能耐受外用米诺地尔副作用（接触性皮炎）的患者有益。与外用米诺地尔的患者相比，这类患者 LDOM 的长期依从性更好。

- LDOM 的常见副作用是多毛症、心率加快、下肢水肿和全身不适。螺内酯用于控制口服米诺地尔引起的液体潴留，但它可能增加直立性低血压的发生率。Sinclair 的一项研究证明联合使用 LDOM 0.25 mg 和口服螺内酯 25 mg 治疗 FPHL 安全且有效。每天 1 次口服米诺地尔也减少了 CTE 患者的脱发。
- Jimenez-Cauhe 等进行的另一项研究表明，口服 2.5 ~ 5 mg/d 的米诺地尔比 0.25 mg/d 的反应更好，且多毛症和下肢水肿的发生率几乎相同。
- 作者建议，对 FPHL 患者使用口服米诺地尔时，应在治疗期间对效果和风险进行适当的评估。

口服抗雄激素

醋酸环丙孕酮和螺内酯（AR 阻断剂）用于治疗绝经前女性的脱发。但是这些没有被美国食品药品监督管理局批准用于 FPHL 的治疗。

警告

由于有男性胎儿女性化的风险，所有服用抗雄激素的绝经前女性必须服用口服避孕药（OCP）或作用避孕装置。有几种制剂是可用的，包括抗雄激素和口服避孕药。

- 抗雄激素口服避孕药是治疗女性脱发的第一线药物，仅次于用于 PCOS。
- 醋酸环丙孕酮：剂量为每天 50 ~ 100 mg，持续 10 天，在月经周期的前半段服用口服避孕药。
- 螺内酯：它是醛固酮的拮抗剂和抗雄激素药。它能减少雄激素的产生，广泛用于治疗 FPHL，效果良好，但它并没有被标注可以用于 FPHL。它属于妊娠 C 类药物，应与 OCP 一起用于绝经前女性。开始使用前应检测血清 K^+ 水平，使用时应定期检测。剂量为每天 100 ~ 200 mg。使用 6 个月后，情况有所改善。

非那雄胺

绝经前不建议使用非那雄胺治疗 FPHL，其适应证外使用需要患者知情同意和详细说明。

以下是一些观察非那雄胺对女性影响的研究结论：

- 每天 1 mg 的较低剂量是不够的。
- 每天 2.5 ~ 5 mg 的较高剂量有助于促进毛发生长。

- 对雄激素过多的女性更有用。
- 韩国的一项研究表明，每天服用 5 mg 非那雄胺可以改善绝经前和绝经后正常雄激素分泌女性的毛发密度和厚度。
- 5α- 还原酶水平高的女性将受益于非那雄胺。

副作用

偶尔头痛，月经不调。

警告

非那雄胺有致畸作用，属于妊娠期的 X 类药物。孕妇服用它或处理压碎的药片可能会使胎儿女性化。虽然对孕期女性来说，应知情同意和强制防止使用。男伴在备孕期间也可以服用。

非那雄胺对 65 岁后的老年性脱发无效。毛发长度和毛干直径的减少不依赖于 DHT，因此它们对 5α- 还原酶抑制剂没有反应。

度他雄胺

度他雄胺是一种强效致畸剂，育龄期禁用。绝经后的适应证外使用，女性患者效果不佳。

氟他胺

氟他胺是一种有效的非类固醇抗雄激素药。由于它可使雄性的能力丧失，因此它在男性中是禁忌的，并且它也具有肝毒性。它没有获得治疗 FPHL 的许可。它对患有多囊卵巢综合征的女性有用。剂量为 62.5 mg/d，该剂量的毒性很小。

营养补充剂

在任何形式的脱发中，补充氨基酸、生物素、锌、维生素 B12、维生素 D、铁和其他微量营养素的效果是有争议的。尽管如此，研究表明血清铁蛋白、维生素 D 和其他营养物质的缺乏，与 TE 或 FPHL 发病率的增加有关。铁和维生素 D 可能通过多种机制影响毛发生长。纠正这些营养不足，联合使用米诺地尔，有助于改善女性的发质，促进毛发生长。

前列腺素类似物比马托 - 前列素

前列腺素 D2 是一种必需的第二信使，参与响应雄激素刺激的毛囊微型化。用于治疗青光眼的前列腺素类似物比马托 - 前列素可促进睫毛生长。目前正在试验用于雄激素性脱发。

低能量激光疗法（LLLT）

低能量激光疗法（现在称为“光生物调节疗法”）最近用于治疗 FAGA。美国食品药品监督管理局没有批准 LLLT 用于治疗 AGA，但它已经被证实用于人类是安全的。LLLT 的基本原理是无热（冷）细胞光生物调制。光子被细胞内的生物受体吸收，即所谓的发色团或光受体。波长范围为 500 ~ 1100 nm。研究表明，增强生物刺激效应和最大 DNA 合成的波长为 620、670、760 和 830 nm，因此在 LLLT 中使用红光或近红外光。

LLLT 对毛囊的影响

- LLLT 刺激毛发生长终期的毛发重新进入生长期，并延长生长期的持续时间。它以三磷酸腺苷（ATP）和一氧化氮的形式增加线粒体呼吸和细胞能量。LLLT 还能促进血管生成，减少细胞炎症。头发密度和直径增加，减少脱发，从而改善脱发的临床症状。
- 许多 LLLT 设备在市场上可以买到，从家用的梳子、刷子、帽子到毛发养护中心使用的头罩或头盔都可以买到。治疗频率取决于设备的规格，隔天 1 次，或每天 1 次，每次 15 ~ 25 min。在定期使用 LLLT 16 ~ 24 周后，促进毛发生长效果是显著的。LLLT 的效果还取决于头发和头皮皮肤的特性。患者的良好依从性也是一个促成因素。
- 建议将 LLLT 作为米诺地尔和非那雄胺的辅助治疗。LLLT 也用于植发手术后，在受区和供区加速伤口愈合，这也减少了疼痛、水肿，并促进头发生长。

富血小板血浆（PRP）

富血小板血浆被用于治疗 MPHL 和 FPHL，以及结合米诺地尔和其他药物治疗联合使用。

- PRP 被定义为比基线高 4～7 倍的富含血小板的自体血液的血浆部分。
- PRP 促进毛发生长的确切机制尚不清楚。相关假说认为活化血小板释放的生长因子可能通过多种分子机制刺激毛囊隆突区的干细胞生长和分化。
- 建议将 PRP 治疗作为辅助疗法用于治疗 FPHL，而不是单一疗法。这些研究表明，使用 PRP 和局部米诺地尔联合使用比单独使用 PRP 或单独使用米诺地尔更有效。
- 美国食品药品监督管理局没有批准 PRP 用于治疗雄激素性脱发。PRP 制备和注射方法的标准化可能有助于更广泛地使用 PRP 治疗模式型脱发。

外泌体［细胞外囊泡（EV）］

最近，外泌体在脱发治疗中的应用越来越多。关于它们的长期效果和作为治疗方式的适用性，需要进行更广泛的研究。

- 外泌体是纳米大小的细胞外双层磷脂囊泡，由大多数身体细胞与 RNA、mRNA、各种蛋白质、核酸、DNA 和代谢物一起释放。外泌体的生物发生涉及它们在内体中的起源，以及随后与其他细胞内小泡和细胞器的相互作用产生。尺寸大约为 100 nm。
- 它们作为各种细胞蛋白质运输的载体，并作为细胞间的信使。EV 具有母细胞的成分，从而反映母细胞的特性，使它们成为诊断和治疗工具。
- 从毛囊干细胞（来自真皮乳头和表皮干细胞）中分离的外泌体可用于毛发再生，并有助于纠正导致脱发的病理性改变。

头皮微色素沉着（文绣，SMP）

在 FPHL 患者中，供区不足时，对于头发稀疏和其他各种形式的脱发患者而言，文绣是一种非手术的选择。这是一种微染色的形式，将墨水或颜料植入头皮，装饰成细发或发根。

头发饰品和假发

严重的 FPHL、全秃和瘢痕性脱发的患者，最好使用假发片和假发。

关于 FPHL 的治疗总结，见表 10.4。

表 10.4 女性型脱发的治疗

非手术治疗	外科治疗
美国食品药品监督管理局批准： · 外用米诺地尔 其他： · 口服米诺地尔 · 口服抗雄激素药：醋酸环丙孕酮 / 螺内酯（含口服避孕药） · 非那雄胺（更年期） · 低能量激光疗法（LLLT） · 富血小板血浆（PRP） · 外泌体 · 头皮文绣 · 发片	毛发移植： · FUT · FUE · 不剃发 FUE

缩写：FUE，毛囊单位提取术；FUT，毛囊单位移植术

女性毛发移植

女性毛发移植适用于那些有良好动机，有合理且实际的期望，并准备接受药物治疗以保留现有毛发的人群，也可以用于降低发际线。

医生应在植发前对潜在脱发原因进行治疗，以下两类女性应避免植发：包括枕部在内的弥漫性头发稀疏的女性，患有体象障碍的女性。

女性的毛发移植比男性更具挑战性，应考虑以下几点：

- 仔细选择病例，进行详细的咨询。
- 对于需要大量移植物（超过 2000 个）的女性来说，FUT 是首选。
- 在移植量较小的情况下，选用 FUE。
- 不剃发的 FUE 也可以使用，但这需要经验，而且费时。
- 移植物可以用植入器或镊子移植。
- 在有原生发的区域制备种植孔时须小心。
- 医生应避免在受区注射肾上腺素，以防止休克性脱发，这在女性中更常见。
- 大多数女性需要 1200 ~ 2000 个移植物来覆盖特定的区域。很少患者需要超过 3000 个移植物，也不推荐移植这么多。
- 术后护理与男性相似，但女性毛发移植术后发生休克性脱发的概率更高，因此应及早开始应用米诺地尔和药物治疗。

个案研究

这是一例 45 岁的弥漫性脱发和前额突出的女性患者。在毛发移植前，她接受了 6 个月的药物治疗（外用 5% 米诺地尔和多种维生素）。在前额移植了 1861 个单位移植物，手术 1 年后效果良好（图 10.8）。

结论

FPHL 给患者造成了很大的心理压力。头发稀疏、露出头皮的女人往往缺乏自信和幸福感。FPHL 的主要原因是毛囊的微型化，从头皮中央开始，也可能涉及头顶，但前面的发际线被保留。局部使用米诺地尔是主要的治疗方法，同时也是治疗其他潜在病因的主要方法。在 FPHL 的晚期，手术治疗（头发移植）可能会有帮助。

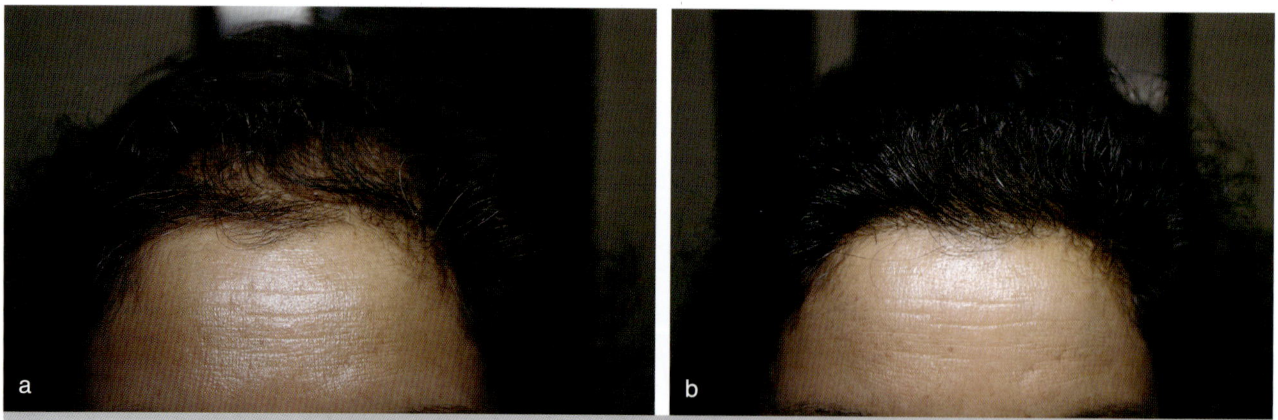

图 10.8　a、b. 使用米诺地尔和纠正营养缺乏治疗前及治疗 1 年后的效果

推荐阅读

- Olsen E. Female pattern hair loss. In: Blume-Peytavi U, Tosti A, Trüeb R, eds. Hair Growth and Disorders. Berlin, Heidelberg: Springer; 2008.
- Otberg N, Shapiro J. Male and female pattern hair loss. In: Unger WP, Shapiro R, eds. Hair Transplantation. 5th ed. New York, USA: Informa Healthcare; 2011:36 - 39.

思考问题

Q1. 以下哪个陈述是错误的?

A. 和 MPHL 一样，FPHL 的主要特征是毛囊的微型化

B. 大约 50% 的 50 岁以上女性受 FPHL 影响

C. 女性脱发的模式与男性脱发的模式相同

D. FPHL 是多基因和多因素的

Q2. 雄激素在下列哪种物质的帮助下转化为雌激素、雌二醇和雌酮?

A. 存在于毛囊真皮乳头细胞中的芳香化酶

B. I型和II型 5α- 还原酶

C. 芳香化酶抑制剂

D. 5α- 还原酶抑制剂

Q3. 女性脱发的圣诞树模式描述于（　　）

A. 路德维希分类

B. 奥尔森分类

C. 汉密尔顿分类

D. 以上都有

Q4. 所有这些都是 FPHL 的皮肤镜检查结果，除了（　　）

A. 终毛减少（毳毛增加）

B. 毛发生长初期减少（毛发生长终期增加）

C. 滤泡石柱减少

D. 皮脂腺保持完整

Q5. 关于 FPHL 的治疗，以下哪个陈述是正确的?

A. 米诺地尔是所有等级 FPHL 的主要治疗药物

B. 治疗潜在原因，如 PCOS、甲状腺疾病、缺铁

C. 口服抗雄激素

D. 以上都有

参考文献

[1] Olsen EA, Messenger AG, Shapiro J, et al. Evaluation and treatment of male and female pattern hair loss. J Am Acad Dermatol 2005; 52 (2): 301–311.

[2] Birch MP, Lashen H, Agarwal S, Messenger AG. Female pattern hair loss, sebum excretion and the end-organ response to androgens. Br J Dermatol 2006; 154 (1): 85–89.

[3] Birch MP, Lalla SC, Messenger AG. Female pattern hair loss. Clin Exp Dermatol 2002; 27 (5): 383–388.

[4] Smith MA, Wells RS. Male-type alopecia, alopecia areata, and normal hair in women. Arch Dermatol 1964; 89: 95–98.

[5] Waterworth DM, Bennett ST, Gharani N, et al. Linkage and association of insulin gene VNTR regulatory polymorphism with polycystic ovary syndrome. Lancet 1997; 349 (9057): 986–990.

[6] Magro CM, Rossi A, Poe J, Manhas-Bhutani S, Sadick N. The role of inflammation and immunity in the pathogenesis of androgenetic alopecia. J Drugs Dermatol 2011; 10 (12): 1404–1411.

[7] Schmidt JB, Lindmaier A, Trenz A, Schurz B, Spona J. Hormone studies in females with androgenic hairloss. Gynecol Obstet Invest 1991; 31 (4): 235–239.

[8] Futterweit W, Dunaif A, Yeh HC, Kingsley P. The prevalence of hyperandrogenism in 109 consecutive female patients with diffuse alopecia. J Am Acad Dermatol 1988; 19 (5 Pt 1): 831–836.

[9] Sawaya ME, Price VH.Different levels of 5alpha-reductase type I and II, aromatase, and androgen receptor in hair follicles of women and men with androgenetic alopecia. J Invest Dermatol 1997; 109 (3): 296–300.

[10] Kasick JM, Bergfeld WF, Steck WD, Gupta MK. Adrenal androgenic female-pattern alopecia: sex hormones and the balding woman. Cleve Clin Q 1983; 50 (2): 111–122.

[11] Miller JA, Darley CR, Karkavitsas K, Kirby JD, Munro DD. Low sex-hormone binding globulin levels in young women with diffuse hair loss.Br J Dermatol 1982; 106 (3): 331–336.

[12] Trüeb RM. Molecular mechanisms of androgenetic alopecia. Exp Gerontol 2002; 37 (8–9): 981–990.

[13] Ohnemus U, Uenalan M, Inzunza J, Gustafsson JA, Paus R. The hair follicle as an estrogen target and source. Endocr Rev 2006; 27 (6): 677–706.

[14] Yip L, Rufaut N, Sinclair R. Role of genetics and sex steroid hormones in male androgenetic alopecia and female pattern hair loss: an update of what we now know. Australas J Dermatol 2011; 52 (2): 81–88.

[15] Yip L, Zaloumis S, Irwin D, et al. Gene-wide association study between the aromatase gene (CYP19A1) and female pattern hair loss. Br J Dermatol 2009; 161 (2): 289–294.

[16] Venning VA, Dawber RPR. Patterned androgenic alopecia in women. J Am Acad Dermatol 1988; 18 (5 Pt 1): 1073–1077.

[17] Sinclair R, Jolley D, Mallari R, Magee J. The reliability of horizontally sectioned scalp biopsies in the diagnosis of chronic diffuse telogen hair loss in women.J Am Acad Dermatol 2004; 51 (2): 189–199.

[18] Blumeyer A, Tosti A, Messenger A, et al; European Dermatology Forum (EDF). Evidence-based (S3) guideline for the treatment of androgenetic alopecia in women and in men. J Dtsch Dermatol Ges 2011; 9 (Suppl 6): S1–S57.

[19] Blume-Peytavi U, Hillmann K, Dietz E, Canfield D, Garcia Bartels N. A randomized, single-blind trial of 5% minoxidil foam once daily versus 2% minoxidil solution twice daily in the treatment of androgenetic alopecia in women. J Am Acad Dermatol 2011; 65 (6): 1126–1134. e2.

[20] Bazzano GS, Terezakis N, Galen W. Topical tretinoin for hair growth promotion. J Am Acad Dermatol 1986; 15 (4 Pt 2): 880–883, 890–893.

[21] Yoo HG, Chang IY, Pyo HK, et al. The additive effects of minoxidil and retinol on human hair growth in vitro. Biol Pharm Bull 2007; 30 (1): 21–26.

[22] Sinclair RD, Dawber RPR. Androgenetic alopecia in men and women. Clin Dermatol 2001; 19 (2): 167–178.

[23] Olsen EA. Pattern hair loss in men and women. In: Olsen EA, ed. Hair Disorder: Diagnosis And Treatment. New York: McGraw-Hill; 2004.

[24] Sinclair RD. Female pattern hair loss: a pilot study investigating combination therapy with low-dose oral minoxidil and spironolactone. Int J Dermatol 2018; 57 (1): 104–109.

[25] Jimenez-Cauhe J, Saceda-Corralo D, Moreno-Arronec OM, Ortega-Quijano D, Fernandez-Nieto D, Vaño-Galvan S. Reply to "Very low dose oral minoxidil in male androgenetic alopecia: a study with quantitative trichoscopic documentation". J Am Acad Dermatol 2019; doi: https://doi.org/10.1016/j.jaad.2019.08.085.

[26] Georgala S, Katoulis AC, Georgala C, Moussatou V, Bozi E, Stavrianeas NG. Topical estrogen therapy for androgenetic alopecia in menopausal females. Dermatology 2004; 208 (2): 178–179.

[27] Price VH, Roberts JL, Hordinsky M, et al. Lack of efficacy of finasteride in postmenopausal women with androgenetic alopecia. J Am Acad Dermatol 2000; 43 (5 Pt 1): 768–776.

[28] Kohler C, Tschumi K, Bodmer C, Schneiter M, Birkhaeuser M.Effect of finasteride 5 mg (Proscar) on acne and alopecia in female patients with normal serum levels of free testosterone. Gynecol Endocrinol 2007; 23 (3): 142–145.

[29] Shum KW, Cullen DR, Messenger AG. Hair loss in women with hyperandrogenism: four cases responding to finasteride. J Am Acad Dermatol 2002; 47 (5): 733–739.

[30] Rogers NE, Avram MR. Medical treatments for male and female pattern hair loss. J Am Acad Dermatol 2008; 59 (4): 547–566, quiz 567–568.

[31] Yazdabadi A, Sinclair R. Treatment of female pattern hair loss with the androgen receptor antagonist flutamide.

Australas J Dermatol 2011; 52 (2): 132–134.
[32] Almohanna HM, Ahmed AA, Tsatalis JP, Tosti A. The role of vitamins and minerals in hair loss: a review. Dermatol Ther(Heidelb)2019; 9 (1): 51–70.
[33] 33. Kim TH, Kim NJ, Youn JI. Evaluation of wavelength-dependent hair growth effects on low-level laser therapy: an experimental animal study. Lasers Med Sci 2015; 30 (6): 1703–1709.
[34] 34. Kim WS, Calderhead RG. Is light-emitting diode phototherapy (LED-LLLT) really effective? Laser Ther 2011; 20 (3): 205–215.
[35] Kanti V, Messenger A, Dobos G, et al. Evidence-based (S3) guideline for the treatment of androgenetic alopecia in women and in men: short version. J Eur Acad Dermatol Venereol 2018; 32 (1): 11–22.
[36] Tsuboi R, Itami S, Inui S, et al; Guidelines Planning Committee for the Management of Androgenetic Alopecia. Guidelines for the management of androgenetic alopecia (2010). J Dermatol 2012; 39 (2): 113–120.
[37] Gao X, Xing D. Molecular mechanisms of cell proliferation induced by low power laser irradiation. J Biomed Sci 2009; 16: 4.
[38] Arora NS, Ramanayake T, Ren YF, Romanos GE. Platelet-rich plasma: a literature review. Implant Dent 2009; 18 (4): 303–310.
[39] Singh SK, Kumar V, Rai T. Comparison of efficacy of platelet-rich plasma therapy with or without topical 5% minoxidil in male-type baldness: a randomized, doubleblind placebo control trial. Indian J Dermatol Venereol Leprol 2020; 86 (2): 150–157.
[40] Li MY, Liu DW, Mao YG. Advances in the research of effects of exosomes derived from stem cells on wound repair. Zhonghua Shao Shang Za Zhi 2017; 33 (3): 180–184.

答案

Q1	C
Q2	A
Q3	B
Q4	C
Q5	D

第三章 脱发的药物治疗

第 11 节 米诺地尔

Sajin Alexander, Ashwini L. Hirevenkangoudar, Aniketh Venkataram, and Venkataram Mysore

概述

- 简介
- 历史
- 化学成分
- 作用机制
- 效果
- 适应证
- 不良反应
- 禁忌证
- 结论

关键点

- 雄激素性脱发（AGA）是男性和女性脱发的常见原因。
- 外用米诺地尔是一种安全的、通过美国 FDA 批准的治疗模式型脱发的一线药物。
- 米诺地尔需要长期使用才能有效。
- 对患者进行充分沟通是治疗成功的关键。
- 应识别出无反应者，并需要对治疗方案进行适当的修改。

简介

雄激素性脱发（AGA）不仅影响男性，也影响女性，是两性脱发最常见的原因。外用米诺地尔是美国 FDA 批准的仅有的两种治疗脱发的药物之一。它已被证明对促进男性和女性毛发的生长都有效。5% 和 2% 的米诺地尔外用是最常用的配方。

历史

外用米诺地尔是世界各地皮肤科医生推荐的一种常见治疗药物，是美国食品药品监督管理局（FDA）批准的治疗模式型脱发的药物。其是偶然被发现具有治疗脱发的效果的。Upjohn 公司（现在的辉瑞公司）在 1960 年对这种治疗男性 AGA 的药物进行了研究。该公司开始研究降低血压药。这些药剂中最有前途的是 2，4 – 嘧啶二胺，6–（1– 哌啶基）–，3– 氧化物，也称为米诺地尔。1979 年，口服米诺地尔被 FDA 批准用于治疗对标准药物无效的耐药性高血压。这种药物很快变得非常受欢迎，医生和患者都开始更长时间地使用它。在这类患者中，多毛症被认为是一种不良反应。很快，该药物进行了毛发生长的局部试验，随后在 1988 年，2% 的米诺地尔被批准用于治疗男性 AGA。1991 年批准的 5% 和 2% 的米诺地尔分别用于治疗男性和女性的 AGA。随后在 1997 年和 2006 年，5% 乳液和泡沫米诺地尔分别被批准用于男性脱发。

化学成分

米诺地尔可制备为 2% 和 5% 的外用溶液和 5% 的泡沫剂。米诺地尔的化学名称是哌啶嘧啶衍生物。化学结构为 2，4- 嘧啶二胺，6-（1- 哌啶基）-，3- 氧化物（$C_9H_{15}N_5O$）。其化学结构如图 11.1 所示。它需要水、乙醇和丙二醇等载体来提高米诺地尔的溶解度。丙二醇载体可促进米诺地尔进入毛囊。米诺地尔的吸收随丙二醇浓度的增加而增加，但它会引起局部刺激，表现为瘙痒和灼烧感，这促使了无丙烯乙二醇米诺地尔泡沫剂的开发。泡沫剂中含有鲸蜡醇、硬脂醇和丁基化羟基甲苯。与米诺地尔溶液配方相比，泡沫剂增强了米诺地尔到毛囊的输送和渗透，引起的刺激更小，干得更快。由于上述优于米诺地尔溶液的优点，5% 米诺地尔泡沫被美国食品药品监督管理局（FDA）批准用于治疗 AGA。

作用机制

米诺地尔溶液是药物前体。它在毛囊外根鞘中通过磺基转移酶转化为活性形式硫酸米诺地尔。米诺地尔磺化作用因人而异，与酶活性较低的个体相比，酶活性较高的个体有更好的效果（图 11.2）。

磺基转移酶在毛囊外根鞘中表达，评估这种酶的活性可以帮助预测患者对外用米诺地尔的反应。

人们认为，低水平的磺基转移酶（低于 $0.4OD_{405}$［光密度］）导致对米诺地尔反应降低。该试验预测对米诺地尔反应的敏感性和特异性分别为 95% 和 73%。在排除对外用米诺地尔无反应的患者后，它也被认为具有 96% 的准确性。该测试也适用于来自印度次大陆的 AGA 患者，研究者还发现在每日使用米诺地尔过程中，毛囊磺基转移酶水平保持不变，这个效应甚至延续至治疗后 8 周。这表明在治疗后，反应者的酶水平不会降低，无反应者也不会转化为反应者。

阿司匹林和水杨酸类药物可以抑制磺基转移酶的活性，而维 A 酸可以提高磺基转移酶的活性，从而协同米诺地尔的作用。

米诺地尔有以下促进头发生长的作用：

- 它可能对次优毛囊有影响，而不影响正常毛囊。
- 它改变了头皮中雄激素的代谢，使秃顶头皮的毛乳头细胞中 17- β 羟基脱氢酶的活性提高了近 40%。
- 毛乳头细胞的血管内皮生长因子 mRNA 表达增加，诱导血管生成。
- 激活细胞保护前列腺素合成酶 1，这是一种刺激头发生长的酶。

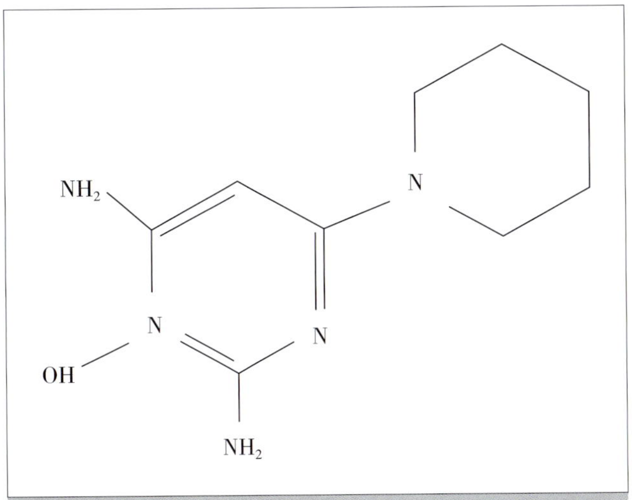

图 11.1　米诺地尔的化学结构

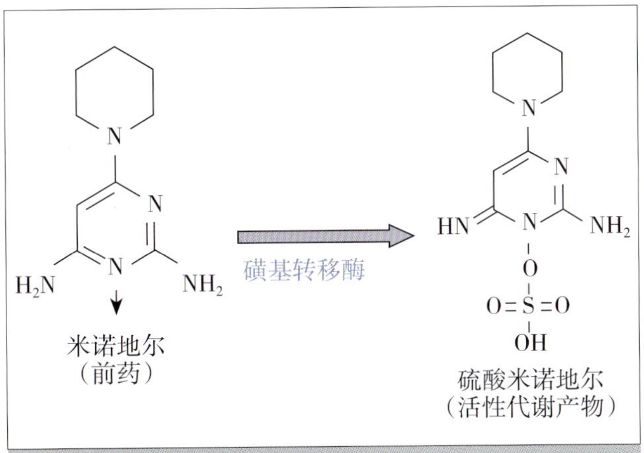

图 11.2　米诺地尔转化为其活性型

- 肝细胞生长因子 mRNA 表达增加，一种头发生长促进剂。
- 在培养中，米诺地尔增加角质形成细胞的存活，从而帮助延长头发的生长期。

在细胞和酶水平上，所涉及的作用可能如下：

- Kenagen 的延长（毛发生长周期的潜伏期——从静止期头发脱落到下一个生长期开始的时间）。有人认为米诺地尔在细胞增殖中起着关键作用，因为钾通道的活性是细胞周期从潜伏的晚期转入 G1 期所必需的。
- 作用于外周动脉的平滑肌。它打开钾离子通道，导致细胞膜的超极化。在钙的存在下，表皮生长因子抑制毛发生长。钙离子的进入会受到钾离子通道启动者的阻碍，这可能会导致毛发生长。
- 米诺地尔还通过抑制磷酸二酯酶延迟 cAMP 水解，从而产生血管舒张作用。

药代动力学

局部使用米诺地尔通过皮肤吸收很差（大约 2%）。吸收的米诺地尔在 4 天内以不变的代谢物（葡萄糖醛酸酯结合物）进入体内，在肝脏中代谢，并随尿液排出，它不会穿过血脑屏障。

效果

外用米诺地尔的浓度为 2% ~ 15%。2% 的米诺地尔与 3% 的米诺地尔治疗男性型脱发的效果相同或更有效，每天使用 2 次可以改善额颞和顶点区脱发。对于女性型脱发（FPHL），使用 2% 米诺地尔是首选（证据级别 1）。与 5% 的米诺地尔溶液相比，每日使用 2 次 2% 的米诺地尔溶液副作用更小、依从性更高。然而，5% 米诺地尔泡沫每日使用 1 次，一半的药物具有同样的效果，副作用更少，并已被美国 FDA 批准用于 FPHL（证据级别 1）。

对 AGA 治疗的系统回顾和荟萃分析显示，外用 5% 和 2% 米诺地尔对男性 AGA 均有效，外用 5% 米诺地尔的疗效优于外用 2% 米诺地尔的疗效（证据级别 2）（表 11.1）。局部使用 5% 的米诺地尔不仅可以防止脱发，还可以促进毛发再生。事实上，一项比较研究发现，5% 的米诺地尔治疗 AGA 的效果优于 10% 的米诺地尔。浓度增加，并没有额外的好处。浓度的增加也导致患者的刺激增加和依从性降低。此外，5% 的米诺地尔每日涂抹 1 次的效果与 2% 的米诺地尔每日涂抹 2 次的效果相当。

因此，常规使用高于 5% 的米诺地尔是不合理的。

适应证

FDA 批准的适应证：

- 外用米诺地尔：
  - 雄激素性脱发。
  - 女性型脱发。
- 口服米诺地尔：
  - 高血压。

外用米诺地尔的适应证：

- 斑秃：
  - 胡须增多。
  - 中央离心性瘢痕性脱发。
  - 化疗所致脱发。
  - 眉毛增多。
  - 额部纤维性脱发。
  - 念珠状发。
  - 头发松动综合征。
  - 休止期脱发。

口服米诺地尔的超适应证使用：

- 雄激素性脱发。

关于如何使用米诺地尔的患者信息见框 11.1。

局部使用米诺地尔的效果应在第 6 个月评估。

如果发现有改善，需要继续治疗，以保持疗效。

表 11.1 不同配方的米诺地尔治疗 AGA 的证据等级

米诺地尔的配方	证据等级
5% 溶液，每日 2 次（男性）	1
2% 溶液，每日 2 次（男性）	1
5% 泡沫，每天 2 次（男性）	1
2% 溶液，每日 2 次（女性）	1
5% 泡沫，每天 1 次（女性）	1
0.5% 米诺地尔溶液 +0.025% 维 A 酸溶液	2
5% 米诺地尔溶液 + 0.01% 维 A 酸溶液	2
5% 米诺地尔溶液 + 1% 吡硫锌洗发水	2
2% ~ 5% 米诺地尔溶液 + 非那雄胺 1 mg/d + 2% 酮康唑洗发水	2

米诺地尔联合制剂

对传统外用米诺地尔治疗无效的患者可采用以下治疗方法：

- 在磺基转移酶较低的患者中使用以硫酸米诺地尔为基础的制剂具有比传统的米诺地尔制剂更好的疗效。
- 使用含有维 A 酸和米诺地尔的制剂具有更好的效果，这归因于维 A 酸促进了米诺地尔经皮吸收。维 A 酸还会导致无反应者毛囊中脱氢核糖核酸转移酶的上调，从而增加其向硫酸米诺地尔的转化。业已证明，每日 1 次 5% 米诺地尔和 0.01% 维 A 酸的联合制剂与每日 2 次仅含 5% 米诺地尔的制剂同样有效。
- 联合使用米诺地尔制剂治疗 AGA 的疗效优于单独使用米诺地尔制剂治疗 AGA 的疗效（表 11.2）
- 口服米诺地尔：最近在对外用最高剂量米诺地尔无反应的患者中进行了口服低剂量米诺地尔的试验，特别是对于毛囊巯基转移酶活性低的患者。与外用米诺地尔需要毛囊磺基转移酶将其转化为活性代谢物不同，口服米诺地尔通过肝磺化利用苯酚磺基转移酶每天服用一次低剂量的米诺地尔，同时服用 25 mg 的螺内酯，可以预防副作用，对模式型脱发也有效。口服米诺地尔的研究见表 11.3。

此时必须强调的是，口服米诺地尔的证据级别很低，对全身副作用的担忧仍然存在。因此，目前这种药物不能推荐日常使用。

编者注：自本节撰写以来，近几个月来，有几篇关于口服米诺地尔的论文对 2.5 ~ 5 mg/d 剂量的有效性和安全性进行了验证。

- 外用米诺地尔联合 0.25% 非那雄胺已被证

框 11.1 关于如何使用米诺地尔的患者信息

A. 1 mL 米诺地尔溶液或半杯泡沫每天 2 次涂抹在头皮上，效果更好。
B. 注意防止“跑”到其他部位，防止多余部位多毛。
C. 将制剂均匀地涂抹在患处，效果更好，特别是使用喷雾涂抹器。
D. 第 1 个月脱发会增多，这只是暂时的。
E. 告知他 / 她，如果局部治疗停止，脱发会增加。
F. 在妊娠期和哺乳期停止使用该药物，因其安全性研究不足。

表 11.2　与米诺地尔一起使用的不同药物提高疗效的作用机制

制剂	性能	作用机制
咖啡因	作为磷酸二酯酶抑制剂	它促进： · 细胞增殖 · 毛干伸长 · 生长期持续时间 · 毛发基质角化细胞增殖 IGF-1 的表达，这是一种头发生长促进剂 它会使： · 睾丸激素诱导的 TGF-b1 表达，这是一种生长抑制剂 · 睾酮对头发生长的抑制作用
姜黄素	姜黄的活性化学物质 抗炎剂 抗菌 抗肿瘤药 抗雄激素	它下调： · 环氧合酶 · 脂氧合酶 · 诱导型一氧化氮合成酶 · 抑制核因子 -κB 信号 上述变化导致促炎降低细胞因子如 TNF-D 和 IL-1（它们参与毛囊回归）
褪黑素	抗氧化剂	刺激毛囊中的褪黑素受体，促进头发生长
壬二酸	5α- 还原酶抑制剂	5α- 还原酶抑制剂
2% 酮康唑洗发水	抗菌 抗炎特性	减少典型的 AGA 炎症，进而改善头发状况
1% 的硫化物锌	抗菌 抗炎 抗氧化剂	体外抑制 5α- 还原酶

明是有效的。

不良反应

米诺地尔通常被认为是安全的，但也可能发生如下一些不良反应（表 11.4）：

外用米诺地尔

- 异常脱发：这可能发生在治疗的开始阶段，由于休止期毛囊重新进入新生期而引起脱落。
- 刺激性接触性皮炎：这是最常见的副作用，表现为瘙痒和起垢，主要是由于米诺地尔溶液中所含的丙二醇（PG），因此有了不含 PG 的米诺地尔泡沫剂的出现。
- 过敏性接触性皮炎不常见。主要是由于载体丙二醇或米诺地尔本身的原因。对米诺地尔的过敏反应非常罕见。补丁测试可以帮助识别病原体，如果无法做到这一点，那么就选择不含 PG 的制剂，如丁二醇、甘油或聚山梨酯，或使用米诺地尔泡沫剂。如果过敏反应仍然持续，那么必须怀疑对米诺地尔药物本身过敏，须避免所有含有米诺地尔的制剂。
- 与男性相比，女性患者更容易出现面部多

表 11.3　不同剂量的用于 AGA 的口服米诺地尔

作者	口服米诺地尔剂量	疗程	n	结果	不良反应
Sinclair	0.25 OD+Tab 螺内酯 25 mg	12 个月	100	脱发严重程度评分平均比 Sinclair 基线值 2.79（范围 2～5）低 1.3 脱发评分平均比基线值 4.82（范围 1～6）低 2.6	轻度： · 荨麻疹（2%） · 低血压（2%） · 面部多毛症（4%）
Jimenez-Cauhe 等	2.5 mg 5 mg	＞6 个月	16	37.5% 显著改善 62.5% 良好改善	轻度： · 多毛症 · 足部水肿
Beach	1.25 mg	6 个月	16	脱发减少 37.5%	轻度： 多毛症（37.5%）
Panchaprateep	5 mg	24 周	30		多毛症（93%） 足部水肿（10%）

缩写：AGA，雄激素性脱发；OD，光密度

表 11.4　外用米诺地尔及其相关不良反应的研究

作者	研究	结果	不良反应
Katz 等	临床研究	功效 =2% 米诺地尔、≥ 3% 米诺地尔溶液	轻微皮肤刺激
Adil 和 Godwin	系统回顾和 Meta 分析	5% 米诺地尔比 2% 更有效；2% 米诺地尔对女性 AGA 有效	轻微
Rundegren	观察研究	5% 米诺地尔：有效 55%，非常有效 7.5%，中等有效 31.3%	轻微（1.8%）
Ghonemy 等	随机对照试验	5% 优于 10%，头发数量和厚度增加，两组的微型化减少程度相同	10% ＞ 5% 皮肤过敏 多毛症 头痛
Varothai 和 Bergfeld	系统回顾	与 5% 的米诺地尔每日 2 次的应用相比，每日 2 次应用 2% 的米诺地尔显示出更少的副作用和更高的依从性	接触性皮炎 多毛症

毛症，并且与浓度相关。外用 5% 米诺地尔的多毛症发生率最高。通常由于应用不当，可能发生在较远的地方。

- 意外口服米诺地尔溶液可能危及生命。在成人中，它可能表现为难治性休克、心动过速、体液潴留，极少数患者可表现为肺水肿和视神经盘水肿，但没有明显的颅内压升高；而在儿童中，则表现为严重的心血管影响。
- 头痛：头痛是一种常见的初始主诉。通常它会随着继续治疗而消退。它还会加重偏头痛，在某些情况下可能需要停止治疗。

罕见的不良反应

它们分别是：

- 头皮粉刺。

- 头皮有烧灼感。
- 面部毛发生长。
- 脱发增加。
- 毛周炎症。
- 红斑。
- 面部水肿。

过多药物被吸收到体内的体征和症状——罕见

- 视力模糊或其他视力变化。
- 胸痛。
- 头晕。
- 晕倒。
- 心动过速。
- 潮红。
- 手、脚或脸麻木或刺痛。
- 体重增加（快速）。
- 呼吸困难。
- 瘙痒。

心血管不良反应

- 常见（1% ~ 10%）：胸痛。
- 不常见（0.1% ~ 1%）：心悸、窦性心动过速、阵发性房颤、窦性心律失常。

口服米诺地尔

主要不良反应

- 钠和液体潴留可能导致体重增加，在更坏的情况下会导致充血性心脏衰竭。
- 心血管影响：
    - 表现为心动过速和心排血量增加的缺血性心脏病。
    - 心包积液。
    - 肺动脉高压。

轻微的副作用

- 多毛症。
- 眼睛痒。
- 头痛。
- 皮疹。
- 月经过多。

禁忌证

外用米诺地尔：

- 对药物过敏。
- 怀孕和哺乳——没有足够的研究来证明这一点。

结论

米诺地尔仍然被用作治疗模式型脱发以及各种标签外适应证的首选药物之一。米诺地尔与市场上其他用于生发的药物的单一疗法或联合疗法已被证明具有治疗效果。FDA 批准的仅有的两种治疗 AGA 的药物中，米诺地尔的相关副作用甚少，是治疗脱发的首选药，它的地位预计将在未来几十年保持不变。

推荐阅读

- Suchonwanit P，Thammarucha S，Leerunyakul K. Minoxidil and its use in hair disorders：a review. Drug Des Devel Ther 2019；13：2777-2786.
- Kanti V，Messenger A，Dobos G，et al. Evidence-based (S3) guideline for the treatment of androgenetic alopecia in women and in men – short version. J Eur Acad Dermatol Venereol 2018；32（1）：11-22.

思考问题

Q1. 米诺地尔的活性代谢物是（　　）

A. 米诺地尔转移酶

B. 硫酸米诺地尔

C. 米诺地尔二硫酸盐

D. 二氢睾酮

Q2. FDA 批准的用于女性型脱发的外用米诺地尔浓度为（　　）

A. 2%

B. 5%

C. 3%

D. A 和 B

Q3. 外用米诺地尔疗法最常见的不良反应是（　　）

A. 头痛

B. 多毛症

C. 钠和液体潴留

D. 刺激性接触性皮炎

Q4. FDA 批准的外用米诺地尔适应证是（　　）

A. AGA

B. 女性型脱发

C. 斑秃

D. A 和 B

Q5. 首次引入药物米诺地尔的适应证是（　　）

A. AGA

B. 高血压

C. 斑秃

D. A 和 B

参考文献

[1] Kanti V, Messenger A, Dobos G, et al. Evidence-based (S3) guideline for the treatment of androgenetic alopecia in women and in men: short version. J Eur Acad Dermatol Venereol 2018; 32 (1): 11–22.

[2] Adil A, Godwin M. The effectiveness of treatments for androgenetic alopecia: a systematic review and metaanalysis. J Am Acad Dermatol 2017; 77 (1): 136–141.e5.

[3] Zins GR. The history of the development of minoxidil. Clin Dermatol 1988; 6 (4): 132–147.

[4] Mysore V. Hair transplantation. 1st ed. New Delhi: Jaypee Brothers Medical Publishers (P) Ltd; 2016, Chapter 11. Minoxidil; pp. 71–73.

[5] Gottlieb TB, Katz FH, Chidsey CA III. Combined therapy with vasodilator drugs and beta-adrenergic blockade in hypertension: a comparative study of minoxidil and hydralazine. Circulation 1972; 45 (3): 571–582.

[6] Suchonwanit P, Thammarucha S, Leerunyakul K. Minoxidil and its use in hair disorders: a review. Drug Des Devel Ther 2019; 13: 2777–2786.

[7] Goren A, Naccarato T. Minoxidil in the treatment of androgenetic alopecia. Dermatol Ther (Heidelb) 2018; 31 (5):

e12686.
[8] Goren A, Castano JA, McCoy J, Bermudez F, Lotti T. Novel enzymatic assay predicts minoxidil response in the treatment of androgenetic alopecia. Dermatol Ther (Heidelb) 2014; 27 (3): 171–173.
[9] Goren A, Shapiro J, Roberts J, et al. Clinical utility and validity of minoxidil response testing in androgenetic alopecia. Dermatol Ther (Heidelb) 2015; 28 (1): 13–16.
[10] Chitalia J, Dhurat R, Goren A, et al. Characterization of follicular minoxidil sulfotransferase activity in a cohort of pattern hair loss patients from the Indian Subcontinent. Dermatol Ther (Heidelb) 2018; 31 (6): e12688.
[11] Goren A, Mccoy J, Kovacevic M, et al.The effect of topical minoxidil treatment on follicular sulfotransferase enzymatic activity. J Biol Regul Homeost Agents 2018; 32 (4): 937–940.
[12] Varothai S, Bergfeld WF. Androgenetic alopecia: an evidence–based treatment update. Am J Clin Dermatol 2014; 15 (3): 217–230.
[13] Katz HI, Hien NT, Prawer SE, Goldman SJ. Long–term efficacy of topical minoxidil in male pattern baldness.J Am Acad Dermatol 1987; 16 (3 Pt 2): 711–718.
[14] Rundegren J. A one–year observational study with minoxidil 5% solution in Germany: results of independent efficacy evaluation by physicians and patients.J Am Acad Dermatol 2004; 50 (3): 91.
[15] Rundegren J. Rapid onset of action of minoxidil 5% topical solution in a 4–month German observational study on both patients and physicians. J Am Acad Dermatol 2004; 50(3): P91.
[16] Ghonemy s, Alarawi A, Bessar H.Efficacy and safety of a new 10% topical minoxidil versus 5% topical minoxidil and placebo in the treatment of male androgenetic alopecia: a trichoscopic evaluation. J Dermatolog Treat 2019; 1–6.
[17] Shashikala TP, Singh R, Muthukrishnan J. Refractory shock following ingestion of topical minoxidil solution. Med J Armed Forces India 2016; 72 (Suppl 1): S133–S134.
[18] Claudet I, Cortey C, Honorat R, Franchitto N. Minoxidil topical solution: an unsafe product for children. Pediatr Emerg Care 2015; 31 (1): 44–46.
[19] Bazzano GS, Terezakis N, Galen W. Topical tretinoin for hair growth promotion. J Am Acad Dermatol 1986; 15 (4 Pt 2): 880–883, 890–893.
[20] Khandpur s, Suman M, Reddy BS.Comparative efficacy of various treatment regimens for androgenetic alopecia in men. J Dermatol 2002; 29 (8): 489–498.
[21] Tsuboi R, Arano O, Nishikawa T, Yamada H, Katsuoka K. Randomized clinical trial comparing 5% and 1% topical minoxidil for the treatment of androgenetic alopecia in Japanese men. J Dermatol 2009; 36 (8): 437–446.
[22] Dias PCR, Miot HA, Trüeb RM, Ramos PM. Use of minoxidil sulfate versus minoxidil base in androgenetic alopecia treatment: friend or foe? Skin Appendage Disord 2018; 4 (4): 349–350.
[23] Shin HS, Won CH, Lee SH, Kwon OS, Kim KH, Eun HC. Efficacy of 5% minoxidil versus combined 5% minoxidil and 0.01% tretinoin for male pattern hair loss: a randomized, double–blind, comparative clinical trial. Am J Clin Dermatol 2007; 8 (5): 285–290.
[24] Sharma A, Goren A, Dhurat R, et al. Tretinoin enhances minoxidil response in androgenetic alopecia patients by upregulating follicular sulfotransferase enzymes. Dermatol Ther (Heidelb) 2019; 32 (3): e12915.
[25] Hosking AM, Juhasz M, Atanaskova Mesinkovska N. Complementary and alternative treatments for alopecia: a comprehensive review. Skin Appendage Disord 2019; 5 (2): 72–89.
[26] Gugle AS, Jadhav VM, Kote RP, Deshmukh MD, Dalvi AV. Comparative study of efficacy of topical minoxidil 5% and combination of topical minoxidil 5%, topical azelaic acid 1.5% and topical tretinoin 0.01% on the basis of dermoscopic analysis in androgenetic alopecia. MVP J Med Sci 2015; 2 (2): 90–99.
[27] Piérard–Franchimont C, De Doncker P, Cauwenbergh G, Piérard GE.Ketoconazole shampoo: effect of long–term use in androgenic alopecia. Dermatology 1998; 196 (4): 474–477.
[28] Berger RS, Fu JL, Smiles KA, et al.The effects of minoxidil, 1% pyrithione zinc and a combination of both on hair density: a randomized controlled trial. Br J Dermatol 2003; 149 (2): 354–362.
[29] Falany CN, Kerl EA. Sulfation of minoxidil by human liver phenol sulfotransferase. Biochem Pharmacol 1990; 40 (5): 1027–1032.
[30] Sinclair RD. Female pattern hair loss: a pilot study investigating combination therapy with low–dose oral minoxidil and spironolactone. Int J Dermatol 2018; 57 (1): 104–109.
[31] Jimenez–Cauhe J, Saceda–Corralo D, Rodrigues–Barata R, et al. Effectiveness and safety of low–dose oral minoxidil in male androgenetic alopecia. J Am Acad Dermatol 2019; 81 (2): 648–649.
[32] Beach RA. Case series of oral minoxidil for androgenetic and traction alopecia: tolerability &the five C's of oral therapy. Dermatol Ther (Heidelb) 2018; 31 (6): e12707.
[33] Panchaprateep R, Lueangarun S. Efficacy and safety of oral minoxidil 5 mg once daily in the treatment of male patients with androgenetic alopecia: an open–label and global photographic assessment. Dermatol Ther (Heidelb). 2020; 10 (6): 1345–1357.
[34] Suchonwanit P, Srisuwanwattana P, Chalermroj N, Khunkhet S. A randomized, double–blind controlled study of the efficacy and safety of topical solution of 0.25% finasteride admixed with 3% minoxidil vs.3% minoxidil solution in the treatment of male androgenetic alopecia. J Eur Acad Dermatol Venereol 2018; 32 (12): 2257–2263.
[35] Chen L, Zhang J, Wang L, Wang H, Chen B.The efficacy and safety of finasteride combined with topical minoxidil for androgenetic alopecia: a systematic review and metaanalysis. Aesthetic Plast Surg 2020; 44 (3): 962–970.
[36] Stern RS. Topical minoxidil: a survey of use and

complications. Arch Dermatol 1987； 123（1）： 62–65.
[37] Kubba R. Topical minoxidil in androgenetic alopecia：how good is it? Indian J Dermatol Venereol Leprol 1990； 56： 187–192.
[38] Rossi A，Cantisani C，Melis L，Iorio A，Scali E，Calvieri S. Minoxidil use in dermatology，side effects and recent patents. Recent Pat Inflamm Allergy Drug Discov 2012； 6（2）： 130–136.
[39] Aktas H，Alan S，Türkoglu EB，Sevik Ö. Could topical minoxidil cause non-arteritic anterior ischemic optic neuropathy? J Clin Diagn Res 2016； 10（8）： WD01–WD02.
[40] Dubrey SW，VanGriethuysen J，Edwards CM. A hairy fall：syncope resulting from topical application of minoxidil.BMJ Case Rep. 2015； 2015： bcr2015210945. Published 2015，Sep 7.
[41] Olsen EA，DeLong ER，Weiner MS. Long-term follow-up of men with male pattern baldness treated with topical minoxidil. J Am Acad Dermatol 1987； 16（3 Pt 2）： 688–695.
[42] Karam P；The Middle-Eastern Topical Minoxidil Study Group. Topical minoxidil therapy for androgenic alopecia in the Middle East. Int J Dermatol 1993； 32（10）： 763–766.
[43] Alikhan FS，Maibach H. Topical absorption and systemic toxicity. Cutan Ocul Toxicol 2011； 30（3）： 175–186.
[44] Olsen EA，Dunlap FE，Funicella T，et al. A randomized clinical trial of 5% topical minoxidil versus 2% topical minoxidil and placebo in the treatment of androgenetic alopecia in men. J Am Acad Dermatol 2002； 47（3）： 377–385.
[45] Randolph M，Tosti A. Oral minoxidil treatment for hair loss：a review of efficacy and safety. J Am Acad Dermatol 2020； S0190-9622（20）32109-5.

答案

Q1	B
Q2	D
Q3	D
Q4	D
Q5	B

第三章 脱发的药物治疗

第 12 节 非那雄胺

Anuradha Jindal, Malcom Noronha, Aniketh Venkataram, and Venkataram Mysore

概述

- 简介
- 作用机制
- 药代动力学
- 剂量
- 非那雄胺和雄激素水平
- 副作用
- 禁忌证
- 监测
- 非那雄胺对女性的安全性和有效性
- 度他雄胺与非那雄胺的比较
- 概括
- 检查清单

关键点

- 非那雄胺是唯一被美国食品药品监督管理局批准用于男性雄激素性脱发（AGA）的口服药物。
- 非那雄胺是存在于毛囊外根鞘、附睾、输精管、精囊和前列腺中的Ⅱ型 5α- 还原酶受体的选择性抑制剂。
- 该药物已被证明以每天 1 mg 的剂量可有效（A 级证据）治疗男性 AGA。
- 该药物还会引起大脑中神经甾体的中枢调节，从而导致精神方面的副作用。
- 该药物的性副作用一直是严格审查的主题，这影响了患者的依从性。

简介

非那雄胺，一种合成的雄烷类固醇和 4- 氮杂甾体，是雄激素类固醇激素睾酮（T）和 5α- 二氢睾酮（DHT）的相似物。它是细胞内酶 3-oxo-5α- 类固醇 4- 脱氢酶的口服活性抑制剂，负责将雄激素睾酮（T）转化为 5α- 二氢睾酮（DHT）。非那雄胺是唯一被美国 FDA（食品药品监督管理局）批准用于治疗 AGA 的口服药物。

1942 年，James Hamilton 观察到被阉割的男性不会发展为 AGA，除非给予外源性睾酮。1974 年，Guerrero、Gautier 和 Peterson 发表了一篇关于加勒比儿童缺乏 5α- 还原酶（5α-R）和 DHT 的论文。当这些孩子长大了，他们没有患 AGA，而且有着更小的前列腺。这些报道确立了睾酮（雄性激素）在 AGA 中的作用。时任默克公司基础研究负责人的美国医师 P.Roy Vagelos 博士对上述观察结果很感兴趣，并开始行动，准备研发一种抑制雄激素的药物进行男性良性前列腺肥大（BPH）的治疗。1992 年，美国食品药品监督管理局批准保列治（非那雄胺，5 mg/d）用于治疗 BPH。1997 年，Propecia（保法止，1 mg）被批准用于治疗 AGA。

作用机制

5α- 还原酶在 AGA 中的作用被 Imperato McGinley 等强调，他们报道具有 2 型 5α- 还原酶基因突变的受试者的 DHT 水平降低而睾酮水平没有降低，并且这些受试者未能发展为男性型脱发（MPHL）。后来还发现，与枕部头皮相比，在患有 AGA 的男性的额叶和顶叶区表达更多的具有低含量和高亲和力的雄激素受体（AR）、这些区域是 AGA 的脱发区。AR 的功能是促进具有毛发生长和调节的诱导转录因子的表达（图 12.1）。

已识别出 3 种类型的 5α- 还原酶同工酶：

（1）Ⅰ型 5α- 还原酶异构体表达于皮脂腺、汗腺、真皮乳头、表皮和毛囊角质形成细胞。1 型 5α- 还原酶在 AGA 中的作用尚未确定，但它在面部和胸部皮脂腺中的定位表明它可能在调节皮脂分泌中发挥重要作用。

（2）Ⅱ型 5α- 还原酶表达于毛囊外根鞘、附睾、输精管、精囊和前列腺。

（3）Ⅲ型 5α- 还原酶通常存在于外周组织。

非那雄胺是Ⅱ型和Ⅲ型 5α- 还原酶同工酶的竞争性抑制剂，可抑制睾酮转化为二氢睾酮。非那雄胺对Ⅰ型 5α- 还原酶的选择性极小。在 AGA 患者中，DHT 是比循环睾酮更有效的 AR 配体，因为以下原因：

- DHT 对 AR 的亲和力几乎是睾酮的 2～10 倍。
- 从 AR 解离的速率大约为从睾酮解离的速率的 1/3。
- DHT 与 AR 的结合将 AR 转化为其 DNA 结合状态。
- DHT 上调 AR 合成并减少 AR 周转率。

总体来说，这些作用增强了 DHT 的雄激素作用并增加了其与 T 相比的效力。AR 位于胞质溶胶

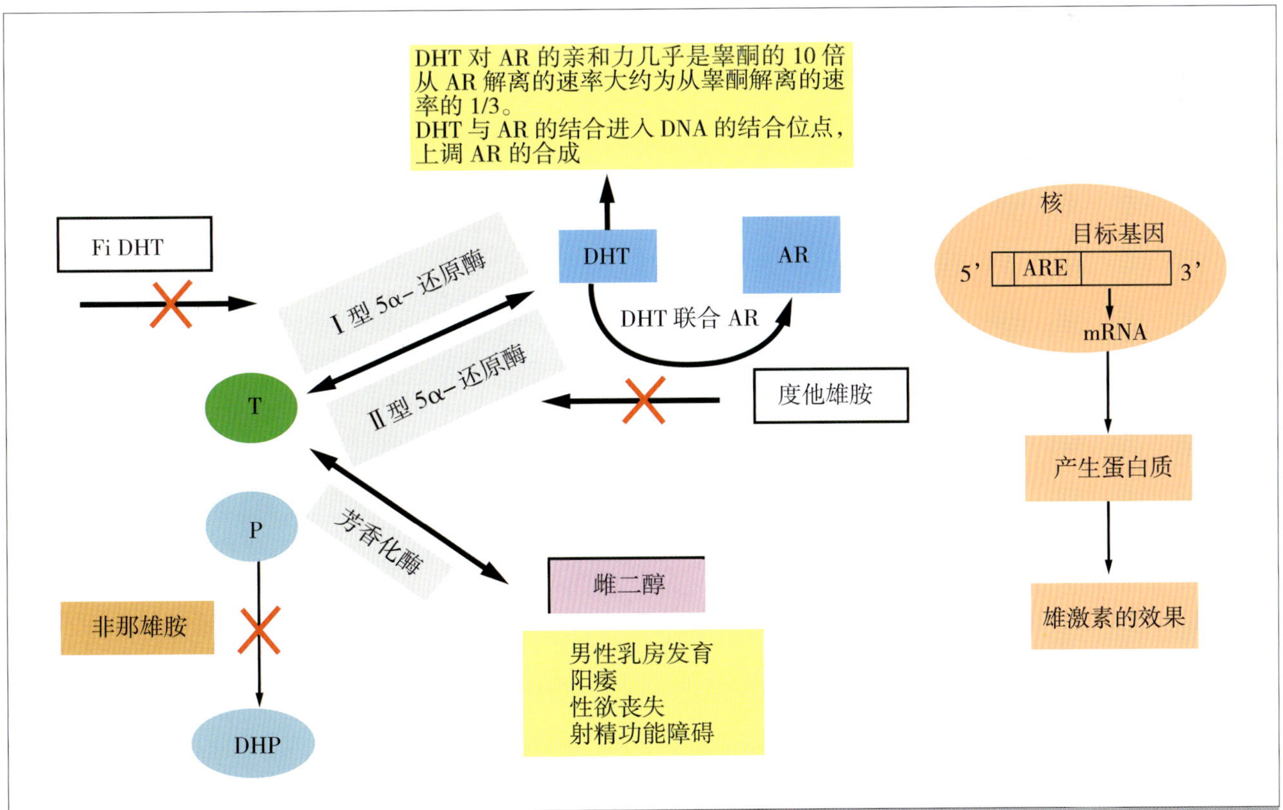

图 12.1 非那雄胺和度他雄胺对雄激素受体的作用和功能。缩写：AR，雄激素受体；DHP，二氢孕酮；DHT，二氢睾酮；P，黄体酮；T，睾酮

中，DHT 与之结合，形成一个易位至细胞核的复合物。

度他雄胺是一种合成的 4- 氮杂甾体，可作为Ⅰ型和Ⅱ型 5α- 还原酶同工酶的选择性和竞争性抑制剂。

DHT 如何导致毛囊微型化仍然是一个争论的问题。提出的机制很少，如细胞凋亡、角质形成细胞增殖减少、由于细胞黏附丧失导致的毛乳头脱落，以及毛乳头（DP）细胞迁移到真皮鞘中。DP 在毛球中起主要作用，从而最终决定毛干直径。目前的理解是 AR 改变毛乳头中影响毛发生长的自分泌和旁分泌调节因子的产生。体外培养的 DP 可刺激来自真皮乳头的转化生长因子（TGF-β）的分泌，这可能是诱导毛囊生长抑制的原因。

Chanvorachote 等进行的一项研究证明非那雄胺具有调节毛乳头细胞干细胞信号方面的潜力。在用不同浓度的非那雄胺处理毛乳头细胞后，与未处理的对照组相比，毛乳头细胞的聚集增加，有利于进一步分裂，同时 Sox-2 的表达增加。非那雄胺还通过激活蛋白激酶 B、β- 连环蛋白和整合素 -β1 上调干细胞调节蛋白。他们得出结论，非那雄胺对干细胞可能具有积极的生物学作用。

图 12.1 展示了非那雄胺和度他雄胺的作用机制。非那雄胺作用于 5α- 还原酶，可抑制睾酮转化为二氢睾酮。通常，二氢睾酮与 AR 结合，从胞质溶胶转移到细胞核，并引起 AR 基因产物的转录，从而导致毛发生长所必需的蛋白质合成，非那雄胺抑制 DHT 的作用。

通过芳香化酶，睾酮转化为雌二醇并表现出各种副作用。

非那雄胺还抑制 P 转化为 DHP。

非那雄胺的其他作用：除了催化 T 转化为 DHT 的限速步骤外，非那雄胺还有其他作用：

- 限制黄体酮和脱氧可的松分别转化为二氢孕酮和氢化可的松。
- 限制二氢孕酮和氢化可的松随后分别通过 3α- 羟基类固醇氧化还原酶（3α-HSOR）转化为四氢孕酮和异丙甘油酮。这些神经类固醇（四氢孕酮和异孕烷醇酮）增强 GABA 能传递并发挥抗惊厥、抗抑郁和抗焦虑作用。据报道，神经类固醇水平的改变是抑郁、焦虑、情绪障碍和产生自杀念头的原因（图 12.2）。

药代动力学

药物吸收、代谢和排泄

非那雄胺的口服生物利用度为 65%，不受食物影响。只有 10% 的非那雄胺处于游离和未结合的状态。在 18 ~ 60 岁的男性中非那雄胺的平均半衰期为 5 ~ 6 h，在 70 岁以上的男性中约为 8 h。5 mg 剂量在 2 ~ 6 h 内产生 35 ~ 40 ng/mL 的峰值血浆浓度。当将单次给药的药代动力学与增加剂量范围（5 ~ 100 mg）的多剂量药物进行比较时，血浆峰浓度与非那雄胺剂量之间存在线性关系，这意味着非那雄胺在组织中没有蓄积。非那雄胺在循环中的终末半衰期与剂量无关，范围为 4.7 ~ 7.1 h。

非那雄胺主要通过 CYP3A4 在肝脏中代谢。它被代谢成 2 种主要代谢物：首先通过叔丁基侧链的单羟基化，通过醛途径进一步代谢为第二种代谢物单羧酸。2 种代谢物都没有活性，实际上表现出抑制非那雄胺活性的作用。大约 57% 的代谢物在粪便中排泄，39% 在尿液中排泄。

药物相互作用

非那雄胺与红霉素、异烟肼和卡马西平有显著的相互作用。对于慢性肾病患者，无须调整剂量。然而，因为药物在肝脏中代谢，肝脏异常的患者必须减少非那雄胺的剂量。残留量较少且存在梗阻性尿路病变的患者不适合非那雄胺治疗。

停用非那雄胺后，DHT 水平会在 2 周内恢复正常，滞后 2 周可能是由于 5α- 还原酶受体恢复缓慢所致。在接受良性前列腺增生治疗的患者中，前列腺体积在 3 个月内恢复到基线水平。接受

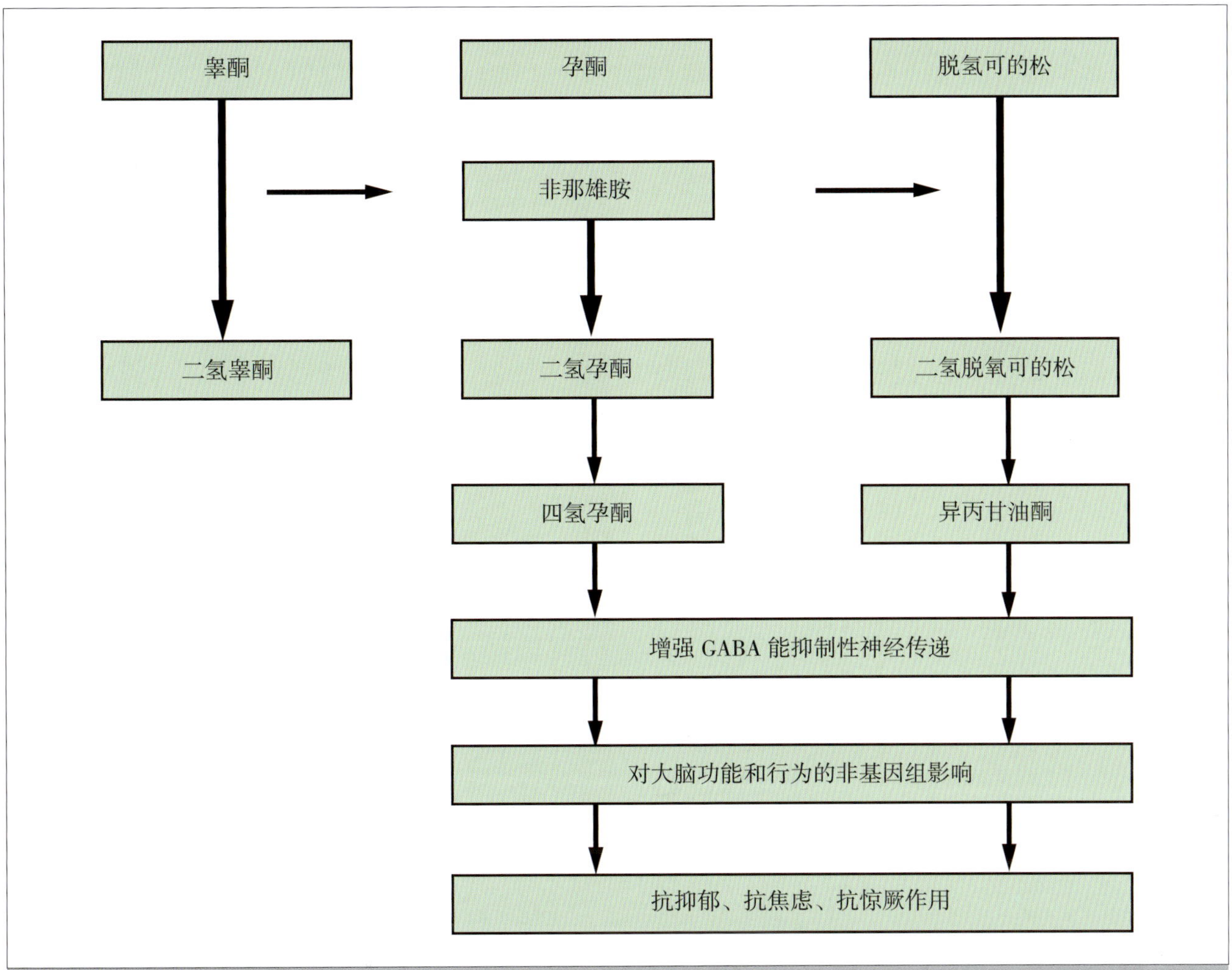

图 12.2　该图说明了非那雄胺对神经类固醇的作用，其浓度的改变可导致精神症状

AGA 治疗的患者在 12 个月内头发数量发生逆转。

剂量

非那雄胺有 1 mg 或 5 mg 口服片剂可供选择。推荐剂量：

- AGA（男性型脱发）：每天 1 次 1 mg。对于女性型脱发（FPHL），其使用剂量为 1 mg、1.25 mg、2.5 mg 或 5 mg，每天 1 次（超说明书用药）。
- 多毛症（女性、特发性、与多囊卵巢综合征相关）：每天 1 次 5 mg 或每天 1 次 2.5 mg。（超说明书用药）。
- 良性前列腺增生症：每天 1 次 5 mg（作为单一用药或与 α 受体阻滞剂联合使用）。

非那雄胺对 AGA 的疗效

非那雄胺是美国 FDA 批准用于治疗 AGA 的唯一口服药物，该药物基于对 1879 名患有轻度至中度 AGA 的男性进行的 3 项关键的双盲试验。与安慰剂组相比，头发密度显著增加，AGA 进展减缓。随后，多项研究显示了该药物对 AGA 的疗效，如表 12.1 所示。欧洲 S3 循证指南指出，“建

表 12.1　证明非那雄胺功效的研究

作者，年份	实验设计	剂量	结果	评论
Harcha 等，2014	N—917 在 7 个国家 / 地区的 39 个中心进行随机、双盲、双模拟、平行分组研究	Ds—0.02 mg—185 patients Ds—0.1 mg—188 Ds—0.5 mg—184 F—1 mg—179 Placebo—181	与非那雄胺（1 mg）相比，度他雄胺（0.5 mg）在疗效上有统计学意义，非那雄胺在 24 周时优于安慰剂（显著 *P* 值）	度他雄胺和非那雄胺具有相似的耐受性和安全性
Moreno-Arrones 等，2017	N—10（女 - 男跨性别者） 单中心、回顾性研究	F—1 mg/d，12 周	采用诺伍德汉密尔顿量表，所有患者在非那雄胺治疗平均 5.5 个月（范围 4～6 个月）后脱发级别提高了 1 个等级	头发生长在发病时延缓，但临床和治疗结果相似
Kaufman，1999	N—1553 针对安慰剂的随机双对照试验	F—1 mg/d，12 周	在 12 个月时，48% 的患者表现出改善，而安慰剂组为 7%	
Kaufman 等，1998	N—1553（第 1 年） N—1215（第 2 年）	F—1 mg/d，2 年 通过头皮毛发计数、患者和研究者评估，以及专家小组对照片的审查来评估疗效	与安慰剂相比，非那雄胺治疗在 1 年和 2 年时毛发的所有评估指标都改善了（头发数量显著增加，直径平均增加 1 in）	在超过 2 年的临床试验中，非那雄胺 1 mg/d 可减缓脱发进程并增加毛发生长
Sato 和 Takeda，2012	N—3177	F—1 mg/d， 持续时间：1～5 年	在 2561 名男性中，有 2230 人（87.1%）可见头发生长的总体效果，其中 11.1% 毛发显著增加、36.5% 中等增加、39.5% 轻微增加。 随着治疗时间延长，反应率逐渐提高	与性功能相关的不良反应最常发生在非那雄胺和安慰剂治疗的第 1 年（4.4% vs 2.2%）。相反，不良反应的发生率在第 5 年有所下降（非那雄胺组和安慰剂组分别为 0.6% 和 0%）
Shin 等，2019	N—126 使用基本和特定分类系统评估非那雄胺对韩国男性雄激素性脱发的长期疗效	F—1 mg/d，5 年	44.4% 的基础型 AGA 在治疗 5 年后出现临床改善，而 89.7% 的头顶型和 61.2% 的前额型 AGA 在治疗 5 年后有所改善	V型 10.3%，F 型 16.2%，基础型 0%，峰值改善后脱发进展

续表

作者，年份	实验设计	剂量	结果	评论
Yoshitake 等，2015	N—903 估计非那雄胺的长期疗效（5 年）	F—1 mg/d，5 年	5 年治疗后改善（MGPA 评分，≥ 5）或预防疾病进展（MGPA 评分，≥ 4）的患者比例分别为 99.4%（796/801）或 100%（801/801）	F 治疗的阳性预测因子： · AGA 次级阶段（N–H 分类） · 开始治疗的年龄较小 · 压力会降低改善的机会
Yanagisawa 等，2019	N—533	F—1 mg/d，10 年	Norwood–Hamiltom 分类，Ⅱa 和Ⅱv 合并为Ⅱ，Ⅲa 和Ⅲv 合并为Ⅲ，Ⅳa 合并为Ⅳ，Ⅴa 合并为Ⅴ。病情得到改善（评分 ≥ 5）和防止病情恶化（评分 ≥ 4）的患者比例分别为 91.5% 和 99.1	超过 10 年的不良事件总发生率为 6% 所有副作用都是轻微的、一般的和可逆的，即使在使用 10 年后，1 mg/d 的非那雄胺也未见明显的长期副作用
Van Neste 等，2000	N—212	F—1 mg/d，48 周	第 48 周时，非那雄胺治疗导致头发平均增加 7.2 根 与安慰剂组相比，在 1 cm^2 的面积内平均减少 10.1 根头发，头发总数净增加（17.3 ± 2.5）根	非那雄胺可增加雄激素性脱发男性的生长期毛发数量
Vera 等，2006	N—66 估计头发重量的变化	F—1 mg/d，4 年	在第 192 周时，与安慰剂组相比，非那雄胺治疗组的头发数量增加了 21.6%，头发重量增加了 20.3%	

议口服非那雄胺 1 mg/d，以改善或预防 18 岁以上轻度至中度 AGA 男性患者的 AGA 进展（Hamilton–Norwood Ⅱv ~ Ⅴ）”，证据等级为“1”。

外用非那雄胺

已经设计出非那雄胺的局部制剂来克服全身给药的副作用。但是，局部应用的吸收量和安全性尚未完全确定。非那雄胺由于其高渗透性和低溶解性在生物制药分类系统中被归类为Ⅱ类。Mazzarella 等于 1997 年首次对人类受试者使用外用非那雄胺进行了研究，使用 0.005% 1 mL 非那雄胺溶液，每天 2 次，持续 16 个月。与安慰剂组相比，局部应用 6 个月后毛发生长显著，超过 73% 的患者报道治疗“高效”。两组之间的睾酮和 DHT 水平没有显著变化。此后进行了多项研究（表 12.2）。

外用非那雄胺也被作为与米诺地尔（3% 和 5% 加 0.1% 非那雄胺）的联合疗法，与单独使用米诺地尔相比，效果更快更好。为了增强非那雄胺透皮给药的效率，设计了几种新技术，例如与微针、射频、点阵激光、超声透入疗法、离子电渗疗法、脂质体纳米颗粒制剂、乙醇体载体、类脂质体和囊泡纳米载体的结合。纳米转运体制剂是新一代脂质体，它是由磷脂和边缘激活剂组成的柔性和超可变形囊泡。边缘激活剂使囊泡结构的脂质双层不稳定，从而增强对皮肤层的挤压和渗透。非那雄胺的另一种新制剂是聚合物微球，它在小鼠模型中对睾酮诱导的 AGA 进行了试验。

Maurizio Caserini 等对 24 名受试者进行了一项研究，比较了为期 7 天的局部非那雄胺与口服非那雄胺的药代动力学。该研究提示与单剂量口服非那雄胺（56% ~ 64%）相比，单次外用非那雄胺不会显著抑制血浆 DHT（18% ~ 20%），但重复给药对血浆 DHT 的影响与口服非那雄胺的效果相当。这导致了有关局部用药安全性问题的讨论。

欧洲 S3 证据指南指出，根据目前的文献，由于证据不足，他们目前不能推荐或反对外用非那雄胺。

非那雄胺和雄激素水平

1999 年，Drake 等用不同剂量的非那雄胺对 249 名年轻男性患者进行了安慰剂对照研究，并在不同时间点测量了血浆和头皮中的 DHT 水平。头皮皮肤中 DHT 水平呈剂量依赖性降低，安慰剂组降低 13%，而非那雄胺 1 mg 和 5 mg 组分别降低 64.1% 和 69.4%。头皮中睾酮的中值水平也有所增加（1 mg 和 5 mg 非那雄胺的 T 水平分别增加 41.4% 和 29.7%），但没有显著的剂量相关性。血清 DHT 水平与 5α- 还原酶的作用已在许多研究中显示具有相关性，甚至有少量研究表明 DHT 的降低水平与 AGA 患者的改善直接相关。非那雄胺将前列腺 DHT 水平降低 90%，将血清 DHT 水平降低 70%。相比之下，作为“全 5α-R 抑制剂”的度他雄胺可使 DHT 水平降低高达 99%，这相当于在

表 12.2 测试外用非那雄胺有效性和安全性的研究

作者，年份	患者数	配方、用法	结果
Mazzarella 等，1997（单盲、安慰剂对照）	28 名男性 24 名女性	1 mL 0.005% 的外用非那雄胺 每天 2 次，持续 16 个月	TT、FT、DHT 血浆水平无明显变化 患者的意见——73% 的人报告疗效高，而安慰剂组中有 60% 的人报告“无效”
Hajheydari 等，2002（双盲，RCT）	45 名男性	A 组——1% 凝胶，每天 2 次与口服安慰剂相比 B 组——口服非那雄胺 1 mg/d 对比安慰剂	A 组——3 个月时毛发生长加速 B 组——1 个月时生长加速 A 组——4 个月时脱发斑块大小无显著差异 B 组——4 个月时脱发斑块面积显著减少 两组均表现出增加的头发数量和适度的治疗反应，治疗组之间没有差异
Caserini 等，2014（单中心，非盲）	24 名男性	外用 0.25% 每天 2 次 vs 口服 1 mg/d 持续 7 天	1 周内两组（口服和局部）血浆 DHT 的抑制
Caserini 等，2016（外用非那雄胺的剂量依赖效应）	32 名男性	外用 100 ~ 400 μL 0.25% 每天 1 次，持续 7 天	300 μL 和 400 μL 会增加非那雄胺的血浆浓度，并可能导致全身不良反应。100 μL 和 200 μL 是理想剂量，有趣的是，结果表明，每天局部使用 1 次 FNS 比每天 2 次更有效地降低头皮和血浆 DHT 水平，并且不劣于口服 FNS

AGA 治疗中度他雄胺的疗效高于非那雄胺。有各种研究显示了使用非那雄胺后睾丸激素水平相互矛盾的结果，如表 12.3 所示。大多数研究显示血清睾酮水平增加 15% ~20%，少数研究显示睾酮水平降低或无变化。

游离睾酮水平的增加可以很容易地解释为由于 DHT 转化为睾酮。大多数显示睾酮水平显著增加的研究是使用 5 mg 剂量的非那雄胺进行的，这很少由皮肤科医生开处方。纳入服用 1 mg 非那雄胺的受试者的研究并未记录睾酮。

在纳入少数接受 5 mg 剂量的非那雄胺（表 12.3）受试者的研究中观察到睾酮水平下降的原因是 DHT 对性激素结合球蛋白（SHBG）的亲和力高于睾酮。5α-R 治疗后，DHT 水平降低，这为 SHBG 与睾酮结合提供了空间，从而导致睾酮水平降低。

然而，如前所述，睾酮水平的改变是微不足道的（表 12.3），并且在正常个体中服用 1 mg/d 剂量的非那雄胺没有任何不良后果，因此可以安全给药。

副作用

由于外周雄激素的抑制和中枢神经源性类固醇水平的改变，与使用非那雄胺相关的最常见的不良反应通常是性或精神方面。在副作用发生率增加中发挥作用的一个有趣因素是反安慰剂效应——因为人们认为药物可能会引起副作用。给予治疗的皮肤科医生应该意识到反安慰剂效应，尤其是在咨询期间。

性副作用

非那雄胺的性副作用引起了患者和医生的关注。这也许是自然的，因为 AGA 是一种美容性疾病，患者对性副作用的担忧是可以理解的。

雄激素在泌尿生殖系统的功能维持中起主要作用。勃起是健康的血流动力学系统和内分泌系统之间的协调作用，其中一氧化氮起着重要作用。一氧化氮导致海绵体中的血管舒张和平滑肌松弛，从而实现勃起。一氧化氮的释放受 DHT 控制。因此，在非那雄胺给药后 DHT 受抑制导致一氧化氮释放减少，这可能导致勃起障碍。其他理论则认为海绵体中胶原蛋白沉积增加，导致海绵体纤维化。5α- 还原酶抑制剂可能导致海绵体细胞凋亡并促进衰老。

几项研究以相反的结果检验了这个问题。一些研究表明 DHT 受抑制明显的副作用，但其他研究则否认这种关联。表 12.4 和表 22.5 显示了此类研究的摘要。最近对 11 项使用 1 mg 非那雄胺的研究进行了 Meta 分析，显示不良性反应的风险增加 1.66 倍，勃起功能障碍的风险增加 1.99 倍，性欲减退和射精困难的发生率增加。在一项针对保法止（非那雄胺 1 mg）的双盲试验中，在包括 945 名对照者在内的 AGA 患者中临床试验证明了与安慰剂组相比的性副作用（表 12.6）。

与非那雄胺相关的性副作用与安慰剂组相当。他们还报道，在治疗 5 年后，这些不良反应的发生率＜ 0.3%。因此，根据该研究，非那雄胺引起的性副作用的发生率＜ 2%（与安慰剂组相比），这在停药后也是可逆的。

非那雄胺与生育能力

关于不育症与 1 mg/d 非那雄胺相关的数据较少，并且仅由少数小型研究报道。James W. Overstreet 和他的同事对 181 名男性受试者进行了一项研究，受试者口服非那雄胺 1 mg/d，共 48 周，然后是 60 周的停药期，并将结果与安慰剂组进行了比较。他们发现，虽然射精量有所减少，但对精子浓度、每次射精的精子总数、活力或形态没有显著影响。他们得出结论，用 1 mg/d 的非那雄胺治疗不会影响正常年轻男性的精子产生。相反，Michael S. Irwig 的另一份报道表明，在接受 1 mg/d 的非那雄胺治疗的患者中，精子数量显著减少，16% 的患者患有严重的少精症（＜ 500 万 /mL）、活力下降且形态学值低。然而，这项研究有很多局限性，例如选择偏倚、样本量小，以及在服用非那雄胺之前缺乏

表 12.3 显示非那雄胺对雄激素水平和生育能力影响的研究

作者，年份	材料与设计	剂量，疗程	结果	要点
Zhang 等，2018	N—178（患者） N—61（对照） 雄激素水平及雄激素疗效的回顾性研究	1 mg/d，持续 2 周 FSH、LH、SHBG、FT、DHT	非那雄胺给药后 DHT 水平显著下降，55 例患者 FSH、LH 水平升高（$P < 0.05$）	T/DHT 基线水平低的患者非那雄胺疗效更高
Ryu 等，2006	N—22 非那雄胺给药后不同区域头皮和血浆 T 和 DHT 水平的相关性	1 mg/d，持续 5 个月	前额和头顶——DHT/T 比率显著下降 枕区——DHT/T 比率没有变化	DHT/T 比率的降低证实了非那雄胺对 5α-还原酶受体的作用
Samplaski 等，2013	N—27 分析非那雄胺对主诉不育的 AGA 患者射精的影响	1.04 mg/d， 平均 57.4 个月	停用非那雄胺后精子数量增加 11.6 倍 患有严重少精症（< 500 万 /mL）的患者在停用非那雄胺后增加到 > 1500 万 /mL 低剂量可引起少精症 精子形态、活力无明显变化	不育男性应停用非那雄胺
Drake 等，1999	N—249 非那雄胺对雄激素性脱发男性头皮和血清雄激素水平的影响	0.01 mg、0.05 mg、0.2 mg、1 mg 或 5 mg 非那雄胺	所有治疗组（包括安慰剂组）的头皮 DHT 水平均较基线显著下降（$P < 0.05$） 中位数 安慰剂组头皮 DHT 水平较基线降低 13.0%，非那雄胺 0.01 mg、0.05 mg、0.2 mg、1 mg 和 5 mg 组分别为 14.9%、61.6%、56.5%、64.1% 和 69.4% 剂量 睾酮水平：安慰剂组头皮 T 水平较基线增加的中位数百分比为 3.1%，0.01 mg、0.05 mg、0.2 mg、1 mg 和 5 mg 非那雄胺组分别为 5.0%、27.2%、53.2%、41.4% 和 29.7%	可见明显的量效关系 安慰剂和 0.01 mg 剂量之间没有显著差异

表 12.4 发现性功能副作用不明显的研究

作者，年份	研究类型 / 患者人数	成果	推论
Carbone 和 Hodges，2003	对超过 73 项研究数据进行审查	射精障碍（2.1% ~ 7.7%）、勃起障碍（4.9% ~ 15.8%）、性欲降低（3.1 ~ 5.4%）	研究的人群不同，因此结果不能一概而论
Mondaini 等，2007	120 名患者	勃起功能障碍（9.6%）、性欲减退（7.7%）和射精功能障碍（5.7%）。	事先被告知副作用的患者性功能障碍发生率更高，且差异显著（NOCEBO 效应） 我们的数据证实，在临床实践中经常会出现知错效应
Kaufman 等，1999	1553	性欲减退、勃起功能障碍、射精功能障碍的比例＜ 2% 停药 5 年后，每种副作用的发生率降至＜ 0.3%	1 年和 5 年的副作用发生率与安慰剂组相当
Leyden 等，1999	在 45 个地点进行多中心、双盲、安慰剂对照试验，然后延长 1 年时间	前额毛发数量显著增加，在为期 2 年的研究中，疗效得以保持或提高。在 2 项研究中，治疗组性功能方面的不良反应均＜ 2%	
Moinpour 等，2007	前列腺癌预防试验，随机、双盲、安慰剂对照	非那雄胺会轻微增加性功能障碍，其影响会随着时间的推移而减弱。与安慰剂组相比，使用非那雄胺首次评估时的性活动量表得分增加了 3.21 分，评估结束后减少到 2.11 分	对大多数男性来说，非那雄胺对性功能的影响微乎其微，因此不应影响开具或服用非那雄胺的决定
Haber 等，2019	N—762（663 人使用非那雄胺，99 人对照组） 基于 ASEX 问卷的研究	在使用 ASEX 报告性功能障碍方面，非那雄胺使用者和非使用者对照组之间没有明显差异	使用非那雄胺不会导致 AGA 男性患者出现性功能障碍，这些数据与其他大型对照研究一致

精子基线分析。Collodel 等的另一项研究表明，使用非那雄胺的患者精子形态发生了改变，与透射电子显微镜（TEM）观察到的坏死相一致。荧光原位杂交（FISH）数据显示二倍体和性染色体二倍体的频率升高。停用非那雄胺治疗 1 年后，精子发生过程恢复，活力和形态得到改善，而减数分裂模式似乎没有改变。该研究建议在给年轻夫妇开非那雄胺处方时要谨慎。

证明非那雄胺对怀孕影响的研究很少。Ahn 等报道了一个病例系列，包括 19 名女性，其伴侣在妊娠期间或妊娠前接触了非那雄胺，其中 13 名女性正常足月分娩，而 6 名患者流产，但由于各种其他混杂因素，流产与药物之间的关联尚未得到证实。Wong 等进行的另一项有趣的研究观察了 5 名服用

表 12.5　显示非那雄胺有明显性副作用的研究

作者，年份	患者人数和设计	成果	推论
Irwig，2020	N—71	94% 出现性欲减退，92% 出现勃起功能障碍 92% 出现性欲减退，69% 出现性高潮障碍	新出现的持续性功能障碍意义重大，主治医师应与患者讨论以下潜在风险 持续的性功能副作用
Mella 等，2010	12 项研究	勃起功能障碍的风险增加（RR，2.22（95% CI=1.03～4.78）；I2=1%；伤害所需人数，82.1（95% CI=56～231）），任何性功能障碍的风险可能增加（RR，1.39（95% CI=0.99～1.95）；I2=0%）风险 因性不良反应而中断治疗的比例与安慰剂组相似［RR，0.88（95% CI=0.51～1.49）；I2=5%］（中度平等证据）	口服非那雄胺会增加毛发数量，增加性功能障碍的风险
Collodel 等，2007	3 个病例的报道	TEM 分析显示精子形态发生了改变，与坏死一致，FISH 数据显示二倍体和性染色体断裂频率升高。在这些男性停止使用非那雄胺 1 年后，再次进行这项检查，在此期间他们没有接受其他治疗。精子发生过程得以恢复，精子活力和形态得到改善，但减数分裂模式没有发生变化，二倍体和性染色体分离频率增加	
Traish 等，2011	评论	一部分男性报道了对性功能的长期不良影响，如勃起功能障碍和性欲减退，增加了因果关系的可能性	在治疗前与患者讨论 5α-RI 潜在的性功能副作用是理想的
Gur 等，2013	评论	新发勃起功能障碍的发病率为 5%～9%	研究建议，应向接受 5α-RI 治疗的患者提供咨询，让他们了解潜在的性、生殖健康问题和心理不良影响

表 12.6　与使用保法止（1 mg 非那雄胺）和安慰剂有关的药物不良反应

不良影响	保法止（945 人）	安慰剂（934 人）
性欲减退	1.8	1.3
勃起功能障碍	1.3	0.7
射精障碍（射精量减少）	1.2	0.7
因性功能不良反应而停药	1.2	0.9

5 mg/d 非那雄胺的女性的排卵变化，得出的结论是卵泡发育和排卵没有改变。

证据似乎表明非那雄胺的性副作用和对产生精子能力的影响可能与剂量相关。患有少精症的不育男性应停用非那雄胺，并谨慎用于希望生育的男性。没有证据建议在开始治疗前需要进行强制性精液分析。

精神副作用

最突出的精神症状是抑郁、焦虑、惊恐发作、失眠和疲劳。2006 年，来自伊朗的研究人员首次报道了 126 名接受非那雄胺 1 mg/d 治疗 2 个月的男性的两项抑郁评价系统的评分增加。2011 年，默克公司要求美国 FDA 将抑郁症列为药物保法止标签上的警告之一。非那雄胺的精神副作用机制是降低神经甾体的水平，这也可能是引起性副作用的原因之一。如前所述，非那雄胺抑制 5α- 还原酶，后者作为神经类固醇合成的限速步骤。神经类固醇在神经发生、突触可塑性和髓鞘形成中起重要作用。Melcangi 及其同事的研究发现，患有抑郁症的男性脑脊液中黄体酮、孕烯醇酮、二氢睾酮、二氢孕酮、四氢孕酮的浓度较低，这些神经类固醇调节焦虑、压力和抑郁。结果表示，神经类固醇水平降低会降低多巴胺水平，这在理论上会导致抑郁的想法和感受。

在一项对 93 197 名超过 60 岁接受非那雄胺 5 mg/d 治疗的使用者的研究中，作者得出结论，尽管总的来说他们发现自残和抑郁的风险显著增加，但自杀风险并未增加。另一项有趣的研究是由 Ganzer 和 Jacobs 在非那雄胺使用者中进行的，旨在探索已有的个人和（或）家族精神病诊断史，以及某些性格特征如何影响非那雄胺使用者的焦虑和抑郁。该研究的一个重要发现是，近 57% 的男性（n=97）曾报道过精神病诊断，28%（n=27）的一级亲属有精神健康问题。神经质是指具有焦虑、抑郁和自我怀疑倾向的人格特征之一。他们在服用非那雄胺的患者中建立了神经质和心理健康之间的联系。重度神经质的人更有可能患上焦虑症和抑郁症，因为他们对压力性生活事件的反应不太好。还需要注意的是，脱发会影响身体形象，因此本身可能会导致抑郁。上述研究也在接受 5 mg 而不是 1 mg 的患者中进行，后者是为 AGA 给予的。因此，在开始使用非那雄胺之前，需要筛查患者是否有精神病史、家族史或神经质。

后非那雄胺综合征

后非那雄胺综合征（PFS）是一种定义不明确、可疑且有争议的综合征，与一系列性、心理和身体症状相关，这些症状在非那雄胺暴露期间或之后出现，并声称在停药后仍持续存在。PFS 源自上市后报道、病例系列和宣传网站招募的目标患者的非对照调查。PFS 存在的证据不足且质量低。

有人提出，由于潜在的睾酮基线水平，性功能障碍在脱发和 BPH 男性中更为常见。PFS 发生率突然升高的另一个原因可能是对非那雄胺不良反应的认识或宣传。有证据表明，在 2012 年美国产品标签发生变化后，非那雄胺报道的不良事件数量在 2011 年至 2014 年间几乎增加了 2 倍。PFS 也被标记为患者的妄想症，因为没有生物学证据支持，持续的症状和咨询频率随着非那雄胺不良反应宣传的增加而增加。在开始使用非那雄胺之前，确定患者先前存在的精神健康问题（如抑郁症或表演型人格障碍）是合适的，因为这些患者发生与 5α-R 抑制剂相关的躯体化情绪障碍的风险增加。

尽管缺乏数据，该综合征已在互联网上得到宣传，并导致针对制造商的集体诉讼。FDA 最近同意检查是否存在这种综合征并建议更改标签。

新的标签更改为：

- 对保法止标签的修订包括在停药后继续存在的性欲障碍、射精障碍和性高潮障碍。
- 对保列治标签的修订包括停药后持续的性欲下降。
- 对保法止和保列治标签的修订包括对男性不育和（或）精液质量差的报道的描述，这些报道在停药后恢复正常或改善。

男性乳房发育症

雄激素（血清 DHT）水平的降低与男性乳房发育症的发展相关。1 mg/d 剂量的非那雄胺引起男性乳房发育症的报道很少见。Ferrando 等报道了 4 例男性乳房发育症，每次剂量为 1 mg，所有患者均出现单侧男性乳房发育症，并在停止治疗后消退。同样，Mansouri 等也报道了 2 例患者在接受 1 mg/d 非那雄胺治疗后出现单侧疼痛性乳房增大，在停药 4 个月后消退。Fang 等对 14 项研究进行了荟萃分析，这些研究比较了非那雄胺或度他雄胺用于治疗 BPH 的受试者的乳腺疾病发病率。他们报道，乳房胀痛和男性乳房发育症的风险显著增加，但可能不会发展为乳腺癌。

男性乳腺癌和非那雄胺

2009 年，医药保健监管机构总结了 50 例 5 mg 非那雄胺男性乳腺癌患者和 1 例 1 mg 非那雄胺患者。唯一报道乳腺癌发病率增加的研究是一项北欧横断面研究，该研究显示发病率增加了 1.44%，但作者同意未测量的混杂 / 监测偏差。Kjærulff 及其同事发表的一项研究包括 1005 名男性乳腺癌患者和 43 058 名对照者。得出的结论是，在调整所有混杂因素后，男性乳腺癌与使用非那雄胺之间没有统计学关联。

前列腺癌

前列腺组织的生长和分化依赖于雄激素并通过 AR 调节，因此 5α- 还原酶起着至关重要的作用。FDA 开展了一项名为前列腺癌预防试验（PCPT）的大型随机安慰剂对照癌症预防试验，以研究非那雄胺在预防前列腺癌中的作用。该研究进行了 7 年，得出的结论是：尽管检测到高级别癌症的发生率可能增加，但前列腺癌风险降低了 25%。

基于这些发现，FDA 建议将患高级别前列腺癌的风险作为非那雄胺的不良反应。FDA 对试验数据进行了重新评估，得出的结论是：总体而言，使用非那雄胺可使高级别前列腺癌发病率的绝对风险增加 0.7%。但随后的 PCPT 分析为高级别癌症的增加提供了多种解释，包括研究设计的缺陷、PSA 检测的敏感性增加，以及前列腺体积的减小。

Unger 及其同事和 Wallerstedt 及其同事进行了一项试验，以了解服用非那雄胺是否能在患者已停药的前提下，在降低前列腺癌风险方面提供实质性益处。他们得出结论，非那雄胺对于预防前列腺癌可能具有实际的长期益处，风险的降低与非那雄胺给药的总持续时间呈正比。来自 PCPT 试验的长期数据以及更新的独立研究表明，非那雄胺不太可能增加前列腺癌的发病率。

基于这些数据，试验者建议删除非那雄胺的说明书中关于增加前列腺癌风险作为副作用的声明，因为它限制了该药物的潜在公共健康益处。

前列腺特异性抗原（PSA）和非那雄胺

PSA 是由前列腺上皮细胞分泌的一种糖蛋白，它充当丝氨酸蛋白酶并负责精液的液化。PSA 的产生和分泌受雄激素控制。PSA 水平用于筛查 / 监测前列腺癌。多项研究表明，在非那雄胺治疗的第 1 年，PSA 水平显著下降。5α- 还原酶抑制剂的急性作用是在开始使用非那雄胺后 PSA 水平大约降低 50%。长期接触非那雄胺后，PSA 水平稳定或逐渐下降。这一点的临床意义是当患者服用非那雄胺时，临床医生在解释 PSA 水平时应该谨慎，建议乘以 2 以获得一般人群中常见的值（非那雄胺）。当患者服用非那雄胺时，PSA 水平的升高（即使在正常范围内）应引起重视。总而言之，非那雄胺对正常男性的 PSA 有持续影响，但在癌症发展后 PSA 值膨胀类似于非那雄胺非使用者。

框 12.1 中总结了与非那雄胺相关的副作用。

框 12.1 与非那雄胺相关的副作用

A. 性副作用——性欲减退（1.2% ~ 1.9%），勃起功能障碍，射精障碍
B. 心理上的副作用——抑郁、脑雾、焦虑、自残、自杀意念在不同研究中占 39% ~ 75%，虽然没有对照数据
C. 前列腺癌——0.9% 风险，与非那雄胺相关现存争议
D. 男性乳房发育——2% ~ 3.3% 的风险
E. 其他—疲乏

禁忌证

以下情况禁用非那雄胺：

- 对配方的任何成分过敏。
- 儿科用途——非那雄胺未获准用于儿童。
- 妊娠 X 类，因为非那雄胺是一种 DHT 抑制剂，会干扰男性胎儿的发育。在动物研究中，孕早期服用非那雄胺导致分娩女婴无指骨。建议育龄女性最好避免使用。
- 目前正在服用非那雄胺以及最后一次服用非那雄胺后 6 个月内的患者禁忌献血。

监测

不需要特定的血液检查。然而，应在基线时对计划使用 5 mg/d 剂量的患者检测前列腺特异性抗原（PSA），因为预计在治疗开始后血清 PSA 水平会降低。

非那雄胺对女性的安全性和有效性

不同剂量的非那雄胺［较低剂量（1 mg/d）、低剂量（1.25 mg/d）、中剂量（2.5 mg/d）、高剂量（5 mg/d）］已用于治疗多毛症（48%）、FPHL（34.7%）、痤疮和其他原因导致的脱发。非那雄胺作为存在于子宫、子宫内膜、输卵管、毛囊鞘和肝脏中的同工酶Ⅱ型的竞争性抑制剂。由于非那雄胺导致 DHT 转化为睾酮，因此摄入非那雄胺会导致循环中睾酮水平升高，从而与血液中的雌激素产生负面竞争。总体来说，睾酮水平估计增加了 15%，这仍在正常生理范围内。尽管它具有致畸作用，但它仍然作为口服避孕药的超适应证用于多毛症、FPHL 和痤疮的治疗。

FPHL——如上所述，已经使用高剂量和低剂量进行了研究。

- 高剂量（5 mg/d）——4 项随机对照试验显示，绝经后女性在接受 6 ~ 12 个月的治疗后有良好的改善。有一项研究，没有显示绝经前和绝经后女性在改善方面有差异。
- 中剂量（2.5 mg/d）——62% 的患者表现出绝经前女性患者的改善以及头发数量和密度的显著增加。
- 低剂量（1.25 mg/d）——经证明对绝经前和绝经后女性均有效，经过 3 年的治疗，头发直径增加了 81.7%，头发密度增加了 68.9%。
- 较低剂量（1 mg/d）——两项随机对照试验显示头发数量 / 直径没有显著差异。

较低剂量（1 mg/d）至高剂量（5 mg/d）非那雄胺治疗 FPHL 已被给予“2A”级推荐和“B”级证据。尽管缺乏针对绝经前和绝经后女性不同剂量非那雄胺的高质量随机对照试验，但目前的文献表明低剂量（1.25 mg/d）和高剂量（5 mg/d）对绝经前和绝经后女性均具有良好的疗效。

多毛症——口服非那雄胺治疗特发性多毛症或继发于 PCOD 的多毛症 6 ~ 12 个月后，Ferriman-Gallwey 评分（FG 评分）显著下降（证据水平 1 和 A 级推荐）。外用非那雄胺凝胶（0.25% ~ 0.5%）单独使用时没有任何改善，但事实证明，当与二极管激光联合使用时，它是有效的。

度他雄胺与非那雄胺的比较

度他雄胺是一种双重 5α- 还原酶抑制剂，可同时抑制同工酶Ⅰ和Ⅱ，并经美国 FDA 批准用于 BPH（尚未用于 AGA）。非那雄胺导致头皮 DHT 水平降低 60% ~ 80%，而前列腺 DHT 降低多达 90%，这是由于非那雄胺对Ⅰ型 5α- 还原酶的选择性作用，而度他雄胺可抑制 95% 的血清 DHT 和 97% ~ 99% 的前列腺 DHT，因为它同时抑制Ⅰ型和Ⅱ型 5α- 还原酶。据估计，度他雄胺在抑制Ⅰ型 5α- 还原酶方面的效力是非那雄胺的 3 倍，在抑制Ⅱ型 5α- 还原酶方面的效力是非那雄胺的 100 倍。非那雄胺的半衰期较短，为 4 ~ 7 h，而度他雄胺的半衰期为 5 周；经检测，度他雄胺在体内残留长达 6 个月。与剂量 5 mg/d 的非那雄胺相比，剂量为 5 mg/d 的度他雄胺可将血清 DHT 水平降低 90% 以上，后者可将血清 DHT 水平降低 70%。已经有多项研究比较了度他雄胺（0.5 mg/d）和不同剂量的非那雄胺（1 ~ 5 mg/d）。在治疗 24 周后，与非那雄胺或安慰剂相比，度他雄胺组在头发数量、厚度和微型化逆转方面均有统计学方面的显著改善。这两种药物的副作用（主要是性副作用）的发生率和严重程度相似，并且是中度和可逆的。因此，有一些证据表明度他雄胺可能更有效。然而，安全问题仍然存在，因此在对非那雄胺无效的患者中，在对患者进行全面教育后，谨慎地将其用作二线药物。

概括

非那雄胺是治疗 MPHL 的一种非常有效和重要的药物。但是，需要在适当的咨询后使用。介绍该药物的使用和副作用的书越来越多，因此，治疗医师需要充分了解这些问题。

检查清单

在开始使用非那雄胺之前，医生应该评估患者的心理和性健康。在患者开始服用非那雄胺之前，应询问以下问题作为筛查：

- 您有任何性功能障碍或勃起功能障碍的症状吗？
- 您是否每周经历 3 次或更多次夜间勃起？
- 您性生活的频率是多少？
- 您在使用任何抗抑郁药吗？
- 您患有高血压吗？
- 您患有糖尿病吗？
- 您有抑郁症病史吗？

思考问题

Q1. 以下哪一项是不正确的？

A. 非那雄胺作用于Ⅱ型和Ⅲ型 5α- 还原酶

B. 非那雄胺通过雄激素受体起作用，导致转录基因和蛋白质上调，促进毛发生长

C. 非那雄胺比度他雄胺强 5 倍

D. 非那雄胺用于治疗良性前列腺肥大

Q2. 非那雄胺由于以下哪种原因导致精神障碍？

A. 游离睾酮水平的改变，DHT 导致多巴胺释放过多

B. 神经甾体水平的改变引起 GABA 能通路的上调

C. 抑制Ⅰ型 5α- 还原酶

D. 雌二醇水平下降

Q3. 关于反安慰剂效应，以下哪项是不正确的？

A. 由于对副作用的认识和焦虑增加而出现

B. 可以通过咨询患者、打破信念来预防

C. 与药物的实际不良反应相比，可能导致不良反应发生率显著上升

D. 环的化学结构导致反安慰剂效应

Q4. 非那雄胺结构中存在的环类型是（　　）

A. 喹啉

B. 恶唑膦

C. 无环

D. 环己烷环

Q5. 一名 42 岁的男性患者来到您的诊所，有 1 年的 5 mg/d 非那雄胺治疗史，基线 PSA 值正常。1 年后 PSA 值显示高于普通范围的 10 倍。你的下一步计划是什么？

A. PSA 水平因非那雄胺而升高，需要注意

B. 排除潜在的前列腺癌

C. 观察并在 1 年后重查

D. 改用度他雄胺以获得更好的改善

Q6. 以下哪项关于非那雄胺的陈述是正确的？

A. 孕妇慎用非那雄胺，建议持续监测胎儿

B. 非那雄胺在孕妇身上进行了大量人体研究，属于妊娠 B 类

C. 非那雄胺属于妊娠 X 类，孕妇不应服用

D. 非那雄胺属于妊娠 A 类

推荐阅读

- Zito PM, Syed K. Finasteride. [Updated 2020 Feb 16]. In: StatPearls [Internet]. Treasure Island (FL): StatPearls Publishing; 2020.https://www.ncbi.nlm.nih.gov/books/NBK513329/.
- Mysore V. Finasteride and sexual side effects. Indian Dermatol Online J 2012; 3 (1): 62–65.

参考文献

[1] Hamilton JB. Male hormone stimulation is prerequisite and an incitement in common baldness. Am J Anat 1942; 71: 451.

[2] Imperato-McGinley J, Guerrero L, Gautier T, Peterson RE. Steroid 5alpha-reductase deficiency in man: an inherited

form of male pseudohermaphroditism. Science 1974; 186 (4170): 1213–1215.

[3] Thiboutot D, Harris G, Iles V, Cimis G, Gilliland K, Hagari S. Activity of the type 1 5 alpha–reductase exhibits regional differences in isolated sebaceous glands and whole skin. J Invest Dermatol 1995; 105 (2): 209–214.

[4] Azzouni F, Godoy A, Li Y, Mohler J. The 5 alpha–reductase isozyme family: a review of basic biology and their role in human diseases. Adv Urol 2012; 2012: 530121.

[5] Swerdloff RS, Dudley RE, Page ST, Wang C, Salameh WA. Dihydrotestosterone: biochemistry, physiology, and clinical implications of elevated blood levels. Endocr Rev 2017; 38 (3): 220–254.

[6] Rattanachitthawat N, Pinkhien T, Opanasopit P, Ngawhirunpat T, Chanvorachote P. Finasteride enhances stem cell signals of human dermal papilla cells. In Vivo 2019; 33 (4): 1209–1220.

[7] Finn DA, Beadles–Bohling AS, Beckley EH, et al. A new look at the 5alpha–reductase inhibitor finasteride.CNS Drug Rev 2006; 12 (1): 53–76.

[8] Zito PM, Syed K. Finasteride. [Updated 2020 Feb 16]. In: StatPearls [Internet]. Treasure Island (FL): StatPearls Publishing; 2020. Available from: https: //www.ncbi.nlm.nih.gov/books/NBK513329/.

[9] Mysore V. Finasteride and sexual side effects. Indian Dermatol Online J 2012; 3 (1): 62–65.

[10] Harcha WG, Barboza Martínez J, Tsai TF, et al. A random– ized, active– and placebo–controlled study of the efficacy and safety of different doses of dutasteride versus placebo and finasteride in the treatment of male subjects with androgenetic alopecia. J Am Acad Dermatol 2014; 70 (3): 489–498.e3.

[11] Moreno–Arrones OM, Becerra A, Vano–Galvan S. Therapeutic experience with oral finasteride for androgenetic alopecia in female–to–male transgender patients. Clin Exp Dermatol 2017; 42 (7): 743–748.

[12] Kaufman KD. Finasteride, 1 mg (Propecia), is the optimal dose for the treatment of men with male pattern hair loss. Arch Dermatol 1999; 135 (8): 989–990.

[13] Kaufman KD, Olsen EA, Whiting D, et al; Finasteride Male Pattern Hair Loss Study Group. Finasteride in the treatment of men with androgenetic alopecia. J Am Acad Dermatol 1998; 39 (4 Pt 1): 578–589.

[14] Sato A, Takeda A. Evaluation of efficacy and safety of finasteride 1 mg in 3177 Japanese men with androgenetic alopecia. J Dermatol 2012; 39 (1): 27–32.

[15] Shin JW, Chung EH, Kim MB, Kim TO, Kim WI, Huh CH. Evaluation of long–term efficacy of finasteride in Korean men with androgenetic alopecia using the basic and speci– fic classification system.J Dermatol 2019; 46 (2): 139–143.

[16] Yoshitake T, Takeda A, Ohki K, et al. Five–year efficacy of finasteride in 801 Japanese men with androgenetic alopecia. J Dermatol 2015; 42 (7): 735–738.

[17] Yanagisawa M, Fujimaki H, Takeda A, et al. Long–term (10–year) efficacy of finasteride in 523 Japanese men with androgenetic alopecia. Clin Res Trials 2019; 5: 10.15761/CRT.1000273.

[18] Van Neste D, Fuh V, Sanchez–Pedreno P, et al. Finasteride increases anagen hair in men with androgenetic alopecia. Br J Dermatol 2000; 143 (4): 804–810.

[19] Price VH, Menefee E, Sanchez M, Kaufman KD. Changes in hair weight in men with androgenetic alopecia after treatment with finasteride (1 mg daily): three– and 4–year results. J Am Acad Dermatol 2006; 55 (1): 71–74.

[20] Mazzarella GF, Loconsole GF, Cammisa GA, Mastrolonardo GM, Vena G.Topical finasteride in the treatment of andro– genic alopecia. Preliminary evaluations after a 16–month therapy course. J Derm Tr 1997; 8 (3): 189–192.

[21] Hajheydari Z, Akbari J, Saeedi M, Shokoohi L. Comparing the therapeutic effects of finasteride gel and tablet in treatment of the androgenetic alopecia. Exp Gerontol 2002; 37 (9–0): 981–990.

[22] Caserini M, Radicioni M, Leuratti C, Annoni O, Palmieri R.A novel finasteride 0.25% topical solution for andro–genetic alopecia: pharmacokinetics and effects on plasma androgen levels in healthy male volunteers. Int J Clin Pharmacol Ther 2014; 52 (10): 842–849.

[23] Caserini M, Radicioni M, Leuratti C, Terragni E, Iorizzo M, Palmieri R. Effects of a novel finasteride 0.25% topical solution on scalp and serum dihydrotestosterone in healthy men with androgenetic alopecia. Int J Clin Pharmacol Ther 2016; 54 (1): 19–27.

[24] Alsalhi W, Alalola A, Randolph M, Gwillim E, Tosti A. Novel drug delivery approaches for the management of hair loss. Expert Opin Drug Deliv 2020; 17 (3): 287–295.

[25] Lee SW, Juhasz M, Mobasher P, Ekelem C, Mesinkovska NA.A systematic review of topical finasteride in the treatment of androgenetic alopecia in men and women. J Drugs Dermatol 2018; 17 (4): 457–463.

[26] Ahmed OA, Rizq WY. Finasteride nano–transferosomal gel formula for management of androgenetic alopecia: ex vivo investigational approach. Drug Des Devel Ther 2018; 12: 2259–2265.

[27] Kanti V, Messenger A, Dobos G, et al. Evidence–based (S3) guideline for the treatment of androgenetic alopecia in women and in men: short version. J Eur Acad Dermatol Venereol 2018; 32 (1): 11–22.

[28] Drake L,, Hordinsky M, Fiedler V, et al. The effects of finasteride on scalp skin and serum androgen levels in men with androgenetic alopecia. J Am Acad Dermatol 1999; 41 (4): 550–554.

[29] Zhang Y, Xu J, Jing J, Wu X, Lv Z. Serum levels of androgen– associated hormones are correlated with curative effect in androgenic alopecia in young men. Med Sci Monit 2018; 24: 7770–7777.

[30] Ryu HK, Kim KM, Yoo EA, Sim WY, Chung BC. Evaluation of androgens in the scalp hair and plasma of patients with male–pattern baldness before and after finasteride administration. Br J Dermatol 2006; 154 (4): 730–734.

[31] Samplaski MK, Lo K, Grober E, Jarvi K. Finasteride use in the male infertility population: effects on semen and hormone parameters. Fertil Steril 2013; 100 (6): 1542-1546.
[32] Traish AM, Krakowsky Y, Doros G, Morgentaler A. Do 5α-reductase inhibitors raise circulating serum testosterone levels? A comprehensive review and metaanalysis to explaining paradoxical results. Sex Med Rev 2019; 7 (1): 95-114.
[33] Planès S, Villier C, Mallaret M.The nocebo effect of drugs. Pharmacol Res Perspect 2016; 4 (2): e00208.
[34] Mondaini N, Gontero P, Giubilei G, et al. Finasteride 5 mg and sexual side effects: how many of these are related to a nocebo phenomenon? J Sex Med 2007; 4 (6): 1708-1712.
[35] Anitha B, Inamadar AC, Ragunatha S. Finasteride-its impact on sexual function and prostate cancer. J Cutan Aesthet Surg 2009; 2 (1): 12-16.
[36] Carbone DJ Jr, Hodges S. Medical therapy for benign prostatic hyperplasia: sexual dysfunction and impact on quality of life. Int J Impot Res 2003; 15 (4): 299-306.
[37] Kaufman KD, Olsen EA, Whiting D, Savin R, DeVillez R, Bergfeld W. Finasteride in the treatment of men with androgenetic alopecia. J Am Acad Dermatol 1999; 41: 555-563.
[38] Leyden J, Dunlap F, Miller B, et al. Finasteride in the treatment of men with frontal male pattern hair loss. J Am Acad Dermatol 1999; 40 (6 Pt 1): 930-937.
[39] Moinpour CM, Darke AK, Donaldson GW, et al. Longitudinal analysis of sexual function reported by men in the Prostate Cancer Prevention Trial. J Natl Cancer Inst 2007; 99 (13): 1025-1035.
[40] Haber RS, Gupta AK, Epstein E, Carviel JL, Foley KA. Finasteride for androgenetic alopecia is not associated with sexual dysfunction: a survey-based, single-centre, controlled study. J Eur Acad Dermatol Venereol 2019; 33 (7): 1393-1397.
[41] Irwig MS. Finasteride and suicide: a postmarketing case series. Dermatology 2020; 236 (6): 540-545.
[42] Mella JM, Perret MC, Manzotti M, Catalano HN, Guyatt G.Efficacy and safety of finasteride therapy for androgenetic alopecia: a systematic review. Arch Dermatol 2010; 146 (10): 1141-1150.
[43] Collodel G, Scapigliati G, Moretti E. Spermatozoa and chronic treatment with finasteride: a TEM and FISH study. Arch Androl 2007; 53 (4): 229-233.
[44] Traish AM, Hassani J, Guay AT, Zitzmann M, Hansen ML. Adverse side effects of 5a-reductase inhibitors therapy: persistent diminished libido and erectile dysfunction and depression in a subset of patients. J Sex Med 2011; 8 (3): 872-884.
[45] Gur s, Kadowitz PJ, Hellstrom WJ. Effects of 5-alpha reductase inhibitors on erectile function, sexual desire and ejaculation. Expert Opin Drug Saf 2013; 12 (1): 81-90.
[46] Lee s, Lee YB, Choe SJ, Lee WS.Adverse sexual effects of treatment with finasteride or dutasteride for male androgenetic alopecia: a systematic review and metaanalysis. Acta Derm Venereol 2019; 99 (1): 12-17.
[47] US Food & Drug Administration. Drug databases. https: // www.accessdata.fda.gov/drugsatfda_docs/label/2011/020788s018lbl.pdf. Accessed April 13, 2020.
[48] Overstreet JW, Fuh VL, Gould J, et al. Chronic treatment with finasteride daily does not affect spermatogenesis or semen production in young men. J Urol 1999; 162 (4): 1295-1300.
[49] Irwig MS. Androgen levels and semen parameters among former users of finasteride with persistent sexual adverse effects.JAMA Dermatol 2014; 150 (12): 1361-1363.
[50] Ahn KH, Shin J, Hong SC, et al. Pregnancy outcomes with paternal exposure to finasteride, a synthetic 5-alpha-reductase inhibitor: a case series. J Clin Toxicol 2015; 5: 248.
[51] Wong IL, Morris RS, Lobo RA.Effect of finasteride on the ovulatory function of normal women. Fertil Steril 2003; 79 (6): 1455-1457.
[52] Rahimi-Ardabili B, Pourandarjani R, Habibollahi P, Mualeki A. Finasteride induced depression: a prospective study. BMC Clin Pharmacol 2006; 6 (1): 7.
[53] Melcangi RC, Santi D, Spezzano R, Grimoldi M, Tabacchi T, Fusco ML et al. Neuroactive steroid levels and psychiatric and andrological features in post-finasteride patients. J Steroid Biochem Mol Biol. 2017 Jul; 171: 229-235.
[54] Hirshburg JM, Kelsey PA, Therrien CA, Gavino AC, Reichenberg JS. Adverse effects and safety of 5-alpha reductase inhibitors (finasteride, dutasteride): a systematic review. J Clin Aesthet Dermatol 2016; 9 (7): 56-62.
[55] Welk B, McArthur E, Ordon M, Anderson KK, Hayward J, Dixon S. Association of suicidality and depression with 5α-reductase inhibitors. JAMA Intern Med 2017; 177 (5): 683-691.
[56] Ganzer CA, Jacobs AR. Emotional consequences of finasteride: fool's gold.Am] Men Health 2018; 12 (1): 90-95.
[57] Traish AM. Post-finasteride syndrome: a surmountable challenge for clinicians. Skin Appendage Disord 2019; 5 (5): 320-326.
[58] Trüeb RM, Régnier A, Dutra Rezende H, Gavazzoni Dias MFR. Post-finasteride syndrome: an induced delusional disorder with the potential of a mass psychogenic illness? Fertil Steril 2020; 113 (1): 21-50.
[59] Ferrando J, Grimalt R, Alsina M, Bulla F, Manasievska E. Unilateral gynecomastia induced by treatment with 1 mg of oral finasteride. Arch Dermatol 2002; 138 (4): 543-544.
[60] Mansouri P, Farshi S, Safar F. Finasteride-induced gynecomastia. Indian J Dermatol Venereol Leprol 2009; 75 (3): 309-310.
[61] Fang Q, Chen P, Du N, Nandakumar KS. Analysis of data from breast diseases treated with 5-alpha reductase inhibitors for benign prostatic hyperplasia. Clin Breast Cancer 2019; 19 (5): e624-e636.
[62] Kjærulff TM, Ersboll AK, Green A, et al.Finasteride use and risk of male breast cancer: a case-control study using

Individual-Level Registry Data from Denmark, Finland, and Sweden. Cancer Epidemiol Biomarkers Prev 2019; 28 (5): 980–986.
[63] Thompson IM Jr, Goodman PJ, Tangen CM, et al. Longterm survival of participants in the prostate cancer prevention trial. N Engl J Med 2013; 369 (7): 603–610.
[64] Unger JM, Hershman DL, Till C, et al. Using Medicare claims to examine long-term prostate cancer risk of finasteride in the prostate cancer prevention trial.J Natl Cancer Inst 2018; 110 (11): 1208–1215.
[65] Wallerstedt A, Strom P, Gronberg H, Nordstrom T, Eklund M. Risk of prostate cancer in men treated with 5a-reductase inhibitors: a large population-based prospective study. J Natl Cancer Inst 2018; 110 (11): 1216–1221.
[66] Etzioni RD, Howlader N, Shaw PA, et al. Long-term effects of finasteride on prostate specific antigen levels: results from the prostate cancer prevention trial. J Urol 2005; 174 (3): 877–881.
[67] Thompson IM, Chi C, Ankerst DP, et al.Effect of finasteride on the sensitivity of PSA for detecting prostate cancer. J Natl Cancer Inst 2006; 98 (16): 1128–1133.
[68] Iamsumang W, Leerunyakul K, Suchonwanit P. Finasteride and its potential for the treatment of female pattern hair loss: evidence to date. Drug Des Devel Ther 2020; 14: 951–959.
[69] Hu AC, Chapman LW, Mesinkovska NA.The efficacy and use of finasteride in women: a systematic review. Int J Dermatol 2019; 58 (7): 759–776.
[70] Alijanpour R. The effect of topical finasteride 0.5% on the outcome of diode laser therapy in the treatment of excess facial hairs in the women with hirsutism. J Pak Med Assoc 2016; 66 (9): 1107–1110.
[71] Shanshanwal SJ, Dhurat RS. Superiority of dutasteride over finasteride in hair regrowthand reversalof miniatur-ization in men with androgenetic alopecia: a randomized controlled open-label, evaluator-blinded study. Indian J Dermatol Venereol Leprol 2017; 83 (1): 47–54.

答案

Q1	C
Q2	B
Q3	C
Q4	D
Q5	B
Q6	C

第三章 脱发的药物治疗

第 13 节 脱发的其他医学和物理治疗

Ratchathorn Panchaprateep

概述

- 引言
- 富血小板血浆（PRP）
- 低能量激光疗法（LLLT）或光生物调节疗法
- 自体头皮细胞 / 组织微移植治疗
- 脂肪干细胞（ADSCs）、血管基质组分（SVF）和脂肪干细胞条件培养基（ADS-CM）
- 毛囊干细胞再生
- 外泌体
- 结论

关键点

- 富血小板血浆（PRP）携带多种可刺激毛发生长的生长因子。研究者建议将 PRP 用作雄激素性脱发（AGA）药物治疗的辅助疗法。此外还可使用 PRP 以提高毛发移植的疗效，患者的选择和 PRP 技术是成功的关键。
- 低能量激光疗法（LLLT）可改善头发的厚度和密度并具有较高的安全性。在家庭环境中，LLLT 的设备可用作轻至中度 AGA 的单一治疗或辅助治疗。在诊室环境中 LLLT 可用于毛发移植患者的术后护理。
- 通过机械分离获得的自体头皮细胞 / 组织的微移植治疗，对 AGA 患者的毛发再生有益。无论是毛囊单位移植术（FUT）还是毛囊单位提取术（FUE），毛发移植过程中多余的组织均可用于组织 / 细胞悬液制备。
- 脂肪干细胞（ADSCs）、血管基质组分（SVF）和脂肪干细胞条件培养基（ADS-CM）均对脱发治疗有益。ADSCs 的作用可能主要是由旁分泌机制介导的。毛发移植前注射自体 ADSCs 预处理头皮瘢痕或瘢痕性脱发有助于增加血管供血以及促进移植物生长。
- 毛发克隆是 AGA 发展中的治疗方法之一。毛囊再生方法已在小鼠模型中获得成功，但相关的人体研究仍在进行中。
- 外泌体是一种生物的膜结合囊泡，最近被认为是细胞间通讯的一种机制。来自间充质干细胞(MSCs)和 DP-DS 细胞的外泌体是毛发再生的有利治疗方法。

引言

顾名思义，雄激素性脱发（AGA）是指主要由遗传因素和全身雄激素导致的毛囊微型化。目前美国FDA批准的用于AGA的非手术治疗方法包括局部应用2%～5%米诺地尔和口服非那雄胺，然而部分患者使用这些治疗方法的效果不佳。针对这些患者就需要考虑其他替代治疗，如自体富血小板血浆（PRP）治疗、低能量激光疗法（LLLT）、点阵激光治疗、脂肪干细胞治疗和毛囊细胞再生治疗。

富血小板血浆（PRP）

PRP的定义是含丰富血小板的血浆，其血小板含量是正常水平的3～7倍。近年来，自体PRP已用于牙科医学、重建手术、不孕症、慢性溃疡、整形外科以及皮肤科等领域。血小板的α颗粒中存在各种生长因子包括血管内皮生长因子（VEGF），血小板衍生生长因子（PDGF），转化生长因子-β（TGF-β），胰岛素样生长因子1、2（IGF-1，2），表皮生长因子（EGF），肝细胞生长因子（HGF）和成纤维细胞生长因子（FGF）。这些生长因子在血小板活化后释放，它们可以通过增强细胞增殖和分化、延长细胞存活、抗凋亡、延长毛囊生长期、增加血管生成和减少毛囊周围炎症等方式刺激毛发生长。多项体外研究已证实PRP可对毛乳头（DP）细胞和毛发生长周期发挥作用，PRP的作用机制总结于表13.1。

表13.1 PRP对毛乳头细胞、毛囊和周期循环的作用机制

机制	结果
β-连环蛋白转录活性的上调	干细胞向毛囊细胞分化 诱导生长期
bcl-2水平增加	抗凋亡，延长DP的存活
细胞外信号调节激酶（ERK）和Akt信号的激活	DP细胞的存活延长 诱导细胞生长
DP细胞中FGF-7的表达	诱导和延长生长期（通过β-连环蛋白表达） 促进毛乳头细胞增殖 小鼠毛囊大小增加 增强血管生成
VEGF，PDGF增加	增加毛发生长 增加毛周血管丛
IGF-1增加	毛囊在发育阶段的增殖 毛发密度增加并阻止细胞凋亡 刺激血管生成
EGF增加	ORS细胞的增殖和迁移 刺激血管生成
HGF增加	毛囊伸长 抑制退行期的诱导

缩写：Akt，蛋白激酶B；bcl-2，B细胞淋巴瘤基因；DP，毛乳头；EGF，表皮生长因子；FGF，成纤维细胞生长因子；IGF，胰岛素样生长因子；ORS，外根鞘；PDGF，血小板衍生生长因子；VEGF，血管内皮生长因子；HGF，肝细胞生长因子

PRP 的类型

自体 PRP 可根据激活方式和白细胞的存在分为：

- 激活自体 PRP（AA-PRP）。
- 非激活自体 PRP（NA-PRP）。
- 纯富血小板血浆（P-PRP）。
- 富白细胞和血小板血浆（L-PRP）。

P-PRP 由棕黄色血沉层中大量的血小板组成，并未收集大多数白细胞。L-PRP 由血小板、白细胞（如原代淋巴细胞，单核细胞）和一些残留的红细胞组成。与 P-PRP 相比，L-PRP 具有更高浓度的可提供抗菌作用的白细胞和促炎细胞因子。L-PRP 中高水平的 MMP 可能会刺激血管生成、ECM 重塑以及毛发生长周期循环，但也可能会阻碍组织修复。通常，用于毛发修复治疗的 PRP 是 P-PRP 或 L-PRP 的液体形式。

PRP 和 AGA

自 2011 年以来，PRP 已在全球范围内用于治疗脱发。许多研究表明，在脱发情况下应用 PRP 可以减少脱发，并增加头发的厚度和密度。作者的经验表明，在第 1 次注射 PRP 后，患者通常会注意到脱发速度的下降。在多个疗程后的 3 个月和 6 个月可以观察到毛发的生长。许多研究证明治疗 3～12 个月后脱发减少，70% ～100% 的患者其毛发牵拉试验呈阴性证实了这一点。最近的荟萃分析表明，每月注射 3 次 PRP 对 AGA 的治疗有效。与安慰剂组相比，PRP 可以增加 25.61 根毛发（每平方厘米）的总毛发密度（95% CI：4.45～46.77；P=0.02）。在 3 次 PRP 注射后 6 个月，男性和女性的毛发直径也分别显示出 27.5% 和 31.3% 的增加。

PRP 治疗被推荐为标准治疗及口服非那雄胺和局部应用米诺地尔的辅助治疗。有许多研究对 PRP 和局部 5% 米诺地尔的作用进行了比较。所有研究都表明，两者联合使用的效果比单独使用的效果更好。为了证明治疗的通用性和得到一致的临床结果，还需要进行更多 PRP 相关的研究。

适用者选择

使用皮肤镜检查进行患者评估对于选择 PRP 治疗的适用者至关重要。PRP 可用于治疗男性和女性的 AGA，且效果令人满意。

此外，PRP 治疗在以毛囊微型化为主要特征的 AGA 早期和 AGA 持续时间较短的患者中也具有良好的效果。表 13.2a 总结了 PRP 适用者的特征。

禁忌证

PRP 注射过程需要抽血并在头皮内注射血液制品。禁忌证包括凝血障碍、血小板功能障碍、血小板减少症、抗凝治疗、血液系统恶性肿瘤和血液传播感染。最后，也是最重要的一点是，患者如果有不切实际的预期，并不适合接受治疗。

表 13.2a　PRP 治疗的适用者的特征

脱发的严重程度	轻至中度的患者效果更好 男性：Norwood-Hamilton 分类Ⅱ~Ⅴ型，弥漫性典型脱发（DPA）或弥漫性非典型脱发（DUPA） 女性：Ludwig Ⅰ、Ⅱ，Olsen Ⅰ、Ⅱ
发病年龄	AGA 发病年龄＞25 岁效果更好 早发性 AGA 通常与侵袭性相关
疾病持续时间	疾病持续时间更短（＜2～5 年）的患者效果更好
微型化毛发的存在	存在毛发微型化和绒毛的患者比毛发正常但稀少，以及有局部秃发区的患者对 PRP 治疗显示出更好的反应（图 13.1）

PRP 制备技术

目前还没有制备 PRP 的标准方法。主要是使用手动或自动系统以及市售试剂盒制备 PRP。目前使用的内部方案各不相同，但最常用的是基本的两步离心法。离心力和时间（3～25 min）各不相同。第一步是以较低的离心转速（1000～2500 r/min）进行离心。它将红细胞和血浆分离，中间夹着一层白细胞。取血浆和白细胞层再次高速离心（1000～4500 r/min），这样血小板就会以斑块的形式沉积在底部。获取 PRP 的最后一步是将血小板与少量血浆充分混合均匀。剩下的血浆则成为贫血小板血浆（PPP）。

不过，目前已有一些自动化系统可以简化 PRP 的制备过程，提高生产率及血小板和生长因子的产量。迄今为止，已有超过 50 种 PRP 设备获得了美国食品药品监督管理局的 510（k）许可。这些设备在收集、浓缩和激活血小板的方法上各不相同，可获得不同浓度的血小板、白细胞和红细胞，具体取决于它们的方案。在大多数体外试验中，刺激血管生成的最佳血小板浓度范围为 $1.5 \times 10^6 \sim 3 \times 10^6$/μL（5～7 倍），很难说哪种 PRP 最优。

激活方法

血小板活化是激活血小板表面特定分子的过程。含有生长因子的 α 颗粒会立即脱颗粒。因此，必须在制备后立即使用。氯化钙、葡萄糖酸钙和凝血酶作为外源制剂，它们经常被用于血小板的活化。然而，由于血小板在与内源性激活剂（如胶原蛋白和凝血酶）接触时会自然脱颗粒，还会因机械作用而脱颗粒，因此没有必要添加激活剂。为了增强内源性凝血酶，人们采用头皮针刺和点阵激光等人为皮肤损伤的方法来诱发头皮微炎症。最近的一项研究表明，在治疗 AGA 时，非活性 PRP 比活性 PRP 更有效。在治疗 AGA 时，使用液态 PRP 更可取，因为它更容易进行注射。非活化的 PRP 有相当比例的完全活化血小板和静息态血小板，后者可被损伤组织中的阿胶和凝血酶活化。此外，PRP 分离后应尽快使用。

PRP 注射模式

使用 PRP 的方法多种多样。PRP 可以在微针注射后应用于头皮，也可以像美塑疗法一样注射到皮下。根据毛囊解剖，皮下毛囊长度因种族而异，平均为 4.16 mm（范围为 3～6 mm），隆突干细胞深度为 1～1.8 mm。因此，PRP 的最佳注射深度是在白种人中为 1.5～2.5 mm，在亚裔中为 2.5～3.5 mm。

PRP 的建议注射剂量为 0.05～0.1 mL/cm^2，使用 27 号至 30 号针头，间隔 1 cm。建议至少进行 3 次 PRP 治疗，每次间隔 30 天（图 13.2）。表 13.2b 总结了 PRP 治疗 AGA 的推荐技术。

为了提高 PRP 的疗效，许多医生将 PRP 与其他药物联合使用。达肝素（Dalteparin）和原胺微粒已被用作 PRP 的载体，用于持续释放生长因子。猪膀胱基质或 Acell 是一种细胞外基质，由胶原蛋白、弹性蛋白、层粘连蛋白和纤维连接蛋白组成。Acell 也可与 PRP 联合使用，希望这种材料能成为支架，使 PRP 能缓慢释放生长因子。

治疗前和治疗后护理

建议患者在 PRP 治疗当天洗头。患者需身体健康，无全身性疾病。术前的临床皮肤镜检查对于评估和跟踪治疗效果非常重要。为防止水肿，可在治疗后戴上头带，并放置 2 天。患者可在治疗第 2 天洗头。

并发症和副作用

在大多数 PRP 研究中，其并发症极少，而且都是一过性的并发症。其中包括从前臂采血可能会引起轻微不适，在头皮注射局麻药（如含肾上腺素的利多卡因）可能会引起轻微疼痛和烧灼感、局部瘀伤和麻醉反应（罕见）。此外，PRP 注射后可能会出现头皮红斑、头皮疼痛、头皮敏感、头痛、前额肿胀、头皮干燥和头皮屑。毛发脱落等晚期并发症并不常见。

表 13.2b　PRP 治疗 AGA 的推荐技术

商用收集系统	封闭系统更有利于患者安全 基于声学的粒子处理方法或超声是离心的另一种潜在替代方法
采血	使用宽口径针（16 号至 22 号）从前臂静脉采血，创伤较小
抗凝剂	文献中使用的大多数抗凝剂是酸性枸橼酸葡萄糖（ACD-A）、枸橼酸钠和枸橼酸磷酸盐葡萄糖（CPD）。标准剂量是将 1 份抗凝剂与 9 份全血混合
制备期间的温度	血小板在 37℃的离心过程中更稳定，但在室温下离心（25℃）也可以
注射技术	真皮深层至皮下层注射，剂量为 0.05 ~ 0.1 mL/cm^2
注射深度	建议注射深度为：白种人 2 ~ 3 mm，亚洲人 4 ~ 5 mm
针的尺寸	25 号至 32 号针，最常见的是 30 号针
激活	可考虑的几种激活方案： 外源性制剂，如氯化钙、葡萄糖酸钙或凝血酶与皮肤成纤维细胞自然接触 使用头皮微针（Dermapen）、点阵激光通过内源性凝血酶进行刺激，或创伤性注射技术
麻醉方法	主要的副作用是由于 pH 呈弱酸性而引起的疼痛，文献中使用了多种麻醉剂： 神经阻滞（眶上和虹膜上） 环状阻滞，使用 1% ~ 2% 的氟卡因和肾上腺素 局部麻醉，如 2.5% 利多卡因和 2.5% 普鲁卡因
治疗间隔和次数	文献中最常用的方法是每隔 30 天注射 3 次 建议每 3 ~ 6 个月进行一次维护治疗

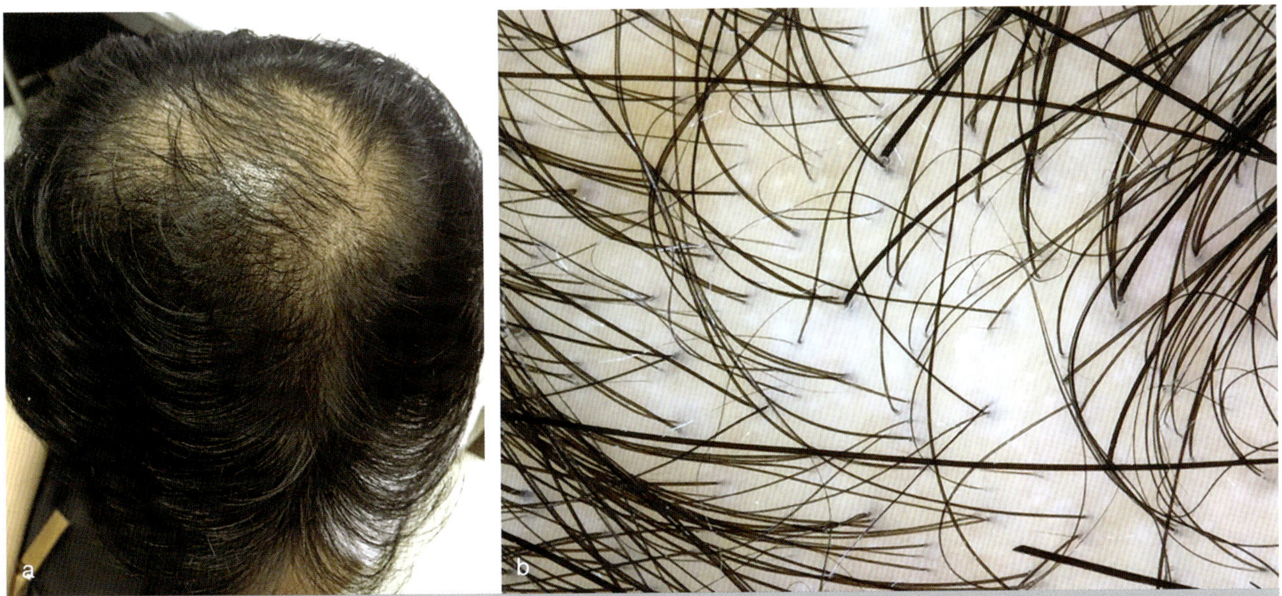

图 13.1　a、b. 一名 36 岁的雄激素性脱发（AGA）Ⅲ期患者的头顶，皮肤镜检查显示出多个微型化毛发和绒毛，因此该患者是富血小板血浆（PRP）治疗的良好适用者

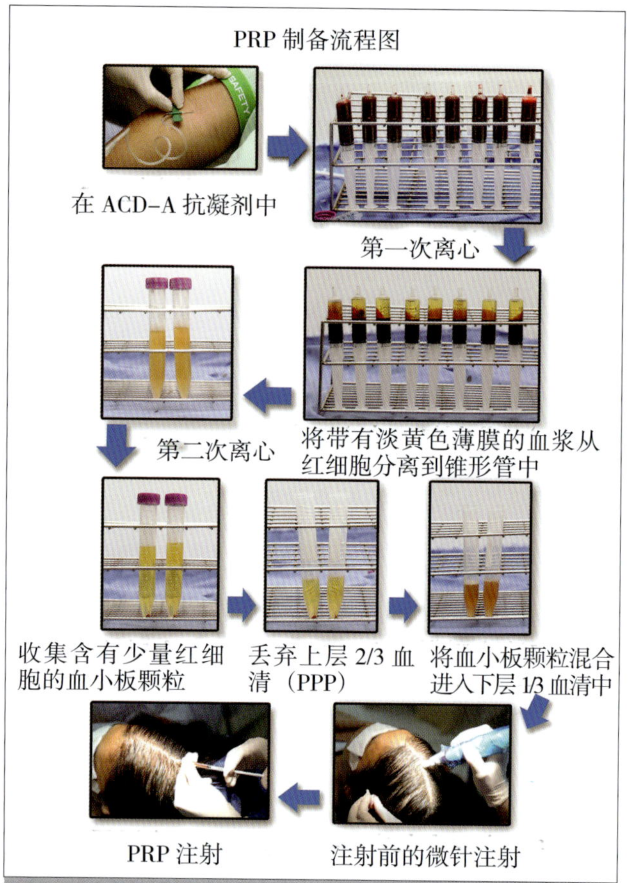

图 13.2 作者使用双离心技术制备富血小板血浆（PRP）的方案，以治疗雄激素性脱发（AGA）

PRP 作为毛发移植的辅助手段

使用 PRP 作为毛发移植的辅助手段，其目的是提高毛囊成活率，加强移植前头皮的血供，以及刺激周围非手术区毛发稀疏部位的毛发生长。PRP 对头皮萎缩性瘢痕的治疗也很有帮助。PRP 可以在毛发移植前促进瘢痕组织中血管的新生。

PRP 可通过 2 种方式用于植发：作为毛囊保存液或皮下注射到受区和供区。Uebel 及其同事在 2006 年报道了第一项使用 PRP 作为保存液以提高移植毛囊成活率的研究。研究表明，在 20 名男性 AGA 患者中，毛囊单位移植物在移植前在 PRP 中保存 15 min，与未处理的移植物相比，毛发生长和毛囊单位密度将提高 15.1%。

PRP 可以注射到植发区以及周围非手术区的毛发稀疏部位。PRP 可以在手术前或手术后注射。PRP 还可用于供区，以减少出血，促进愈合和改善瘢痕形成。

此外，植发期间的 PRP 治疗还具有以下益处：使头发尽早生长、减轻移植头发的脱落期脱落、加快伤口愈合、减少受区的头皮发红，以及激活休眠毛囊。这项研究证明了在毛发移植或 FUE 手术的毛发再生过程中进行 PRP 治疗的益处。

总之，与非那雄胺或米诺地尔相比，PRP 治疗是一种很好的辅助治疗方法。PRP 对米诺地尔和非那雄胺无效的患者很有用。在植发过程中也可以使用 PRP 来提升疗效。然而，由于目前的研究中使用的方法和报道的结果存在差异，PRP 治疗脱发仍属于非说明书用途。真皮深层注射 PRP 治疗 AGA，至少要进行 3 次治疗，间隔时间为 1 个月，才能看到总体临床改善效果。

低能量激光疗法（LLLT）或光生物调节疗法

除了使用米诺地尔和非那雄胺这两种常见的治疗方法外，荟萃分析强烈表明光生物调节对雄激素性脱发患者的毛发生长同样有效。尽管早在 1967 年就有关于激光疗法对毛发生长刺激作用的首次报道，但这种有益作用的重要性直到近几年才获得重新评估。

作用机制

LLLT 的工作原理是“热细胞生物调节”，但其治疗 AGA 的确切作用机制尚不清楚。组织中存在可以吸收光的受体、光受体或色素。在皮肤和毛囊中，线粒体中的细胞色素 C 氧化酶是主要的光受体。生物组织的光学窗口在 500 ~ 1100 nm 之间。在这些波长范围内，光的组织穿透力最强。研究表明，能增强生物刺激效应和 DNA 合成最大值的特定波长为 620 nm、670 nm、760 nm 和 830 nm。因此，LLLT 采用红光或近红外线。

LLLT 可延长毛囊生长期的持续时间，通过增强线粒体呼吸、提高 ATP 和 NO 的水平，刺激毛囊重新进入生长期。

众所周知，LLLT 还能改善微血管循环和减少炎症。图 13.3 总结了 LLLT 的分子机制。

体外研究显示，LLLT 可通过激活 Wnt/β-catenin 信号和 ERK 通路刺激培养的人类 DP 细胞增殖，并促进器官培养的毛囊生长，这意味着 LLLT 可通过增强 DP 细胞的功能来促进毛发生长和逆转脱发过程。表 13.3 总结了 LLLT 对毛囊的影响。

功效

大多数研究表明，LLLT 可以改善雄激素性脱发患者的毛发直径和密度，而且患者满意度很高。连续使用 LLLT 16~24 周后，毛发生长效果会非常明显。

不过，大多数关于激光的临床研究都是短期的，为 24 周，治疗后没有进行跟踪随访。因此，LLLT 是否能长期改善脱发症状仍不确定。此外，关于维持治疗的研究也很匮乏，大多数人认为每周进行 1 次或 2~3 次治疗就足够了。治疗时间应该多长、过度使用是否会产生抑制作用以及患者停止治疗后会发生什么情况等问题，仍然没有答案。

很难将 LLLT 的疗效与常规脱发疗法（外用米诺地尔和口服非那雄胺）进行跨试验比较。尽管如此，在系统回顾中，LLLT 与 5% 米诺地尔和每天口服 1 mg 非那雄胺相比，终毛数量与基线相比的变化是相当的。由于研究持续时间和疗效评估存在差异，而且以往研究的样本量较小，因此在没有头对头比较的情况下，这种结论并不直接。

LLLT 治疗成功与否还可能取决于头发和头皮特征的个体差异。头发的不同颜色、头皮皮肤中黑色素的浓度以及头发的长度，都会影响光的穿透深

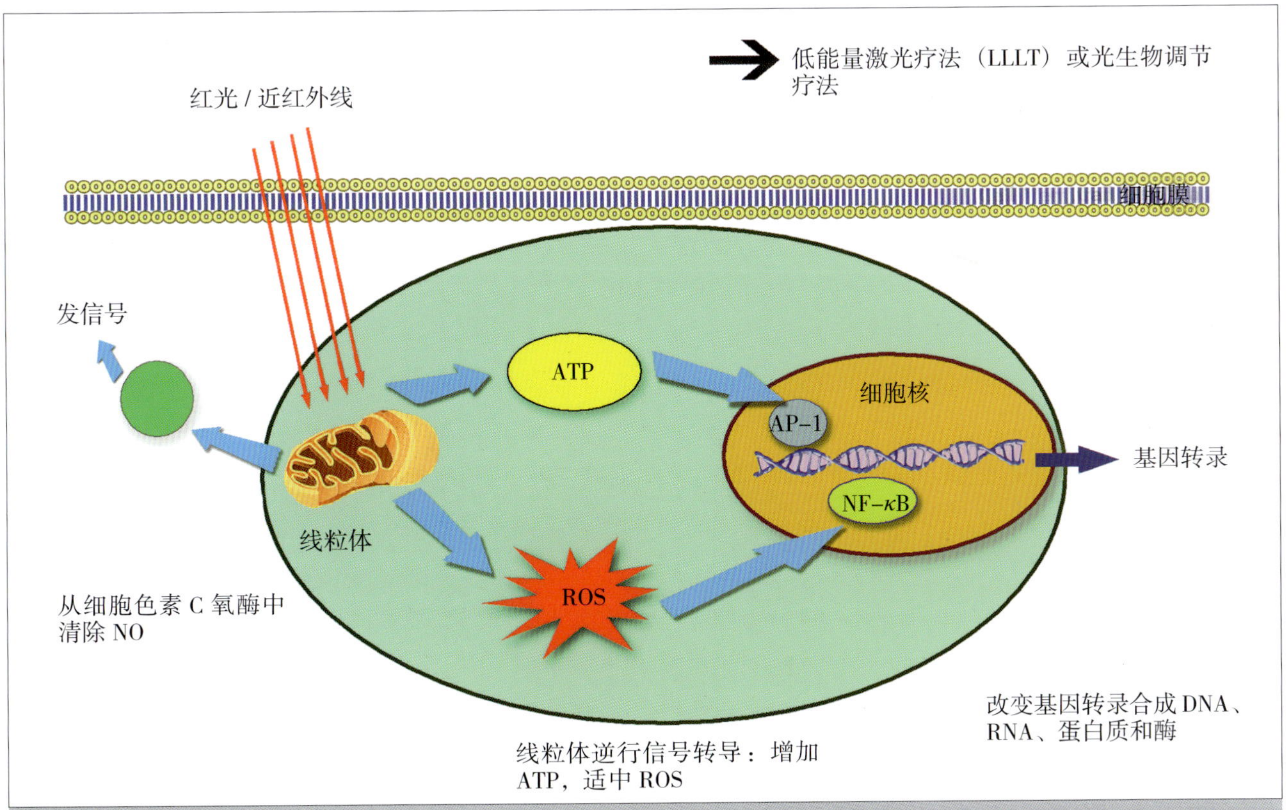

图 13.3 低能量激光疗法（LLLT）细胞水平的机制，说明线粒体中的特定细胞受体对光的吸收的图表。细胞色素 C 氧化酶是细胞内主要的生色团。在线粒体中，三磷酸腺苷（ATP）的产生将增加，并产生活性氧（ROS），一氧化氮被释放或产生。这些胞质反应可能反过来通过激活转录因子诱导转录变化，线粒体释放 NO 导致血管扩张，而 ROS 和 ATP 的积累则刺激细胞增殖、迁移、氧合和黏附

表 13.3 LLLT 对毛囊分子水平的影响

作用机制	结果
对第二信使活性的影响，如环磷酸腺苷、三磷酸腺苷、钙离子、一氧化氮、环磷酸鸟苷、活性氧、钙、氢	刺激毛乳头细胞和外根鞘角质形成细胞 增殖细胞功能正常化 促进生长期回归 增加血流量和局部血管扩张 诱导组织氧合增加
生产有用的生长因子，如胰岛素样生长因子 -1、脑源性神经营养因子、神经营养因子、碱性成纤维细胞生长因子、胰岛素样生长因子、血小板衍生生长因子、转化生长因子 -β、血管内皮生长因子	促进细胞增殖和迁移 延长生长期
细胞因子和炎症介质水平的调节，如 IL-1α、IL-2、IL-4、IL-6、IL-8、PGE-2、COX-2、IL-1β、肿瘤坏死因子 -α	减轻炎症 促进细胞增殖和迁移
调节 5α- 还原酶	

缩写：COX，环氧化酶；PGE，前列腺素 E

度和吸收。在深色皮肤中，由于黑色素和光的透射，光的穿透力会降低。因此，浅肤色、短发和浅发色的患者可能会获得更好的治疗效果。此外，规律治疗是成功的关键。根据作者的观察，与年轻患者相比，年龄较大的 AGA 或老年性脱发患者对 LLLT 的满意度更高。这可能是因为这部分患者的白发较多，有更多的空闲时间进行家庭治疗。

LLLT 设备

目前有多种激光设备可供选择。第一台 LLLT 设备是莱克星顿国际公司的 HairMax 激光梳，该设备于 2007 年通过了美国食品药品监督管理局的 510（k）安全认证。但该设备并非用于治疗 AGA。截至 2020 年，已有超过 15 种 LLLT 设备获得批准。

LLLT 设备有 3 种类型：激光梳、激光头盔和激光帽。激光梳优点是光源可以靠近头皮，因为在使用过程中需要将头发分开，而激光头盔和激光帽更方便患者使用。最近的一项研究表明，所有类型的 LLLT 设备（梳式或头盔式设备）都具有相似的效果。目前，大多数设备采用波长为 630～660 nm 的光源，最佳剂量或治疗方案尚不清楚。建议每天至隔天使用 1 次，每次 20～30 min，具体时间取决于设备的功率。

安全性和不良反应

美国食品药品监督管理局批准用于治疗脱发的所有 LLLT 设备均标为 3R 级设备。这意味着对眼睛造成永久性伤害的风险很小。不过，也有报道称会出现一过性不良反应，因此不应将激光对准人。大多数不良反应都是轻微和短暂的，如头痛、皮肤干燥、头皮触痛、瘙痒、刺激、痤疮和发热。

LLLT 作为植发手术的辅助手段

通常在术后使用较大的办公室型 LED 装置，以加快伤口愈合、减轻疼痛和水肿，并促进毛发生长。供区和受区都要在植发后 24～48 h 内立即接受治疗，然后每周治疗 1～2 次（图 13.4）。其中，大多数是波长为 830 nm、633 nm 和 415 nm 的发光

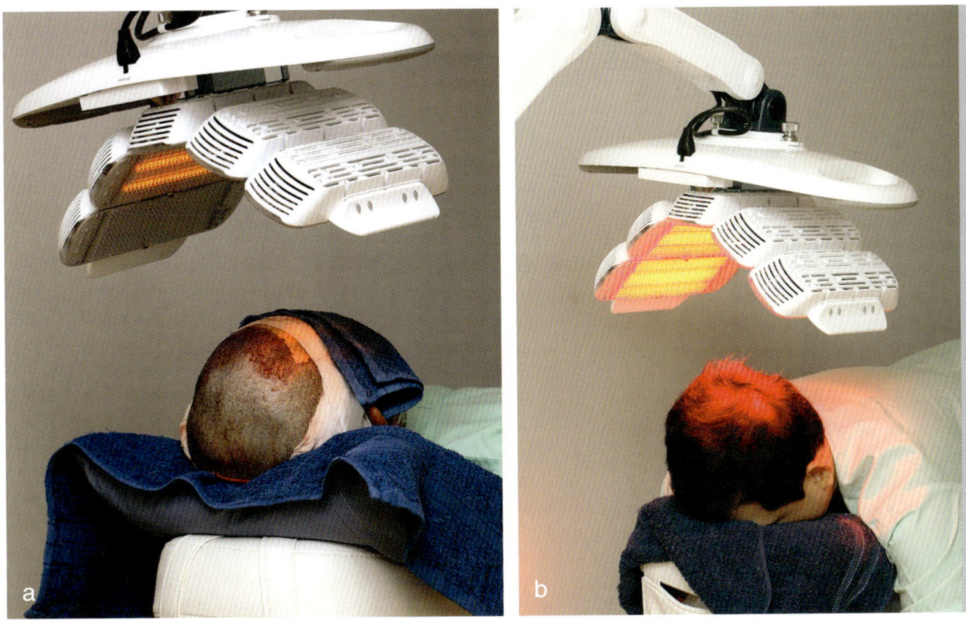

图 13.4 a、b. 发光二极管（LED）在毛发移植患者中供区和受区的应用

二极管。

总之，LLLT 被认为是一种治疗 AGA 的有前景的疗法。事实证明，它能改善头发的直径和密度，而且安全性良好。不愿意使用传统药物疗法的 AGA 患者可以使用 LLLT。

自体头皮细胞 / 组织微移植治疗

最近，一种被称为 Rigenera 系统（Human Brain Wave Srl，Torino，Italy）的创新设备问世，它可通过机械分离人体组织获得活体微移植物。该设备已通过 CE 一级认证，成为自动机械分解的医疗设备。组织被机械分离成碎片，碎片中含有可存活的祖细胞，包括毛囊间充质干细胞和上皮干细胞，它们负责组织的形成。此外，该系统还能切割细胞外基质成分而不会造成粉碎，这些成分在愈合过程中起着至关重要的作用。

手术过程包括在枕部进行头皮活检，根据头皮变薄的部位，用 2~4 mm 的环钻针进行 3~10 次打孔。然后使用 Rigenera 套件对这些头皮组织进行处理和离心。然后用 27 号针头将细胞悬浮液注射到患处，注射量为 0.1 mL/cm^2，深度为 2~4 mm。治疗后 3~6 个月即可观察到良好效果。

使用这种方法治疗后，对 AGA 患者头皮进行的组织病理学检查显示，表皮厚度、毛囊周围胶原纤维和毛球部的现有血管略有增加。免疫组化（Ki-67 染色）还显示，有丝分裂活性增加。

自体头皮细胞疗法和毛发移植

Rigenera 技术可与 FUT 或 FUE 技术相结合，以提高植发效果。在植发过程中，FUT 和 FUE 术中制备毛囊单位剩余的脂肪、横断的毛囊以及周围组织可用于组织 / 细胞悬浮液的制备。自体细胞 / 组织悬浮液在打孔之前或之后立即注射到受区，并注射到周围的脱发区。要了解作者技术的更多信息，请参见**视频 13.1**。

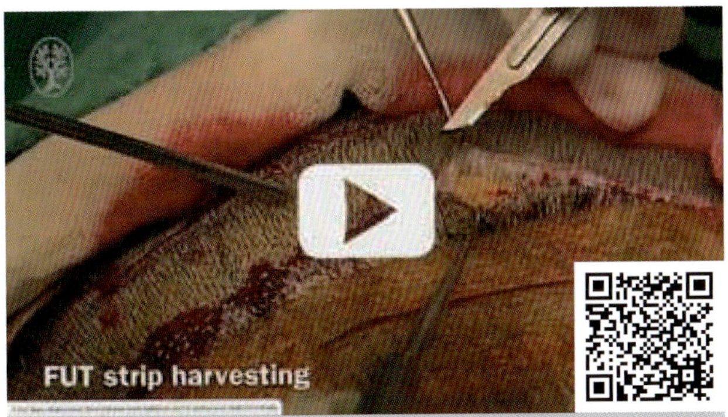

视频 13.1 细胞注射疗法

总之，自体头皮细胞/组织显微移植疗法对特定类型的AGA毛发再生有好处，既可作为单一疗法，也可与毛发移植手术联合使用。有关RCT、作用机制和头皮细胞存活率的进一步研究仍有待进行。

脂肪干细胞（ADSCs）、血管基质组分（SVF）和脂肪干细胞条件培养基（ADS-CM）

脂肪组织是间充质干细胞（MSCs）最令人兴奋的来源，因为它在人体中随处可见。间充质干细胞具有多能性，既可以再生，也可以分化成各种类型的细胞。间充质干细胞不仅存在于骨髓中，还存在于脂肪、皮肤、肝脏、胎盘和脐带中。间充质干细胞的主要作用是维持器官和组织的干细胞龛和稳态，并促进损伤后组织的恢复。间充质干细胞包括SVF、ADSCs、ADSC-CM和脂肪来源的外泌体，MSCs治疗最近成了治疗脱发的一种新方法。

利用脂肪间充质干细胞生发始于2011年。Festa等报道，脂肪系细胞支持皮肤干细胞龛，并有助于推动毛囊干细胞活化。研究结果还强调，与其他脂肪组织相比，皮内脂肪细胞的再生速度更快，而且这种生长与毛发生长周期相等，表明毛囊细胞与脂肪细胞之间存在支持关系。

ADSCs是皮下脂肪组织SVF中的间充质干细胞，分泌多种生长因子，如VEGF、HGF、PDGF、KGF、bFGF、瘦素、TGF-α和IGF，这些细胞因子被报道过具有促进毛发生长的作用。在之前的体外研究中，ADS-CM可刺激毛发生长，并保护DP细胞免受ROS和雄激素的损害。此外，ADS-CM还能刺激小鼠的毛发生长，并在器官培养中增加毛干长度。

同年，Shin及其同事还进行了一项回顾性病例研究，使用相同的ADS-CM产品对27名女性AGA患者进行了治疗。使用微针滚轮滚动头皮后，将ADS-CM用美塑枪注射至头皮，每周1次，连续12周。治疗12周后，总毛发数和平均毛发直径均有改善，并可维持1年。

不过，这些研究的样本量较小，治疗方案和结果也各不相同，因此今后需要进行大规模、高质量的对照研究。

除了ADS-CM和ADSCs外，SVF也可用于治疗AGA。SVF又称脂肪组织源性基质细胞（ASCs），是从自体脂肪组织中提取的脂肪抽吸液的水样部分。SVF含有多种类型的细胞，包括重要的干细胞（如间充质干细胞、造血干细胞和周细胞）、成熟细胞（如成纤维细胞、血管平滑肌细胞、内皮细胞、淋巴细胞、巨噬细胞和淋巴细胞）和前体细胞（如前脂肪细胞、内皮细胞和造血祖细胞）。这些细胞主要通过旁分泌机制支持脂肪细胞的活力。迄今为止，有2种分离SVF的技术：酶法和机械法。自体脂肪移植被广泛应用于美容和整形手术中，一些外科医生先前报道了移植后皮肤和头发变化的积极效果。Perez等的一项研究证实，头皮皮下注射脂肪源性干/基质细胞（ADRCs）对早期AGA有效且安全性高。脂肪和SVF是用自动系统从抽吸的脂肪中制备的。6个月后的重复毛发计数显示，相比单纯脂肪组的14根/cm^2，脂肪加SVF组增加了31根/cm^2，且没有发现任何副作用。Kuka等最近的一项研究报道称，与对照组相比，使用纯移植脂肪和脂肪源再生细胞或SVF治疗24周后，较低等级的AGA（Norwood Ⅲ型）患者的终毛数量有所改善。然而，这种效果并没有持续下去，随着时间的推移，52周时效果有所下降。作者还指出，这种细胞疗法需要维持剂量和PRP、LLLT、微针等其他疗法联合使用。

ADSCs与毛发移植

一些外科医生报道，在进行毛发移植手术前3个月，用自体脂肪组织注射疗法对头皮瘢痕或瘢痕性脱发进行预处理取得了成功。据观察，预处理后的瘢痕比未处理的组织出血更多，这表明注射

ADSCs 可能有助于增加瘢痕组织的血供，进而促进移植物的生长。

总之，ADSCs、SVF 和 ADS-CM 均有效，可为脱发的治疗开辟一条新途径。ADSCs 的潜在作用主要取决于副肾上腺素介导的机制。不过，还需要进行更大规模的临床试验和长期疗效评估。

毛囊干细胞再生

毛囊会经历从生长期到退行期和休止期的周期性变化，因为它们有自己的干细胞。

毛囊主要由表皮和真皮组成。毛囊干细胞位于毛囊的隆突区，表现出缓慢循环行为、超强克隆性、高原生能力、多潜能和可移植性等特点。毛囊干细胞在隆突区的作用受其微环境生态位的调节。毛囊的另一个重要干细胞是位于毛球部的 DP 细胞，DP 细胞是一种特殊的间充质细胞，作为分泌细胞发挥关键作用，调节毛发生长和邻近组织的更新。DP 细胞通过根茎与真皮鞘（DS）相连，DS 作为 DP 细胞的祖细胞发挥着核心作用，并为毛囊提供结构加固作用。在较大的毛囊中，DP 含有毛细血管袢。来自内皮细胞（EC）的旁分泌信号对于维持毛囊功能至关重要。上皮细胞、间充质细胞和生态位之间的相互作用对毛发生长和生物过程至关重要。

干细胞异常可能与 AGA 相关，毛囊间充质干细胞似乎是正常的，因此 AGA 在早期是可逆的。而到了晚期，疾病持续发展后就不可逆转了。由于受到毛囊微环境和宏观环境的影响，现有的毛囊干细胞无法在毛发生长周期中被激活以形成次级毛胚。

毛发克隆和毛发干细胞疗法的概念是从最健康的头皮组织活检中提取细胞，在实验室中进行体外培养，然后将其重新注入患病部位。这种毛囊干细胞疗法被认为可以通过以下假设再生毛发：

- 抑制脱发的病理机制。在雄激素性脱发中，毛发生成细胞会刺激受影响的微型化毛囊（小型化/绒毛）变为大毛囊（终毛）。
- 将成熟的毛囊再生（隆突区可再生整根头发）。
- 干细胞与分离细胞或组织工程培养的毛囊新生。毛发生成细胞会通过细胞因子和信号刺激角质层间表皮形成新的毛囊。

目前，在小鼠模型中使用腔室和贴片试验成功地进行了毛囊再生。目前，人类毛囊再生的主要障碍是：

- 活体隆突细胞或真皮细胞获取受限，不足以提供足够的起始细胞材料。
- 隆突的上皮细胞和真皮细胞在复制 2～4 代后，就会失去干细胞特性。
- 要诱导表皮和真皮细胞再生毛发，适当和充分的生态位以及外源性信号非常重要。目前还不清楚哪些信号是重要的，以及需要添加多少信号。在一些研究中，DP 细胞中的 Wnt 信号被认为是刺激毛发生长的最重要信号。

最近，Tsuboi 等的一项临床研究报道了使用自体真皮鞘杯（DSC）细胞治疗男性和女性 AGA 脱发的成功案例。DSC 细胞是在资生堂孵化中心培养制造的。50 名男性受试者和 15 名女性受试者分别在头皮的不同区域注射了不同浓度的 DSC 细胞，包括高、中、低剂量和无细胞注射。结果显示，与安慰剂相比，低剂量注射部位（3.0×10^5 DSC 细胞）的毛发总密度和累积毛发直径在 6 个月和 9 个月时显著增加。然而，这两项参数在 12 个月时都已接近基线。作者还认为，毛发密度的增加被认为是由于诱导了现有静止毛囊再次进入生长期（生发阶段）。此外，作者建议，反复注射可能会提高疗效，未来应进行大规模的随机对照研究，并进行摄影评估。

总之，自体干细胞疗法有望在不久的将来成为治疗 AGA 脱发的另一种方法。我们需要进行更大规模的随机、双盲、对照研究，以确认其疗效和安全性，并制定流程指南，以获得可重复的长期效果。

外泌体

外泌体是与生物膜结合的圆形结构，直径为 30～150 nm。这些外泌体是具有磷脂双层膜的囊泡。它们由各种细胞从细胞内多囊体（MVB 或外泌体）分泌到细胞外空间。这些多囊体可与其他细胞内囊泡和细胞器相交，从而导致外泌体成分的多样性。根据细胞来源的不同，外泌体含有细胞的多种成分，包括 DNA、RNA、mRNA、脂质、代谢物以及细胞膜和表面蛋白标记物。

外泌体被认为是细胞间通信的一种机制。它们是将 mRNA、microRNA 和蛋白质转移到目标细胞的关键，从而改变受体细胞的基因和蛋白质水平，调节其功能。外泌体被认为可利用旁分泌机制促进毛发再生。最近的研究报道称，干细胞来源的外泌体，包括间充质干细胞和 DP 细胞，可促进皮肤伤口愈合和毛发再生。

外泌体可以从细胞培养基或任何体液中分离出来。许多研究表明，来自间充质干细胞（包括来自脂肪组织和骨髓的间充质干细胞）的外泌体可通过改变炎症反应促进伤口愈合，并刺激真皮纤维增生和血管生成，从而调节瘢痕的形成。

在毛发再生方面，间充质干细胞外泌体和 DP 细胞外泌体是最有趣的外泌体类型。它们能刺激 DP 细胞促进毛发生长。进一步的实验表明，间充质干细胞外泌体通过刺激 DP 细胞中的血管内皮生长因子和 IGF-1 促进毛发生长。体内实验结果表明，皮内注射间充质干细胞外泌体可促进小鼠毛囊从休止期向生长期转化。

来源于 DP 细胞、DP-ORS 细胞共培养、3D 培养的 DP 细胞（DP 球）的外泌体在治疗脱发方面非常有效。第一份证据来源于 2018 年发表的研究，研究表明 DP 细胞外泌体有助于调控毛囊的生长和发育。

最近的研究还表明，3D 培养的 DP 细胞外泌体（3D DP 外泌体）可刺激 DP 和 ORS 细胞增殖，并增加 DP 细胞中 IGF-1、KGF 和 HGF 的表达。正如之前报道的，在头皮中注射 3D 培养的 DP 外泌体可刺激小鼠毛囊重新进入生长期，并延长生长期。在毛发再生试验中，外泌体处理的人 DP 球与新鲜分离的小鼠表皮细胞共同植入，可激活毛囊新生。2D 培养的 DP 细胞（2D DP 外泌体）也能产生同样的效果。

总之，这些细胞外囊泡越来越受到人们的关注，一方面是为了了解它们的生物功能，另一方面是为了将它们用于实际应用，如非侵入性诊断技术和先进疗法。总之，已发表的数据有力地表明，从 DP 细胞、DP-ORS 细胞共培养和 3D 球中提取的外泌体通过调节毛囊真表皮细胞，促进毛发生长。体外研究结果表明了它在脱发治疗中的治疗作用。然而，人体的外泌体相关临床研究仍然缺乏。

结论

本节介绍了许多辅助治疗 AGA 的方法。在这些方法中，LLLT 在促进毛发生长方面具有最有力的证据。AGA 是一种无法治愈的疾病，如果任何疗法对患者有效，他们就需要使用这种疗法以获得可持续的效果。因此，为患者选择循证疗法是一个关键。最后，重要的是，安全疗法的组合可能会产生最佳效果。

推荐阅读

- Gentile P, Garcovich S. Advances in regenerative stem cell therapy in androgenic alopecia and hair loss: Wnt pathway, growth-factor, and mesenchymal stem cell signaling impact analysis on cell growth and hair follicle development. Cells 2019; 8 (5).
- Gupta AK, Cole J, Deutsch DP, et al. Platelet-rich plasma as a treatment for androgenetic

alopecia. Dermatol Surg 2019；45（10）：1262–1273.
- Gupta AK，Foley KA. A critical assessment of the evidence for low–level laser therapy in the treatment of hair loss. Dermatol Surg 2017；43（2）：188–197.
- Kanti V，Messenger A，Dobos G，et al. Evidence–based (S3) guideline for the treatment of androgenetic alopecia in women and in men：short version. J Eur Acad Dermatol Venereol 2018；32（1）：11–22.
- Manabe M，Tsuboi R，Itami S，et al. Guidelines for the diagnosis and treatment of male–pattern and female–pattern hair loss，2017 version. J Dermatol 2018；45（9）：1031–1043.

思考问题

Q1. 关于在 AGA 中使用 LLLT 哪个是正确的？

A. 连续使用 LLLT 16～24 周后，毛发生长效果才会明显

B. 最适合 LLLT 治疗的患者是 Norwood–Hamilton Ⅱa~Ⅴ和Ⅰ~Ⅱ的 AGA 患者

C. LLLT 的工作原理是“光生物调节”，显示皮肤和毛囊中的主要光感受器是线粒体中的细胞色素 C 氧化酶

D. 以上都是

Q2. 以下哪项不是治疗 AGA 的推荐 PRP 技术？

A. 用小口径（25 至 27 号）针头从前臂静脉采血，疼痛较少

B. 最有效的抗凝剂是柠檬酸葡萄糖（ACD–A）

C. 白种人推荐注射深度为 2～3 mm，亚洲患者推荐注射深度为 4～5 mm

D. 3 次 PRP 治疗，每次间隔 1 个月是文献中最常用的方案

Q3. PRP 中哪一种方法可以激活血小板？

A. 氯化钙或葡萄糖酸钙

B. 外源性凝血酶和通过微针或分数激光技术刺激内源性凝血酶

C. 通过与真皮成纤维细胞自然接触

D. 以上都是

Q4. 一名 5 岁男性患者要求对其创伤瘢痕进行植发手术。物理检查显示局部萎缩性瘢痕性脱发，左侧顶部 5 cm × 5 cm。哪种方法有助于提高移植毛囊生长?

A. 术前和术后低能量激光治疗

B. 植发前 3 个月自体脂肪组织注射

C. 术前局部使用米诺地尔溶液

D. 以上都是

Q5. 哪个不是毛囊干细胞的特征？

A. 它们位于毛囊的毛球上部

B. 高增殖能力

C. 慢循环行为

D. 可移植性

Q6. 外泌体的特征是什么？

A. 它是细胞间的一种通讯机制

B. 从细胞内多囊泡分泌

C. 含有 DNA、RNA、mRNA 和蛋白质

D. 以上都是

参考文献

[1] Olsen EA, Messenger AG, Shapiro J, et al. Evaluation and treatment of male and female pattern hair loss. J Am Acad Dermatol 2005; 52 (2): 301–311.

[2] Bienová M, Kucerová R, Fiurásková M, Hajdúch M, Kolár Z. Androgenetic alopecia and current methods of treatment. Acta Dermatovenerol Alp Panonica Adriat 2005; 14 (1): 5–8.

[3] Ghanaat M. Types of hair loss and treatment options, including the novel low–level light therapy and its proposed mechanism. South Med J 2010; 103 (9): 917–921.

[4] Blumeyer A, Tosti A, Messenger A, et al; European Dermatology Forum (EDF). Evidence–based (S3) guide line for the treatment of androgenetic alopecia in women and in men. J Dtsch Dermatol Ges 2011; 9 (Suppl 6): S1–S57.

[5] Cervelli V, Palla L, Pascali M, De Angelis B, Curcio BC, Gentile P. Autologous platelet–rich plasma mixed with purified fat graft in aesthetic plastic surgery.AestheticPlast Surg 2009; 33 (5): 716–721.

[6] Sclafani AP. Applications of platelet–rich fibrin matrix in facial plastic surgery. Facial Plast Surg 2009; 25 (4): 270–276.

[7] Cho JW, Kim SA, Lee KS. Platelet–rich plasma induces increased expression of G1 cell cycle regulators, type I collagen, and matrix metalloproteinase–1 in human skin fibroblasts.Int J Mol Med 2012; 29 (1): 32–36.

[8] Hamilton BH, Best TM. Platelet–enriched plasma and muscle strain injuries: challenges imposed by the burden of proof. Clin J Sport Med 2011; 21 (1): 31–36.

[9] Plöderl K, Strasser C, Hennerbichler S, Peterbauer–Scherb A, Gabriel C. Development and validation of a production process of platelet lysate for autologous use. Platelets 2011; 22 (3): 204–209.

[10] Na JI, Choi JW, Choi HR, et al. Rapid healing and reduced erythema after ablative fractional carbon dioxide laser resurfacing combined with the application of autologous platelet–rich plasma. Dermatol Surg 2011; 37 (4): 463–468.

[11] Shin MK, Lee JH, Lee SJ, Kim NI. Platelet–rich plasma combined with fractional laser therapy for skin rejuvenation. Dermatol Surg 2012; 38 (4): 623–630.

[12] Gentile P, Cole JP, Cole MA, et al. Evaluation of not–activated and activated PRP in hair loss treatment: role of growth factor and cytokine concentrations obtained by different collection systems. Int J Mol Sci 2017; 18 (2): E408.

[13] Kang JS, Zheng Z, Choi MJ, Lee SH, Kim DY, Cho SB. The effect of CD34+ cell–containing autologous platelet–rich plasma injection on pattern hair loss: a preliminary study. J Eur Acad Dermatol Venereol 2014; 28 (1): 72–79.

[14] Sasaki GH. Review of human hair follicle biology: dynamics of niches and stem cell regulation for possible therapeutic hair stimulation for plastic surgeons. Aesthetic Plast Surg 2019; 43 (1): 253–266.

[15] Rose PT. The latest innovations in hair transplantation. Facial Plast Surg 2011; 27 (4): 366–377.

[16] Parsley WM, Perez–Meza D. Review of factors affecting the growth and survival of follicular grafts. J Cutan Aesthet Surg 2010; 3 (2): 69–75.

[17] Li ZJ, Choi HI, Choi DK, et al. Autologous platelet–rich plasma: a potential therapeutic tool for promoting hair growth. Dermatol Surg 2012; 38 (7 Pt 1): 1040–1046.

[18] Rastegar H, Ahmadi Ashtiani H, Aghaei M, Ehsani A, Barikbin B. Combination of herbal extracts and plateletrich plasma induced dermal papilla cell proliferation: involvement of ERK and Akt pathways. J Cosmet Dermatol 2013; 12 (2): 116–122.

[19] Takikawa M, Nakamura S, Nakamura S, et al. Enhanced effect of platelet–rich plasma containing a new carrier on hair growth. Dermatol Surg 2011; 37 (12): 1721–1729.

[20] Girijala RL, Riahi RR, Cohen PR. Platelet–rich plasma for androgenic alopecia treatment: a comprehensive review. Dermatol Online J 2018; 24 (7): 13030/qt8s43026c.

[21] Alves R, Grimalt R. A review of platelet–rich plasma: history, biology, mechanism of action, and classification. Skin Appendage Disord 2018; 4 (1): 18–24.

[22] Alves R, Grimalt R. Randomized placebo–controlled, double–blind, half–head study to assess the efficacy of platelet–rich plasma on the treatment of androgenetic alopecia. Dermatol Surg 2016; 42 (4): 491–497.

[23] Dohan Ehrenfest DM, Andia I, Zumstein MA, Zhang CQ, Pinto NR, Bielecki T.Classification of platelet concentrates (Platelet–Rich Plasma–PRP, Platelet–Rich Fibrin–PRF) for topical and infiltrative use in orthopedic and sports medicine: current consensus, clinical implications and perspectives. Muscles Ligaments Tendons J 2014; 4 (1): 3–9.

[24] Yin WJ, Xu HT, Sheng JG, et al. Advantages of pure plateletrich plasma compared with leukocyte– and platelet–

rich plasma in treating rabbit knee osteoarthritis. Med Sci Monit 2016； 22： 1280–1290.

[25] Saad Setta H，Elshahat A，Elsherbiny K，Massoud K，Safe I. Platelet–rich plasma versus platelet–poor plasma in the management of chronic diabetic foot ulcers：a comparative study. Int Wound J 2011； 8 (3)： 307–312.

[26] Oh JH，Kim W，Park KU，Roh YH. Comparison of the cellular composition and cytokine–release kinetics of various platelet–rich plasma preparations. Am J Sports Med 2015； 43 (12)： 3062–3070.

[27] Hausauer AK，Humphrey S. The physician's guide to platelet–rich plasma in dermatologic surgery Part I：definitions，mechanisms of action，and technical speci–fications. Dermatol Surg 2020； 46 (3)： 348–357.

[28] Gupta AK，Versteeg SG，Rapaport J，Hausauer AK，Shear NH，Piguet V. The efficacy of platelet–rich plasma in the field of hair restoration and facial aesthetics：a systematic review and meta–analysis. J Cutan Med Surg 2019； 23 (2)： 185–203.

[29] Tawfik AA，Osman MAR.The effect of autologous activated platelet–rich plasma injection on female pattern hair loss：a randomized placebo–controlled study. J Cosmet Dermatol 2018； 17 (1)： 47–53.

[30] Gentile P，Garcovich S，Bielli A，Scioli MG，Orlandi A，Cervelli V. The effect of platelet–rich plasma in hair regrowth：a randomized placebo–controlled trial. Stem Cells Transl Med 2015； 4 (11)： 1317–1323.

[31] Mapar MA，Shahriari S，Haghighizadeh MH. Efficacy of platelet–rich plasma in the treatment of androgenetic (male–patterned) alopecia：A pilot randomized controlled trial. J Cosmet Laser Ther 2016； 18 (8)： 452–455.

[32] Jha AK，Udayan UK，Roy PK，Amar AKJ，Chaudhary RKP. Original article：Platelet–rich plasma with microneedling in androgenetic alopecia along with dermoscopic preand post–treatment evaluation. J Cosmet Dermatol 2018； 17 (3)： 313–318.

[33] Badran KW，Sand JP. Platelet–rich plasma for hair loss：review of methods and results. Facial Plast Surg Clin North Am 2018； 26 (4)： 469–485.

[34] Ahmad M.Effect of platelets–rich plasma on scalp hair diameter. J Cosmet Dermatol 2019； 18 (1)： 51–54.

[35] Singh SK，，Kumar V，Rai T. Comparison of efficacy of platelet–rich plasma therapy with or without topical 5% minoxidil in male–type baldness：a randomized，doubleblind placebo control trial. Indian J Dermatol Venereol Leprol 2020； 86 (2)： 150–157.

[36] Verma K，Tegta GR，Verma G，Gupta M，Negi A，Sharma R. A study to compare the efficacy of platelet–rich plasma and minoxidil therapy for the treatment of androgenetic alopecia. Int J Trichology 2019； 11 (2)： 68–79.

[37] Shah KB，Shah AN，Solanki RB，Raval RC. A comparative study of microneedling with platelet–rich plasma plus topical minoxidil (5%) and topical minoxidil (5%) alone in androgenetic alopecia. Int J Trichology 2017； 9 (1)： 14–18.

[38] Kachhawa D，Vats G，Sonare D，Rao P，Khuraiya S，Kataiya R. A spilt head study of eficacy of placebo versus platelet– rich plasma injections in the treatment of androgenic alopecia. J Cutan Aesthet Surg 2017； 10 (2)： 86–89.

[39] Gupta AK，Cole J，Deutsch DP，et al. Platelet–rich plasma as a treatment for androgenetic alopecia. Dermatol Surg 2019； 45 (10)： 1262–1273.

[40] Gentile P，Garcovich S. Autologous activated plateletrich plasma (AA–PRP) and non–activated (A–PRP) in hair growth：a retrospective，blinded，randomized evaluation in androgenetic alopecia. Expert Opin Biol Ther 2020； 20 (3)： 327–337.

[41] Cervelli V，GarcovichS，BielliA，etal. Theeffectofautologous activated platelet rich plasma (AA–PRP) injection on pattern hair loss：clinical and histomorphometric evaluation. BioMed Res Int 2014； 2014： 760709.

[42] Giusti I，Rughetti A，D'Ascenzo S，et al.Identification of an optimal concentration of platelet gel for promoting angiogenesis in human endothelial cells. Transfusion 2009； 49 (4)： 771–778.

[43] Nusbaum AG，Tosti A. Commentary on a randomized placebo–controlled，double–blind，half–head study to assess the efficacy of platelet–rich plasma on the treat– ment of androgenetic alopecia. Dermatol Surg 2016； 42 (4)： 498–499.

[44] Dhurat R，Sukesh M. Principles and methods of preparation of platelet–rich plasma：a review and author's perspective. J Cutan Aesthet Surg 2014； 7 (4)： 189–197.

[45] Ince B，Yildirim MEC，Dadaci M，Avunduk MC，Savaci N. Comparison of the efficacy of homologous and autologous platelet–rich plasma (PRP) for treating androgenic alopecia. Aesthetic Plast Surg 2018； 42 (1)： 297–303.

[46] Textor JA，Tablin F. Activation of equine platelet–rich plasma：comparison of methods and characterization of equine autologous thrombin. Vet Surg 2012； 41 (7)： 784–794.

[47] Bausset O，Giraudo L，Veran J，et al. Formulation and storage of platelet–rich plasma homemade product. Biores Open Access 2012； 1 (3)： 115–123.

[48] Jimenez F，Izeta A，Poblet E. Morphometric analysis of the human scalp hair follicle：practical implications for the hair transplant surgeon and hair regeneration studies. Dermatol Surg 2011； 37 (1)： 58–64.

[49] Wu Y，Kanna MS，Liu C，Zhou Y，Chan CK. Generation of autologous platelet–rich plasma by the ultrasonic standing waves. IEEE Trans Biomed Eng 2016； 63 (8)： 1642–1652.

[50] Rose PT. Advances in hair restoration. Dermatol Clin 2018； 36 (1)： 57–62.

[51] Laird ME，Lo Sicco KI，Reed ML，Brinster NK. Platelet–rich plasma for the treatment of female pattern hair loss：a patient survey. Dermatol Surg 2018； 44 (1)： 130–132.

[52] Uebel CO，da Silva JB，Cantarelli D，Martins P. The role of platelet plasma growth factors in male pattern baldness surgery. Plast Reconstr Surg 2006； 118 (6)： 1458–1466，

discussion 1467.
[53] Garg S. Outcome of Intra-operative injected plateletrich plasma therapy during follicular unit extraction hair transplant: a prospective randomised study in forty patients. J Cutan Aesthet Surg 2016; 9 (3): 157-164.
[54] Adil A, Godwin M.The effectiveness of treatments for androgenetic alopecia: a systematic review and metaanalysis. J Am Acad Dermatol 2017; 77 (1): 136-141.e5.
[55] Giordano S, Romeo M, Lankinen P. Platelet-rich plasma for androgenetic alopecia: does it work? Evidence from meta analysis. J Cosmet Dermatol 2017; 16 (3): 374-381.
[56] Mester E, Ludány G, Sellyei M, Szende B, Gyenes G, Tota G. Studies on the inhibiting and activating effects of laser beams. Langenbecks Arch Chir 1968; 322: 1022-1027.
[57] Kim TH, Kim NJ, Youn JI. Evaluation of wavelength-dependent hair growth effects on low-level laser therapy: an experimental animal study. Lasers Med Sci 2015; 30 (6): 1703-1709.
[58] Gao X, Xing D. Molecular mechanisms of cell proliferation induced by low power laser irradiation. J Biomed Sci 2009; 16: 4.
[59] Huang YY, Sharma SK, Carroll J, Hamblin MR. Biphasic dose response in low level light therapy: an update. Dose Response 2011; 9 (4): 602-618.
[60] Huang YY, Chen AC, Carroll JD, Hamblin MR. Biphasic dose response in low level light therapy. Dose Response 2009; 7 (4): 358-383.
[61] Jampa-Ngern S, Viravaidya-Pasuwat K, Suvanasuthi S, Khantachawana A. Effect of laser diode light irradiation on growth capability of human hair follicle dermal papilla cells. Annu Int Conf IEEE Eng Med Biol Soc 2017; 2017: 3592-3595.
[62] Joo HJ, Jeong KH, Kim JE, Kang H. Various wavelengths of light-emitting diode light regulate the proliferation of human dermal papilla cells and hair follicles via Wnt/β-Catenin and the extracellular signal-regulated kinase pathways. Ann Dermatol 2017; 29 (6): 747-754.
[63] Kim JE, Woo YJ, Sohn KM, Jeong KH, Kang H. Wnt/β-catenin and ERK pathway activation: a possible mechanism of photobiomodulation therapy with light-emitting diodes that regulate the proliferation of human outer root sheath cells. Lasers Surg Med 2017; 49 (10): 940-947.
[64] Han L, Liu B, Chen X, et al. Activation of Wnt/β-catenin signaling is involved in hair growth-promoting effect of 655-nm red light and LED in in vitro culture model. Lasers Med Sci 2018; 33 (3): 637-645.
[65] Panchaprateep R, Pisitkun T, Kalpongnukul N. Quantitative proteomic analysis of dermal papilla from male androgenetic alopecia comparing before and after treatment with low-level laser therapy. Lasers Surg Med 2019; 51 (7): 600-608.
[66] Gupta AK, Foley KA. A critical assessment of the evidence for low-level laser therapy in the treatment of hair loss. Dermatol Surg 2017; 43 (2): 188-197.
[67] Liu KH, Liu D, Chen YT, Chin sY. Comparative effectiveness of low-level laser therapy for adult androgenic alopecia: a system review and meta-analysis of randomized controlled trials. Lasers Med Sci 2019; 34 (6): 1063-1069.
[68] Galadari H, Shivakumar S, Lotti T, et al. Low-level laser therapy and narrative review of other treatment modalities in androgenetic alopecia. Lasers Med Sci 2020; 35 (6): 1239-1244.
[69] Dodd EM, Winter MA, Hordinsky MK, Sadick NS, Farah RS. Photobiomodulation therapy for androgenetic alopecia: a clinician's guide to home-use devices cleared by the Federal Drug Administration. J Cosmet Laser Ther 2018; 20 (3): 159-167.
[70] Afifi L, Maranda EL, Zarei M, et al. Low-level laser therapy as a treatment for androgenetic alopecia. Lasers Surg Med 2017; 49 (1): 27-39.
[71] Kim WS, Calderhead RG. Is light-emitting diode phototherapy (LED-LLLT) really effective? Laser Ther 2011; 20 (3): 205-215.
[72] Joshi R, Shokri T, Baker A, et al. Alopecia and techniques in hair restoration: an overview for the cosmetic surgeon. Oral Maxillofac Surg 2019; 23 (2): 123-131.
[73] Gentile P, Scioli MG, Bielli A, Orlandi A, Cervelli V. Stem cells from human hair follicles: first mechanical isolation for immediate autologous clinical use in androgenetic alopecia and hair loss. Stem Cell Investig 2017; 4: 58.
[74] Schmelzer E, McKeel DT, Gerlach JC. Characterization of human mesenchymal stem cells from different tissues and their membrane encasement for prospective transplantation therapies. BioMed Res Int 2019; 2019: 6376271.
[75] Tabatabaei Qomi R, Sheykhhasan M. Adipose-derived stromal cell in regenerative medicine: a review. World J Stem Cells 2017; 9 (8): 107-117.
[76] Epstein GK, Epstein JS. Mesenchymal stem cells and stromal vascular fraction for hair loss: current status. Facial Plast Surg Clin North Am 2018; 26 (4): 503-511.
[77] Festa E, Fretz J, Berry R, et al. Adipocyte lineage cells contribute to the skin stem cell niche to drive hair cycling. Cell 2011; 146 (5): 761-771.
[78] Won CH, Park GH, Wu X, et al. The basic mechanism of hair growth stimulation by adipose-derived stem cells and their secretory factors. Curr Stem Cell Res Ther 2017; 12 (7): 535-543.
[79] Won CH, Yoo HG, Kwon OS, et al. Hair growth promoting effects of adipose tissue-derived stem cells. J Dermatol Sci 2010; 57 (2): 134-137.
[80] Gentile P, Garcovich S. Advances in regenerative stem cell therapy in androgenic alopecia and hair loss: Wnt pathway, growth-factor, and mesenchymal stem cell signaling impact analysis on cell growth and hair follicle development. Cells 2019; 8 (5): E466.
[81] Zuk PA, Zhu M, Ashjian P, et al. Human adipose tissue is a source of multipotent stem cells. Mol Biol Cell 2002; 13 (12): 4279-4295.

[82] Perez-Meza D, Ziering C, Sforza M, Krishnan G, Ball E, Daniels E. Hair follicle growth by stromal vascular fraction-enhanced adipose transplantation in baldness. Stem Cells Cloning 2017; 10: 1-10.
[83] Kuka G, Epstein J, Aronowitz J, et al. Cell enriched autologous fat grafts to follicular niche improves hair regrowth in early androgenetic alopecia. Aesthet Surg J 2020; 40 (6): NP328-NP339.
[84] Qiu H, Liu S, Wu K, Zhao R, Cao L, Wang H. Prospective application of exosomes derived from adipose-derived stem cells in skin wound healing: a review. J Cosmet Dermatol 2020; 19 (3): 574-581.
[85] Ohyama M, Terunuma A, Tock CL, et al. Characterization and isolation of stem cell-enriched human hair follicle bulge cells. J Clin Invest 2006; 116 (1): 249-260.
[86] Qiu W, Lei M, Zhou L, et al. Hair follicle stem cell proliferation, Akt and Wnt signaling activation in TPAinduced hair regeneration. Histochem Cell Biol 2017; 147 (6): 749-758.
[87] Stenn KS, Cotsarelis G. Bioengineering the hair follicle: fringe benefits of stem cell technology. Curr Opin Biotechnol 2005; 16 (5): 493-497.
[88] Zhang Q, Zu T, Zhou Q, Wen J, Leng X, Wu X. The patch assay reconstitutes mature hair follicles by cultureexpanded human cells. Regen Med 2017; 12 (5): 503-511.
[89] Tsuboi R, Niiyama S, Irisawa R, Harada K, Nakazawa Y, Kishimoto J. Autologous cell-based therapy for male and female pattern hair loss using dermal sheath cup cells: a randomized placebo-controlled double-blinded dose-finding clinical study. J Am Acad Dermatol 2020; 83 (1): 109-116.
[90] Margolis L, Sadovsky Y. The biology of extracellular vesicles: the known unknowns. PLoS Biol 2019; 17 (7): e3000363.
[91] Kalluri R, LeBleu VS. The biology, function, and biomedical applications of exosomes. Science 2020; 367 (6478): eaau6977.
[92] Surman M, Drożdż A, Stepień E, Przybyto M.Extracellular vesicles as drug delivery systems: methods of production and potential therapeutic applications. Curr Pharm Des 2019; 25 (2): 132-154.
[93] Li MY, Liu DW, Mao YG. Advances in the research of effects of exosomes derived from stem cells on wound repair. Zhonghua Shao Shang Za Zhi 2017; 33 (3): 180-184.
[94] Shabbir A, Cox A, Rodriguez-Menocal L, Salgado M, Van Badiavas E. Mesenchymal stem cell exosomes induce proliferation and migration of normal and chronic wound fibroblasts, and enhance angiogenesis in vitro. Stem Cells Dev 2015; 24 (14): 1635-1647.
[95] Wang L, Hu L, Zhou X, et al. Exosomes secreted by human adipose mesenchymal stem cells promote scarless cutaneous repair by regulating extracellular matrix remodelling. Sci Rep 2017; 7 (1): 13321.
[96] Rajendran RL, Gangadaran P, Bak SS, et al. Extracellular vesicles derived from MSCs activates dermal papilla cell in vitro and promotes hair follicle conversion from telogen to anagen in mice. Sci Rep 2017; 7 (1): 15560.
[97] Zhou L, Wang H, Jing J, Yu L, Wu X, Lu Z. Regulation of hair follicle development by exosomes derived from dermal papilla cells. Biochem Biophys Res Commun 2018; 500 (2): 325-332.
[98] Kwack MH, Seo CH, Gangadaran P, et al. Exosomes derived from human dermal papilla cells promote hair growth in cultured human hair follicles and augment the hairinductive capacity of cultured dermal papilla spheres. Exp Dermatol 2019; 28 (7): 854-857.
[99] Yan H, Gao Y, Ding Q, et al. Exosomal micro RNAs derived from dermal papilla cells mediate hair follicle stem cell proliferation and differentiation. Int J Biol Sci 2019; 15 (7): 1368-1382.

答案

Q1	D
Q2	A
Q3	D
Q4	D
Q5	A
Q6	D

第三章 脱发的药物治疗

第 14 节 营养素在头发生长中的作用与机制

Rajendra Singh Rajput

概述

- 引言
- 非稳态负荷修正的代偿
- 修复细胞损伤，恢复细胞环境
- 营养素的多种作用
- 关于铁的作用的争论
- 男性和女性脱发患者中都有营养缺乏的报道
- 营养间相互作用
- 周期性营养疗法
- 结论

关键点

- 营养素维持生物功能是修复细胞损伤所必需的。
- 不断增加的压力、污染、生活方式、限制进食、杀虫剂、内分泌干扰物以及土壤中营养物质的流失，正在造成大量未经纠正的细胞损伤，削弱细胞，使它们容易受到正常雄激素的影响，影响基因表达，并在较年轻时表现出脱发。这种脱发是非激素性的，对营养支持有反应。
- 在男性和女性脱发中发现了多种营养缺乏症。
- 同时使用多种营养物质会降低彼此的效率。
- 通过充分了解协同和拮抗相互作用，可以以更低的剂量和更高的效率更好地利用营养素。营养素在促进头发生长方面有直接而具体的作用。

引言

营养是生命的源泉。我们每天需要基本的热量和营养，为生命功能、生长、修复和维持细胞功能运转提供能量。生命过程和日常细胞功能的执行造成了细胞系统的常规损耗，称为稳态负荷。因此，为了恢复细胞功能、维持动态平衡，需要修正动态平衡负荷，维持体内的功能环境，这些增加了机体对营养素的额外需求。

非稳态负荷修正的代偿

当非稳态负荷增加时，身体倾向于首先恢复必要的生命功能，并将非生存所必需的毛发放在最低的优先位置。从远古时期起，动物就有在夏天脱毛，在冬天需要的时候又长回来的习性，这种选择在进化中充分体现。而毛囊具有相当于骨髓和肠道上皮的高代谢率和高营养需求。身体喜欢保存这些营养物质，防止细胞更新，并通过阻止头发生长来减少非稳态负荷。

今天，随着压力的增加、污染、紫外线暴露、电磁辐射、睡眠不足、杀虫剂和化肥的使用、食物质量下降、食品包装中塑料产生的内分泌干扰性化学物质、吸烟和酒精等的使用增加、暴露在明亮的屏幕下导致昼夜节律丧失，以及许多其他原因，人体的非稳态负荷正在呈指数级上升。甚至由于过度开发，环境影响使得土壤中的养分日渐枯竭。同时以人工香精为零食添加剂的加工食品已成为人们主要的饮食选择。不足为奇的是，身体倾向于在很小的时候就通过阻止头发生长来补偿不断上升的非稳态负荷：表现为脱发，并非遗传倾向，也不会增加雄激素。已经不是将脱发称为雄激素性脱发的时代了，而更倾向于将其称为男性和女性脱发。然而，令人惊讶的是，我们继续将其视为雄激素性脱发。

修复细胞损伤，恢复细胞环境

在进行脱发治疗时，除了针对二氢睾酮（DHT）的对症治疗方法外，我们还需要提供抗氧化剂、氨基酸、矿物质和微量营养素等物质，它们能够修复 DNA 损伤，恢复细胞功能，对抗动态平衡负荷，实现所有细胞系统的动态平衡，并创造有利于激活头发生长的环境。虽然普遍认为通过单独使用非那雄胺和米诺地尔治疗脱发，头发生长背后的生物过程是不受其他因素影响的。但目前的研究表明，治疗脱发需要平衡和支持毛发生长周期循环所需的整个事件链。如果没有提供能量和营养物质，仅仅阻止 DHT 或只推进生长期是不完整的，这些营养物质是创造新细胞和确保平衡的内部环境所必需的，是与头发生长相关的快速细胞分裂和高代谢活动所必需的。

营养素的多种作用

营养素对头发生长有直接的促进作用

二氢睾酮（DHT）通过释放转化生长因子 β（TGF-β）而发挥作用，导致细胞微型化。TGF-β 的释放本身是通过活性氧（ROS）的积累来调节的。使用抗氧化剂可以阻断 TGF-β 的释放，从而阻止二氢睾酮的作用。低剂量的 Omega 6 酶可以抑制 5α- 还原酶。除了纠正胰岛素抵抗、雄激素水平和调节毛发生长周期外，维生素 D_3 还对毛乳头细胞具有直接的毛发诱导作用。锌元素可抑制退行期，防止毛囊退化，促进毛囊从休止期恢复，并起到免疫调节剂的作用。铜元素是毛乳头细胞分化和增殖所必需的，毛乳头细胞是一种特殊的成纤维细胞。花生四烯酸促进基质角质形成细胞有丝分裂、血管生成、毛发生长，并促进生长因子在真皮乳头中的表达。

营养素有抗炎作用

微炎症是由于反复暴露于环境、生活方式、表观遗传因素而导致的，这些因素增加了未修正的非稳态负荷。据报道，毛囊漏斗部炎症见于脂溢性脱发、早期瘢痕性脱发和斑秃。Omega 3 以其抗炎功效而闻名。小剂量 γ- 亚麻酸（GLA）具有抗炎作用，也是抗炎前列腺素 1 的前体。脂肪酸、多酚类物质影响炎症基因转录。生育三烯酚和 α- 生育酚的组合可通过抑制脂质过氧化，减少 ROS，使头发生长更好，头发数量增加 34%。

营养素对抗自身免疫并支持免疫反应

ROS 一旦进入细胞，就会与细胞内的蛋白质结合，改变其分子结构，使其失去免疫特征。这些改变的蛋白质被认为是触发自身免疫反应的新抗原。用抗氧化剂中和 ROS 可以预防这些问题。营养缺乏导致 T 细胞介导的免疫、吞噬功能、补体系统、免疫球蛋白、适应性抗体反应、抗体浓度和细胞因子产生的损害。免疫反应由以下微量营养素支持：锌，硒，铁，铜，维生素（A、C、D、E、B_6）和叶酸。营养素的使用在脱发的治疗中起着明确的作用。

营养物质影响基因表达

遗传易感性一直是脱发的首要问题。遗传易感性可通过表观遗传学、生活方式、应激、DNA 损伤、昼夜节律改变、睡眠、污染等途径遗传或后天获得。DNA 修复需要铁、叶酸、钙、锌、铜、硒和氨基酸。一些研究已经确定了微量营养素对遗传表达、基因相互作用、炎症的遗传反应、免疫、抗氧化活性和衰老的影响。两个新的医学分支随之出现：研究营养素对 DNA 序列作用的营养遗传学和研究营养素对基因表达作用的营养基因组学。保持微量营养素的平衡可确保不改变遗传反应和毛发生长周期的连续性。

关于铁的作用的争议

表 14.1 描述了铁的作用和正常铁蛋白水平在脱发中没有作用。铁和维生素 A 是甲状腺激素 T3 储存形式转化为活性 T4 所必需的。所有营养物质相互依赖，以提高效率；单一的营养素评估不能代表体内细胞内环境的完整状态。铁的吸收受肠黏膜机制的调节，高剂量的铁补充剂或一餐中的高铁负荷会导致吸收降低，并造成肠黏膜对铁吸收的阻碍。3 天给药 1 次，铁最好吸收，高浓度的细胞外铁导致钙积累和细胞过早凋亡。过量的铁可以通过 Fenton 反应生成活性氧，即羟基自由基。铁负责氧合、修复、再生、有丝分裂、DNA 生成和毛发生长。铁在脱发管理中有明确的作用，营养素的每日推荐量是由委员会讨论决定的，而不是由实验研究决定的。可以用最小的剂量获得更高的效率。

男性和女性脱发患者中都有营养缺乏的报道

对雄激素性脱发、男性脱发和女性脱发患者的头发、血清和尿液的研究表明，缺铁、锌、铜、镁和氨基酸（组氨酸、亮氨酸、缬氨酸、丙氨酸和半胱氨酸）。在女性脱发中，额头头发的铜和锌含量低于枕部头发。压力条件导致高可的松与低铁、钙、镁、锌，并改变钙磷比在头发中的含量。不是单一的缺乏，而是需要注意多种营养素及其相互间

表 14.1　正常铁蛋白水平可能错误地表明铁在脱发中没有作用

事实	解释
来自毛囊的铁蛋白被动员来维持正常的血液水平，以补偿和隐藏缺乏状态	毛囊作为铁蛋白的储存器，头发生长受阻，重定向铁蛋白和维持正常水平的重要功能。因此，尽管临床上出现脱发，但仍可检测到正常的铁蛋白
铁的完全利用需要其他营养素的可用性。未使用的铁被检测为高铁蛋白	由于维生素 A、维生素 C、β- 胡萝卜素、氨基酸、锌、铜的其他共存缺乏，正常的铁蛋白不能被利用，导致尽管毛发没有生长但铁蛋白水平正常或高
铁是通过控制肠黏膜的吸收来调节的	高铁负荷和反复补铁会导致肠黏膜对铁吸收的阻滞。铁最好在 3 天内给药 1 次，而不是每天给药 1 次
多余的铁会变成亲氧化剂	过量的铁可以通过 Fenton 反应生成活性氧，羟自由基
铁在脱发管理中起主要作用	铁负责氧合、修复、再生、有丝分裂、DNA 生成和毛发生长

的比例。表 14.2 总结了不同营养素对毛发生长的益处。营养缺乏常见于吸烟、酗酒、克罗恩病、囊性纤维化、腹腔疾病、吸收不良、IBS、肝病、肾病、透析、食用加工食品、糖食品、生鸡蛋（亲和素）、流行饮食如无脂饮食、酮类饮食、高蛋白饮食、无碳水化合物饮食、素食主义、不喜欢水果和蔬菜、服用药物如质子泵酸度抑制剂、抗惊厥药、抗高血压药、避孕药、肥胖、滥用泻药、胃旁路手术、生活在封闭的建筑环境和压力因素的人群中。在脱发患者中应该排除这些情况。

营养间相互作用

我们需要了解营养间的相互作用，以达到最好的效果，仅仅增加饮食摄入量是没有帮助的。高蛋白饮食引起钙尿，酮类饮食引起生物素缺乏。无脂饮食会导致脂溶性物质、维生素和必需脂肪酸的缺乏。膳食中的动物脂肪会导致雄激素水平升高，铁和钙一起服用会减少彼此的吸收。活性氧对毛发生长有负面影响，但我们不能中和体内所有的活性氧，因为控制感染、吞噬、癌细胞凋亡、将毒素氧化成亲水化合物解毒等都需要 ROS。活性氧是前列腺素合成、脯氨酸羟化、赖氨酸和黄嘌呤氧化的一部分。过度使用抗氧化剂来中和活性氧会阻碍健康。高剂量的抗氧化剂并没有带来更好的效果，而是成为亲氧化剂。由于滥用和过度使用维生素而导致的维生素过度是一个普遍关注的问题。人们觉得服用多种维生素就好，这是不准确的。表 14.3 列出了一些常见的营养素之间的相互作用。

周期性营养疗法

我们曾发表了一种使用协同营养素，在同一天内避免拮抗营养素的低剂量间歇营养素疗法。3 天 1 次的循环营养素治疗减少了剂量，提高了效率，提供了全面的营养素，降低了成本。6 种营养素组合在 3 天周期内每天使用 2 种。星期一：抗氧化剂，钙与维生素 D；星期二：铁，叶酸，维生素 C；星期三：必需氨基酸，B 复合物和生物素；同样的循环在周四、周五、周六重复，星期天休息。如果需要，周日可以任意添加额外的补充剂。

结论

脱发是多因素导致的，它可能是遗传性的，雄激素性的，炎症性的，免疫介导的，营养缺乏性的，或由不平衡引起的头发生长周期失调。多种因素影响毛囊的健康。这些因素还会造成细胞功能失衡，使毛囊脆弱，容易受到正常雄激素水平的影响，从而导致脱发。研究人员一致认为，脱发不是 DHT 升高，而是毛囊组织反应的改变。改变反应的形式如下：干扰新陈代谢、ATP 合成、能量利用、自由基和活性氧（ROS）积累、产生炎症、损害免疫和使毛囊脆弱。营养物质可以减少炎症，构建免疫力，恢复细胞功能，改善遗传反应，促进头发生长。同时使用协同营养素和避免拮抗组合可以减少剂量，提高效率，并防止过量。头发有两面性，要么与损失做斗争，要么不畏副作用地进行加强和改善。

推荐阅读

- Rajendrasingh JR. Role of non androgenic factors in hair loss & hair regrowth. J Cosmo Trichol 2017; 3: 118.
- Changing the cellular environment can improve the tissue response of follicles without DHT blockers. Hair Transplant Forum Int 2019; 29 (18): 62-65.

表 14.2　营养素对毛发生长的益处和作用

序列	营养素补充剂	在毛发生长中的益处和作用
1	生物素－维生素 B_7，维生素 H	硫有助于毛发生长，防止皮肤干燥，调节血糖，改善葡萄糖、氨基酸和脂肪代谢，在组蛋白修饰、细胞信号传导和基因调控中起作用
2	烟酸酰胺 / 烟酸酰胺 / 烟酸－维生素 B_3	抗炎，促进循环，改善光泽，使头发光滑，柔顺质地，修复角蛋白损伤，改善头发长度
3	氰钴胺－维生素 B_{12}	纠正贫血、红细胞形成和氧合、DNA 修复、细胞增殖、毛发生长、自身免疫紊乱、血清素形成
4	吡哆醇 HCl－维生素 B_6	防止贫血和水分滞留，减少压力，改善血液流动，碳水化合物和蛋白质代谢，防止吸烟和污染导致的脱发
5	维生素 C	抗氧化、胶原合成、铁吸收、氧化应激、污染、防止干燥、散结、增强免疫力
6	维生素 A	抗氧化，调节皮脂，铁代谢，甲状腺激素，细胞生长，分化，角化，免疫
7	维生素 E	保护细胞膜免受自由基、自身免疫、情绪、环境和压力的影响，改善卷曲头发、受损头发，恢复光泽，调节皮脂、脂质过氧化、抗氧化剂
8	叶酸－维生素 B_9	防止巨幼细胞贫血，这是 DNA 合成、细胞代谢、过早变灰所必需的
9	维生素 D_3	钙代谢，免疫调节，抗炎，直接作用于毛乳头，角质形成细胞生长分化，过早变灰
10	L－酪氨酸	促进毛发生长，增强发干，防止花白，改善甲状腺功能
11	L－赖氨酸	发端菌流出物中的毛发生长，改善铁的摄取
12	L－鸟氨酸	DNA 与蛋白质合成
13	L－精氨酸	快速细胞分裂，修复，内皮稳定性
14	辅酶 Q10	为细胞生长快速提供能量，减少氧化应激，增强免疫力，抗炎，抗衰老，基因表达
15	甘氨酸	各种蛋白质的生物合成前体胶原蛋白，恢复头发健康
16	硒	快速吸收抗氧化、弹性、紫外线损伤和老化、甲状腺功能、发干强度、过早灰白
17	硫－甲基磺酰甲烷	防止头发变脆和干燥
18	富马酸亚铁	预防贫血、氧合、DNA 修复、细胞新陈代谢、有丝分裂、过早灰白
19	铜	毛发弹性、色素沉着与肤色、红细胞形成
20	泛酸钙－维生素 B_5	发色与早衰、COA、TCA 周期
21	氢氧化镁	钙、钾、甲状旁腺和胰岛素代谢
22	γ－亚麻酸	抗炎，前列腺素 E2 前体

续表

序列	营养素补充剂	在毛发生长中的益处和作用
23	Omega 3	抗炎，改善基因表达
24	葡萄糖酸锌	细胞增殖，胶原形成，修复氧化损伤，调节皮脂，防止细胞凋亡，促进毛囊生长期，免疫调节剂
25	硫酸锰	加速毛发生长，防止紫外线伤害
26	多烟酸铬	细胞代谢
27	钼	协助使用铁储存，消耗脂肪
28	硫酸钒	胰岛素样合成代谢、钠钾转运
29	对氨基苯甲酸	防止头发过早变白
30	肌醇	防止头发稀疏
31	青苹果提取物——原花青素	类黄酮和自由基清除剂
32	绿茶提取物——儿茶素	抗氧化剂和紫外线损伤防护

表 14.3 营养物质之间的相互作用可增强或减少吸收和功效

序列	营养物	增强	减弱
1	维生素 A	维生素 C 和维生素 E 防止维生素 A 氧化，保持抗氧化效能，维生素 A 转化为活性形式需要锌	
2	维生素 B_1 硫胺素		维生素 B_6 抑制维生素 B_1 向活性形式的转化，维生素 B_{12} 中的钴离子可以分解维生素 B_1，有时会引发过敏反应
3	维生素 B_6 吡哆醇	B_6 的活性形式，磷酸吡哆醛增加 L- 半胱氨酸掺入角蛋白	维生素 B_{12} 钴离子分解维生素 B_6
4	维生素 B_9 叶酸	维生素 C 促进维生素 B_9 在细胞中的保留	锌与维生素 B_9 形成不溶性复合物
5	维生素 B_{12} 氰钴胺		维生素 B_1、铁、铜能使维生素 B_{12} 变成无活性复合物
6	维生素 E、生育酚和生育三烯醇	维生素 C 使氧化的维生素 E 恢复到活性形式，硒和维生素 E 的结合提高了抗氧化能力	
7	铁	维生素 C 增加铁的吸收，维生素 A 确保铁融入血红蛋白	钙、锌会减少对铁的吸收
8	钙	维生素 D 增加生物利用度和骨基质利用	钙、锌会减少对铁的吸收
9	镁	维生素 B_6 促进镁在细胞内的吸收和滞留，与氨基酸螯合的镁制剂可以改善吸收，降低腹泻的发生率	钙和锌会减少对镁的吸收
10	锰		减少铁、钙的吸收
11	铜		减少锌吸收

续表

序列	营养物	增强	减弱
12	锌	维生素 B_{12} 增加吸收	维生素 B_9– 叶酸与锌形成不溶性复合物，铁、钙、铜减少吸收
13	钼		减少铜吸收
14	铬		减少铁吸收
15	L– 赖氨酸	改善铁和锌的吸收，L– 赖氨酸在根鞘中促进毛发成形和增加体积	

思考问题

Q1. 营养物质促进毛发生长的不同方式是什么？

A. 营养物质具有消炎作用，可以对抗与脱发有关的微炎症

B. 营养物质可以直接作用于毛乳头细胞，促进细胞分裂和毛发生长

C. 营养物质可以增强机体免疫力，提高相关基因的表达

D. 以上都是

Q2. 如何提高营养物质的利用率？

A. 营养物质之间存在着相互作用——协同作用或拮抗作用，通过这些作用，从而发挥其功效。比如由于营养物质之间存在着协同作用，可以减少营养物质的补充量，并且提高营养物质的利用率

B. 将营养物质随餐服用，可以提高营养物质的利用率

C. 多种营养物质一起服用，有助于改善营养缺乏的状况

D. 以上任何一种

Q3. 关于适应负荷，下列哪项是不正确的？

A 随着生命进程和细胞循环周期的不断进展，造成了细胞的损耗，称为适应负荷

B. 当适应负荷增加时，机体首先倾向于恢复基本的生命功能，而不会优先恢复毛发（将恢复毛发置于最低的地位）

C. 为了恢复细胞功能、内稳态和维持机体的内部环境，需要纠正适应负荷，这增加了对营养物质的额外需求

D. 适应负荷对脱发没有影响

Q4. 下列哪个陈述是错误的？

A. 维生素 D_3 除了纠正胰岛素抵抗、调节雄激素水平和调控毛发生长周期，对真皮乳头细胞也有直接的诱导作用，从而促进毛发生长

B. 缺铁明确可以导致脱发，所以高剂量的铁剂对头发生长是有用的

C. 锌抑制毛发的退行期，防止毛囊发生退化，促进毛囊从休止期恢复，并作为免疫调节剂

D. 花生四烯酸促进基质角质形成细胞的有丝分裂、血管生成、毛发伸长，并促进真皮乳头中生长因子的表达

Q5. 营养物质在对抗过度的免疫反应中的作用是（　　）

A. 和抗氧化剂一起中和活性氧（ROS）

B. 营养物质有助于恢复 T 细胞介导的免疫功能、细胞吞噬功能、补体系统、免疫球蛋白、适应性抗体反应、抗体浓度和促进细胞因子的产生

C. 下列微量营养素有助于调控机体的免疫反应：锌，硒，铁，铜，维生素（A、C、D、E、B_6）和叶酸

D. 以上都是

参考文献

[1] Wippert P-M, Honold J, Wang V, et al. Assessment of chronic stress: comparison of hair biomarkers and allostatic load indices. Psychol Res 2014; 4 (7): 517-524.

[2] Shin H, Yoo HG, Inui S, et al. Induction of transforming growth factor-beta 1 by androgen is mediated by reactive oxygen species in hair follicle dermal papilla cells. BMB Rep 2013; 46 (9): 460-464.

[3] Sears B, Ricordi C. Role of fatty acids and polyphenols in inflammatory gene transcription and their impact on obesity, metabolic syndrome and diabetes. Eur Rev Med Pharmacol Sci 2012; 16 (9): 1137-1154.

[4] Beoy LA, Woei WJ, Hay YK. Effects of tocotrienol supplementation on hair growth in human volunteers. Trop Life Sci Res 2010; 21 (2): 91-99.

[5] Thurnham DI. An overview of interactions between micronutrients and of micronutrients with drugs, genes and immune mechanisms. Nutr Res Rev 2004; 17 (2): 211-240.

[6] Rajput RJ. Controversy on the role of iron and a clinical trial with intermittent iron and nutritional supplements in hair loss management. Int J Food Nutr Res 2018; 2: 11.

[7] Rajput R.A scientific hypothesis on the role of nutritional supplements for effective management of hair loss and promoting hair regrowth. J Nutrit Health Food Sci 2018; 6 (3): 1-11.

[8] Rajput RJ. Controlled clinical trial for evaluation of hair growth with low dose cyclical nutrition therapy in men and women without the use of finasteride. Plast Aesthet Res 2017; 4: 161-173.

答案

Q1	D
Q2	A
Q3	D
Q4	B
Q5	D

第三章　脱发的药物治疗

第 15 节 MPHL 和 FPHL 的药物治疗要点

Robert H. True

概述

- 引言
- 克服患者的拒绝和抵制
- 手术前应该药物治疗吗？
- 向患者展示如何使用米诺地尔
- 解决医疗管理中的一些问题

引言

作为一名毛发移植医生，我们主要关注的是如何开展和精进治疗脱发的技术。如果不能帮助患者进行良好的医疗管理，我们就会让患者感到失望，而最终手术的效果也会受到影响。医疗管理是一个长期的，可能也是伴随患者一生的事情。同样的，医生和患者之间的信任关系不是一次性的，而是一种持久的关系，它可以持续数十年。在作者的执业生涯中，有一些患者是在年轻时接受治疗，为人父母后依然接受治疗，最后甚至是为人祖父母时仍接受治疗。他们还把他们的孩子介绍到作者这里进行治疗。但是，我们必须记住植发手术的局限性：毛发移植并不能减缓或阻止原生毛发的持续脱落。患者供区头皮所能提供的毛发数量比我们通过手术恢复大面积秃顶真正需要的毛发数量要少。

克服患者的拒绝和抵制

帮助患者成功地进行医学治疗是非常具有挑战性的。最大的挑战之一是，脱发问题刚出现的时候，许多人前来就诊，特别是对于年轻男性，他们认为自己的问题很简单，一个植发手术就可以解决。然而，让他们理解并接受现状——这不是一个简单的植发手术就可以解决，而是需要一个更复杂的长期治疗，这不是一件易事。所以，我们花时间和精力来帮助患者建立正确的认知是很有必要的。一旦他们接受了脱发需要药物等系统治疗这个现实，许多人就会对系统治疗产生抵触。一想到要在他们的余生中使用药物治疗，就会感到害怕，当然，这是可以理解的。为了避免吃药，患者找了许多借口："我不喜欢吃药""我不想吃任何东西""每天在我的头上涂抹东西，太麻烦了""米诺地尔让我的头发看起来很糟""我只想让头发自然地长出来"。我们在建议患者采取我们的方法时，遇到了许多问题，尤其建议患者应用最有效的医疗手段——服用非那雄胺，会让患者感到不理解。许多人对于这些治疗手段都有着错误的认知，这些误解来自坊间谣言和互联网上"每个人都是专家"。比较典型的例子是："我听说非那雄胺和米诺地尔很危险""米诺地尔会导致心脏病""非那雄胺会导致阳痿，不能生育，或非那雄胺有致畸的风险"等。

我们要做的是慢下来，花时间非常认真地向患者解释相关治疗的信息。例如，年轻男性在初次就诊时，当我问及以前都采用过哪些脱发治疗时，他们会告诉我，他们只用过米诺地尔或非那雄胺几周，然后就停止了，因为效果不好。因此他们的脱发症状会不断持续，甚至可能更严重。当我们开出这些药物时，必须告诉患者脱发的症状不会立即得到改善，直到使用了 6~8 周的药物后才会有所改善，而且用药初期毛发脱落增加是正常的。

大约 2 个月后，脱发会开始减缓并逐渐恢复到正常水平。米诺地尔的峰值效果是在 6 个月左右。在这一时间点，患者可能会看到不同程度的恢复。通常情况下，米诺地尔不会像增加毳毛的量那样增加终毛的量，而非那雄胺则可以在服药 6~12 个月后将毳毛转化为终毛。因此，我们需要给患者解释，药物治疗后，效果不会很快出现的，而是需要时间的。因此我们应该设计一个为期 1 年的临床试验，来观察药物对于脱发患者症状改善的情况，不仅要确定疗效，而且要保证患者使用后不会有副作用。

手术前应该药物治疗吗？

对于绝大多数的男性和女性脱发患者来说，答案是肯定的，有以下几个原因：

- 可以在手术前进行为期 1 年的药物治疗：
  - 稳定患者的脱发情况。
  - 不同程度地恢复患者的脱发情况，从而减少手术时采集供区毛发的范围。
  - 对部分人来说，药物治疗可以避免手术治疗。
  - 减少因手术而导致的明显的“应激性脱发”或原生发脱落。
  - 改善治疗方法以消除药物治疗出现的副作用。
  - 辨别出不使用、不愿使用或不能使用药物治疗的患者，他们是长期管理不成功和不满意的高风险人群。
  - 避免年轻患者过早植发。全球专家的共识是在 25 岁之前不要进行植发。十几岁到二十岁出头的患者，可能会快速地发展为广泛的秃发。为了避免这些年轻人在这个长期过程中出现沮丧和失望的情绪，关键是要确保他们能够坚持使用药物治疗并有着良好的效果，并且在他们的成年生活中没有副作用。

向患者展示如何使用米诺地尔

在治疗中，会发现一个奇怪的现象：患者不能正确地使用米诺地尔，从而导致治疗效果不佳。这给了我们一个很重要的提示：在患者初次咨询或复诊时，如果患者已经在外用米诺地尔了，让他们对着镜子，向你展示他们是如何使用米诺地尔的，以及使用部位在哪里。可能会发现很多错误的使用方法，我们需要告诉患者什么是正确的。当我们第一次给患者开米诺地尔时，对着镜子，告诉他们需要应用米诺地尔的正确位置。通常情况下，他们只把米诺地尔涂在脱发区，而不是头发稀疏的地方（其实这才是最需要的地方）。可以向他们展示正确使用的相关视频。这里有一个网址，是由国际毛发修复外科学会前任主席罗伯特－伦纳德博士推荐的：https：//youtu.be/a5gUwObyDk0.

解决医疗管理中的一些问题

与管理其他慢性病一样，MPHL 和 FPHL 的长期医疗管理需要医生有能力对所发生的问题进行识别和调整。目前主要治疗脱发的两种药物是米诺地尔和非那雄胺。二线治疗包括营养治疗、低能量激光疗法（LLLT）、PRP 治疗、酮康唑治疗。三线治疗药物有雄激素拮抗剂、皮质类固醇等，至于具体药物如何使用，主要是根据性别、年龄和继发疾病来决定。以下是出现的一些典型情况以及如何应对：

（1）对常规剂量的米诺地尔或非那雄胺没有反应。

- 问题：在治疗早期，患者毛发加速脱落。
- 解决方案：首先，检查头皮，确保没有炎症或脂溢性皮炎。如果有这些症状，向患者解释这是早期治疗中的正常现象，指导他们继续治疗，并在 2 个月后回来重新评估。如果有必要，可加用酮康唑洗发水来缓解症状。
- 问题：经过 6~12 个月的药物治疗后，患者的脱发症状并没有得到完全控制。

◦ 解决方案：
  - 如果患者只使用 1 种药物，建议添加第 2 种药物。
  - 如果患者使用米诺地尔，请他们对着镜子展示他们是如何使用的，以确保他们把药物用到了正确的部位。
  - 如果患者使用的是 2% 的米诺地尔，浓度可以改为 5%。
  - 如果患者使用的是普通商标的 1 mg 非那雄胺片，改为商品名为“保法止”的非那雄胺片，或改为每天口服 1¼ 片规格为 1 mg 的普通非那雄胺，或者每天口服 1/4 片规格为 5 mg 的普通非那雄胺片[1]。
  - 我们一定要询问患者是否服用营养补剂、药物，或是否出现新的健康问题。
  - 检查头皮是否有继发性疾病，如果有，要积极治疗。
  - 考虑增加低能量激光疗法（LLLT）和（或）PRP 治疗。

如果单独使用米诺地尔，并且在几个月内没有任何效果的情况下，继续使用米诺地尔可能不起作用。原因可能是这些患者的头皮上磺基转移酶的浓度较低，而磺基转移酶是将米诺地尔转化为活性代谢物必需的一种酶。在这种情况下，口服小剂量（5 mg 或更少）的米诺地尔可能更有效。

- 问题：在药物治疗 1 年或更长时间后，脱发的情况不再受到药物治疗的控制。
  ◦ 解决方案：
    - 一定要询问是否服用营养补剂、药物，或是否新出现的健康问题。
    - 检查头皮是否患有与脱发不相关的疾病，如果有，则应积极进行治疗。
    - 考虑增加低能量激光疗法（LLLT）和（或）PRP 来进行治疗。
    - 如果患者只使用 1 种药物，建议添加第 2 种药物。
    - 保证药物正确的剂量和使用方法，必要时进行调整。

（2）米诺地尔的副作用。
- 问题：头皮的过度瘙痒、脱屑和刺激症状。
  ◦ 解决方案：
    - 建议患者从普通的液体制剂改为不含丙二醇的泡沫制剂。
    - 如果依然无效，就改用不含酒精或含有糖皮质激素的复方制剂。
- 问题：面部毛发增多。
  ◦ 解决方案：
    - 将 5% 的米诺地尔浓度改为 2%。
    - 使用脱毛制剂或 Vaniqa（盐酸依氟鸟氨酸乳膏，局部外用）。
    - 激光脱毛。
- 问题：头晕眼花，心跳加速的头痛，头晕，胸痛，脸红，和（或）手脚肿胀。
  ◦ 解决方案：
    - 这些情况并不常见，但在开始使用时可能发生。一旦发生，减少使用的频率和剂量。如果没有其他症状，逐渐增加到日常剂量。
    - 如果上述症状持续存在，则停止使用。

（3）非那雄胺的副作用。
- 问题：性欲和勃起功能下降，情绪低落或脑雾（大脑灵敏度下降）。
  ◦ 解决方案：虽然这些问题通常是暂时性的，可以自行恢复，但是我们也要注意以下情况：
    - 停止使用，直到症状完全缓解。
    - 试着恢复每天服用 1/2 片 1 mg 的非那雄胺片。
      ▪ 没有症状，继续小剂量服用 6 ~ 12 个月，如果患者有继续用药的意愿，可尝试恢复日常剂量。
      ▪ 如果症状持续存在，则停止使用。
    - 如果患者愿意的话，可尝试外用非那雄胺。
      ▪ 如果没有症状，继续使用。
      ▪ 如有症状，永久停止非那雄胺治疗。
- 问题：担心在备孕的时候服用非那雄胺会有风险。

◦ 解决方案：如果男性正在服用，对婴儿或母亲来说一般没有风险。
  - 如果不能完全确保对母亲和婴儿没有风险，患者同时也没有使用米诺地尔的话，则可以开始使用米诺地尔，等待6～8周后再停止使用非那雄胺。
  - 一旦母亲受孕，就恢复服药，并在母亲怀孕期间使用安全套。
  - 在婴儿出生后恢复服用非那雄胺。
- 问题：男性乳房发育（非常罕见）。
  ◦ 解决方案：
    - 停止服用，一般症状就会消失。
    - 如果患者不愿意停药，则进行乳房切除术。

（4）何时应考虑从非那雄胺换成度他雄胺进行治疗：

- 首先，需要指出的是，度他雄胺不是治疗MPHL的一线药物，但如果患者在服用非那雄胺6～12个月后仍无反应，则可以考虑改用度他雄胺，改用度他雄胺可能会控制脱发。但是这是超说明书用药，建议患者填写“知情同意书”。

（5）长期以来一直效果良好的治疗方法不再有效，可能是患者产生耐受或者存在其他健康问题。

◦ 解决方案：
  - 首先，回顾患者病史。一定要询问是否服用任何营养补剂、药物，或是否有新出现的健康问题。
  - 检查头皮是否患有与脱发不相关的疾病，如果存在，应积极进行治疗。
  - 考虑增加低能量激光疗法（LLLT）和（或）PRP治疗。
  - 如果患者只使用1种药物，建议添加第2种药物。
  - 保证药物正确的剂量和使用方法，必要时进行调整。
  - 如果以上方法都失败，尝试增加非那雄胺的剂量或改用度他雄胺。

网上有许多不实的报道在患者中广泛流传，并且患者对此深信不疑。这些不实报道总结见表15.1。

当与患者进行交谈时，对脱发的药物治疗给予清晰的告知和包容是至关重要的。向患者告知的主要信息摘要见框15.1。

表15.1 关于MPHL和FPHL的不实报道

大部分服用非那雄胺的患者都会有副作用	95%～98%的患者使用非那雄胺无副作用
男性服用非那雄胺会导致永久性不育	非那雄胺确实会降低精子数量，但在停药后这是完全可逆的。对大多数人来说，精子数量的减少不会影响生育能力，很有可能是这部分患者精子数量在备孕之前就很低
男性服用非那雄胺会导致畸形儿的产生	错误，男性服用非那雄胺一般不会影响到妻子和孩子。但是女性不应该服用非那雄胺，甚至不应该定期服用
非那雄胺会导致前列腺癌	这是多年前的一项研究提出的，但随后的研究证明非那雄胺和前列腺癌并无循证医学关系
非那雄胺可引起永久性非那雄胺后综合征（PFS）	这是非常有争议的。这种情况是非常罕见的。大多数研究都设计不佳，而且存在偏倚，因果关系尚未得到证实。如果患者已经有了心理健康问题，PFS的风险将会大大增加
米诺地尔会导致性欲丧失和勃起功能障碍	这其实是和非那雄胺的副作用相互混淆
米诺地尔会加重脱发	确实如此，但只是在使用的初期，脱落量可能会增加，但这并不是长期的
如果停用非那雄胺或米诺地尔，脱发的状况会比从来没有治疗的人更糟糕	错误，在停用这两种药物几周后，脱发就会逐渐或迅速恢复用药前水平。但如果患者没有接受治疗，脱发的最终程度就不可知了（很有可能加重）
非那雄胺只适合男性使用	非那雄胺可用于绝经后的女性，而且效果不错
非那雄胺和米诺地尔起效迅速	错误，药物治疗的完整效果需要6～18个月（一般来说，我没有看到任何报道需要18个月，根据医学证据，最终的效果和有效性评估是在12个月完成的）

续表

大部分服用非那雄胺的患者都会有副作用	95%～98%的患者使用非那雄胺无副作用
米诺地尔只在头顶部起效	错误，许多人错误地认为米诺地尔只在头顶部起效，虽然说明书上写米诺地尔主要在头顶部起效，但是这是最初提交的 FDS 文件中的说明，随后的许多研究显示了它在除了头顶部外的更大脱发区都有效果

缩写：FPHL：女性型脱发，MPHL：男性型脱发

框 15.1　向患者告知的主要信息摘要

A. 在脱发的早期阶段就开始进行药物治疗，并定期进行治疗是有效的

B. 米诺地尔必须涂抹到干燥的头皮（而不是头发）上

C. 药物治疗是安全的

D. 米诺地尔

（1）少数使用者有皮肤刺激症状、脉搏加快、头晕、头痛和其他轻微问题，停药后这些症状就会消失

（2）大多数的副作用是可以自愈的，或者随着用药方案的改变而有所好转

E. 非那雄胺：

（1）95% ～98% 的患者服用后无副作用

（2）如果确实发生了副作用，通常在最初的 6～12 个月发生

（3）药物的副作用是可逆的：

- 可能需要几周时间才能消失
- 可能需要通过减少剂量才可以消失

（4）非那雄胺后综合征（PFS）目前未经证实：

- 非常少见
- 不排除有造成患者心理疾病的风险，但也有可能在使用药物之前，患者就有了心理疾病

F. 必须坚持每天进行药物治疗

G. 间断使用药物效果甚微

H. 药物治疗必须长期坚持

I. 长期使用药物治疗会使毛囊的存活时间更长

J. 停止药物治疗会导致脱发状况复发

K. 药物治疗需要时间才能起效

L. 脱发症状在 6～8 周内不会改善甚至会加重

M. 2 个月的积极药物治疗后，脱发量会明显减少，脱发症状会得到改善

N. 6 个月治疗后患者的脱发症状会发生不同程度的改善：

（1）毛发的密度更大，但米诺地尔只对毳毛有效果

（2）非那雄胺逆转毛囊微型化

O. 非那雄胺完全起效需要 12 个月，甚至 18 个月

P. 米诺地尔和非那雄胺治疗脱发的机制不同

Q. 米诺地尔和非那雄胺可以同时使用

R. 同时使用米诺地尔和非那雄胺是最有效的医疗治疗（仅限男性和绝经后女性）

S. 药物治疗的效果可能会随着用药周期的延长而下降

T. 在治疗的第 1 年要向医生咨询 1～2 次

U. 每隔 1～2 年去复诊，让医生重新评估和更新治疗方案

V. 将任何新出现的问题和你的顾虑告知医生

参考文献

[1] Wolf BR. Cyberspace chat: an examination of brand-name vs generic finasteride: a look at active pharmaceutical ingredient (API), excipients, bioequivalence, and other factors affecting efficacy. Hair Transplant Forum Int 2016; 26 (1): 18–21.

第四章　医务管理和安全

第 16 节 毛发移植手术中的紧急情况

Robert H. True

概述

- 引言
- 紧急情况
- 应急准备

关键点

- 毛发移植术是安全的门诊日间手术。
- 紧急情况并不常见，但可能会突然发生。
- 临床医生和支持团队人员必须做好应对紧急情况的准备。

引言

紧急情况在毛发移植手术中并不常见，但不排除会发生，而且在门诊手术和植发手术中都可能会出现。有许多紧急情况可以通过术前和术中细心的护理来预防。临床医生和团队人员必须接受培训做好充分准备，以辨别和应对这些紧急情况。

紧急情况

血管迷走神经综合征

血管迷走神经综合征在植发手术中是最常见的急症。血管迷走神经综合征可由任何不良刺激激发，如对针头的恐惧、对手术的极度焦虑以及最常见的注射麻药时的疼痛。如果医务人员能迅速识别到这些症状并进行处理，症状将仅限于出汗、恶心、头晕等，并会在几分钟内完全缓解。如果发作时间较长，患者可能出现低血压、心动过缓、意识丧失，偶尔也会有晕倒的患者出现大小便失禁。

症状

- 早期：轻度头晕、视力模糊、恶心、发热、出冷汗、皮肤苍白、打哈欠。
- 晚期：晕厥、头晕、眩晕、低血压、心动过缓、心律不齐。

预防

- 告知患者在进手术室前要摄入食物。
- 在术前谈话时，询问患者是否有晕厥史。
- 告知患者，在任何时候如果感到出汗、头晕或眩晕，请立即告诉医务人员。
- 如果患者有晕厥史，在实施麻醉时让患者平躺。
- 给予术前镇静剂，起效后开始局部麻醉。

治疗

- 一旦患者诉说头晕，要确保患者的安全性。

如果患者还未躺下，让其采取平卧位，同时保持呼吸道畅通。

- 应及时治疗因血管迷走反应而晕厥的患者，帮助患者躺下，将患者双腿举到空中，呈垂头仰卧位姿势。让患者平卧，血液会流向大脑，使其迅速恢复意识。之后患者还需继续保持一会儿躺下的姿势。
- 避免患者无人监管，监测患者的呼吸和心率。一旦患者完全清醒，记录生命体征，保持仰卧位，直到脉搏和血压稳定。
- 随后让患者饮水。
- 此时对患者继续实施操作是安全的，最好让患者在半卧位的体位下进行操作。

过敏反应

即使没有已知的过敏史，过敏反应也会发生。抗生素、镇静剂、局部麻醉剂、注射剂中的防腐剂和乳胶是最有可能的致敏因素。真正对局部麻醉药过敏是非常罕见的。

症状

- 早期：
  - 瘙痒、荨麻疹、皮肤发红或苍白。
  - 急促而微弱的脉搏。
  - 低血压。
  - 舌头或喉咙肿胀，气道收缩，伴有喘息和呼吸困难。
  - 头晕或昏厥、恶心、呕吐或腹泻。
- 晚期：
  - 严重呼吸窘迫心血管衰竭死亡。

预防

- 最好的预防方法是详细记录过敏的完整病史，不仅是药物过敏，还有环境因素过敏，如乳胶过敏。
- 对于患者过敏的药物或药剂，属于同一类的药物或药剂均不能给患者使用。

治疗

- 过敏反应是在接触后几分钟内发生的一种突然和极端的反应，这种情况需要立即救治。
- 如果没有紧急干预，过敏反应可能会迅速恶化，并在 15 min 内导致死亡。携带急救包和氧气，一旦发现立即启动应急响应系统。
- 肌肉注射肾上腺素（首选）。
  - 肌肉注射用肾上腺素安瓿（1∶1000 浓度）规格是 1 mg/mL。
  - 肌肉注射剂量：建议肾上腺素剂量每次为 0.01 mg/kg（最大剂量 0.5 mg）。用 1 mL 注射器抽吸后，注射到大腿中部外侧。
  - 用面罩给氧，并开放静脉通道。
  - 如果患者持续严重低血压，心率或血压（BP）对第 1 剂药物反应甚微，用同样的方法注射第 2 剂。一旦可以输液，就用静脉滴注的方法来代替静脉注射。
  - 对肾上腺素无反应的支气管痉挛用吸入性支气管扩张剂（如沙丁胺醇）经口咽吸入给药治疗。
  - 当过敏反应持续时，将需要更频繁地静脉给药和呼吸治疗，必须尽快用救护车将患者转移到医院。
  - 过敏反应可能是双向的，可在似乎消退后又复发，在医院观察和监测 48 h 为宜。

镇静剂的过度应用

尽管口服镇静剂可以达到充分的镇静效果，但一些医生仍然使用注射方法。当剂量较大时，镇静药物可引起嗜睡、血压降低和呼吸抑制。

症状

- 早期：难以唤醒、呼吸减慢、说话不清。
- 晚期：呼吸停止、心跳停止。

预防

- 毛发移植患者不需要注射镇静剂。口服镇静和局部麻醉就足够了。如果使用注射剂，必须使用最小剂量，并且根据现有的医疗条件和可能会发生的药物相互作用来调整使用剂量。

治疗

- 一经确认，应给予逆转剂；
  - 哌替啶（杜冷丁）——纳洛酮。抑郁症和麻醉剂过量分别给予 0.08 ~ 0.1 mg 和 0.4 ~ 1.0 mg 静脉注射，每 3 min 一次。
  - 苯二氮䓬类药物——氟马西尼。当逆转清醒镇静时，推荐静脉推注剂量为 0.2 mg，重复至最多 1 mg。
- 血氧监测仪和心电监护仪。
- 心脏复苏设备应该触手可及。
- 所有医务人员都应掌握心肺复苏技能并获得认证。

局麻药过量

当局部麻醉剂超过安全剂量时，患者可能会出现毒性反应。正如 Rosenberg 所说："教科书或制药公司目前提出的关于局麻药最大剂量的建议并不是基于循证医学证据（即通过随机对照研究确定的），是根据动物实验的推断、使用不同剂量的临床经验和血液浓度的测量、局部麻醉剂毒性的病例报道和药代动力学结果做出的。"

利多卡因，建议皮下注射的最高单次剂量为 300 mg（或与肾上腺素联合使用时为 500 mg，或 4.5 mg/kg），1000 mg 是 24 h 内的最高剂量；丁哌卡因 2 mg/kg 至最大单次剂量 175 mg，最大剂量 400 mg/24 h；罗哌卡因与肾上腺素联合使用时每次剂量不超过 225 mg；甲磺酸罗哌卡因最大剂量为 400 mg/24 h；罗哌卡因单次剂量为 4 mg/kg 至最大 400 mg（最大剂量为 1000 mg/24 h）。

请注意，在毛发移植手术中，局部麻醉通常是在几小时内分阶段给药实施的，不是一次性给药。然而，在大多数情况下，使用的既有短效麻醉药物，也有长效麻醉药物，因此我们必须注意潜在的联合毒性问题。

症状

- 所有局麻药的毒性与面部刺痛、躁动、口周麻木、耳鸣、说话不清、眩晕和强直－阵挛发作等症状相关。
- 强直－阵挛发作被认为是由抑制性通路受到抑制引起的，因为局部麻醉药是中枢神经系统抑制剂。
- 症状可能不是立即出现的，而是在几分钟甚至几小时后出现。
- 较轻的症状可逐渐演变为心血管衰竭和死亡。

预防

- 充分的局部麻醉剂量必须是达到和维持充分麻醉的最低剂量。
- 每台手术保留一份麻醉记录，记录麻药的剂量和给药时间，并记录每种麻药的使用总量。
- 要在回抽无血的情况下进行注射，尤其是靠近头皮动脉区。

治疗

- 立即停止注射。
- 取来复苏设备，开始心肺监护。
- 启动应急响应系统，尽快转移到医院。
- 建立静脉通路和吸氧通路。
- 如果心脏骤停，开始心肺复苏。
- 咪达唑仑是治疗利多卡因诱发癫痫的首选药物。在首次推注 5 ~ 7 mg 后，再递增 1 ~ 2 mg 咪达唑仑，直到癫痫发作得到控制。
- 另一种选择是地西泮，初始剂量为 5 ~ 10 mg，然后可递增 1 ~ 2 mg，直到症状得到控制为止。

- 降低循环内麻醉剂水平的首选治疗方法是静脉注射脂肪乳剂。

框 16.1 根据作者的经验列出了局部麻醉药最小剂量使用的要点。

心血管事件

新发心绞痛或心肌梗死。这些情况不太可能发生，但有报道称，即使是没有已知疾病或危险因素的患者也会发生。

症状

- 患者诉疼痛、胸部及手臂压迫感、轻微出汗、面色苍白。
- 当疼痛持续存在，就可能出现心动过速或心律失常、脸色苍白、呼吸窘迫。
- 心跳停止。

预防

- 在初次面诊时询问患者所有症状、危险因素或心脏病病史，并参考术前心脏病学进行评估。
- 获得心脏病专家的书面许可，包括使用抗凝剂的指导。
- 术中保持患者舒适，血压正常。
- 高危患者应在具有心电监测和复苏设备的环境下进行手术。

框 16.1　局部麻醉药最小剂量使用的要点

A. 浅层注射（真皮 / 皮下交界处）
　（1）较深层次的注射会被迅速吸收，需要更频繁地进行再注射
　（2）注意皮肤是否变苍白以辨别正确的深度
B. 分次给药——而不是一次给药
　（1）先用短效药（利多卡因 / 阿替卡因）
　（2）在 1 h 后用长效药
　　▪注射时感受不到疼痛
　　▪麻醉持续时间将最大化
　（3）分别麻醉供区和受区
　　▪一次性注射完成，很快就会流失
　　▪总剂量的给药时间延长
　（4）稀释麻醉剂
　　▪胡须或体毛，用生理盐水稀释麻醉剂至原浓度的 1/2 至 1/3
　　▪在肿胀溶液中使用极低浓度的麻醉剂

治疗

- 得到患者不适的反馈时，暂停手术，并将心肺复苏设备拿进手术室。
- 启用脉搏血氧仪和心脏监测，评估生命体征。
- 给予 1 片 325 mg 阿司匹林（嚼碎）和 1 片硝酸甘油舌下含服（剂量为每 5 min 舌下含服 0.3 ~ 0.6 mg；15 min 内最多给予 3 次上述剂量）。
- 转移到医院进行评估。
- 建立静脉通路。
- 在症状持续的情况下重复使用硝酸甘油，并给予氧气。
- 继续支持治疗，直到救护车到来。
- 按照 ACLS 协议，治疗心律失常。
- 如果手术未完成，将组织保存在含有 ATP 的 4 ℃保存液（低温保存液）中。待患者危险解除、情况稳定后才可能继续完成手术。

脑血管事件

发生中风［脑血管意外（CVA）］或短暂性脑缺血发作（TIA）的可能性非常小。我们主要面对的是年轻健康的患者，但有些患者可能年龄较大，有脑血管疾病或风险因素，如未得到控制的高血压。

症状

- 症状可能有所不同，但包括：
  - 虚弱。
  - 一侧的面部、手臂或腿部麻木或瘫痪。

◦ 理解障碍。
◦ 说话含糊不清。
- 单眼或双眼出现复视或失明。

预防

- 对有危险的患者进行书面会诊并得到许可。
- 如果患者正在使用抗凝治疗，要得到抗凝药物管理的书面指南。
- 术前评估血压，如果血压过高，待控制后择期手术。
- 如果血压轻微升高，给予镇静。如果血压恢复正常，继续手术，同时全程监测血压。
- 如果血压严重升高（舒张压＞120 mmHg），停止手术并接受降压治疗。

治疗

- 暂停手术。
- 可让患者咀嚼 325 mg 阿司匹林。
- 给予氧气吸入。
- 启动应急响应系统。
- 如果血压升高，不要试图迅速降低血压。
- 如果血压降低，给予静脉输液并保持患者平卧位。
- 转移到医院。
- 如果手术未完成，将组织保存在含有 ATP 的 4℃保存液（低温保存液）中。待患者危险解除、情况稳定后才可能继续完成手术。

应急准备

手术室应该配备脉搏血氧仪、心电监测仪、供氧设备和包括自动除颤器在内的心肺复苏设备，所有医务人员应获得心肺复苏术证书。要有一份书面的应急预案，其中包括对角色的明确界定，诊所应该与当地医院有转院协议，员工需要知道如何叫救护车，应该定期进行应急演练和心肺复苏。如果正在使用注射镇静剂和麻醉剂，则需要准备好拮抗药。

警告

如果没有定期在急救医院进行培训，那只能进行初步治疗，并及时转移患者，不要试图在诊所里提供长期的紧急治疗。

推荐阅读

- ISHRS Best Practices Survey Project MODULE：Anesthesia and Emergency Summary Analysis. Hair Transpl Forum Int. September 2015；25（5）：207–213.
- Mangubat SH. Emergency preparedness or what to do if your patient goes sour. Hair Transpl Forum Int. September 1996；6（5）：22–23.

思考问题

Q1. 以下哪项不是血管迷走神经综合征的症状？

A. 心动过缓
B. 高血压
C. 苍白
D. 出汗

Q2. 以下哪一种方法对逆转血管迷走神经综合征有效？

A. 放低双脚，减轻头部压力

B. 继续注射麻醉

C. 让患者躺下

D. 肌肉注射肾上腺素

Q3. 选择以下哪种药物来逆转苯二氮䓬类药物过量？

A. 阿托品

B. 氟马西尼

C. 纳洛酮

D. 肾上腺素

Q4. 对于手术中发生脑血管事件的患者，下列哪项措施不是初步治疗的一部分？

A. 暂停手术

B. 让患者咀嚼 325 mg 阿司匹林

C. 吸入氧气

D. 启动应急响应系统

E. 如果血压升高，迅速降低

Q5. 以下哪一项是预防与手术相关过敏反应的最佳方法？

A. 详细记录过敏的完整病史，不仅包括药物过敏，还包括乳胶等环境因素过敏

B. 患者不应接受与患者过敏的药物或制剂同级别的药物或制剂治疗

C. 手术前进行局部麻醉剂过敏测试

D. 只有 A 和 C

E. 以上都是

Q6. 如果因为紧急情况而不得不暂停植发，应该如何处理未使用的毛囊？

A. 用生理盐水浸泡

B. 在 4 ℃的高级储存液中保存

C. 丢弃

D. 和患者一起去医院，试着在那里完成手术

参考文献

[1] Rosenberg PH. Reg Anesth Pain Med 29：564，2004 in www.openanesthesia.org/lidocaine-toxicity.

[2] Puig C，Shapiro R. Emergency：Intervention in hair surgery. In：Unger W，Shapiro R，et al.，eds. Hair Transplantation. 5th ed. New York：Informa；2011：238-246.

[3] Chakravarthy M. Emergencies and resuscitation in hair transplantation. In：Mysore V，ed. Hair Transplantation. New Delhi，India：Jaypee Press；2016：149-156.

答案

Q1	B
Q2	C
Q3	B
Q4	E
Q5	E
Q6	B

第四章 医务管理和安全

第 17 节 如何创建一家毛发移植诊所

Sandeep Sattur and Indu S. Sattur

概述

- 引言
- 技术掌握
- 诊所设备
- 手术器械
- 人员配置
- 灭菌、无菌技术和生物医学废物处理
- 确保应急准备
- 医疗法律注意事项和知情同意
- 市场策略
- 医疗记录
- 外科审计
- 结论

关键点

- 毛发移植是在医院和门诊手术室以外基于办公室进行的手术，需要不同的要求，其中最基本的是技术方面的掌握，以及对基础设施的要求和医学法律的了解。
- 规划诊所实际需要协调的部门，如市政、电气、空气处理、所需的手术设备和辅助设备、消毒规划和生物医学废物处理等部门。
- 毛发移植的人员除了达到前台的要求外还需要进行专业的技能培训。
- 一个独立的毛发移植诊所在应急准备方面必须自给自足。
- 植发诊所提供的服务的可见性是极其重要的，了解当地医疗准则和允许的指导方针对于制定诊所的营销策略很有价值。

引言

毛囊单位提取术（follicular unit extraction，FUE）的普及，使许多源于不同背景的医生进入毛发修复领域。每次植发过程中都会提取大量的毛囊，医生建立植发诊所的要求和方法也在不断发展。本节旨在总结指导医生开始其植发业务的相关要素。

世界各地的卫生保健系统都有不同的指南，任何建立毛发移植诊所的人都必须遵守当地的指南和协议。在印度，进行植发等办公室手术所需的最低标准的唯一来源是 2010 年《临床机构（注册和监管）法》（*Clinical Establishments Act*，*CEA*）以及国家医院和医疗服务机构认证委员会（National Accreditation Board for Hospitals，NABH）推荐的标准。将这些最低标准与医疗机构认证联合委员会（Joint Commission for Accreditation of Healthcare Organizations，JCAHO）、门诊保健认证协会（Accreditation Association for Ambulatory Health Care，

AAAHC）、国际毛发修复外科学会（International Society of Hair Restoration Surgery，ISHRS）办公室手术指南以及美国门诊手术室设施认证协会（American Association for Accreditation of Ambulatory Surgery Facilities，AAAASF）推荐的标准相结合，是本节所述最低标准的指导要素。

按照 ISHRS 的要求，植发医生的重要能力之一是“能够建立一个植发手术室，为患者和工作人员提供一个安全的环境，包括但不限于无菌技术、生物危险品的管理，以及符合人体工程学的工作环境”。

技术掌握

临床技能和资格证书怎么强调都不为过。由于缺少正规的植发医师培训，医生需要通过奖学金资助、现场手术研讨会、年度会议和加入毛发移植协会来学习植发技术。最理想的是掌握提取供区毛囊的所有技术，另一个重要因素是通过继续教育学习该领域的最新进展。

首先要成为当地毛发移植协会以及 ISHRS 的成员。

虽然毛发移植只是在局部麻醉下进行的表浅手术，但也不能掉以轻心，特别是在麻醉和安全性方面。应该熟知植发过程中局部麻醉剂（即局部、浸润性、神经阻滞和浸润性肿胀液）的使用和安全性，以及手术过程中对患者的必要护理。

除了医师资格证书外，植发医生还应该有高级复苏术（ACLS 或同等）的证书，或者至少有基础生命支持（Basic Life Support，BLS）的证书。

诊所设备

与美容整形手术一样，毛发移植手术可以在医院或工作室中进行。在工作室做手术提供了巨大的便利和效率，启动和维护费用很高，但从患者的角度来看，工作室的环境涉及较少的文书工作，提供更大的隐私性，并比在医院做手术心理压力更小。由于其独特的性质，专门的毛发移植手术室在流程优化和成本控制方面优于医院的手术室（图 17.1）。

建立一个整洁、舒适、干净的环境，包括等候区、隐私性良好的咨询和检查室、手术室和卫生间等。

- **地点**：诊所的位置，靠近医院，有足够的停车空间，有助于提升患者对诊所的印象，也有助于业务推广。
- **规模**：初始资金对建立植发医院的规模和位置有很大影响。整形医院的一般规模要求约为 1000 ft^2（1 ft=0.3048 m，1 ft^2≈0.093 m^2），但应符合当地的规则和条例。此面积需要容纳手术室（OR）、咨询室（图 17.2）、病房、淋浴站、茶水间、接待区（图 17.3）等。

手术室

要有一个专门的手术室（图 17.4），不仅功能齐全，而且要有助于增加患者的体验感。根据外科医生和麻醉师的需求和喜好，由“土木－机械－电气－电子－生物医学”相关专业人员协调建造。

诊所必须分有清洁区，包括：术前准备区和术前术后休息区；无菌区，包括手术室；污染区，包括清洗和处理区。

手术室的基本空间大约 12 ft × 15 ft，需要考虑到手术期间的人数，考虑到患者 / 手术台周围有足够的空间，并能容纳 1.5 m 宽的门，以便在紧急情况下转运患者。

要有足够的空间让工作人员在手术过程中多次变换位置，让患者周围有操作空间，也应该有足够的空间让技术人员和放大镜等辅助工具一起工作。严格遵守无菌原则可以弥补因空间限制而没有标准分区的不足。

手术室的规划应确保在植发前、中、后的所有流程合理且流畅。应牢记该流程，严格保持清洁区

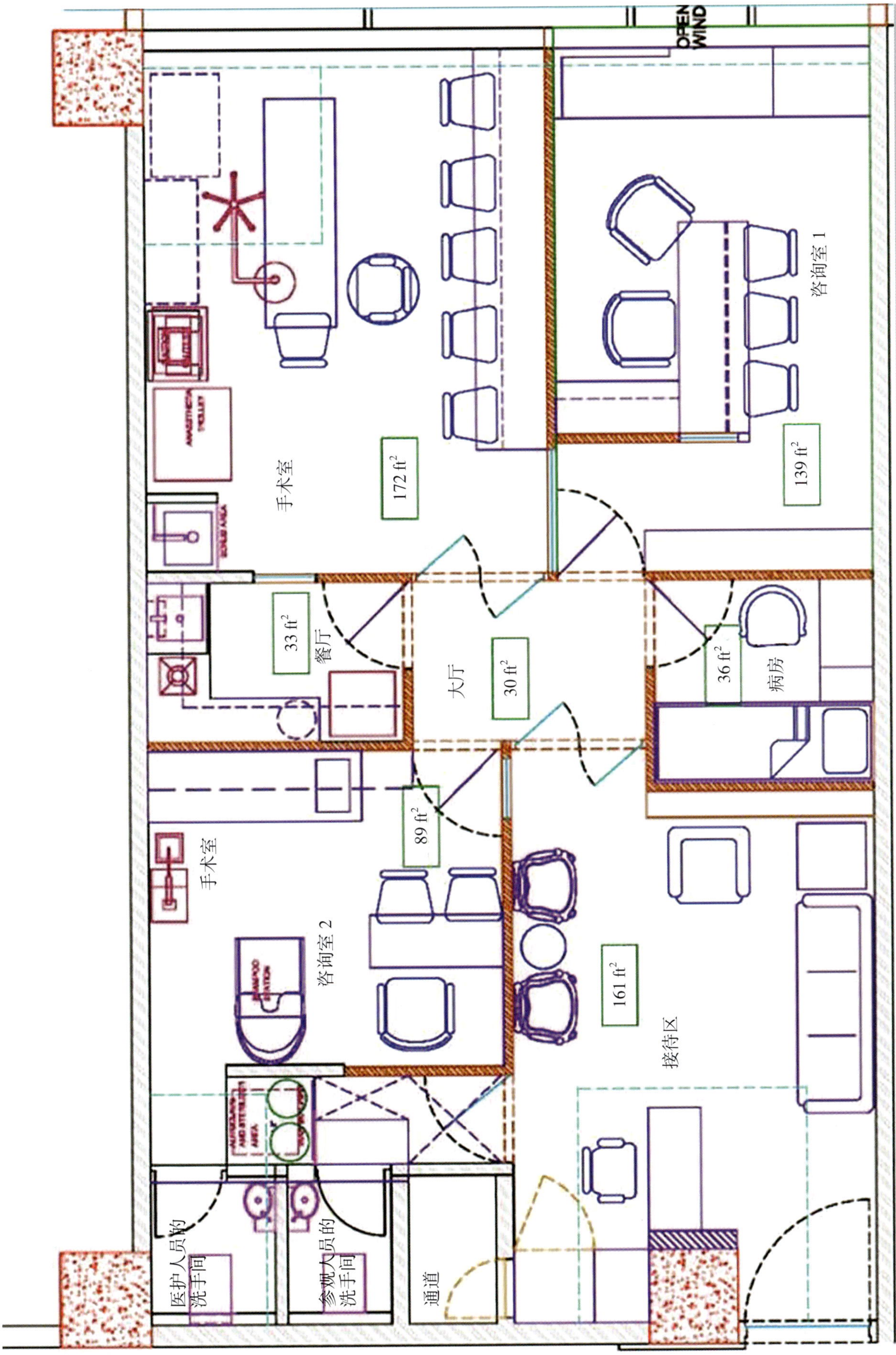

图 17.1 毛发移植区的平面图示例

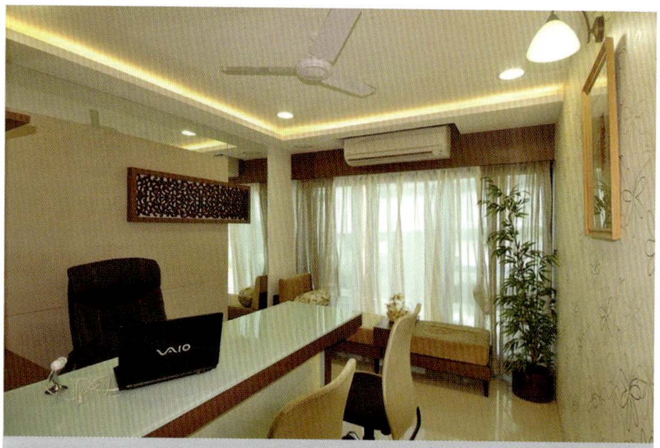

图 17.2　咨询室

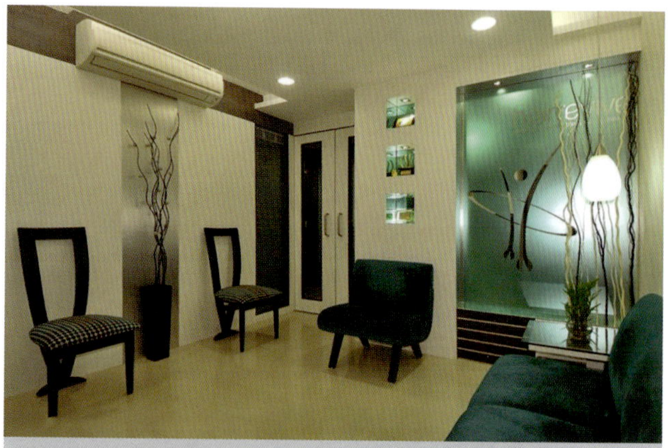

图 17.3　接待区

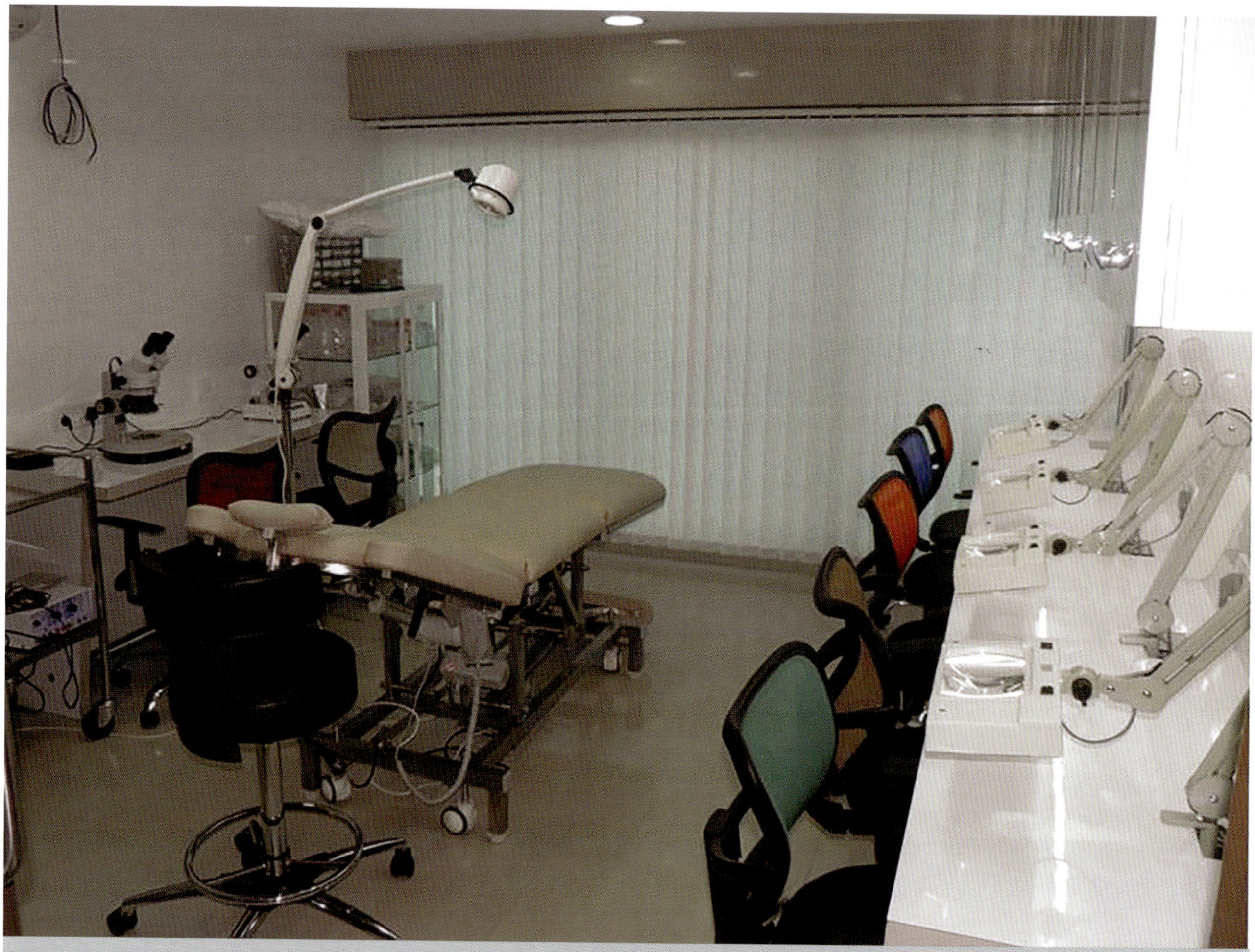

图 17.4　毛发移植手术室

（刷手区）和无菌区（进行手术的实际场所）的洁净，应尽量达到最高程度的无菌状态，为医务人员和患者提供合适的环境。更重要的是，在进入手术室之前，要设置屏障（限制），以便更换衣服和鞋子。清洗区和废物处理区要分开，术前和术后洗头的房间以及患者在手术中途休息时的地方都要考虑在内，这些也是清洁区的一部分。

地板，地板的表面要能防水、防污、容易清洁，适合长时间站立，无缝的瓷砖地板也可以。地板的颜色应该是容易辨别的：即使小物品掉落，也可以很容易被找到。

墙壁的表面应该光滑且易于清洁（瓷砖或层压板），且能与化学和物理清洁剂相容，并且防水、防火和防震。窗框的设计要易于清洁，不易积灰。如果手术室内有柜子或储存空间，也要便于清洁（图 17.5）。

电器设计

在计划铺设地板的同时，最好也计划一下电源插座，以便在地板铺设完成之前铺设电线，或者从天花板上垂下来，这样可以避免在地板上乱放电线（对人造成危险）。所有的灯和电器设备都要配备插座，并确保这些插座位于最佳的高度和距离。应提供具有自动双向转换设施的应急发电机。手术灯和显示器，或其他设备，如 FUE 提取仪和激光设备，最好有不间断电源。

空气调节

一般来说，手术室里气流系统的特定功能，如层流（LAF）和 HEPA 过滤器，能降低手术部位感染（SSI）的风险。然而，对此有不同看法，一项包含 26 项研究的 Meta 分析不能最终确认层流在手术中的作用。此外，考虑到植发手术中 SSI 的低发生率以及有限的空间和预算，这些

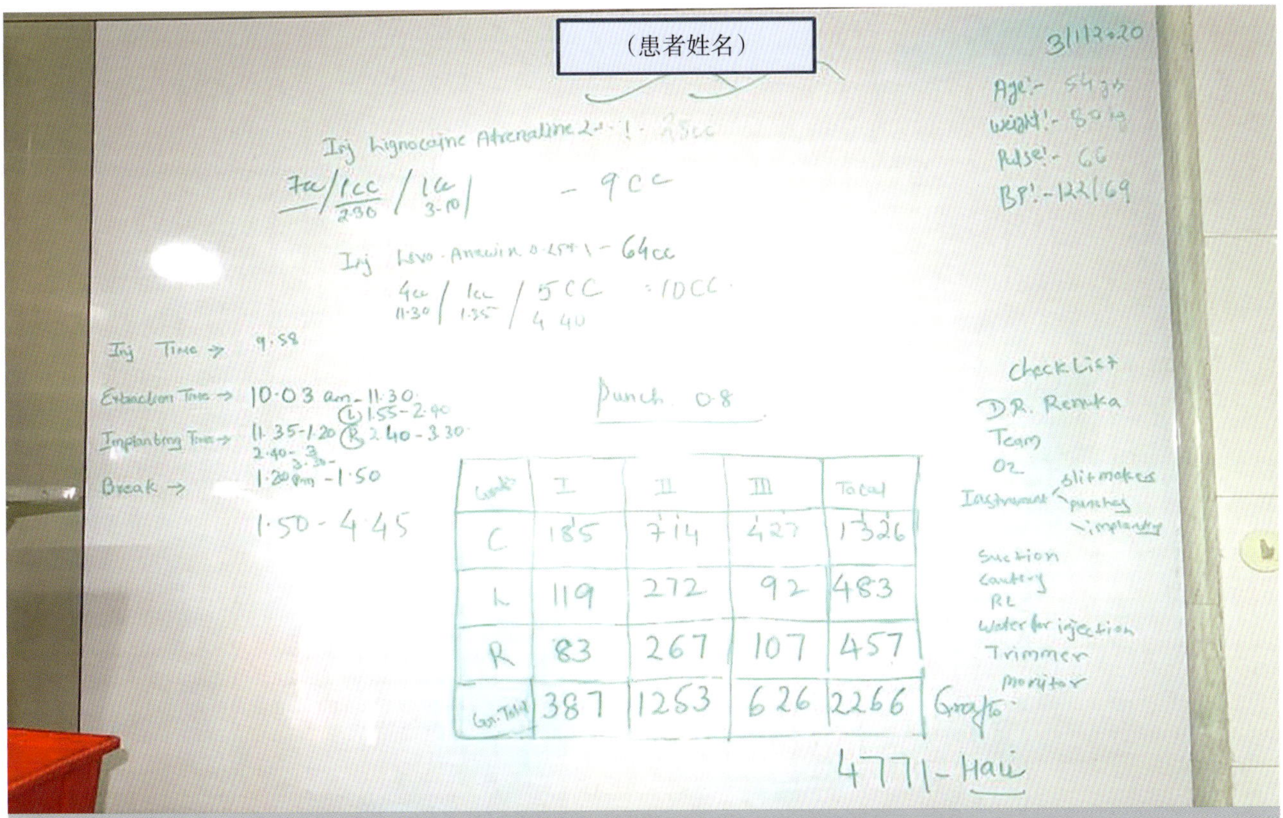

图 17.5 在其中一面墙上贴上层压板，可以作为白板来记录麻醉剂量、移植数量等

系统可以不强制使用。*CEA* 不建议在手术室使用窗式或分体式空调，因为这些空调只循环室内的空气。如果条件允许可使用中央空调，因其有一个新鲜空气吸入通道。然而，大多数毛发移植的手术操作都是在办公室进行，多数使用传统的办公室分体式空调，并配有防尘过滤器。另一个选择是在手术室安装空气净化器，建议温度为 21 ℃ ±3 ℃，相对湿度为 20%～60%，但理想的湿度是 55%。空调设备必须定期清洁和维护，必要时还要定期更换空气过滤器，这也是手术室整体消毒程序的一部分。

灯光

灯光可以是一般的手术灯，也可以是特定的。在毛发移植手术中，有许多视觉任务对照明有独特的要求。因此，灯光的设计应实现高效率、卫生、安全。

自然光的优点：有助于照明，还可以防止意识清醒的患者产生幽闭恐惧症。LED 光源的出现促进了以人为本照明（HCL）的概念。在选择灯光时，必须考虑到 3 个因素：

（1）相关色温（CCT），指的是直接观看光源的颜色外观，以开尔文为单位测量。不同光源的颜色创造的氛围可描述为低 CCT 的“暖”和高 CCT 的“冷”。

（2）色彩表现是指光源照亮表面的能力，使其颜色看起来尽量自然。

（3）光效（LE）是指光源有效产生可见光输出的能力，以流明每瓦为单位。

研究表明，医院和保健中心认为理想普通照明是类似于日光的冷白光。在 5000～6500 K 范围内的光线不仅被证明可以提高持续执行和切换的效率，而且对人类的昼夜节律也有有益影响。为此，使用发光二极管（LED）灯具有成本和健康方面的优势。

手术灯

在进行毛发移植手术时，外科医生和助手可以佩戴单独的头灯和（或）天花板安装的手术无影灯。所用的头灯通常适配放大镜辅助工具，以便与视线保持同轴，减少阴影。这些灯中的大多数都配备有调整光强的功能，也是许多毛发移植医生的一个热门选择。

另一方面，手术室（OT）灯是手术室照明的特定灯光，根据手术室空间或预算可以安装在天花板上或落地支架上。安装在天花板上可以节省空间，减少杂乱感。

理想情况下，OT 灯的颜色应接近日光且无阴影，应配备强度控制机制，提供与头皮大小相适应的焦点，可自由调节任何位置或角度，防起火花，产生最低限度的热度或不产热（为了移植物的安全），并应易于清洁（图 17.6）。

在过去，OT 灯的光源是白炽灯或卤素灯，现在这些灯已被更节能的 LED 灯取代。这些灯的亮度大多为 100 000～160 000 lx。由于 LED 灯的蓝光量较高，对眼睛有损伤，特别是在使用放大镜时，可以通过结合暖白和冷白的灯光来调整颜色，以适应外科医生眼睛的舒适度。

操作台 / 椅子

在毛发移植手术过程中需要多次改变体位。因此，最好有一个可使用自动踏板调节的手术台。

标准的手术台对外科医生来说可能不符合人体工程学，并且由于床垫不适而使患者感到不舒服。口腔科椅子或定制的毛发移植椅子或桌子是最佳的选择。有一些毛发移植医生在提取毛囊时让患者保持坐姿，其中一些医生使用按摩椅进行移植。作者已经定制了一个椅子，它由不同部分组成，特殊体位的变化和颈部的支撑，可适应不同身高的患者（图 17.7）。在手术过程中的不同阶段，应为医生和助手提供合适的椅子以适应手术。

供应品的储存

为了确保效率和方便，手术室需要储备手术用品和可替换的器械。可以在手术室的墙上预留储物空间，开放式或封闭式的形式最大限度地增加活动

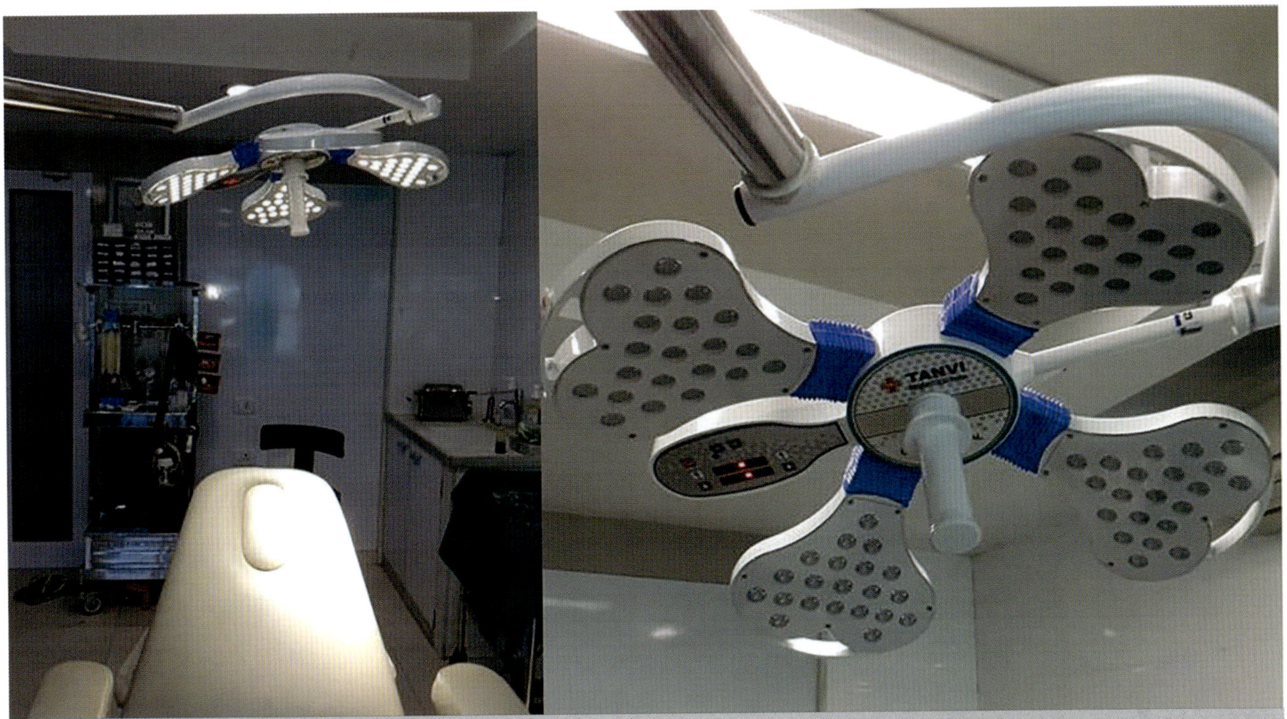

图 17.6　可调节冷白和日光颜色的 LED 灯

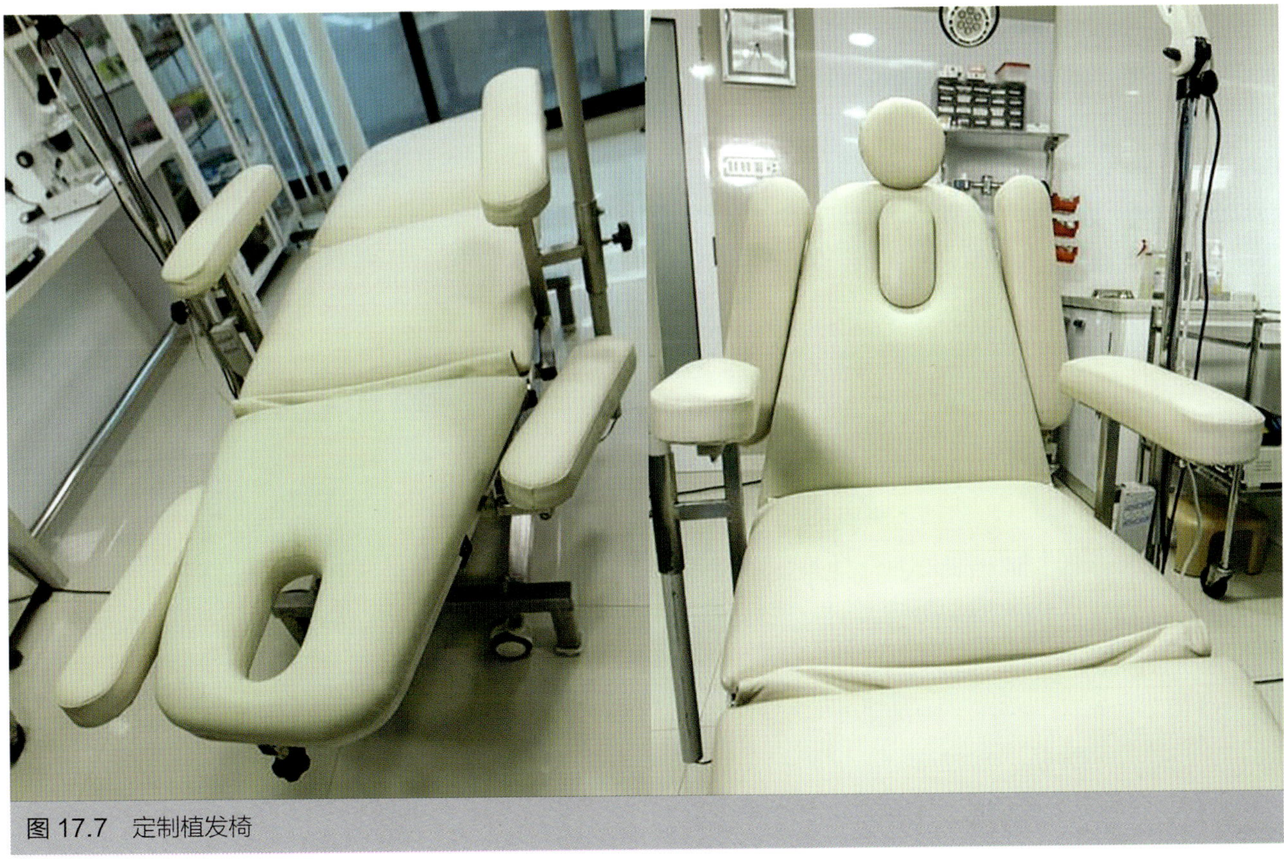

图 17.7　定制植发椅

空间（最好使用玻璃门，因为可以让人从外面看到里面，而且容易清洗）。

移植物计数台 / 分离台

无论采用哪种提取技术，都需要一个空间来进行移植物的分离、计数和切割。将这些计数台放在架子下面可节省空间。分离台的最佳高度（33 ~ 34 in）至少能够容纳 4 个人（医生、助手），每个人大约有 3 ft 的空间。在分离台上医务人员的椅子应该有扶手，并且可以调节高度。分离台上专用的照明可以从架子下面照亮，且不会对在分离台上工作人员的眼睛造成不适感。

分离台可容纳放大的辅助工具，如视频显微镜和照明放大镜，因此也必须提供相应的电源插座。

洗手池

洗手池，也被称为外科刷手池或医用水槽，对维持手术室（OT）正常运行至关重要，是医生和其他工作人员在进行手术前刷洗双手及手臂的地方。洗手池的水可以用手控制，也可以免手动控制，如膝部操作面板、脚踏或红外传感器，墙上应该有手消和洗手液的分液器。

洗发台（图17.8）

这是植发诊所的一个重要组成部分，要设置除手术室之外的一个房间。所有的水管设施要在一开始就设计好，洗发台要连接到热水器，以便洗发时提供温水。仔细检查椅子和洗发台的位置和高度，洗头时必须仔细检查患者姿势，以防过伸，防止出现头晕等神经症状。

患者休息室（图17.9）

应提供一个休息室可供患者在术前、术中以及术后休息，最好将其规划在手术室附近，休息室最好有卫生间，这样在手术过程中的患者就不需要穿过休息区。

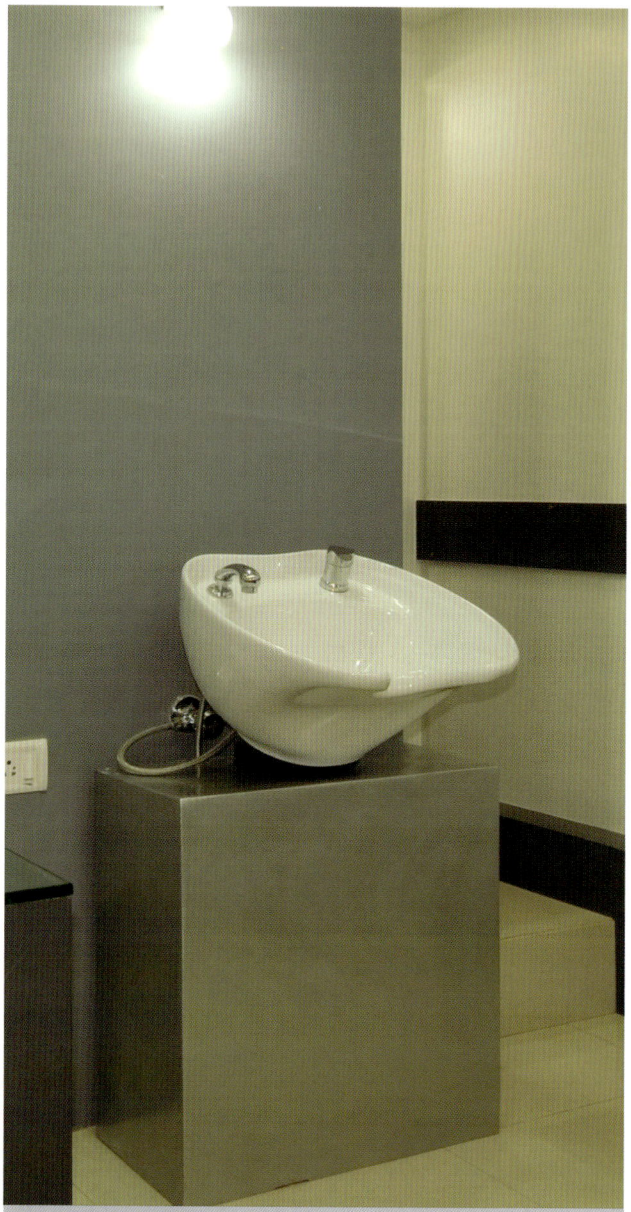

图 17.8　洗发台

摄影区

鉴于植发手术要获得自然的视觉效果，摄影是植发手术的一个重要组成部分。其用途很多：记录脱发的等级和模式，协助手术设计，辅助进行教学，医疗法律证明，甚至有助于做研究。

在拍照前必须获得患者的知情同意。

所需设备包括数码单镜头反光（D-SLR）相机、三脚架、供患者坐着的旋转凳子、浅色背景和高架照明灯。可以设立在咨询室，也可以是另一个

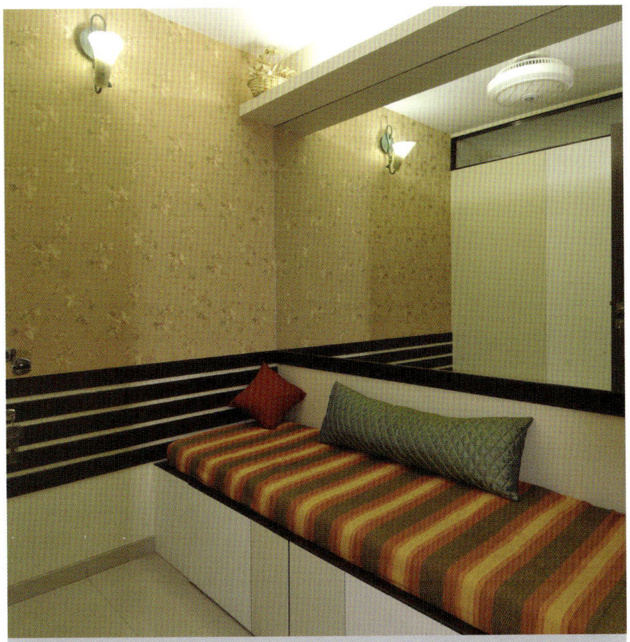
图 17.9　患者休息室

专用区，视是否有空间而定。

安全设施

根据 *CEA* 的规定，应根据当地法律采取适用的消防安全措施，这包括防火、检测、缓冲、疏散和控制等措施。应对工作人员面临这类紧急情况时的应急能力进行培训，进行模拟演习，并将其记录下来。必须有省或市级消防部门的无异议证书（NOC）。应在室内设置探测火灾和灭火的设施。

火灾警报：整个建筑和诊所中要有监控火灾、烟雾的热传感器等装置。

放置灭火器最重要的是位置。应置于靠近门或消防出口的位置，并要有明确标识。诊所或门诊中心使用的灭火器大多数是 ABC 类型（A. 普通可燃物；B. 易燃液体；C. 电）的，这表示可以有效地扑灭所有类型的火灾。所使用的干化学阻燃剂是磷酸铵，在潮湿的环境中具有轻微的腐蚀性。当患者自身着火时，使用二氧化碳灭火器（对电气火灾和易燃液体有效），因为其不含磷酸铵，从而减少了污染和组织损伤。

手术器械

除了为治疗提供疗效外，为诊所配备最新的设备有助于提升诊所的形象。选择设备要循序渐进。

手术器械包括一般器械、一般手术器械和毛发移植专用器械。用于毛囊单位提取术的设备可以从简单的手动提取仪，到电动毛囊单位提取仪，再到用于毛发移植的植发机器人。由于其中许多器械取决于个人的选择，因此本节不会列出所有的器械。

在手术过程中存放器械的地方是标准的梅奥手术手推车。一个手推车通常就足够了，因为多层平台可以发挥同样的置物作用。这里应该有基本小手术的器械，包括：持针器、梅奥剪刀、艾迪森镊（精细、有齿）、直蚊式钳、弯蚊式钳、精细弯剪刀、斯宾塞剪刀、3 号手术刀柄、3 号手术刀片、4 号手术刀柄、4 号手术刀片、布巾钳。

毛发移植专用器械

- 采用头皮条切取技术获取移植物时用于切取、分离的器械有：以上大多数器械和细齿镊、细平镊、无菌木板或塑料板、皮肤拉钩，专用的编号为 11、15、10、20、23 的手术刀片，5 mL、10 mL、20 mL 的注射器配备 27G、30G 针头，用于存储移植物和刀片的玻璃碗 / 培养皿等。
- 采用毛囊单位提取技术获取毛囊单位的器械有：FUE 电机、提取仪、打孔环钻针、手动提取仪和手柄、移植物提取镊等。
- 移植物植入器械有：种植镊、注射针、切割刀片、种植器械等。

人员配置

毛发移植手术需要准备和移植大量的移植物，

团队的努力是成功的关键。成功意味着团队高效的管理和运行。植发手术和其他美容整形手术相比，就像团体运动和个人运动相比一样。

理想的专业植发团队由以下人员组成：

- 植发外科医生：其职责是检查、建议和制定植发计划，并负责麻醉、移植物提取、缝合供区、种植区打孔和移植物种植。
- 麻醉师：通常处于待命状态，监测和处理紧急情况。
- 合格的护士：负责手术室消毒、器械消毒、术前用药 / 注射，协助手术医生完成所有步骤，处置生物医学废物。
- 技术助理：协助外科医生完成毛发移植过程的所有步骤，负责毛囊提取、毛囊处理和种植。
- 辅助人员：管理接待、协调患者预约、接听电话、记录，协调技师和外科医生之间的合作。专人负责管理手术中的事务。

人员招聘

在招聘技术人员时，必须考虑以下几点：

- 外观条件得体。
- 具备与团队成员和患者沟通的能力。
- 医学背景不是必需的（但绝对是一个加分项）。

植发技术员 / 助理相对于普通外科助理的 2 个特点：

（1）手工灵巧，注意细节。

（2）能适应长时间的和重复性的工作。

人员招聘后，需要进行毛发移植流程的培训。

技术助理的培训

技术助理可以完成特定的任务，给他们工作任务时要遵守当地和国际上的指南规范。一个简单的经验法则是，技术助理不能在患者身上操作。这意味着他们不能提取移植物，不能获取头皮条，不能缝合供区，也不能在受区打孔。他们可以协助外科医生在钻取后提取移植物，可以解剖或分离移植物，可以制备种植孔。作者想向读者推荐加格博士和李海东博士关于技术人员培训的一些优秀论文。

定期评估他们的工作是必要的，以确保他们符合标准。在招聘非技术人员时，更要注重仪表和有效沟通的能力。植发团队的技术助理既是“薄弱环节”，也是“至关重要的环节”。由于频繁的人员流动而不断需要新的技术人员，这可能导致费用增加和效果不佳。成功的毛发移植手术建立在良好的团队精神和较低的人员流动率之上。根据作者的经验，为了留住优秀的员工和防止人员流失——给他们提供良好的福利和奖励机制，并把他们当作家人对待。

灭菌、无菌技术和生物医学废物处理

尊重手术室的神圣性是维持无菌链的一个非常重要的部分。任何人进手术室前必须换衣服、脱鞋、戴口罩和帽子。感染的发生与多种因素相关，其预防是复杂的，需要在术前、术中和术后采取各种措施。手术部位感染（SSI）率低（$< 0.1\%$）的住院治疗手术不应因不规范的无菌操作而发生感染，如果发生感染，将导致不良的后果。

手术感染部位受内源性因素（与患者有关）和外源性因素［与环境（手术室）、器械和消毒技术有关，其次是医护人员和外科医生］的影响。当我们谈到毛囊单位移植的无菌技术时，我们应关注的是：

- 灭菌的器械。
- 消毒的手术室。
- 手术团队严格的无菌操作。
- 术前对患者受区和供区进行正确的准备（图 17.10）。

灭菌设备

构成：

- 清洁工具。

• 消毒工具。
• 灭菌工具。

使用中性或接近中性的洗涤溶液清洗器械，并添加或不添加蛋白酶等，有助于去除有机物质，并有助于进一步的灭菌或消毒。

不受热损坏的仪器最好采用蒸气灭菌（图 17.11)。灭菌是通过高压蒸气灭菌来完成的。高速预真空灭菌器通常用于外科器械，它能保证蒸气几乎瞬间渗透到器械的孔隙中。设置应根据制造商的建议，一个粗略的指南是蒸气灭菌温度为 121 ℃ 30 min 和 132 ℃ 4 min。

灭菌程序可以使用生物、机械和化学指示剂进行监测。通常应制定监测方案并保持监测记录。化学监测是通过在包装内外放置试纸来完成的，在灭菌过程中，胶带上的白色条会变成深棕色或黑色。这只是确认温度达到了 121 ℃，但这些试纸并不能验证无菌情况，理想方法是利用生物试验安排每周监测。

这些对热敏感的仪器使用化学物质进行消毒，这些化学物质有助于消灭无生命物体上除细菌孢子外的所有致病微生物。目前，美国 FAD 批准和上市的配方有：≥ 2.4% 的戊二醛，0.55% 的邻苯二甲醛，0.95% 的戊二醛与 1.64% 的苯酚 / 苯酸盐，7.35% 的过氧化氢和 0.23% 的过氧乙酸，1.0% 的过氧化氢加 0.08% 的过氧乙酸，7.5% 的过氧化氢。2% 的戊二醛是一种高级别消毒剂和化学消毒剂。用于高级别消毒 20 min 或用于器械灭菌 10 h。另一种替代方法是邻苯二甲酸，它类似于戊二醛，但在宽 pH 范围下更稳定，因此不需要激活，对眼睛也没有刺激，没有气味，但它会污染皮肤。因此，在操作时需要使用防护服。

用于毛发移植的塑料和橡胶配件在使用前可浸泡在戊二醛溶液中。工作人员在使用这种化学物质时必须使用防护设备，因为它会对眼睛、黏膜等造成刺激。许多化学物质都有保质期，需要定期更换。

手术室消毒

由于对医护人员存在职业危害，已不再使用甲醛熏蒸。美国疾病控制与预防中心建议，在患者护理区进行常规护理时，不要使用消毒喷雾。无菌手术室的环境对感染发生率的影响可以忽略不计。擦洗 / 拖地 / 用洗涤剂湿擦和用水冲洗应该遵循精确的时间表，例如，地板应每天清洁 1 次，并在每次清洁结束时记录时间。水平表面和所有手术物品（如桌子、桶）应在手术前进行清洁。特定的血液或体液溢出应立即处理。墙壁和天花板很少受到严重污染，因此，减少清洗是合理的（图 17.12)。

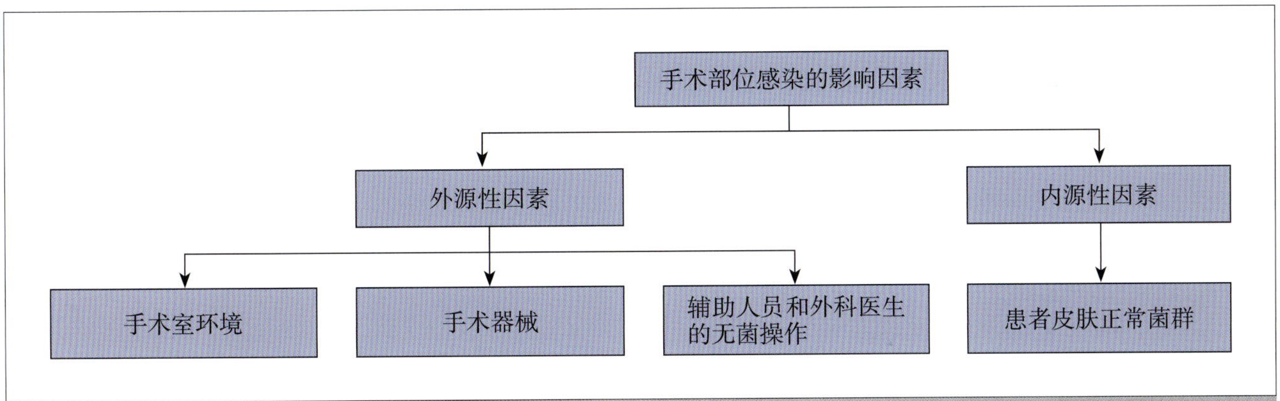

图 17.10　影响手术部位感染的因素

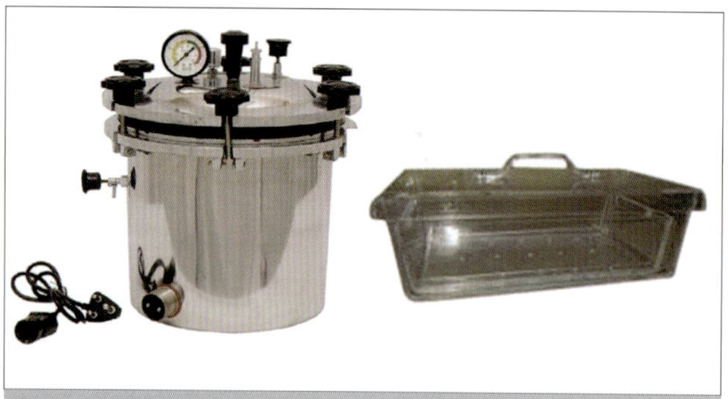

图 17.11　用于耐热仪器的高压锅和用于热敏仪器化学消毒的丙烯酸托盘

表面消毒（图17.13）

手术室单独使用或组合使用的消毒剂包括醇类、氯及含氯化合物、甲醛、戊二醛、邻苯二醛、过氧化氢、碘伏、过氧乙酸、酚类、季铵盐等化合物。由于清洁人员的职业病与使用几种消毒剂（如戊二醛和氯）相关，因此应采取预防措施（如戴手套和适当通风），以尽量减少暴露。甲醛被确定为致癌物后就不再使用了。

11.2% 的 1，6- 二羟基 -2，5- 二氧己烷混合液，5% 的戊二醛，5% 的苯扎氯铵，3% 的烷基胍衍生物（品牌名称为 Bacillocid 特种）或 11% 的过氧化氢混合物和 0.01% 的稀释硝酸银（市面上有 Ecoshield）不仅用于表面消毒，也用于雾化。对于使用这些消毒剂的工作人员来说，佩戴防护装备是很重要的。

监测（图17.14）

不再提倡定期培养空气和环境表面，但仍需按规定对器械进行灭菌监测。

手术团队的无菌技术

进入手术室的手术团队成员应佩戴口罩和帽子，使其完全覆盖头发、鬓角和领口。鞋套可以用手术室专用的普通鞋或清洁鞋替代。

所有在手术现场工作的手术团队成员应在手术前用消毒溶液刷洗手臂和双手至少 2 min（框 17.1）。没有确切的证据表明，在减少手术部位感染方面一种洗手液优于另一种，但在减少菌落形成方面，葡萄糖酸氯己定略优于聚维酮碘（菌落数）。世卫组织关于洗手的规定是一个很好的指南

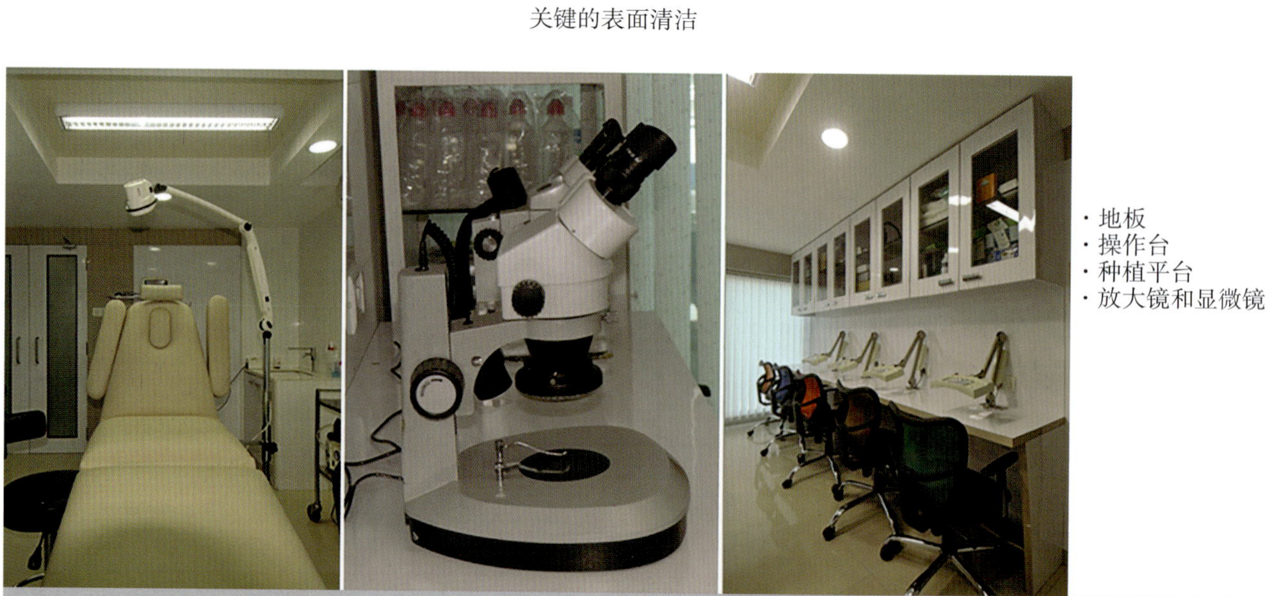

图 17.12　手术室表面清洁

屋顶

- 因不易被污染，只有当灰尘堆积时清洁

墙壁

- 每次手术前，邻近毛囊分离区的墙壁都要清洁

地板

- 每次手术前定期清洁 + 消毒

关键区域表面

- 每次手术前定期清洁 + 消毒

手术室装置、门把手等

- 手术前定期清洁

图 17.13　表面清洁的关键区域

（图 17.15），可以将该规定的打印件贴在擦洗水槽的上方。

患者的准备

毛发移植是一种清洁手术，并没有要求使用抗菌药物预防，但在特殊的情况下感染的风险会增加，如糖尿病患者或采集非头皮区域的毛囊（框 17.2）。

生物医学废物处理（BMWD）

生物医学废物（BMW）是指毛发移植手术过程中产生的废物。其处理包括表征、量化、分离、储存和运输。生物医学废物的安全和可持续管理是所有支持和资助卫生保健活动人群的社会和法律责任。生物医学废物处理受当地法规约束。这要求诊所必须在当地政府机构注册，并定期将诊所用彩色编码的防漏袋交给该机构。

确保应急准备（图17.16）

毛发移植术是一种相对安全的手术，术中发生紧急事件的实际风险较低。但由于手术不是在医院进行，而是在工作室进行，所以植发医生和他的团队要为紧急情况的发生做好准备。这种准备分为 2 个层面——培训和基础设施。应急培训对植发医生来说很重要，因为在大多数情况下，植发医生是植发手术过程中唯一有能力完成这项任务的人。美国心脏协会制定了基础生命支持（BLS）和高级生命支持（ACLS）方案，这是经过深思熟虑的系统方法，用于管理任何恶化的患者。他们侧重于发现和治疗危及生命的呼吸和循环损伤。

毛发移植可以被认为是一级 A 类手术，即在局部浸润阻滞麻醉下进行的小手术，除了术前使用口服抗焦虑药物进行轻度镇静外，不涉及药物引起的意识改变。

在紧急医疗服务效率高的国家，一些诊所的紧急方案是拨打急救电话或该地区有关的紧急电话。而在一些中心，工作人员受过良好的培训，具有自行处理紧急情况的能力。在这种情况下，有必要为诊所配备足够和适当的监测和复苏设备，并确保工作人员和外科医生接受生命支持技能的培训（框 17.3）。

基于美国门诊手术室设施认证协会（AAAASF）的认证建议（JC）和强制性要求，ISHRS 指南以及印度的 *CEA* 对门诊外科诊所在手术级别和类别方面提出了强制性要求。此外，还考虑到在紧急情况下可能遇到的急救困难：

- 监测仪器。
- 复苏仪器。
- 常用应急药品。
- 高级生命支持 / 基础生命支持培训。
- 配备麻醉师。

植发手术室必须配备的监测设备：

- 非水银 / 数字血压计。
- 听诊器。

· 用于蒸气、化学蒸气和环氧乙烷灭菌的指示带
· 胶带上的白色条在灭菌过程中会变成深棕色 / 黑色
· 在 121℃下 10 min 或 132 ~ 134℃下 2 min 后颜色会发生变化
· 其他指标，如指示笔、化学条等，也可以使用

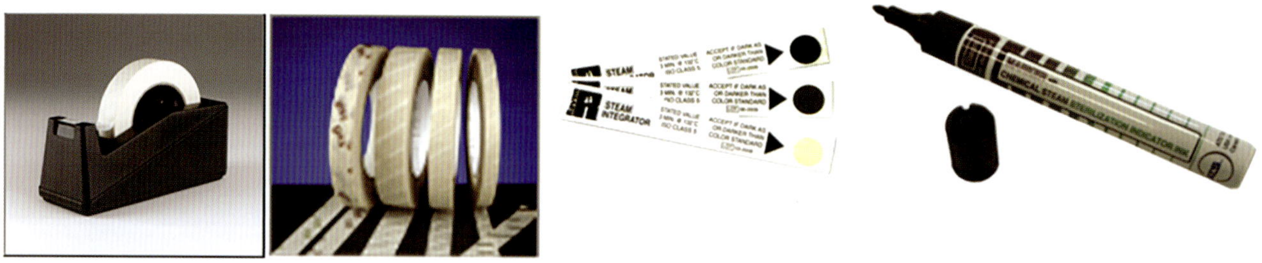

图 17.14　灭菌过程的验证

监测仪器：
· 脉搏 / 血压 /SpO_2 / 心电监护仪血糖仪等

复苏设备：
· 急救车内装有喉镜、气管导管、吸痰机、麻醉机（波义耳装置）、氧气瓶等
· 所有紧急药物

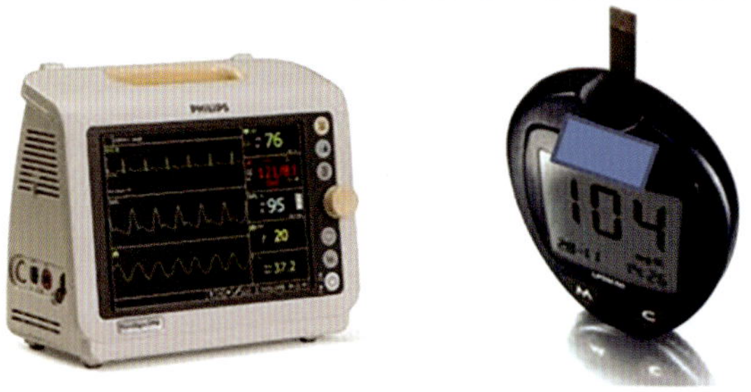

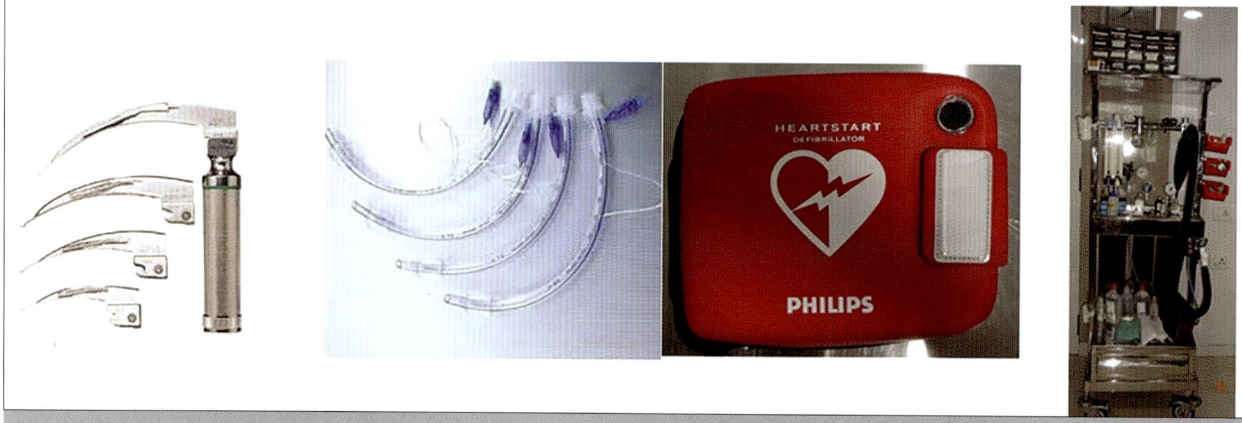

图 17.15　手术室设备

框 17.1　在员工穿无菌衣和戴无菌手套时，要养成良好的习惯

不能将手放在工作的无菌区域以下
不能触摸腋窝上方或无菌区下方的手术衣
不能把你的手放在背后，必须让他们一直在你的视线范围内
不能把你戴着手套的手塞到他的腋窝下，因为他衣服的腋窝区是污染的
不能穿过一个未消毒的区域去拿东西
不能用手套接触未消毒的物体

框 17.2　患者消毒规则

A. 在术前晚上和手术当天早上洗头
B. 聚维酮碘洗发水或聚维酮碘磨砂膏（7.5%）+ 常规洗发水
C. 手术前用聚维酮碘砂膏洗头
D. 用聚维酮碘溶液（5%）涂抹手术区
E. 术后：局部外用莫匹罗星软膏

- 多参数监测器（氧饱和度、血压和心电图）。
- 血糖仪。

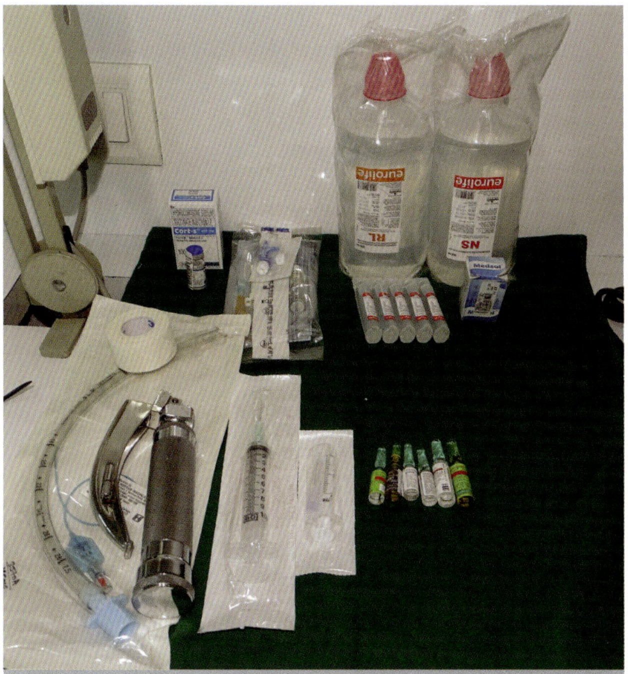

图 17.16　准备好应急设备和药品

- 数字（式）温度计。
- 计重秤。

复苏设备“急救车”也是植发手术室所必需的。

复苏设备应放置在房间内或附近，以便进行基本的心肺复苏。虽然有一些医疗法律责任，但主要应该是患者的安全。

- 喉镜。
- 气管内插管。
- 吸入式设备。
- 利多卡因喷雾。
- 口咽和口咽气道。
- 流动的粉尘。
- 带流量计 / 管 / 导管 / 面罩 / 鼻套管的氧气瓶。
- 除颤器和附件（最好是 AED）。
- 敷料 / 包扎 / 缝合设备。

框 17.3　毛发移植手术手术室必备的急救药品

A. 注射剂：肾上腺素
B. 注射剂：氢化可的松
C. 注射剂：阿托品
D. 注射剂：马来酸苯吡胺（绒毛蛋白样蛋白）
E. 注射剂：异丙嗪（非那根糖浆）
F. 注射剂：脱赖氨酸
G. 注射剂：呋塞米
H. 注射剂：甲氧氯普胺（胃复安）
I. 注射剂：地塞米松
J. 注射剂：地西泮
K. 注射剂：盐酸双环维林
L. 注射剂：不含防腐剂的利多卡因
M. 注射剂：脂肪乳剂
N. 注射剂：5% 葡萄糖溶液
O. 注射剂：生理盐水

- 心电监测仪器。

毛发移植手术中麻醉师的作用

对于美国麻醉医师协会（ASA）分级为Ⅰ级（正常健康人、不吸烟、不饮酒或少量饮酒）的患者，是否需要麻醉师成为一个可选项。如果外科医生精通高级生命支持技能，并且团队中有获得基础生命支持认证的其他成员，所有必要的监测和复苏设备很方便，并且与附近的医院有转诊安排，那么手术过程中可能不需要麻醉师在场。

当处理美国麻醉医师协会分级为Ⅱ级［患者有轻微系统性疾病，无实质性功能限制，例如（但不限于）：当前吸烟者，社交性饮酒者，肥胖（30 $<$ BMI $<$ 40），糖尿病 / 高血压控制良好，有轻度肺部疾病等］患者，必须有麻醉师在场。一些毛发修复外科医生在局部麻醉给药时使用全身麻醉药来获得一种清醒的镇静状态。在这种情况下，一个合格的麻醉师的存在是必要的，不仅要监测患者还要在镇静加深的情况下管理患者。

与当地医院的转诊安排

在植发过程中或植发后发生严重意外或潜在严

重情况时，应与附近医院就患者转移达成协议。理想的情况是，外科医生在办公室进行毛发移植手术必须在附近医院拥有住院特权，或与在附近医院拥有住院特权的另一名医生有转院协议，或与附近医院保持紧急转院协议。中心/诊所应该有一个流程，以确定患者在紧急情况下的转运需求并提供便利。一般来说，应提供救护车服务，这些服务应符合法律和监管要求。

医学法律注意事项和知情同意

毛发移植手术是一种为改善外观而进行的择期手术，与其他美容整形手术一样具有“非必要”的特点。这一特征本质要求对风险与效益比进行批判性评估。此外，随着患者权利意识的增强，美容医疗事故诉讼数量显著增加。尽管如此，医学教育往往不包括一般法律原则的基本教学，许多医生对医学领域的一些重要法律知识一无所知。因此，建议所有从事毛发移植手术的医生都要精通与毛发修复实践相关的医学法律问题，因为在法庭上，对法律的无知不是一个有效的借口。

从法律的角度来看，任何美容整形手术最重要的主题包括接受“知情同意书”和通过使用某些外科治疗手段获得特定效果的义务。

理解毛发移植手术的法律含义

没有医生可以免于医疗事故诉讼，而且鉴于植发手术并不能满足所有的具体临床/医疗需求，患者对手术过程中所发生并发症的容忍度非常低。文献表明，在美容整形手术中，大多数医疗事故索赔不是技术上的差错的后果，而是由于患者选择标准不合适，患者与外科医生之间缺乏充分的沟通。

要了解法律诉讼背后的程序过程，重要的是要知道在哪种制度/法律下，可以对医生采取行动。在美国，医疗过错通常是在侵权制度下被起诉的，而在印度，与此类程序相关的法律责任可能源自相关的侵权法、消费者保护法、合同法和《印度刑法典》(1860)。国家或地区医学委员会有权暂时或永久吊销违反道德准则的医生的执照。

侵权法是法律的一个分支，它主要是作为“法官制定的法律”发展起来的，并依赖于以前判决中规定的原则。过失侵权是侵权行为的一种类型，在印度被民事法庭审判。根据印度法律，雅各布·马修旁遮普邦的开创性案件规定了医疗过失的条件——“必须证明，被指控的医生在给定的事实和情况下，做了或没做到任何医务人员在其一般理智和谨慎的情况下都不会做或应该做到的事情。”

要理解这一点，我们必须记住医疗事故的4项因素——责任、失职（疏忽或偏离护理标准）、损害和直接原因。患者必须证明所有这些要素才能构成初步过失。

医生对患者的责任是由医患关系的存在和医生在这种受托关系中的要求建立起来的。医生的职责要求其保持与社会上其他有声望的医生相同的护理标准，以使患者不受伤害。医生对患者应尽的义务是时刻牢记患者的最佳利益，并具备提供服务所需的能力和知识。

当医生提供的服务低于公认的医疗标准时，就会出现违反或疏忽这一职责的情况。一个简单的例子是，没有向患者提供适当的“知情同意书”，例如，没有说明毛发移植的重要风险。

患者因医生的玩忽职守而受到伤害或损害。如果在无效或没有知情同意的情况下发生术后并发症，从而侵犯了个人的健康权和自决权，那么医生的行为就具有非合法性的特征。

最后，损害或伤害已被证明与违反义务有因果关系。手术和并发症是相关联的。即使没有并发症，医生行为的不正当性仍然存在，在这种情况下，对自决权的无理侵犯将持续存在，但患者很可能无法对医生提出可行的过失诉讼。

了解毛发移植中的过失和医疗事故的依据非常重要。这2个术语可以互换使用，但实际上具有不同的含义。医疗过失和医疗事故之间的区别在于意图，其推断是由律师做出的。

医疗过失不涉及故意，无论是由于简单的无知还是未能在需要的地方采取行动，都在医生不知情的情况下对患者造成伤害。它并没有上升到医疗事故的级别，因为医疗提供者并没有出于造成伤害的意图或知道患者可能受到伤害而采取行动。毛发移植中的医疗过失可能是供区的瘢痕增加（过度提取）、密度不足、斑秃、毛发生长缓慢或不良、神经损伤等。

另一方面，医疗事故发生在许多相同的情况中。但与过失不同的是，在医疗事故的情况下，医疗专业人员意识到自己的行为（或不作为）的潜在后果并继续进行。他并不是故意想伤害患者，但因为他知道这样做存在伤害的风险，所以这是故意的。例如，毛发移植外科医生将 FUE 毛发移植操作委托给技术人员。患者提起诉讼，称毛发移植手术“以低于可接受的医疗实践标准的方式进行”。他声称的伤害有发际线畸形、瘢痕、毛发生长不良、心理创伤和经济损失，因为手术不是由医生而是由技术人员进行的。

此外，如果执行该手术的人因轻率和疏忽行为对患者造成损害，根据 1860 年《印度刑法典》的第 304A 条，医生也可能承担责任。若要根据刑法起诉医疗专业人员的过失，必须证明被告医生对患者造成的伤害是直接的。此外，在印度，最高法院认为，“在确定医生或外科医生的刑事责任时，需要证明过失的标准是很高的，可以被描述为鲁莽的重大过失。若仅仅是疏忽大意或某种程度上缺乏足够的谨慎和注意可能会造成民事责任，但并不足以追究他的刑事责任。”

如果手术是由医生根据合同或协议的条款进行的，责任可能以合同中规定的合同损害赔偿的形式产生，或由法院根据对患者造成的损害决定赔偿金额。

咨询患者（图17.17）

在任何情况下，咨询是让患者满意的关键一步。一个好的医生总是会倾听他 / 她的患者。第一部分是尝试理解患者的担忧，有时患者的担忧可能与检查时看起来明显不同。听完患者的话，医生就可以进行检查了。在检查患者之后，医生可以向患者传达他的评估，并牢记患者的担忧和期望，从而列出可行的治疗方案。特别是在脱发管理方面，脱发会随着年龄的增长而发展，患者一生中可能需要进行多次植发，具体取决于脱发的进展，也可能需要长期使用药物，这是至关重要的。应该让患者明白毛发移植过程不会产生新的头发，而是重新分布现有的头发，因此覆盖的密度将与患者秃顶之前的密度不同。为患者阐述治疗的局限性，尤其是在晚期秃发的情况下，可能无法令人满意地覆盖所有秃顶区。与此同时，要提及所有可以帮助解决脱发问题的途径也是非常重要的，包括不是你提供的途径，如假发等。在任何外科手术中，总会有一些风险。毛发移植的风险非常小，但是看起来可能与患者无关的最罕见的潜在不良问题最好也要提及。在整个咨询过程中保持完全透明和无冲突的建议有助于获得患者的信任。在这里，患者会面临各种选择，他 / 她必须在知情的情况下做出明智选择。无论如何，患者必须参与决策。Bolam 测试旨在确定医生或其他医疗专业人员是否违反了他们对患者的照顾义务，实际上支持医疗家长式作风不是患者的自主权。然而，该测试在许多国家已不再使用，尤其是在美容整形手术方面，患者的自主权是最终的决定权。

许多植发诊所雇佣销售人员担任“顾问 / 营销主管”来吸引患者，并给予他们“达成交易”的奖励。这些营销主管为了促成销售，承诺的要比医生能做到的多。患者也很容易被媒体和互联网上的广告误导，经常带着可能与外科医生不同的想法、期望和信息前来咨询，他们因此设定了自己的预期，不知道广告中看到的效果可能并不是事实，毛发移植的结果个体差异非常大，取决于许多变量，如脱发的等级，供区质量和可用性。对结果设定期望是毛发移植咨询的重要部分。在这种情况下，建议少承诺、多兑现。

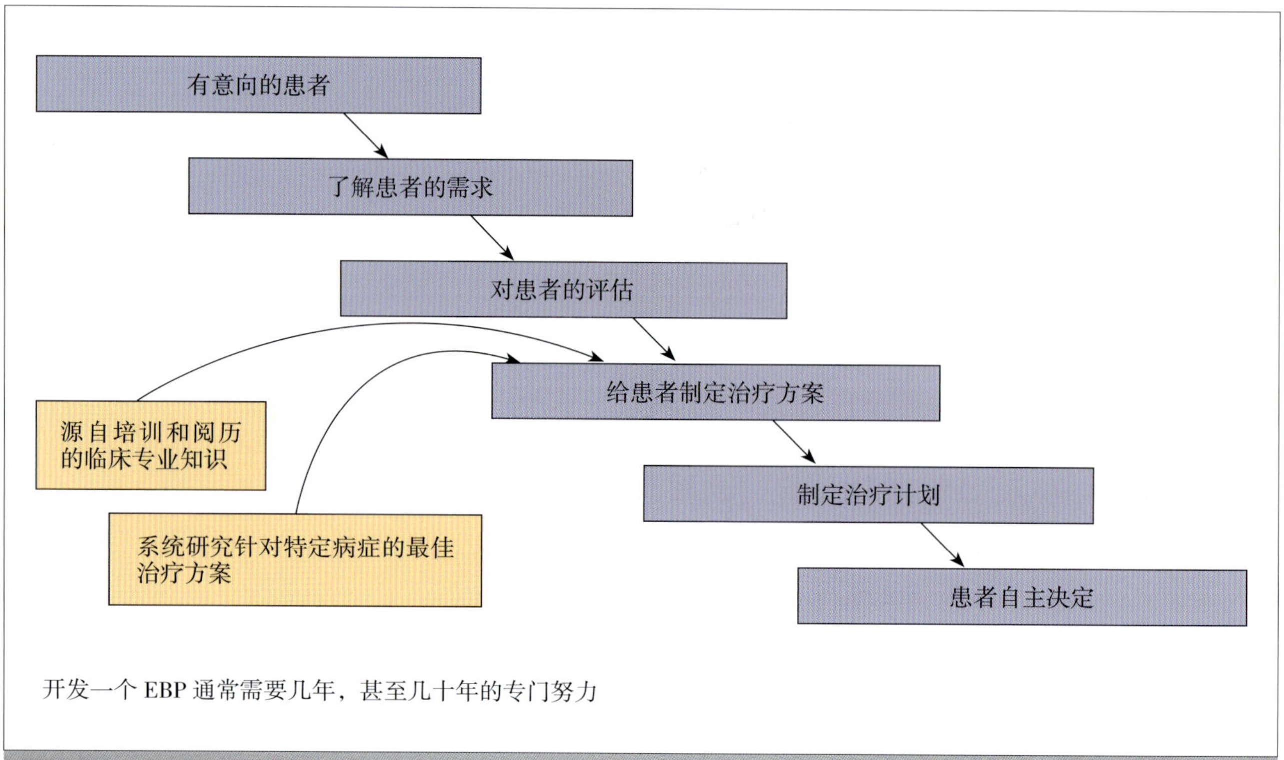

图 17.17 咨询流程图

在咨询期间识别潜在的危险信号很重要，它们可能是构成未来并发症的基础：

- 不切实际的期望。
- 供区面积过小。
- 不寻常的脱发模式。
- 许多有病损的毛发。
- 脱发严重。
- 头皮炎症。
- 不明原因的瘢痕。
- 头皮或皮肤疼痛、灼烧感、瘙痒感。
- 心理疾病。
- 躯体变形障碍（BDD）。

这些情况可被视为毛发移植的禁忌证，应将其传达给患者，而不必担心失去潜在的手术患者。

很多时候，一个患者在头皮上可能同时存在 2 种情况，例如，图案状的脱发和一小块斑秃。如果患者继续进行毛发移植，应该向患者解释并发症，包括手术失败和（或）区域恶化。

另一个常见的情况是躯体变形障碍（BDD），是指脱发非常有限或没有脱发迹象的患者坚持接受毛发移植，以进一步改善现有的发际线。外科医生需要谨慎地劝告这些患者，并劝阻他们不要进行手术。同样的处理方法也适用于非常年轻的患者。

在会诊期间，外科医生可能会意识到并存的并发症，如糖尿病、高血压、心脏病等。在这些情况下，要明白，这些情况不属于毛发移植外科医生的管辖范围，患者应该被转诊到相关的专家那里进行进一步的管理和检查，并明确是否有条件承受毛发移植手术。

记住所有这些因素，对患者进行咨询可能是极其困难的，而毛发移植外科医生必须平衡法律要求、患者的期望和常识，以便在咨询过程中不流失患者。

知情同意

知情同意是包括外科手术在内的所有医疗程序的一项基本法律义务。事实上，在许多国家，不接受知情同意本身就构成过失。知情同意包括确保患者完全了解其病情以及可能的治疗方法。关于毛发移植，应包括以下几个方面：

- 脱发情况的确切性质和预后。
- 建议的治疗方法。
- 可用的替代治疗方法。
- 建议和替代治疗方法的风险。
- 可能的结果，治疗成功或失败的可能性。
- 包括手术持续时间、术后阶段、最终效果的时间线。
- 手术的预计费用，包括术前和术后服务。

从本质上说，医生同意患者的合同，就意味着对患者负有照顾义务。合同条款规定由外科医生提供服务，患者支付费用，一旦签订了合同，外科医生就必须尽最大努力实现患者的目标，而患者应通过支付医生费用来履行合同承诺。

关于毛发移植的知情同意，作者遵循了一个方案：

- 患者的脱发问题被当作一个解决问题的练习。根据患者的期望、职业、手术候选资格和经济状况，这个问题可能有很多解决方案。每次给患者提出的选择均要包括不做任何处理的选择。所有这些选择的优缺点均要讨论到。
- 在会诊结束时，给患者提供术前“知情同意书”以及术前和术后的细节，包括后遗症和不良结果。要求患者在“知情同意书”上签字并注明日期。为患者讲过所有细节后回到诊所，让患者消除对手术的疑虑。
- 在手术当天，在患者亲属的陪同下，与患者讨论整个手术过程以及发际线的标记。
- 确保“知情同意书”由患者本人签署，并确保预先打印的“知情同意书”中的所有空白位置均已被填写。除患者和医生的签名外，还应由证人（最好是第三方）签名。
- 在整个过程中涉及的总费用。
- 患者应该能够签署一份用他们理解的语言书写的“知情同意书”。医生必须可以用常用的地区语言翻译这些表格。
- “知情同意书”的最后一部分需要患者手写以下文字：“我承认我已阅读此表格并理解其中内容。我得到了提问的机会，我的问题也得到了令我满意的回答。其他可选的治疗方案及这种治疗方案的风险和获益，医生已经向我解释过。我选择进行毛发移植手术。”

要记住重要的一点是，由患者签署这样一份全面的“知情同意书”可能并不能保护医生免受医疗事故索赔。即使发生了记录在案的并发症，外科医生仍有责任证明在遵循标准治疗的情况下发生了并发症，并且没有偏离合理的、称职的医生行为。

通过录像记录知情同意

通过录像记录可能是一种更详细的“知情同意书”，它有助于解决所有的细节点，如书面“知情同意书”中没有涵盖到的问题，这更加可靠和透明。在印度这样的国家，这始于对临床试验的知情同意过程进行视听记录，患者可能不想在镜头前谈论脱发问题，医生有必要做好隐私管理和个人身份信息保密。

专业责任保险

医疗事故诉讼的经济责任是巨大的，最好的办法是提供职业赔偿保险。所有的毛发移植手术医生都必须投保包括毛发移植在内的各种美容整形手术的专业赔偿保险，还需为员工提供额外的保险。职业责任保险保护医生在提供脱发治疗时避免因错误或疏忽而造成的经济后果。

市场策略

许多国家允许医生在道德准则范围内做广告，但印度医学委员会（MCI）在其2002年的医生道德准则中指出："由医生、医生组织或机构、直接或间接地招揽患者或组织是不道德的。"对于医生来说这种情况是不公平的——一方面，MCI禁止医生做广告，另一方面，消费者保护法（CPA）将他们等同于企业或服务提供商，让他们负责。从逻辑上讲，由于消费者保护法（CPA）将医生视为服务提供者或贸易商，他们在道德上应该被允许推广他们的服务或贸易，但事实并非如此。关于医生是否可以推销自己的争论还将继续，但毛发移植外科医生在推销美容整形手术服务时必须严格遵守MCI规定的伦理指南。世界上许多国家也不允许做医疗广告。在那些有这样做法的国家，州和国家层面有许多规定，在广告中规定什么可以和什么不可以。ISHRS为其成员医师制定了伦理指南并监督其遵守情况。

营销和广告实际上都支持医疗事业，并为公众提供了做出明智决策的工具。市场营销包括医生的所有方面介绍——他的道德、文化、临床技能等。这些都是市场营销的基础。成功营销的第一步是有道德并诚实，如果这些都没有，再多的营销也无法弥补损失。

营销你的诊所和服务项目是帮助在你的专业和社区建立声誉。在市场营销中采用国际最佳做法，但在遵守道德准则的前提下，根据当地法律和文化背景对其进行修改。医学院不会教授市场营销，在涉及市场营销的地方，医生不应该是"自己动手"，最好是雇佣合适的市场人才。

营销可以分传统（离线）和数字（基于互联网）两种方式。两者都能发挥作用，但如今，随着大多数企业都上网，在线营销变得更重要，人们在网上寻找一切信息，包括植发诊所和医生。

传统营销不仅仅是利用非数字媒体，如印刷、电视、广播等进行推广，它还包括整合医生从建立到推广活动的各个方面的实践。传统的方法可以是内部的，即在诊所内部进行营销，也可以是外部的。

第一步：创建您的身份

创建品牌标识有助于创建帮助消费者决定是否开始或继续使用产品或服务的模式。品牌是营销传播过程的开始。

你代表什么：建立你提供的核心价值或你想要传达的身份是很重要的。这是营销策略不可或缺的一部分。首先，请确保您清楚自己希望社区/同行和患者如何看待您。确定是什么让您的实践与众不同并为您带来竞争优势，或专注于满足社区需求的实践实力。

这个身份应该清楚地反映您的使命和道德，并且应该在您的所有营销信息中保持一致。在您定义了您的执业身份后，您可以开发一个徽标，它将代表您和诊所。徽标和名称可能是品牌推广活动的一部分，并将用于所有文具和您的网站。不仅要在文具上使用一致的主题（颜色、字体等），而且要在诊所的装饰品上和员工制服上运用一致的主题，这将提高召回价值。此外，您还可以使用标语/口号。一个令人难忘的标语将理想地总结您实践的全部内容，并成为您徽标的完美搭档。这些都是在一个精心策划的营销活动和品牌建设实践中不断积累的小事情。

第二步：诊所和医生

诊所的氛围应该是有品位和巧妙得体的，但不是华丽的，应该传达医生的审美能力。大多数患者对医生背景的好奇心可以通过品位和审美展示，如学位、文凭、奖项等来满足。如果某些报纸引用了这位医生的话，或者有患者写的感谢信或感谢卡，这些都应该适当地展示。参加会议或在会议上作报告的图片或在国家和国际会议上的出席证书有助于传达这样一个事实，即医生在该领域有良好的地位，并具有学术导向。如果医生有任何出版物，或曾编写过图书，或对教科书有贡献，这些应该被突出展示。这些小小的努力甚至在患者见到医生之前就帮助建立对医生的积极印象。

小册子 / 文献工具包为患者提供有关该实践提供的每种服务类型的教育，并且是内容创建实践的一部分。小册子应该设计得有品位，并且必须有丰富的内容。

接待区的电视或液晶显示屏可以播放与各种程序相关的视听节目，让患者了解医生必须提供的服务，并且可以成为重要的营销工具。这有助于缓解部分患者因等待期而产生的烦躁情绪。

接听诊所电话的人可能展示的是诊所最好的第一印象，也可能展示的是最差的印象。此类接触将决定患者是否会预约会诊。他们不仅需要具备良好的管理技能，还需要具备人际交往能力，并有助于传达诊所关心患者的感觉。更重要的是，他们应该精通诊所可提供的产品和流程。对医院杂志进行的一项调查很好地反映了员工对患者行为影响的重要性，该调查显示，87% 的消费者认为员工的礼貌是他们选择医院的一个重要因素。

医生的着装和行为

医生必须穿着得体，因为大多数患者都会对医生进行严格的评估。最好穿着正式或穿着外科手术服。佩戴非常昂贵的配饰或艳俗的衣服均会产生负面影响。一位面带微笑迎接患者并成为耐心倾听者的医生会对患者产生积极的影响。

医生和诊所的认证

认证传达了独立权威机构在遵守行业实践和患者护理标准方面的正式认可。印度的 NABH 或 ISO 认证有助于更好地了解诊所，并表明大多数护理标准方面的规范都得到了遵守。

本地和 ISHRS 的会员资格表明您在同行中的地位，这也验证了您的资质和服务质量。

第三步：数字营销

面对消费者使用电子产品的指数级增长，营销专家提出了将新技术纳入其战略的新方法。

网站

创建一个提供大量信息的交互式和用户友好的网站是提高医生及其在网络世界中实践的知名度的第一步，同时也是一个出色的广告平台。在创建网站时，必须严格遵守以下道德准则：

- 所有信息必须准确，不得产生虚假或不合理的期望。
- 不要使用欺骗性或误导性的图片。
- 避免通过使用“世界闻名”“国内最好”，甚至“先驱”这样的术语来进行自我夸大，因为它们没有事实证明，而且被道德准则明确禁止。
- 省略手术的缺点或不提出免责声明，将等于遗漏信息，并在技术上使社论具有误导性。
- 引用推荐也被认为是误导，因为只有好的评论被引用。
- 收费结构和费用可做广告宣传，但须包含足够的信息，使预期的患者不会受到误导或不适当的诱导而到该诊所寻求服务。
- 再加上免费咨询，就等于引诱患者接受更昂贵的治疗或检查。最重要的是，网站必须是基础教育性的，而不是出售任何操作或治疗。在市场营销方面，一个网站只有被整合到市场营销策略中，才能获得成功。首先，应通过工作人员、传单或横幅以及媒体上的其他广告鼓励患者访问网站。

其他可供市场营销的在线途径包括：

- 高级搜索引擎优化。
- 点击付费内容。
- 目录提交。
- 横幅广告。
- 社交媒体

社交媒体已成为人们相互保持联系的流行方式，并且越来越多地被医疗机构用于与现有患者和潜在患者进行交流。关于社交媒体，可以肯定地说，有一些交流平台可以促进某些行为，从而影响决策。

互联网、电子邮件和社交媒体不仅具有成本效益，而且还创造了联系和服务虚拟患者的途径。

医疗记录

医疗记录是解释有关患者病史、临床发现、诊断测试结果、术前和术后护理、患者进展和药物治疗的所有详细信息的文件。电子或纸质记录能够实现护理的连续性，增强不同医疗保健专业人员之间的沟通，不仅在出现任何医疗过失指控时对医生至关重要，而且可作为医生自身研究目的的工具。除了主治医师，患者、他/她的法定代表人、参与当前患者护理的另一位医生，都有权合法查阅这些记录。在印度，成人患者的医疗记录应该保存 3 年，为征所得税的应保存 7 年。在规划布局时，必须为这些记录的存储提供适当的安排，确保该区域没有潮湿、水和高温干燥的环境，记录室应放置灭火器。

可以使用电子媒体存储可以在计算机上轻松访问的患者记录，此外还可以将其与各种患者管理软件平台结合使用。由于其中大部分都是在线的，因此必须对患者信息保密。

外科审计

作为一个自我管控调节的职业，毛发移植外科医生定期检查他们的实践是很重要的。重要的是要审查实践，从而促进问责制并保持公众对美容整形外科行业的信任。此外，由于毛发移植是一项团队手术，因此更重要的是要通过严格检查结果并分析并发症以改善结果。此项工作有助于提高整个团队的能力水平。

结论

拥有自己独立的毛发移植工作室具有增加财务收入、更好地时间管理和改善工作与生活平衡的优势，最重要的是成就感和工作满意度。

要确保您有一个深思熟虑的商业计划和所需的财务资本。如前所述，培养正确的临床技能，并确保您具有开展毛发修复的适当资格（框 17.4）。选择合适的地点，按照所有当地法规和指南规划诊所，选择好员工并支付好薪水，确保充分的员工培训并定期进行手术审核，跟上最新的技术和学术知识。

一个人在实践中培养的道德和文化构成了其实践其他领域所需要建立的最重要的基础。 通过患者和员工互动加强人际关系的能力将决定医生的实践能否成功。在任何时候，从长远来看，在包括营销政策的各个方面保持道德责任，都是有益的。

推荐阅读

• Unger W，Shapiro R，eds. Hair Transplantation. 5thed. New York：Informa Healthcare 2011.

框 17.4　毛发移植外科医生所需的核心能力

能够建立植发手术室，为患者和工作人员提供安全的环境，包括但不限于无菌技术、生物有害物质的适当管理和符合人体工程学的良好工作站

思考问题

Q1. 开设植发诊所前需要考虑哪些重要因素？

A. 掌握技能

B. 招聘人员

C. 获得最先进的设备

D. 了解毛发移植实践中的医学法律内涵

E. 上述所有

Q2. 一个人如何获得毛发移植的技术技能？

A. 参加会议和培训班

B. 自己练习

C. 聘请受过培训的技术人员

D. 以上都不是

Q3. 在建设植发诊所时，您会重视哪些装修方面？

A. 地板

B. 电线和插座

C. 空调

D. 设备

E. 上述所有

Q4. 在咨询脱发患者时，应怎样制订治疗方案？

A. 患者自主权凌驾于医疗家长制之上

B. 医疗家长作风是关键，因为医生总是知道最好的

C. 以上都不是

Q5. 如何推销您的实践？

A. 好好打广告

B. 在指南范围内以负责任和合乎道德的方式进行广告宣传

C. 聘请营销机构

D. 以上都不是

参考文献

[1] http：//clinicalestablishments.gov.in/WriteReadData/488. pdf

[2] http：//clinicalestablishments.gov.in/En/1070-draftminimum- standards.aspx.

[3] The Joint Commission Universal Protocol.Office-Based Surgery：2019 National Patient Safety Goals.

[4] https：//www.nabh.co/allopathic-Standards.aspx NABH Accreditation Brochure.

[5] Singer R，Keyes G，Nahai F.（2019）. American Association for Accreditation of Ambulatory Plastic Facilities（AAAASF）History：Its Role in Plastic Surgery Safety. Aesthetic Surgery Journal Open Forum. 1. 10.1093/asjof/ojz008.

[6] https：//www.aaaasf.org/programs/outpatient-programs/outpatient-surgical/.

[7] https：//www.asahq.org/standards-and-guidelines/guidelines-for-office-based-anesthesia.

[8] Ersek RA.Office-based plastic surgery. Semin Plast Surg 2007；21（2）：115-122.

[9] Hunstad JP，Walk PH. Office-based anesthesia. Semin Plast Surg 2007；21（2）：103-107.

[10] Jan Norman. What No One Ever Tells You about Marketing Your Own Business：Real Life Advice from 101 Successful Entrepreneurs. Dearborn Trade Publishing. ISBN 0-7931-8572-6.

[11] Sachdev M，Britto GR. Essential requirements to setting up an aesthetic practice. J Cutan Aesthet Surg 2014；7（3）：167-169.

[12] Mark U. The surgical suite. In：Unger WP，Shapiro R，eds. Hair Transplantation. 5th ed. New York：Informa Healthcare 2011.

[13] Harsoor SS，Bhaskar SB. Designing an ideal operating room complex. Indian J Anaesth 2007；51：193-199.

[14] Rajendran SC，Omprakash HM. Standard guidelines for setting up a dermatosurgery theatre. Indian J Dermatol Venereol Leprol 2009；75（Suppl S2）：76-82.

[15] http：//clinicalestablishments.gov.in/WriteReadData/776. pdf.

[16] Park MY，Chai CG，Lee HK，Moon H，Noh JS.The effects of natural daylight on length of hospital stay. Environ Health Insights 2018；12：1178630218812817.

[17] Barbagallo S，Corradi L，de Ville de Goyet J，et al. Optimization and planning of operating theatre activities：an original definition of pathways and process modeling. BMC Med Inform Decis Mak 2015；15：38.

[18] Spagnolo AM，Ottria G，Amicizia D，Perdelli F，Cristina ML. Operating theatre quality and prevention of surgical site infections. J Prev Med Hyg 2013；54（3）：131-137.

[19] Kavic MS. Operating room design："the devil is in the details". JSLS 2001；5（4）：297-298.

[20] Mysore V，Omprakash HM. Setting up a hair transplant unit. In：Mysore V，ed. Hair Transplant. 1st ed. India：Jaypee Brothers Medical Publishers（P）Ltd；2016：378-389.

[21] Yasny J，Soffer R.A case of a power failure in the operating room. Anesth Prog 2005；52（2）：65-69.

[22] Tsilosani A，Gugava M. Is there a rationale for use of antibiotics in hair transplantation surgery? Georgian Med News 2005；(122)：7-10.

[23] https：//nabh.co/Announcement/RevisedGuidelines_AirConditioning.pdf.

[24] Soltic S，Chalmers A. Optimization of LED lighting for clinical settings. J Healthc Eng 2019；2019：5016013.

[25] Hartstein LE，LeBourgeois MK，Berthier NE. Light correlated color temperature and task switching performance in preschool-age children：Preliminary insights. [published correction appears in PLoS One. 2018 Oct 4；13（10）：e0205542] PLoS One 2018；13（8）：e0202973.

[26] https：//www.healthdesign.org/sites/default/files/CHD_Issue_Paper2.pdf.

[27] Walls HL，Walls KL，Benke G. Eye disease resulting from increased use of fluorescent lighting as a climate change mitigation strategy. Am J Public Health 2011；101（12）：2222-2225.

[28] Surgical lights：an illuminating look at the LED marketplace. Health Devices 2010；39（11）：390-402.

[29] Ide T，Kinugawa Y，Nobae Y，et al. LED light characteristics for surgical shadowless lamps and surgical loupes. Plast Reconstr Surg Glob Open 2015；3（11）：e562.

[30] Miao Y，Fan ZX，Jiang W，Hu ZQ. Patient in the sitting position to improve comfort in follicular unit extraction. Plast Reconstr Surg Glob Open 2016；4（11）：e1141.

[31] Park JH，You SH，Kim NR. Nonshaven follicular unit extraction：personal experience. Ann Plast Surg 2019；82（3）：262-268.

[32] Endo K，Ichimaru K，Shimura H，Imakiire A. Cervical vertigo after hair shampoo treatment at a hairdressing salon：a case report. Spine 2000；25（5）：632-634.

[33] Garg AK，Garg S. A learning module in hair restoration surgery：a simple and economic method to learn all steps of strip method of hair follicles harvesting and implantation. Indian J Plast Surg 2017；50（3）：230-235.

[34] Li H，Song T. Using pork skin as a practice medium for learning hair transplantation techniques. Indian J Surg 2015；77（6）：558-561.

[35] Roy MC. Guide to infection control in the hospital. In：The Operating Room. 5th ed. February 2018：Chap. 22.

[36] Farjo N. Infection control and policy development in hair restoration. Hair Transpl Forum Int. 2008；18：141-144.

[37] https：//www.cdc.gov/infectioncontrol/guidelines/disinfection/sterilization/sterilizing-practices.html.

[38] Ling ML，Ching P，Widitaputra A，Stewart A，Sirijindadirat N，Thu LTA. APSIC guidelines for disinfection and sterilization of instruments in health care facilities. Antimicrob Resist Infect Control 2018；7：25.

[39] Swenson VA，Stacy AD，Gaylor MO，et al. Assessment and verification of commercially available pressure cookers for laboratory sterilization. PLoS One 2018；13（12）：e0208769.

[40] https：//www.cdc.gov/oralhealth/infectioncontrol/ faqs/

monitoring.html and https: //www.cdc.gov/ infectioncontrol/ pdf/guidelines/environmentalguidelines- P.pdf https: // www.cdc.gov/infectioncontrol/ guidelines/disinfection/ recommendations.html.

[41] Fredrick TN, Kumaran M. Operation theaters and sterilization requirements—design consideration and standards for infection control. TNOA J Ophthalmic Sci Res 2018; 56: 84–90.

[42] Singh M, Sharma R, Gupta PK, Rana JK, Sharma M, Taneja N.Comparative efficacy evaluation of disinfect- ants routinely used in hospital practice: India. Indian J Crit Care Med 2012; 16 (3): 123–129.

[43] Gupta C, Vanathi M, Tandon R. Current Concepts in Operative Room Sterilisation. DJO 2015; 25: 190–194. http: //www.djo.org.in/articles/25/3/current-concepts. html.

[44] Taneja N, Biswal M, Kumar A, et al. Hydrogen peroxide vapour for decontaminating air-conditioning ducts and rooms of an emergency complex in northern India: time to move on. J Hosp Infect 2011; 78 (3): 200–203.

[45] https: //www.who.int/gpsc/clean_hands_protection/en/.

[46] Datta P, Mohi GK, Chander J. Biomedical waste management in India: critical appraisal. J Lab Physicians 2018; 10 (1): 6–14.

[47] Neff Mike, Rose PT. Medico-legal issues in hair replace-ment. In: Unger WP, Shapiro R, eds. Hair Transplantation. 5th ed. New York: Informa Healthcare; 2011.

[48] Piras M, Delbon P, Conti A, et al. Cosmetic surgery: medicolegal considerations. Open Med(Wars) 2016; 11(1): 327–329.

[49] Shah AK. Newer implications of medico-legal and consent issues in plastic surgery. Indian J Plast Surg 2014; 47 (2): 199–202.

[50] Park BY, Kim MJ, Kang SR, Hong SE. A legal analysis of the precedents of medical disputes in the cosmetic surgery field.Arch Plast Surg 2016; 43 (3): 278–283.

[51] Michaels BD, Del Rosso JQ, Momin SB. Avoiding the legal "blemish": medicolegal pitfalls in dermatology. J Clin Aesthet Dermatol 2009; 2 (12): 35–43.

[52] Yalcin Balcik P, Cakmak C. The evaluation of malpractice cases arising from aesthetic intervention in Turkey based on Supreme Court case law. Int J Health Plann Manage 2019; 34 (1): e885–e895.

[53] Bal BS. An introduction to medical malpractice in the United States. Clin Orthop Relat Res 2009; 467 (2): 339–347.

[54] Sohn DH. Negligence, genuine error, and litigation. Int J Gen Med 2013; 6: 49–56.

[55] Pandit MS, Pandit S. Medical negligence: coverage of the profession, duties, ethics, case law, and enlightened defense—a legal perspective. Indian J Urol 2009; 25 (3): 372–378.

[56] Jacob Mathew verses State of Punjab, (2005) 6 SCC 1.

[57] Preskorn SH. Clinical psychopharmacology and medical malpractice: the four Ds. J Psychiatr Pract 2014; 20 (5): 363–368.

[58] https: //ishrs.org/2019/06/05/news-you-should-knowmalpractice- lawsuit-involving-delegation-of-fue-2/#more-8355.

[59] 304A. Causing death by negligence. Whoever causes the death of any person by doing any rash or negligent act not amounting to culpable homicide shall be punished with imprisonment of either description for a term which may extend to two years, or with fine, or with both.

[60] Dr. Suresh Gupta verses Govt. of N.C.T. of Delhi, AIR 2004 SC 4091.

[61] Sections 73, 74 and 75 of the Indian Contract Act, 1872.

[62] Bolam verses Friern Barnet Hospital Management Committee [1957] 1 WLR 582; [1957] 2 All ER 118(QBD).

[63] Kapoor L. Informed consent in aesthetic surgery. J Cutan Aesthet Surg 2015; 8 (3): 173–174.

[64] https: //www.thepmfajournal.com/features/post/ informed-consent-and-failure-to-disclose-legalperspectives-for-aesthetic-surgeons.

[65] Meisel A, Kuczewski M. Legal and ethical myths about informed consent. Arch Intern Med 1996; 156 (22): 2521- 2526.

[66] Rufai SR, Davis CR. Aesthetic surgery and Google: ubiquitous, unregulated and enticing websites for patients considering cosmetic surgery. J Plast Reconstr Aesthet Surg 2014; 67 (5): 640–643.

[67] Zito PM, Raggio BS. Hair transplantation. In: Stat Pearls [Internet]. Treasure Island (FL): Stat Pearls Publishing; 2020. https: //www.ncbi.nlm.nih.gov/books/NBK547740/.

[68] Gilbert M. Agreements, coercion, and obligation. Ethics 1993; 103 (4): 679–706.

[69] Kulkarni NG, Dalal JJ, Kulkarni TN. Audio-video recording of informed consent process: boon or bane. Perspect Clin Res 2014; 5 (1): 6–10.

[70] https: //www.mciindia.org/documents/rulesAnd Regulations/Ethics%20Regulations-2002.pdf.

[71] Nagpal N. Should advertising by aesthetic surgeons be permitted? J Cutan Aesthet Surg 2017; 10 (1): 45–47.

[72] American College of Obstetricians and Gynecologists. Ethical ways for physicians to market a practice. Committee Opinion No. 510. Obstet Gynecol 2011; 118: 1195–1197.

[73] Strauch L. Hospital advertising in the beginning: marketplace dynamics and the lifting of the ban. J Econ Bus Hist Soc 2004; 22: 229–240.

[74] Sacchidanand SA, Bhat S. Safe practice of cosmetic dermatology: avoiding legal tangles. J Cutan Aesthet Surg 2012; 5 (3): 170–175.

[75] Radu G, Solomon M, Gheorghe CM, Hostiuc M, Bulescu IA, Purcarea VL. The adaptation of health care marketing to the digital era. J Med Life 2017; 10 (1): 44–46.

[76] Bali A, Bali D, Iyer N, Iyer M. Management of medical records: facts and figures for surgeons. J Maxillofac Oral Surg 2011; 10 (3): 199–202.

[77] Ngo E, Patel N, Chandrasekaran K, Tajik AJ, Paterick TE. The importance of the medical record: a critical professional responsibility. J Med Pract Manage 2016; 31 (5): 305–308.

[78] Mathioudakis A, Rousalova I, Gagnat AA, Saad N, Hardavella G. How to keep good clinical records. Breathe (Sheff) 2016; 12 (4): 369–373.

答案

Q1	E
Q2	A
Q3	E
Q4	A
Q5	B

第二篇

前沿知识

第 18 节
头皮微色素沉积术（SMP）

Sara Wasserbauer

概述

关键点

- 头皮微色素沉积术（SMP）虽然从技术上讲是一种文身，但却是一种改善头皮毛发外观的具体而细致的方法。
- SMP 旨在模仿头发茬的点状外观，或头发突破头皮的毛孔阴影，以改善整体视觉密度。
- 对于短发、瘢痕以及头皮和其他部位毛发密度的整体外观来说，效果良好，几乎是一种不可或缺的解决方案。
- 执行不力的 SMP 会让人面目全非。

前言

头皮显微色素沉积术，又称“头皮微色素沉积术”（SMP），是专门从事植发手术的一种新兴的且不可或缺的新技术。从本质上讲，这项技术是将微小的色素点以分散、漫射的方式应用于完全秃顶的头皮或头发间隙中，以模仿毛囊的外观，从而增加头发的视觉密度。当使用显微镜和最先进的设备进行完美应用时，肉眼根本无法分辨其外观与真正的头发有什么区别，可以应用于不适合毛发移植手术的案例。

SMP

SMP 是一种浅表的微型文身。更具体地说，这些小点模仿头发突破头皮的毛孔阴影、非常短的头发或“末端”头发的外观。在剃光的头皮上，整体艺术效果是点彩画和特罗姆画的结合，模仿了正常密度的头皮毛发中短发末梢的外观；而在长发头皮上，整体效果则是密度增加，减小头皮与头发的反差。无论哪种情况，这些点都应足够微小，以便不被人眼发现。

微色素沉积术是一门为遮蔽头皮而非上色的艺术。因此，颜料不应与头发相匹配，而应以美观自然的方式减少头发与头皮之间的反差。需要重复的是：颜料的涂抹方式必须模仿自然毛发的视觉外观，而不让人注意到它的存在。这与大多数文身不同，后者的主要目的是装饰身体，让别人看到。因此，SMP 更符合医疗级或整形文身的要求，它旨在复制已丧失的正常身体外观（表 18.1）。

框 18.1 列出了 SMP 的主要用途。

框 18.1　SMP 的主要用途

A. 剃头后需要增加密度，尤其是修饰脸型
B. 头发较长的头皮需要增加密度，特别是在供区供应不足或无法完成手术的情况下
C. 自然肤色或所选肤色反差较大的患者头皮（通常是深色头发和浅色头皮），但并不缺乏密度，只是通过深色头发减少浅色头皮的外观
D. 填充瘢痕［线性瘢痕和毛囊单位提取术（FUE）术后的瘢痕］和重建病例（如瘢痕性脱发）（图 18.1）

在这些用途中，头皮微色素沉积术几乎是不可或缺的解决方案（图 18.2）。

一般来说，SMP 最好遵循“全有或全无”的准则。如果患者的头皮离散性长有毛发，比如诺伍德Ⅳ～Ⅶ型的安全供区或Ⅳ～Ⅴ型的前额长有毛发，SMP 的平整“剃光”外观的对比会显得奇怪而不自然。如果患者的头发完全覆盖，密度均匀且较低（20 FU/cm^2）或密度不一（头顶部 20～50 FU/cm^2，两侧 50～70 FU/cm^2），头皮微色素沉积术可增加头发密度，而不会破坏头发外观的“自然度”。头发的颜色、直径、特征（如卷曲度）和头皮颜色也会影响“治疗 / 不治疗”的决定。在尝试 SMP 之前，任何孤立的头发丛或完全秃发的区域都需要剃除或进行移植以进行匹配（图 18.3）。

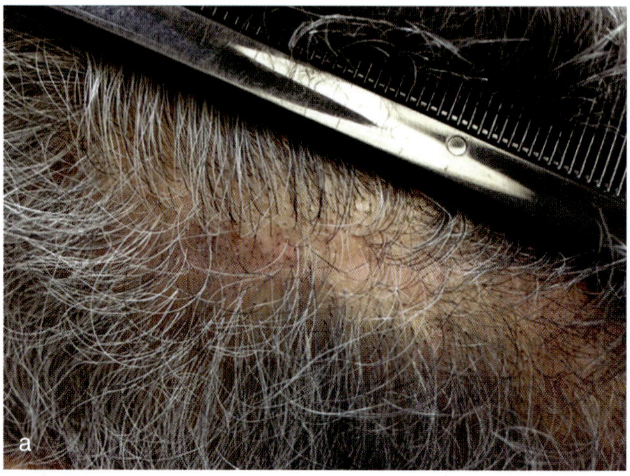

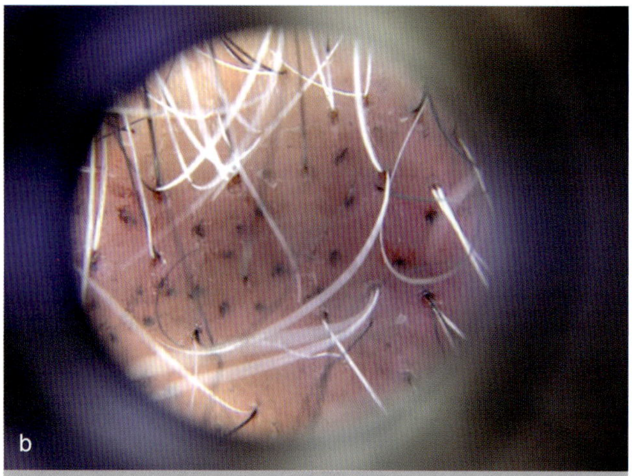

图 18.1　a. 左侧瘢痕处的头皮微色素沉积术（SMP）。b. 同一区域的显微照片，显示微点

表 18.1　SMP 与传统文身的比较

参数	传统文身	SMP
针的深度	0.15 cm	0.005～0.01 cm
针的宽度	0.003 cm	0.002 cm
皮肤层	3～4	1
墨水 / 颜料	视情况而定	灰色基底的黑色

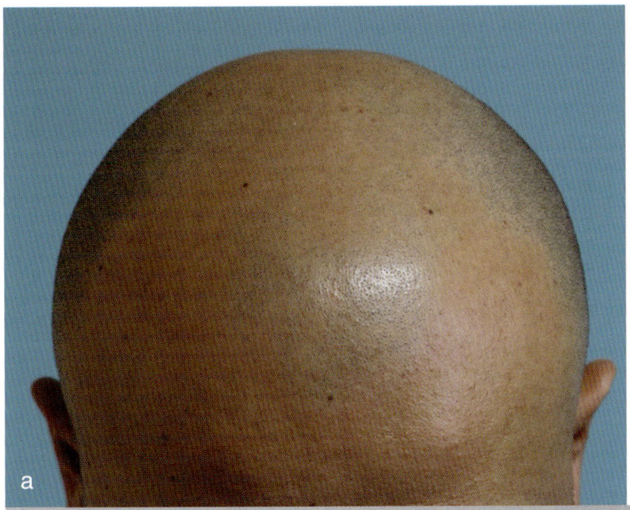

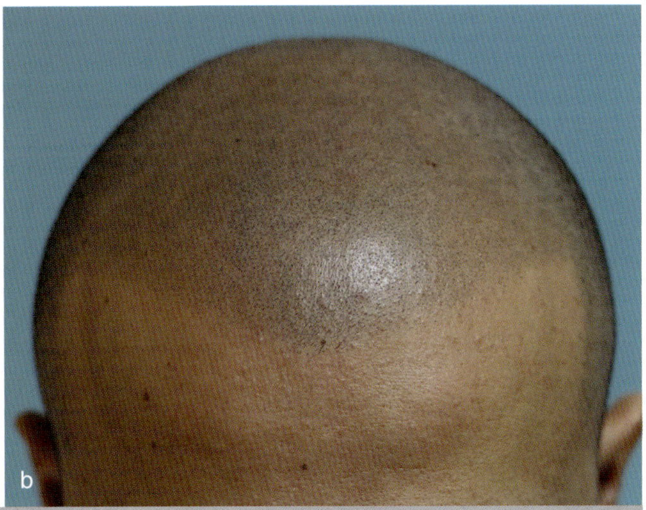

图 18.2　a. SMP 前的前额头皮。b. SMP 后的前额头皮

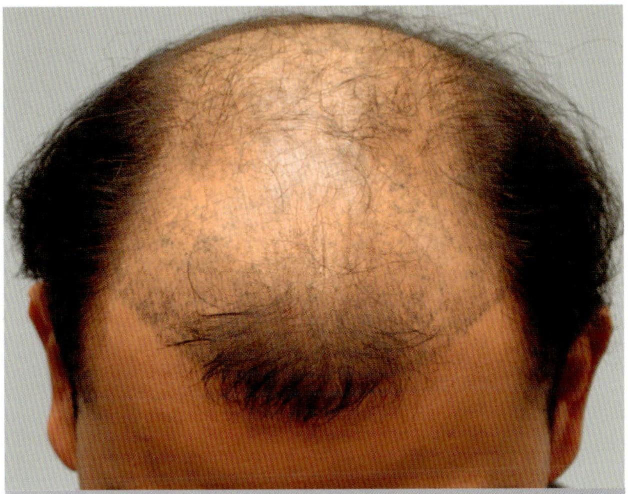

图 18.3　由于发束之间的秃发区域，该患者并不适合 SMP

头皮上的瘢痕需要使用先进的技术和多种方法。一般来说，宽度为 1～3 mm 的小线性瘢痕或瘢痕区不合并 FUE 瘢痕最容易成功应用 SMP。较大面积的瘢痕通常需要移植到与周围毛发混合的密度，然后应用微色素沉积术作为伪装。一个例外是宽度大于 5 mm 的瘢痕区（无论是源自 FUE 还是线性手术、瘢痕性脱发或创伤），如果有足够的头发覆盖瘢痕，可以改善视觉效果。在这些情况下，微色素沉积术能够为上面的分层毛发提供背景，以消除下面“空白”区的外观。

在任何情况下，微小的“线条”都不能模仿真正的头发，因为真正的头发必须移动才能在视觉上令人信服。就像眉毛“刀刃”和全头皮文身一样，最初的效果可能是合理的，但最终的效果是一个舞台布景，只有一些演员在动，从而暴露了假演员。

皮肤病学

“头皮微色素沉积术（SMP）”“微色素沉积术（micropigmentation）”和“色素沉着（trichopigmentation）”都是同一个词——微小的头皮文身，即使用针头将色素颗粒（即“墨水”或“颜料”）刺入皮肤。因此，“文身”一词也适用于这种技术。

不过，在其他许多方面，“文身”一词并不能准确反映这种治疗方法的美感。这是因为头皮色素沉积的微妙细节会给患者带来很大的不同。例如，头皮微色素“点”的色素深度应刚好低于表皮（皮肤的顶层或第一层），而普通文身的色素深度为 1/16 in 或 0.15 cm，穿透皮肤的前 3～4 层。文身的色素沉积深度会影响最终的视觉效果。由于头皮的皮脂腺最密集，传统文身会碰到这些皮脂腺，墨水会比微文身扩散得更远。

历史

尽管在 20 世纪 90 年代早期，医学上就开始出现为矫正皮肤病变而进行的医疗级文身，但直到 2001 年，从事毛发移植的普通外科医生特拉奎纳（Traquina）描述了使用氧化铁安全有效地微着色头皮瘢痕时，才有关于头皮色素沉着的具体报道。意大利微色素专家 Milena Lardi 于 2008 年开始教授“微色素沉积”，这一词于 2009 年由 Belfatto 获得版权（图 18.4）。

从 2009 年至今，这种微色素沉积的特定使用技术不断进步，包括使用临时色素、更小更浅的针以及专门的器械。在这段时间里，Milena Lardi 继续发表和教授这种“微色素沉积”技术。有几篇文章，包括 Belfatto 2015 年的另一篇文章，都以这个词为标题。然而，直到 2013 年拉斯曼发表文章后，“头皮微色素沉积术”一词（SMP）才被广泛使用。术语“头皮微色素沉积术（SMP）”“微色素沉积”和“毛发色素沉积”仍然可以互换使用。

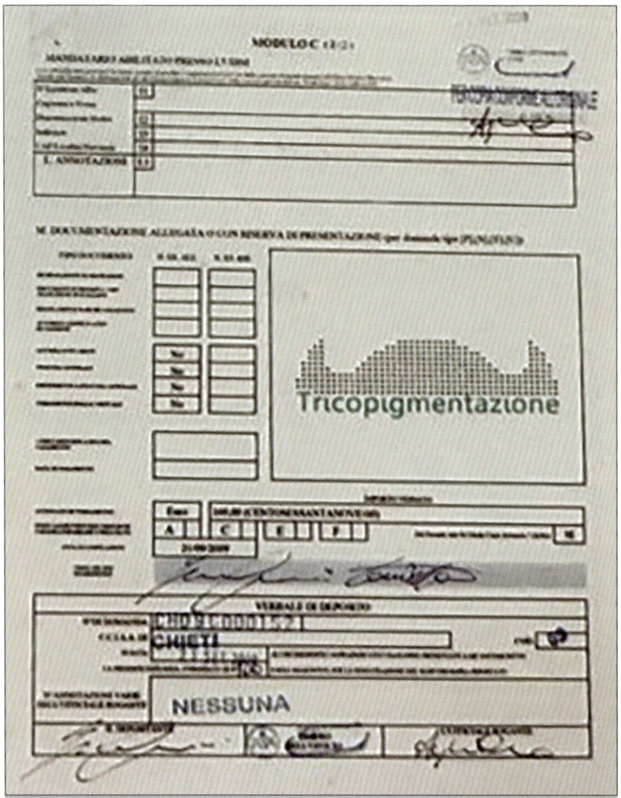

图 18.4　头皮微色素沉积（Copyright by Belfatto.）

患者选择

选择明智的患者是预测 SMP 成功与否的最佳指标。肤色对比度高的患者，通常是深色头发、浅色头皮，会从 SMP 中明显受益。避免选择期望术后不再看到头皮的患者。合适的患者需要的是改善，而不是绝对消除头皮和头发之间的对比度，因为这样会显得不自然。对于不仔细剃发的患者，头发密度至少应在 20 FU/cm^2 范围内。虽然没有硬性规定，但如果患者的头发长度超过 2 cm，在低于这一密度的区域进行头皮色素沉积术可能会过于明显，影响美观和自然度。选择“剃光头造型”的患者通常会有很大的密度差异，SMP 可以矫正这些差异，因此不符合这一标准（图 18.5）。

与其他医疗程序一样，患者应由有执照的专业医务人员，最好是经验丰富的头发和头皮专科医生，对其是否适合接受 SMP 进行评估。病史采集应包括：

- 对任何物质过敏或有不良反应。
- 愈合困难。
- 癫痫。
- 出血性疾病。
- 血源性疾病。
- 糖尿病。
- 头皮疾病（包括头皮牛皮癣）。
- 化疗或放疗。
- 心脏或血管异常。
- 高血压 / 低血压。

咨询应包括体格检查和所用色素的皮肤测试。体检应包括对头皮、瘢痕和头皮皮肤状况的全面评估以及皮肤镜检查。检查非常重要，因为皮肤过度油腻或脱屑等情况可能会降低 SMP 治疗的效果。记录头皮是否适合 SMP，这是与患者进行初步咨询的一部分。

皮试应该快速而简单。只需将一滴色素滴在患

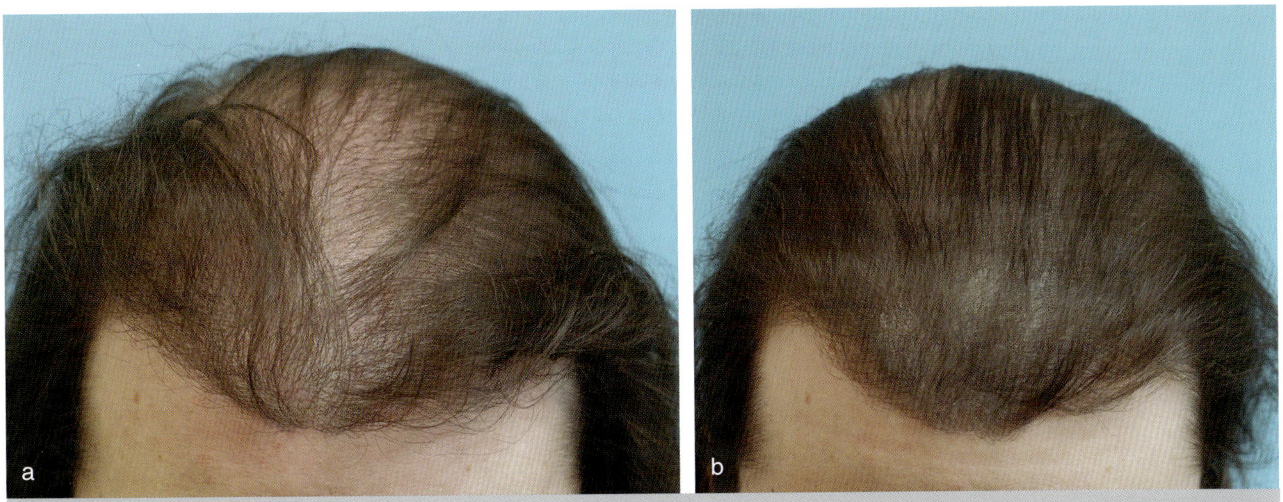

图 18.5　a. 头皮微色素沉积术（SMP）前，头皮的毛囊密度约为 20 FU/cm^2。b. SMP 后约 20 FU/cm^2 密度的头皮。请注意，SMP 色素点近乎可见

者皮肤的隐蔽处，用绷带覆盖，然后在 5 min 内检查反应即可。这可以在开始询问病史时进行。如果效果不佳，可在患者头皮的隐蔽处做一个约 1 cm 的小点“测试区”，以演示治疗的感觉，并提供最终外观的相似概念，以便患者自己判断效果是否良好（视频 26.1）。测试贴片还有助于确定与每位患者独特的头发 / 皮肤最匹配的色素。这些颜色组合可以用低强度激光脉冲去除，带来的不便和不适感也很小（图 18.6）。

要向患者说明，这些测试并不能绝对保证患者不会对颜料产生反应。众所周知，颜料和墨水会在初次文身后的数月或数年后引起延迟性皮肤反应。不过，颜料反应最常见于传统文身中使用的有色颜料。SMP 中使用的黑色颜料（通常是碳基颜料）很少引起皮肤反应。此外，在理想条件下，如果微色素留置得当，根据个人皮肤特征和紫外线照射情况，一般可维持 1～8 年，因此患者必须明白，在未来某个不确定的时间点需要进行维护。

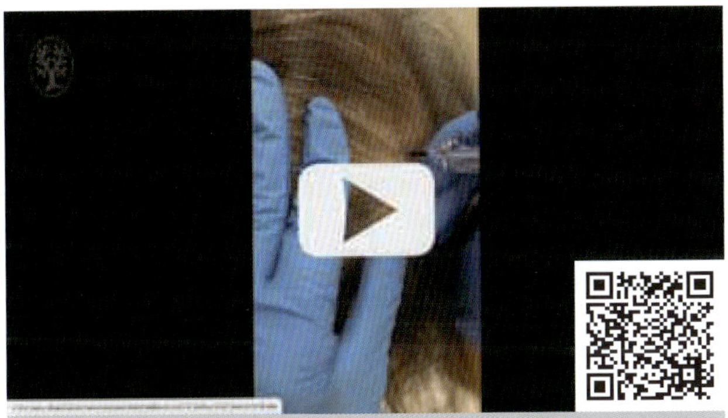

视频 18.1　测试贴片放置（https：//www.thieme.de/de/q.htm?p=opn/cs/21/1/13647428-3bcae40b）

禁忌证

绝对禁忌证包括：

- 患者不切实际的期望。
- 未确诊的头皮疾病。
- 未愈合的伤口、感染或炎症性头皮疾病。
- 对颜料（二氧化钛或镍）有不良反应或过敏。
- 瘢痕性疾病（如伤口愈合不良、增生性瘢痕或瘢痕疙瘩）。
- 出血性疾病或正在使用抗凝药物（如血友病、阿司匹林或华法林）。
- 血液传播性疾病（艾滋病、丙型肝炎等）。
- 近期接受过毛发移植手术（＜ 1 个月）。
- 正在接受放疗或化疗。
- 怀孕或哺乳期。
- 酒精或药物中毒。

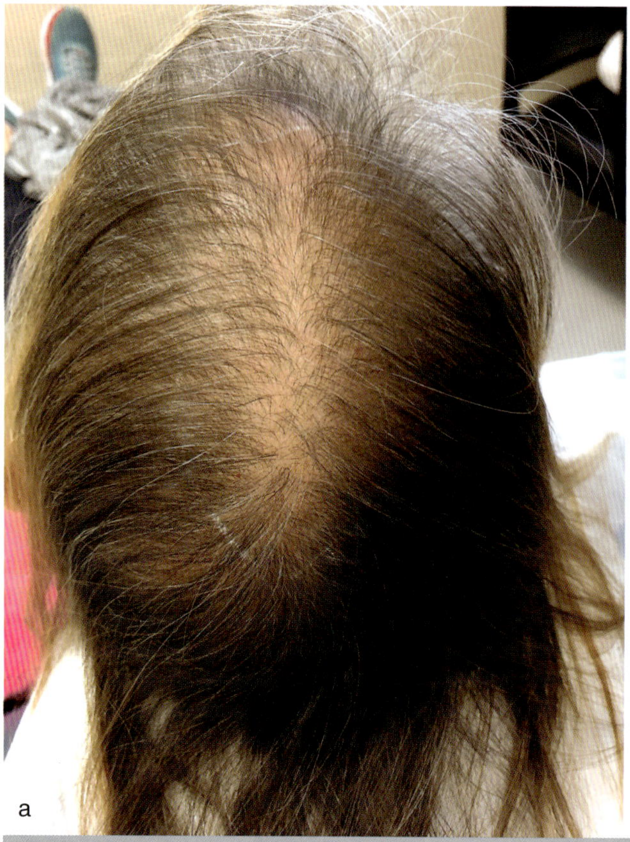

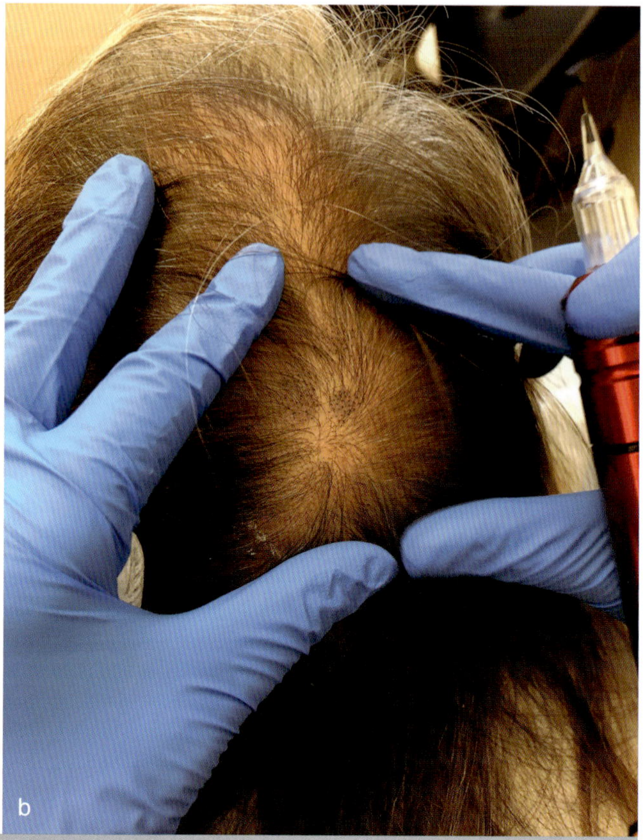

图 18.6 a. 测试贴片前的头皮。b. 测试贴片后的头皮（图中显示 3 个 1 cm 的贴片）

- 该手术的相对禁忌证包括：

植发手术< 12 个月。

- 头皮状况不佳（过度脱皮、干燥或出油）。
- 无法控制但可治疗的头皮问题（牛皮癣、虱子等）。

用于 SMP 的油墨或颜料

SMP 是一门以自然方式减少头发与头皮之间反差的艺术。无论是传统文身还是 SMP，用于任何文身的颜料都是漂浮在载体中的微粒。这些微粒由各种不同的成分制成，因此大小各异。由于< 15 nm 的微粒会被巨噬细胞吞噬并更容易和更快地被分解，从而改变外观，因此其成分很重要。较大的颗粒颜色更稳定，但如果日后需要去除，则更难去除。

SMP 的目标是巧妙地降低对比度，同时避免出现任何不自然的外观。这一目标意味着，对于大多数 SMP 来说，以灰色为基调的黑色颜料效果最佳。换句话说，黑色颜料褪色后会变成浅色——浅黑色，这比混合所有其他颜色的黑色油墨更好。这种墨水在皮肤下会呈现蓝色，因为皮肤会起到滤光的作用，除蓝色光线外，其他波长的光都会被滤除（颜料留置得越深，效果越差）（图 18.7）。

碳基颜料通常是最好的（而不是铁基化合物）。棕色墨水和颜料在头皮中容易褪成橙色，应尽量避免使用。可以使用灰色颜料，如果患者的头发是全白的，灰色颜料可能是首选，但应进行试色（图 18.8）。主要目标是选择一种褪色风险最小的颜料，以避免褪色后出现不自然的颜色，从而暴露颜料的存在。

为了获得合适的颜色，通常需要对颜料进行稀释。大多数颜料都有自己的建议稀释表。例如，要与黑色头发相匹配，最好用无菌水（而不是生理盐水）以 1∶1 的比例稀释；对于浅棕色和金色头

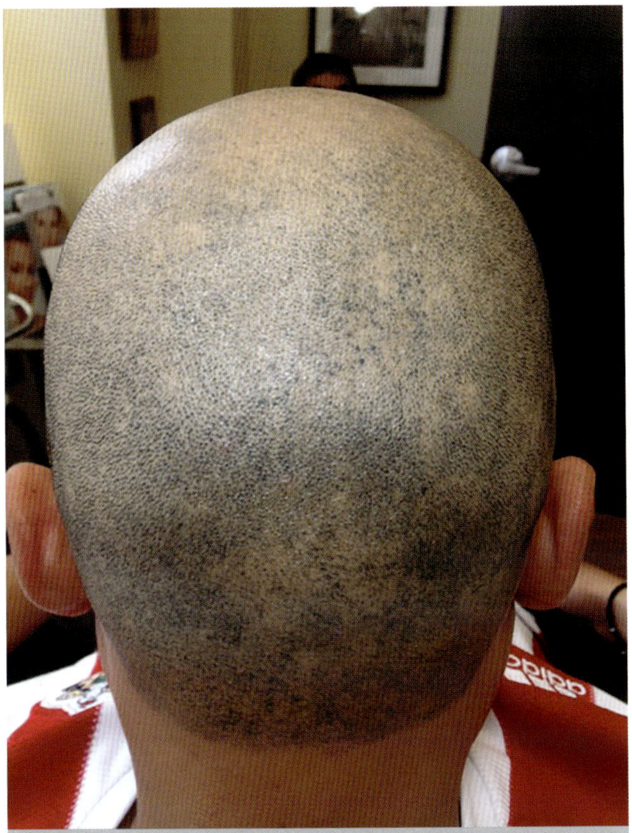

图 18.7 深入头皮的“蓝色”色素（传统文身）

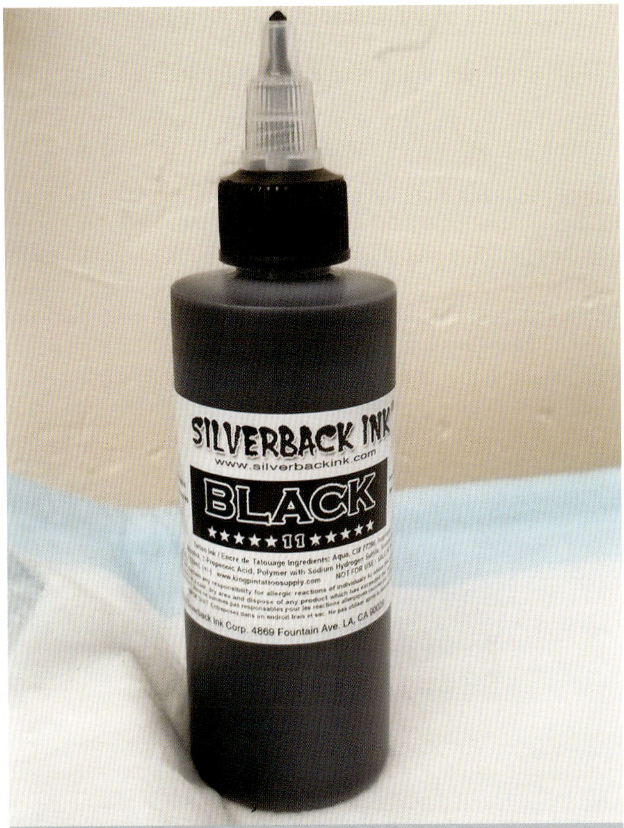

图 18.8 市售灰基黑色颜料的示例

发，可能需要 1∶8 或 1∶16 的稀释比例。熟悉特定品牌的颜料可以让医生估计如何与患者的染发效果达到最佳匹配，最好让患者通过使用“试色片”参与整个过程。

需要提醒的是：文身墨水和颜料不需要公开其成分。已知有许多不良物质在文身师或患者不知情的情况下被加入其中，这些物质包括矿物和金属盐（如铜、硝酸银、银、铋或铅）、植物染料和塑料。其中一些成分是致癌的，因此，虽然没有头皮微色素沉积术致癌的报道，但道德准则要求在向患者提供的完整信息中应包括这些事实和警告。

针的选择

用于人体艺术和文身的针头种类繁多（表 18.2）。然而，文身针和 SMP 针是不同的。它们可能来自同一个制造商，但大多数类型的文身针都不适合微注射。为达到最佳效果，针头应汇聚到一个点上（图 18.9）。

这些点汇聚的头皮表面下的深度或单点到达的深度通常可以调整，最初应尽可能浅，以便将墨水置于真皮与表皮交界处的表皮下。针头是单独包装并且无菌的。选择独立的针头，不会有针头和机器之间连接感染的风险。

一般来说，如果机器和针头被允许在手术室使用（如用于术中医疗级文身），那么机器和针头就经过测试，确保不会有体液进入并污染机器。患者之间不得共用针头，每次使用后必须丢弃。

有些针头有一个通道，可以像钢笔一样注入液体颜料或墨水。对于某些黏度理想的颜料，流动会很顺畅、高效，但对于其他颜料，流动会比所需的多或者少，从而难以控制颜料的使用。一种常见的替代方法是蘸取墨水。所有的针头都可

表 18.2　现有文身针品种举例

风格	简介	名称	单针尺寸
1Rl	●	1 点	0.4 mm
3RL	●●●	3 点	0.3 mm × 3
5RL	●●●●●	5 点	0.3 mm × 5
5 F	●●●●●	5 点平线	0.35 mm × 5
7RL	●●●●●●●	7 点	0.3 mm × 7
9RL	●●●●●●●●●	9 点	0.3 mm × 9
9RS	●●●●●●●●●	9 点环形	0.3 mm × 9
7M	●●●●●●●	7 点两层	0.3 mm × 7

注释：仅前 2 个适合 SMP

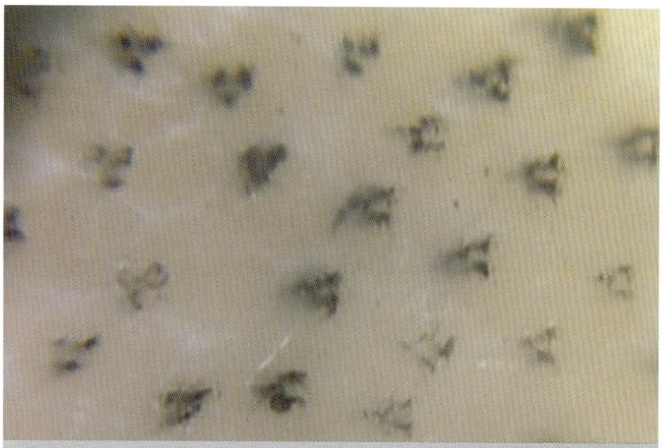

图 18.9　使用 3 μm 的针进行 SMP 刺点，注意这 3 个明确的点的刺入

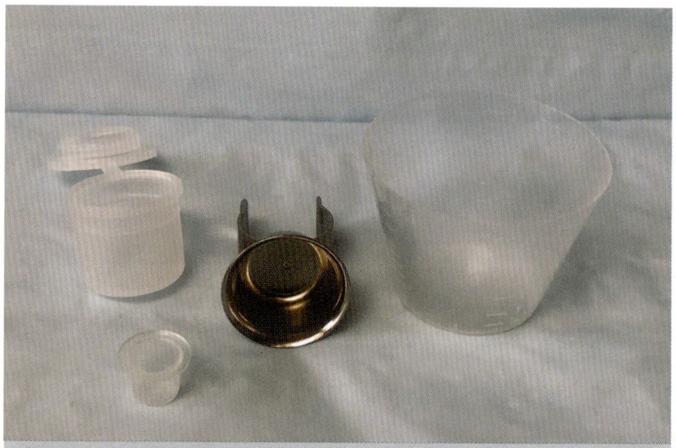

图 18.10　用于浸泡和盛头皮微色素沉积术（SMP）墨水的容器的示例

以蘸墨，因此最好使用小壶（一次性使用的 15 mL 塑料专用杯也可以）蘸取所选颜料，并根据需要调整输墨方法（图 18.10）

机器的选择

与传统文身设备相比，专为 SMP 制造的机器既有优点也有缺点。具体来说，医疗级文身机的设计是为了防止患者之间的体液污染。遗憾的是，医用级设备通常需要支付一定的费用，而且不同系统的针头不一定可以互换。任何既能控制深度又能控制速度的机器都能很好地工作。符合人体工程学且重量轻的手持设备可以最大限度地减轻乏味的长时间大型治疗过程中的疲劳感（图 18.11）。

上色

对患者进行色素过敏测试，并在头皮上形成一个直径约为 1 cm 的“测试片”，让患者目测并亲身体验这一过程后，就可以尝试完整的 SMP。知情同意的原则是这一过程成功的关键，因此要花时间解释这一过程，避免让患者抱有不切实际的期望。对于头皮极为敏感的患者，可以使用利多卡因泡沫来减轻不适感，但大多数患者都能在不使用任何麻醉剂的情况下完成手术，而且任何头皮麻痹剂（包括 EMLA 等外用皮肤麻醉膏或含苯佐卡因的复方产品）都会影响颜料的涂抹。如果头皮脱屑或油腻，则需要在涂抹色素前进行处理，否则色素根本无法停留。

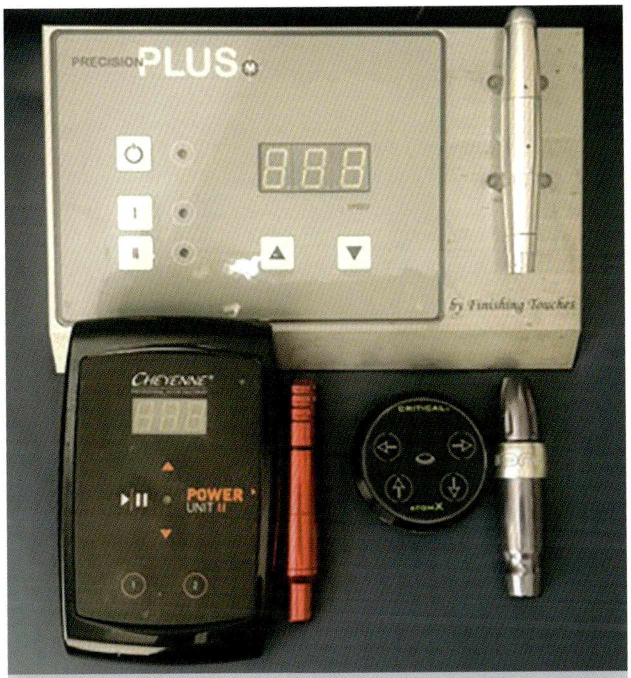

图 18.11　用于头皮微色素沉积术（SMP）治疗的机器示例

有效 SMP 时，应垂直于头皮轻柔地、一致地触碰，以避免产生线条或不一致的点状大小。非惯用手应触摸着色区上方和下方的头皮，以提供有关弹性的触觉反馈。记住，头皮的解剖结构从颈背到头顶会发生明显变化，5 层变成 3 层！（图 18.12）。

在对原生头皮进行着色时，应使用放大和外科手术级别的照明设备，以随机点状的方式制作低密度的小点，以确保色素沉着在单根头发之间的缝隙中。如果进行 SMP 的是一名毛发移植外科医生，最典型的错误就是一开始将色素点做得过密，这不仅看起来不真实，而且还会出现斑点。一旦确定第 1 次疗程的效果如何，就应在 10 ~ 14 天后，在第 1 组微色素点之间进行第 2 次更密集的图案填充。应避免线性末端边缘，因为这种外观很奇怪，尤其是在头发潮湿时。不要突然结束 SMP，而应将密度逐渐降低到周围的头发区域，以形成柔和的过渡。针的大小应与主要剩余毛发的直径相匹配。机器的速度控制着针插入和缩回以沉积墨水的频率，因此速度较慢造成的损害较小，适合初学者使用（图 18.13）。

发际线设计和瘢痕伪装是技术要求较高的 SMP 应用，虽然它们可能是将 SMP 引入医疗实践的原

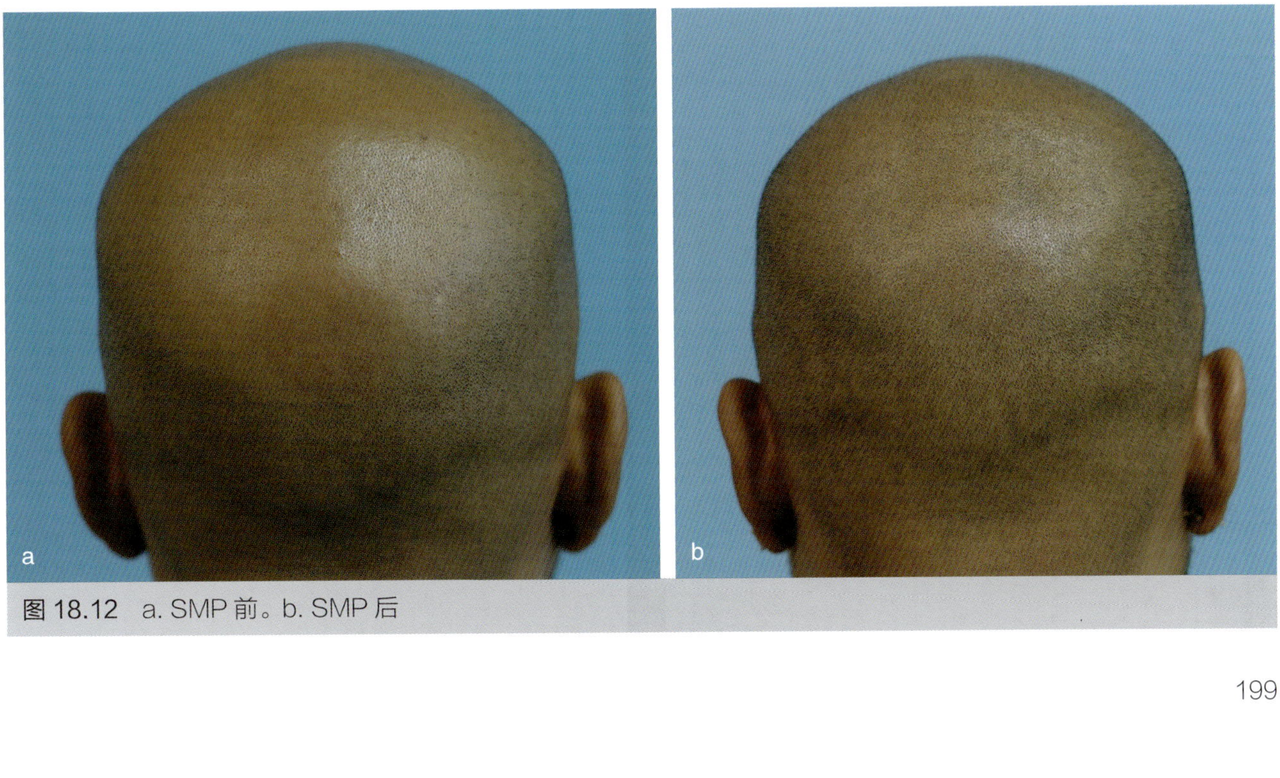
图 18.12　a. SMP 前。b. SMP 后

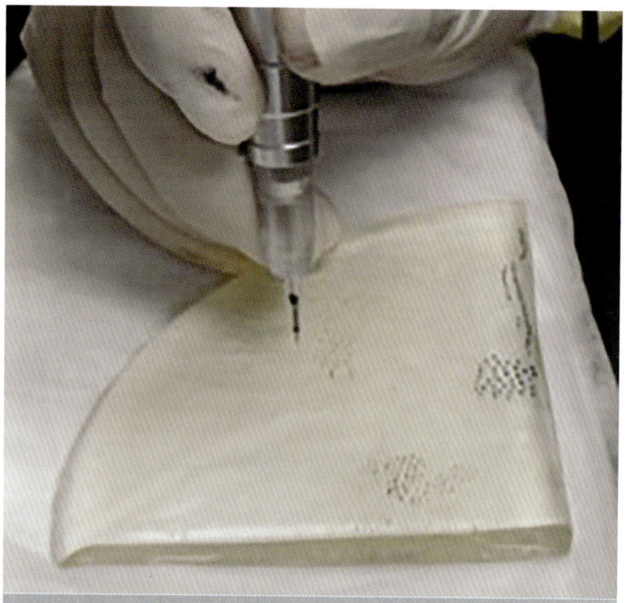

图 18.13　使用可显示深度的人造头皮进行头皮微色素沉积术（SMP）

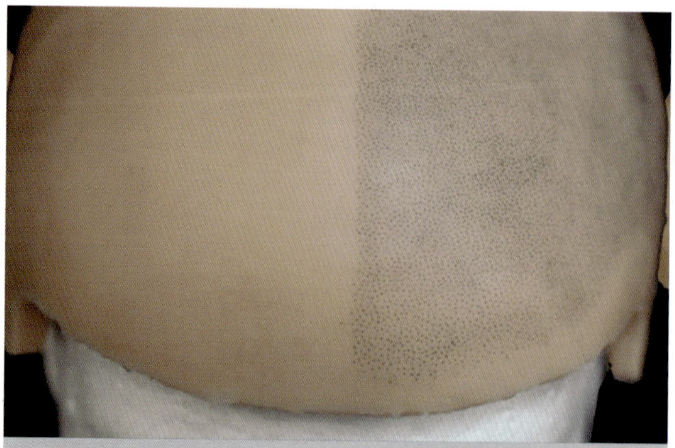

图 18.14　浅肉色的合成头皮

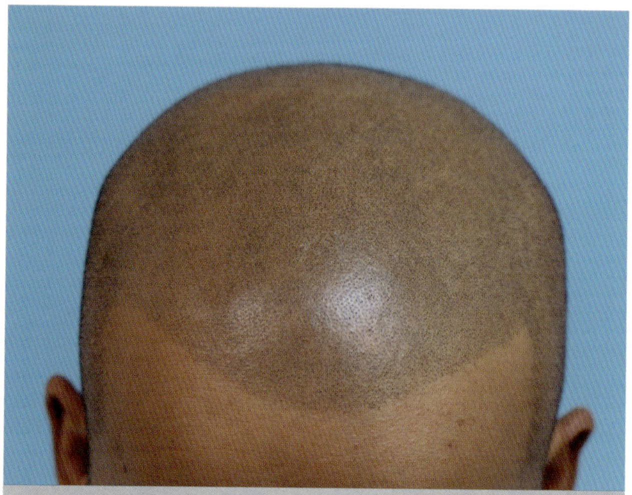

图 18.15　头皮微色素沉积术（SMP）后的直发际线，发角不自然地呈尖峰状

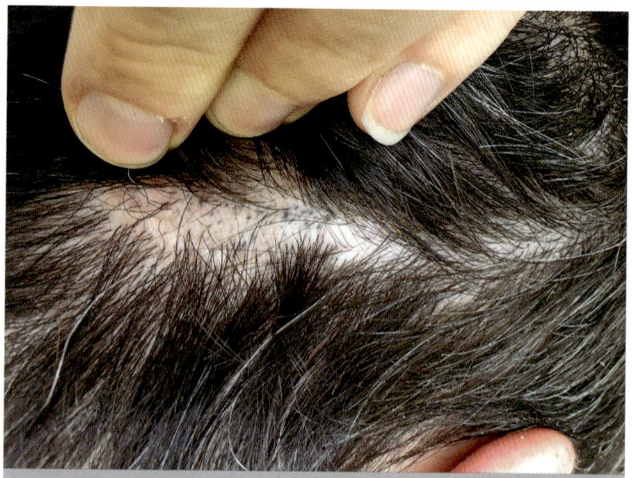

图 18.16　瘢痕处尝试头皮微色素沉积术（SMP）

因，但它们不应成为从业者在活体患者身上进行 SMP 的首次尝试。使用假头皮如合成头皮（www.SynScalp.com）、香蕉皮或山羊皮进行练习。香蕉皮通常太软，但它能保持微小的墨点，而山羊皮的韧性能最好地模拟瘢痕（不过根据取皮部位的不同，毛发可能过于浓密，无法实际使用）。合成头皮可以让从业者获得最逼真的训练体验，但任何材料都应该放在一个圆形表面上，以便 SMP 从业者在角度发生变化时调整插入角度、检查深度（在透明的假头皮或合成头皮上）、比较密度、练习逼真的发际线，并为自己规划未来的治疗时间（如完全填充整个头部需要的时间）。任何实施 SMP 的从业者应避免尝试改造发际线，发际线的设计必须经过专门培训。笔直的发际线是完全不能接受的，应该避免出现（图 18.14 ~ 图 18.16）。

如果计划进行毛发移植术，应避免同时进行 SMP。这是因为帮助头皮愈合的细胞——巨噬细胞会降解色素，这可能会引起炎症，导致伤口愈合延迟和产生更多瘢痕。此外，SMP 不能植入头发尚未生长的区域，否则会有微色素点不规则的风险。线性瘢痕和 FUE 瘢痕会在 1 年内收缩，因此术后 SMP 的最佳时间是 11 ~ 12 个月，此时绝大多数头发已经长出，瘢痕也完全愈合。如果瘢痕仍呈粉红色，或头发尚未完全长出，则应避免进行 SMP。

这对患者来说可能更方便，但这也是为什么在头皮手术的同时进行 SMP 会导致效果不理想的几个原因之一。如果只是想简单地提高密度（而不是瘢痕治疗），可以考虑在手术前几个月进行术前 SMP，但如果要在最近进行过 SMP 的区域移植头发，移植的位置可能会更加混乱，巨噬细胞会吞噬刚刚放置的色素颗粒。作为一名医生，请运用您的专业判断力，以最小的风险为患者带来最好的治疗效果。

脱色

SMP 除色的方法包括所有可用于文身的方法，例如激光、切除、磨皮、磨盐（用盐溶液摩擦）和美容性文身。在这些方法中，激光去文身是金标准。使用波长为 1064 nm、能量设置最低的标准激光去文身，一次就能有效去除大部分持久性色素沉着点，而且患者的不适感极低。疗程短，可根据需要每隔 1 个月重复 1 次。去除整个头部的文发大约需要 30 min。值得庆幸的是，由于所需的光能较低，而且目标色素的深度很小，因此可以保留头发（图 18.17）。色素留置的位置较深，则比较容易产生问题。通常情况下，患者在接受文发修复时实际上已经进行了头皮文身，而这种墨水放置的位置通常较深，并使用传统的文身颜料。如果患者的头皮上有文身，或者之前的手术导致墨水渗入周围组织，最好首先尝试去除文身，并根据需要经常去除，以获得最佳效果。去除全头皮文发时，应使用适合去除文身的激光设置，并计划进行 6 ~ 9 次治疗，为了让患者感觉舒适，应进行某种形式的麻醉。激光去除文身是最安全的，但所有方法都需要耐心、财力，以及对皮肤可能永远不会再出现相同外观的预期。激光去除文身通常会导致脱发、瘢痕和色斑。

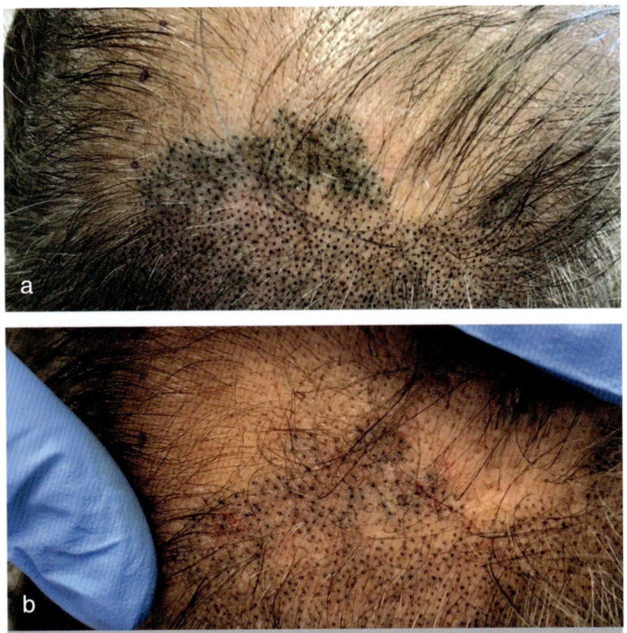

图 18.17 a. 微色素沉积术（SMP）植入过深，导致色素“渗入”周围组织，出现“斑点”。b. 立即使用高渗盐水和塑料针后的相同区域

术后护理

褪色是 SMP 不可避免的一部分。随着时间的推移，人体自身的代谢会导致色素降解和外观变化。一些患者的头皮特征似乎会导致微色素更快褪色。无论是通过表层皮肤的自然脱落或通过油脂分泌，结果都是这些患者需要更频繁的补色治疗（图 18.18）

好消息是，许多术后护理措施都有助于减少 SMP 后不必要的褪色。因此，SMP 患者的术后护理非常简单，但也非常重要。每次术后的 3 天内，在色素上面的上皮细胞愈合期间，避免用肥皂或洗发水洗头（用清水冲洗似乎更有效）。头皮可能会受到刺激，出现疼痛或干痒的症状，因此像 H_2Ocean 等生理盐水喷雾剂或自制的生理盐水喷雾剂可以缓解症状。对于大多数 SMP 治疗患者，计划进行 2 ~ 3 次治疗，每次间隔 10 ~ 14 天。大多数全头治疗可在 1 个月内分 2 ~ 3 次完成，每次几小时（通常全头治疗需要 2 ~ 6 h）。疗程结束后 1 个月内，患者应避免使用米诺地尔等脱发药物或任何含酒精的护发

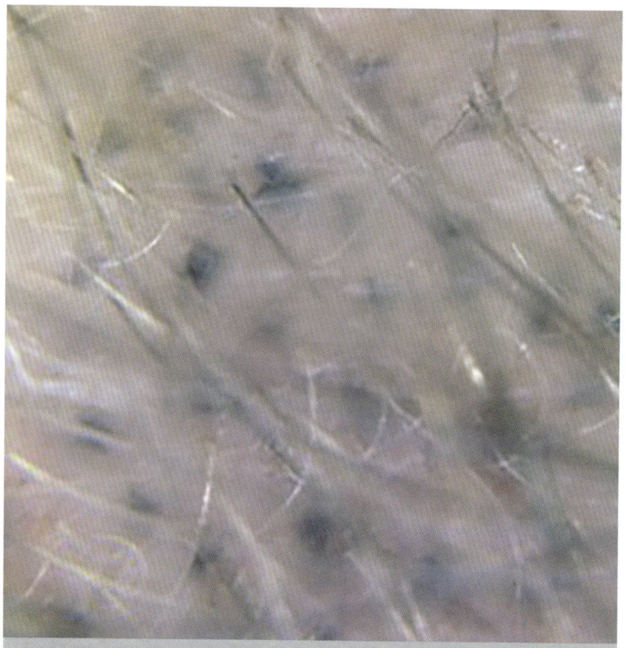

图 18.18　显微镜下褪色的微色素点

产品。可以戴帽子，但应避免直接暴露在阳光下（或任何紫外线照射，如日光浴）。可以立即进行轻微运动，但也应避免桑拿、热水浴和游泳。

将 SMP 纳入您的实践

与外科植发一样，SMP 本身也是一门艺术。如果您选择将其添加到您的实践中，请花点时间，慎重规划整合过程，为实践和设备调整留出时间。在开始之前，要有一个排查错误的计划，因为每个人都认为这并不像看起来那么容易，但对您和您的患者来说，这都是非常有意义的。

结论

头皮微色素沉积术（SMP）是专门从事毛发移植手术的一种新兴的、不可或缺的新技术。从根本上说，这项技术是将微小的色素点以分散、弥散的方式刺在完全光秃的头皮上或头发后面，以模仿毛囊的外观，从而增加头发的视觉密度。当完美地应用显微镜和最先进的设备时，肉眼根本无法将其外观与真正的头发区分开来，而且可以在实际毛发移植手术失败的情况下应用。

推荐阅读

- https：//www.finishingtouchesgroup.com
- https：//www.beautymedical.it/en/milena-lardi/

思考问题

Q1. SMP 的目的是模仿（　　）

A. 由头发形成的纹路

B. 本地人头发的颜色

C. 通过瘢痕长出头发

D. 非常短的毛发或“竖着的”毛发

Q2. 头皮难以植入色素的原因之一是（　　）

A. 它是人体皮脂腺最密集的地方

B. 巨噬细胞降解色素

C. 脂肪组织容易溶解并扩散色素，导致颜色变化
D. 头发会随时间改变颜色，但色素不会

Q3. 在选择执行 SMP 的针头和机器时，应首先考虑以下哪些因素？

A. 针头深度和机器速度
B. 体液隔离，防止患者之间的污染
C. 停电时电池可使用的时间长度
D. 可使用任何颜料，而不会影响针头或机器的性能

Q4. 以下哪项是纹发的绝对禁忌证？

A. 植发手术< 12 个月
B. 头皮状况不佳（过度脱皮、干燥或出油）
C. 无法控制但可治疗的头皮问题（牛皮癣、虱子等）
D. 患者的期望不切实际

Q5. 以下哪项描述了适当的 SMP？

A. 一次完成的密度越大越好
B. 原生毛发之间的线条和行距均匀
C. 采用显微可视化技术
D. 与头皮平行

Q6. 在进行植发手术的同时进行 SMP 会有以下哪种潜在风险？

A. 在愈合过程中，巨噬细胞的存在可能会导致瘢痕增生
B. 墨水或颜料可能对移植物有毒
C. 在不了解新移植物最终生长模式的情况下，无法以最佳方式施行 SMP
D. 血液可能会污染 SMP 的机器

参考文献

[1] Traquina AC. Micropigmentation as an adjuvant in cosmetic surgery of the scalp. Dermatol Surg 2001；27（2）：123–128.
[2] Rassman WR，Pak JP，Kim J. Scalp micropigmentation：a useful treatment for hair loss. Facial Plast Surg Clin North Am 2013；21（3）：497–503.

答案

Q1	D
Q2	A
Q3	B
Q4	D
Q5	C
Q6	C

第 19 节 体毛移植

Robert H. True

概述

关键点

- 现在，体毛可以通过 FUE 获取和种植。
- 人体每个部位的毛囊在周期、生长速度和特性方面都存在遗传差异。
- 供区毛发的遗传基因是决定头发从身体的一个部位移植到另一个部位时表现如何的主要因素。
- 受区有一定程度的影响，可能会改变从其他身体部位移植的毛发的特性和生长速度。
- 体毛的毛囊单位提取不同于头皮。
- 较浅的部分通常需要更加尖锐的角度，在提取后更加容易拔出，同时皮肤的张力也在这个过程中起重要的作用。
- 胡须和体毛 FUE 需要特殊的麻醉技术。
- 胡须毛发粗而浓密，最好和头部毛囊一起混合移植在头部，但不适合于种植在发际线和颞部区域。
- 最好、最可靠、最有用的体毛来自胡须、前胸和腹部。
- 躯干毛发可用于种植发际线和颞部。
- 大面积提取时必须注意，不要超过局部麻醉剂使用的安全限度。
- 并发症并不常见。

引言

在过去的 15 年中，体毛已成为毛发移植手术中可靠而宝贵的资源。对胡须和体毛资源的评估应成为所有男性患者初步评估的常规内容。而且，这些资源的利用必须是基于患者的整体长期规划和治疗。胡须和体毛可以在治疗的各个阶段被有效利用，而不仅仅是在头皮资源耗尽之后。

传统意义上，移植到头皮的毛囊的最佳供区是头皮。然而，不幸的是，有些患者以前曾接受过传统的毛发移植手术，但又没有更多的头皮供区。这些病例包括那些可能有明显和不美观的手术瘢痕和（或）那些看上去不自然的移植的头发。在过去的 19 年中，毛囊单位提取术（FUE）的出现和完善，为通过提取和移植非头皮自体毛囊来修复这些病例开辟了一条新的途径。利用自体毛发能为晚期秃顶患者提供更高覆盖率，使用自体毛发还能为年轻患者保留头皮供区。当移植到非头皮身体部位时，如果该部位的毛发数量充足，则最适合移植到该部位（例如，胡须移植到胡须）。本节将讨论这种手术方法的适应证、技术和细微差别。这不是一项适合初学者的技术，而是在掌握了基本的毛囊单位提取术后可以学习的一项技术。

作者注：在过去的 15 年中，我就这一主题撰写了大量的文章并进行了广泛的演讲，我也是最早提出这一概念的人之一。在编写本书时，我借鉴了这些资料，并对内容进行了重新编排，以使毛发移植领域的新手能够理解这一主题

患者选择

人体有多达 500 万个毛囊。它们的生长依赖于雄激素。毛囊在毛发特征和行为方面差异很大，不同部位的体毛有多种特征（表 19.1）。每个身体部位的毛发都有自己的生长期 / 休止期比例和持续时间、毛发质地、特征、最大生长率和长度。

表 19.1　根据身体部位划分的毛发生长周期

身体部位	毛发生长期	脱发	衰老期持续时间	脱发持续时间
头皮	85%	15%	2 ~ 6 岁	3 ~ 4 个月
胡子	70%	30%	1 年	10 周
上唇	65%	35%	16 周	6 周
腋窝	30%	70%	4 个月	3 个月
胸部 / 背部	30%	70%	1 ~ 2 年	3 ~ 6 个月
手臂	20%	80%	13 周	5 个月
腿部	20%	80%	16 周	6 个月
公共区域	30%	70%	4 个月	3 个月
眉毛	10%	90%	4 ~ 8 周	3 个月

根据作者的经验，最好的体毛供区毛囊是那些能长出在长度、质地和行为上与头皮毛发最相似的毛发。一般来说，胡须和躯干的毛发与头皮毛发最为相似，因此，对于这些具有挑战性的患者，主要依靠这些部位的毛囊。也有其他医生会从四肢、阴部和腋窝部位提取毛发，但作者在这方面的经验非常有限。不过，作者对四肢作为供区的看法是：这些毛发通常比头皮毛发更细、更短，因此对大多数患者的美容效果不大。此外，作者的总体印象是，四肢毛发移植的成活率很低，而且难以预测，这一点也得到了 John Cole 和 James Harris 医生的支持。

胡须

胡须毛发的独特特征为：胡须毛囊的生长期占 70%，休止期占 30%，而头皮毛囊的生长期占 90%，休止期占 10%；胡须和头发的生长期最长，休止期最短；上唇和眉毛的毛囊最短，头皮、阴部和胡须的毛囊最长；头皮和胡须的毛囊密度最高；胡须毛囊为单根毛囊毛囊单位，偶尔也有双根毛囊 FU 和 3 根毛囊 FU。在所有体毛中，胡须的生长速度和毛干粗细通常最为旺盛。目前，作者还没有像对待躯干毛发那样，为胡须毛发作为毛发移植的供区制定一个评级标准。但是，为了成为候选区，患者必须有中等密度的胡须。胡须稀疏的人根本没有足够的供区毛囊，除了最有限的区域外，其他地方都无法发挥作用。特别需要注意的是，胡须的毛发通常比头皮毛发浓密得多，角质层也是头皮毛发的 2 倍，这也是胡须僵硬和瘙痒的原因（图 19.1）。

由胡须移植而成的头发通常也有不同程度的卷曲。由于这些特点，这种毛发不适合移植到发际线或颞部。最好移植到后额区、头皮中部和头顶，与头皮毛发混合移植。只有在头皮上的毛发和胡须移植而成的毛发非常相似的情况下，才应将这种“胡须毛发”单独移植到受区（图 19.2）。

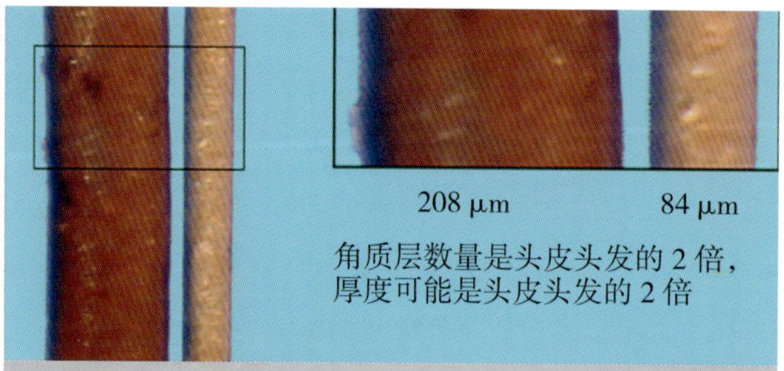

图 19.1　胡须毛发的粗细

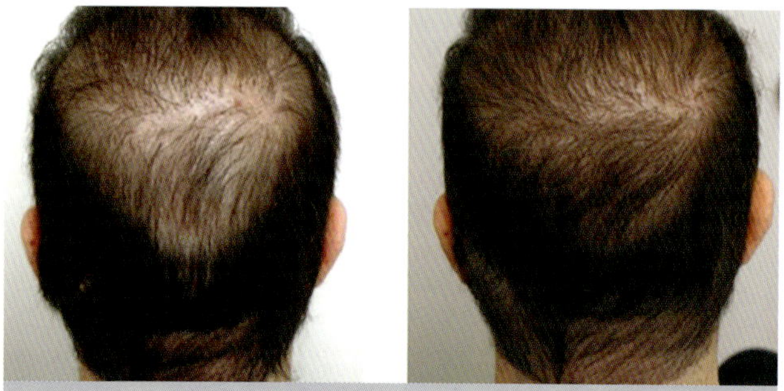

图 19.2　当头皮毛发和胡须毛发相似时，只需将胡须毛发单独移植受区即可

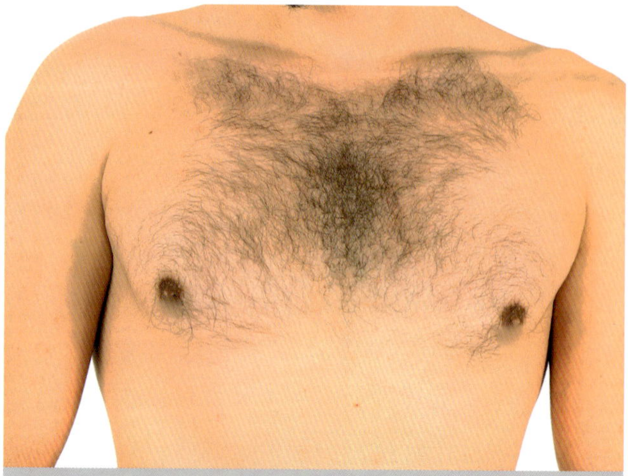

图 19.3　第 1 类体毛供区

躯干

有些人种的躯干毛发很少。任何种族的女性都很少有很多躯干毛发。男性躯干毛发的差异也很大。有趣的是，男性的躯干毛发会增加到生命的第 6 个 10 年。我们可以提供一个合理的框架，用于确定躯干到头皮的毛囊提取术的候选者。

在评估躯干毛发作为毛发移植的供区时，需要考虑 5 个特征：①密度可能超过 40 FU/cm^2。②头皮和躯干毛发的相似度。③ 2～3 根头发的毛囊单位的比例（可能超过 30%）。④生发区的大小。⑤躯干毛发的最大长度。如表 19.2 所示，每位患者的这 5 项特征中的每一项都会被评为 0～2 分，然后将总分相加来确定其体毛供区指数（TDI）。体毛供区指数为 0～4 分的人（图 19.3）是较差的人选；体毛供区指数为 5～7 分的人（图 19.4）是较好的人选；体毛供区指数为 8～10 分的人（图 19.5）是理想的人选。

躯干毛囊的供区可产生与头皮毛发相似的毛发。值得注意的是，即使是这些理想的候选人，躯干毛

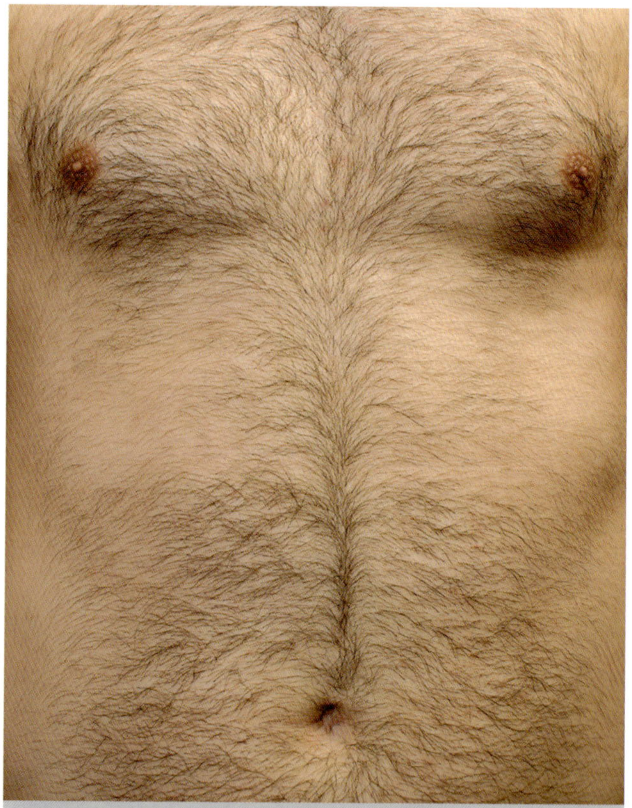

图 19.4　第 2 类体毛供区

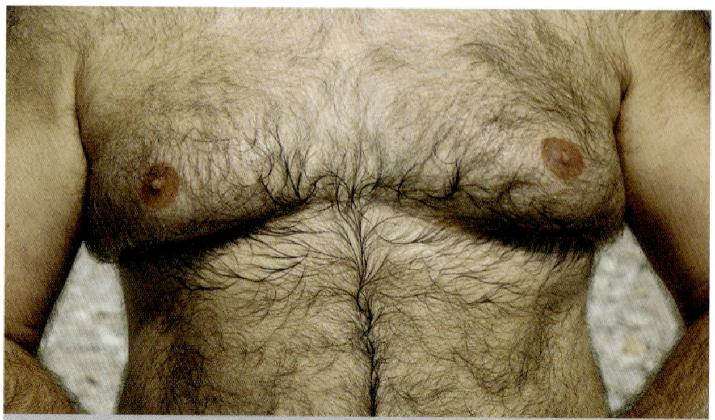

图 19.5　第 3 类体毛供区

发在质地、最长长度和毛发生长周期方面仍与头皮毛发不同。躯干毛发的特性通常使其适合移植到发际线和两鬓，但也可用于覆盖头皮的其他部位（图 19.6）。

术前准备

要求患者在手术前 5 天剃除胸部和腹部的湿毛（剃须膏和剃须刀），在手术前 4 天剃除胡须。当他们来接受手术时，生长期的毛发已经长到了毛囊提取术的理想长度。Arvind Poswal 对这种方法进行了详细描述。

如果要移植胡须，须让有复发性口周疱疹病史的患者从手术当天早上开始服用 3 天的缬沙坦类药物作为预防。

- 患者在手术当天早上用氯己定清洗胡须和躯干，并在每个提取部位涂抹局部消毒剂

表 19.2　体毛供区指数

	0	1	2	得分
密度	< 20 FU/cm^2	20 ~ 40 FU/cm^2	> 40 FU/cm^2	
纹理	截然不同	有点类似	非常相似	
2 ~ 3 个毛囊单位	< 20%	20% ~ 30%	> 30%	
表面积	< 50 cm^2	50 ~ 200 cm^2	> 200 cm^2	
头发长度	< 2 cm	2 ~ 5 cm	> 5 cm	
总计				

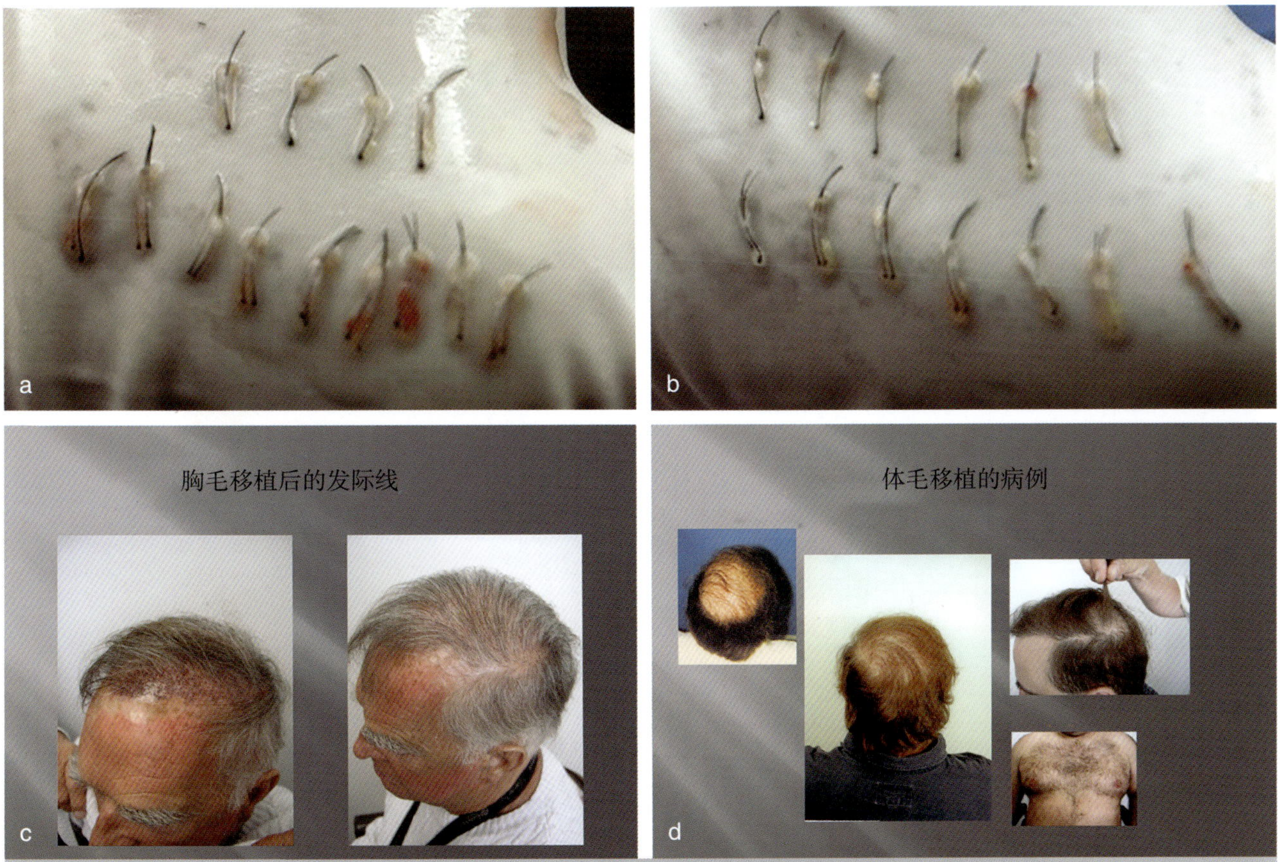

图 19.6　a、b. 从胸部和腹部提取的移植物（Courtesy of Dr. Anil K. Garg.）。c、d. 移植到头皮的躯干毛发

德赛恩液体敷料（Microcyn）。可在患者手术前 1.5 ~ 2 h 用保鲜膜覆盖法局部施用普鲁卡因 / 利多卡因，以减轻麻醉注射时的疼痛感。

- 如果胡须或身体相应部位有白色毛发，须在术中涂抹 2% 亚甲蓝。以便于擦干后看到白色毛发及其进入皮肤的位置（图 19.7）。这种方法可以代替术前使用染发剂。染发剂中含有多种化学物质，有些可能具有细胞毒性，如果不将染发剂从皮肤上彻底清除，它可能会与移植物固定液融合，对移植物造成潜在损害。有些患者还会因染发剂而患上接触性皮炎——亚甲蓝可以避免这种情况。

麻醉

在开始麻醉前，使用地西泮口服镇静剂，口服 5 mg，舌下含服 5 mg。

胡须

麻醉技术对手术的舒适性和安全性至关重要。面部是一个特别敏感的区域，注射局部麻醉剂时会感到疼痛。有些医生会在手术前 1 ~ 2 h 使用局部麻醉剂，以减轻注射针头时的疼痛感。在对胡须部位进行麻醉时，我们首先进行神经阻滞，从而麻醉下颏（图 19.8）。然后，我们将麻醉自下而上从侧面推进到颈部（图 19.9）。注射时捏紧并抬高皮肤可减少不适感（图 19.10；视频 19.1）

在这一阶段使用微管也是一种很好的方法，可以减少麻醉注射时的疼痛感，并能快速实现麻醉。要学习如何使用微管，请观看 Schambach 和 Yriart 医生的 2 段视频（视频 27.2 和视频 27.3）。给患者少量吸入 1∶1 的一氧化二氮和氧气，也会使麻醉更加舒适（图 19.11）。

将 4% 的阿替卡因与生理盐水以 3∶1 的比例稀释。然后用 200 mL 生理盐水、40 mg 曲安奈德和

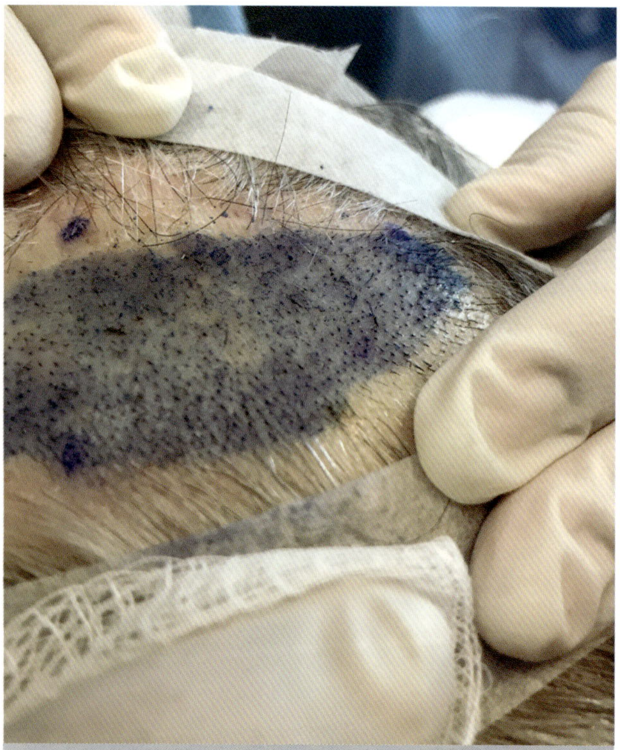

图 19.7　白发的亚甲蓝染色

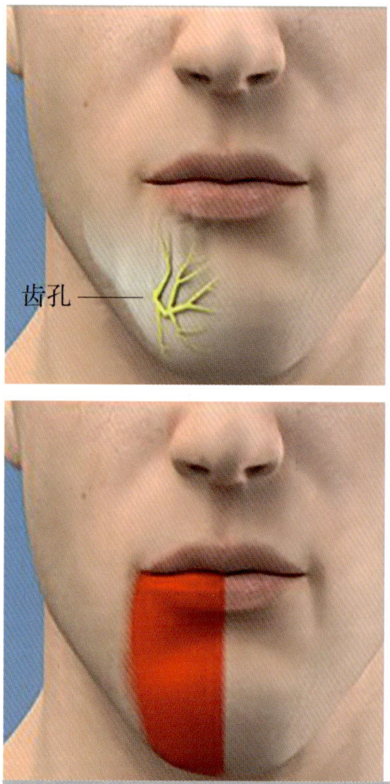

图 19.8　颏神经阻滞

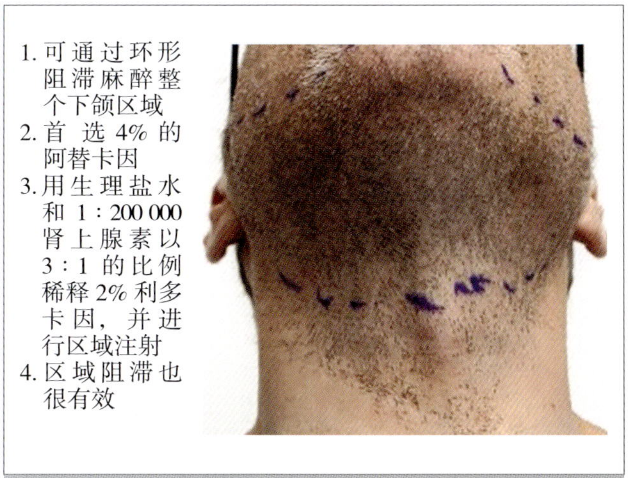

图 19.9 完成胡须麻醉

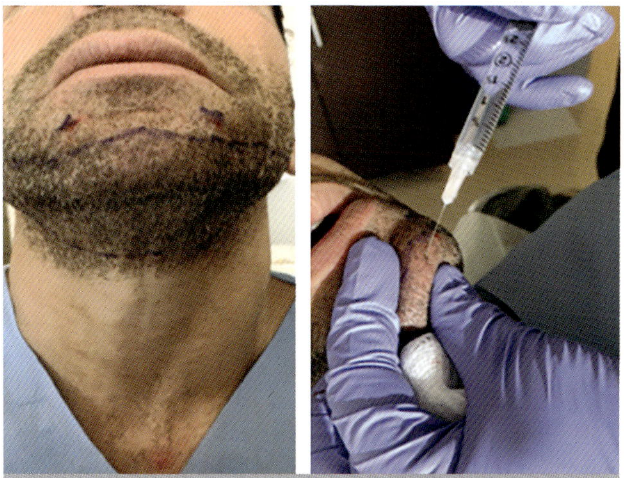

图 19.10 注射麻醉剂时捏紧和抬高皮肤

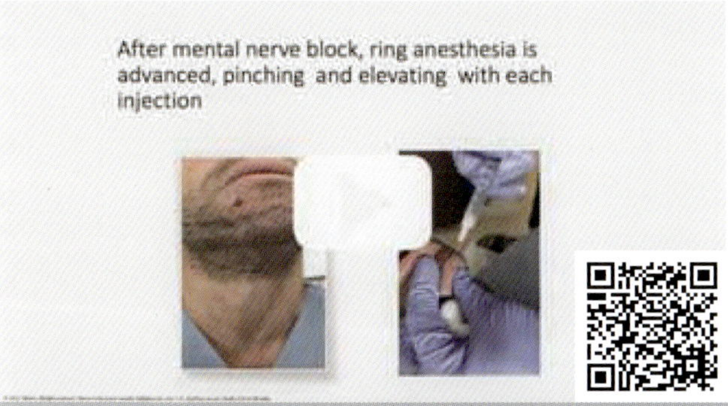

视频 19.1 胡须麻醉（https：//www.thieme.de/de/q.htm?p=opn/cs/21/1/13647429-2 c733 c59）

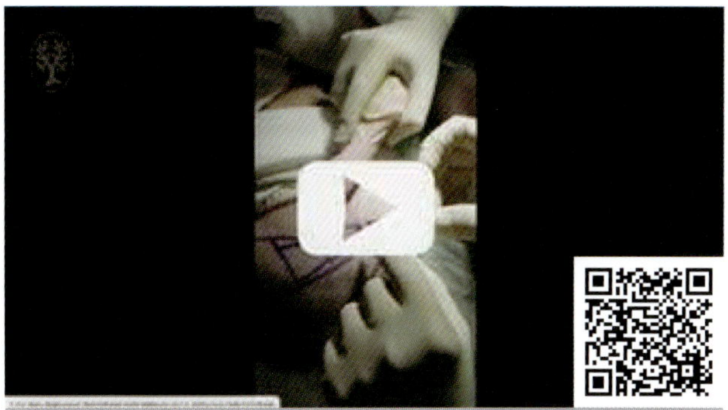

视频 19.2 微管麻醉（https：//www.thieme.de/ de/q.htm?p=opn/cs/21/1/13647430-d411494f）

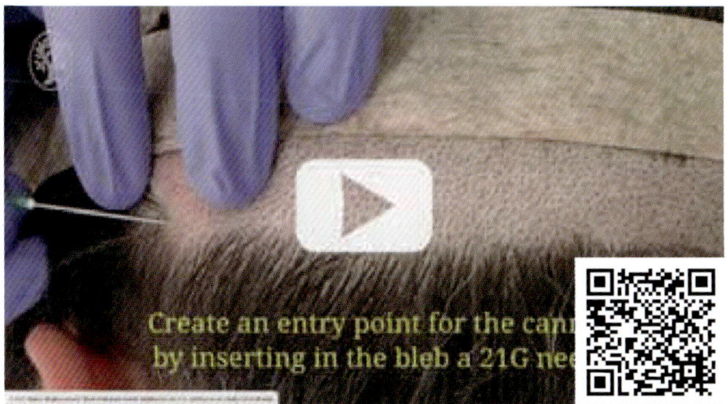

视频 19.3 微管麻醉（https：//www.thieme.de/ de/q.htm?p=opn/cs/21/1/13647431-bcdb1fb0）

1 mL 1：1000 肾上腺素配制的溶液进行无痛浅表注射。这种溶液可减少出血、肿胀和术后瘙痒。在颈部注射时必须小心，以避免注射过深或在操作中对颈动脉过度施压。

躯干

环形阻滞对躯干无效，需要进行区域阻滞。但由于躯干区域较大，皮下组织多孔，使用标准局麻药可能需要注射超过安全总剂量的麻醉剂。为了减少局麻药的用量，用生理盐水以 3：1 的比例稀释 4% 的阿替卡因，然后在表皮下间距 1 cm 注射平行线。在捏紧和抬高皮肤的同时，缓慢推进针头，每次注射都从前次注射的边缘开始。在 2 条线之间，用同样的方法在表皮注射生理盐水。这种技术可以用很小的麻醉总计量产生持续数小时的麻醉效果（图 19.12）。除此之外，上述视频中显示的微管技术也是一种非常舒适和有效的躯干麻醉替代方法。所有类型的麻醉都是在表层进行的，因此没有损伤更深层血管或神经的风险。

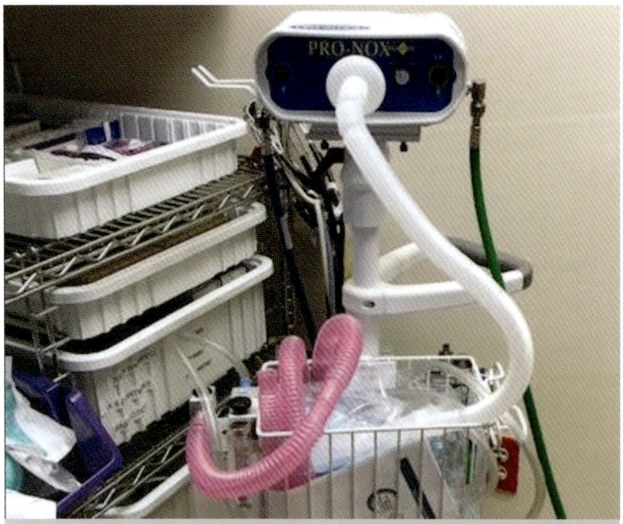

图 19.11 Pronox 一氧化二氮装置

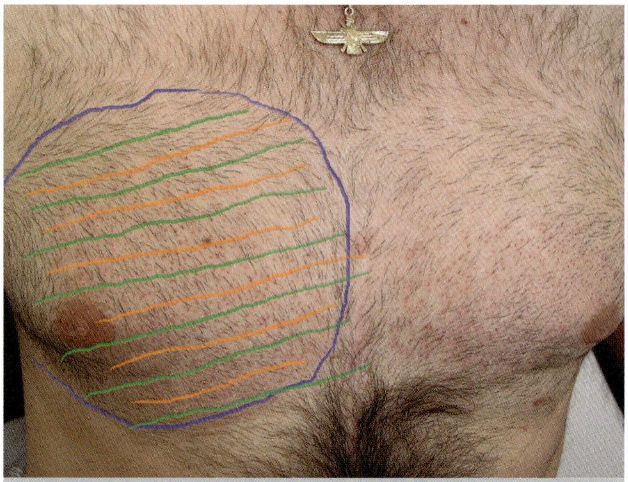

图 19.12 躯干毛囊提取麻醉。蓝线为手术区边界线；绿线为间距 1 cm 的稀释的阿替卡因线；橙线为阿替卡因线之间的生理盐水线

提取技术

作者主要使用两种电动 FUE 系统——Devroye 仪器公司生产的 WAW（图 19.13）和 Trivellini 仪器公司生产的 Nano 设备（图 19.14），来进行所有体毛提取。其他医生则使用手动或电动锐性环钻针提取体毛毛囊。环钻针的直径为 0.8 ~ 0.9 mm。作者选择的环钻针直径造成最低的横切率和最小的伤口。当毛囊非常大时，则选择较大的环钻针，以尽量减少毛囊离断。在此范围内，环钻针大小差异导致的愈合后提取部位色素减退区大小的差异可以忽略不计。在作者看来，目前最好的环钻针是 Devroye 仪器公司生产的锯齿状边缘混合龙卷风环钻针（图 19.15）和 Trivellini 仪器公司生产的边缘外扩和喇叭形环钻针（图 19.16）。这些环钻针的设计有助于毛囊保护，因为它们不会将毛囊的深部暴露在切刃上，有助于减少毛囊离断，同时使用较小直径的环钻针（视频 19.4 和视频 19.5）。

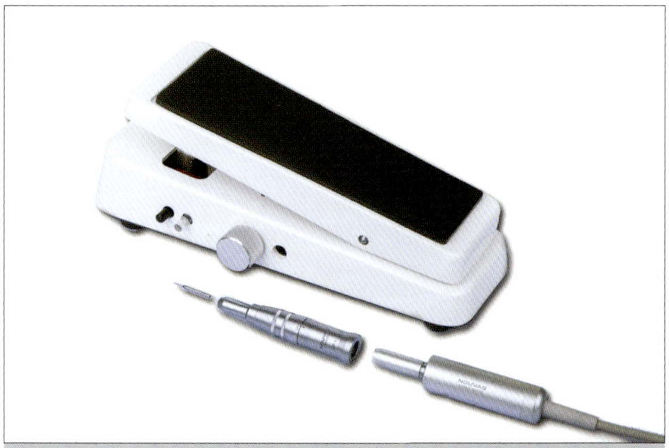

图 19.13 Devroye WAW

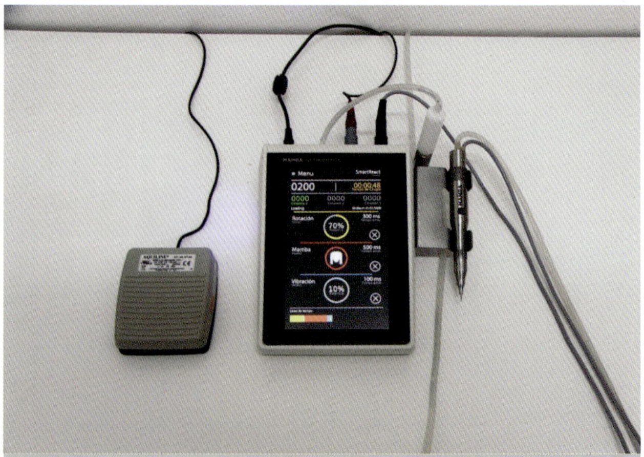

图 19.14 Trivellini Nano

解剖细节

由于生长期毛囊在表皮内有比毛发进入皮肤的

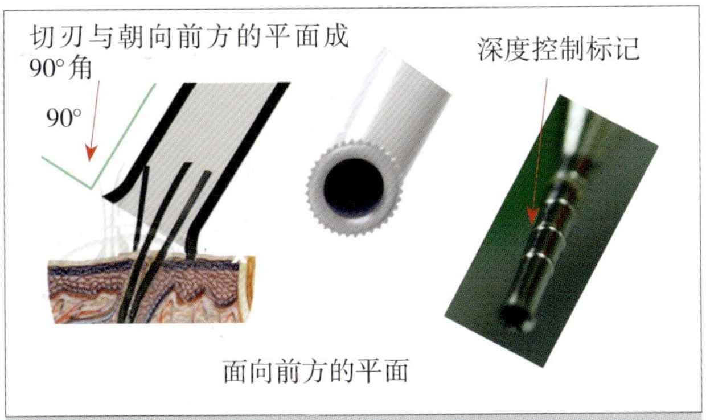

图 19.15　Devroye 带锯齿混合环钻针

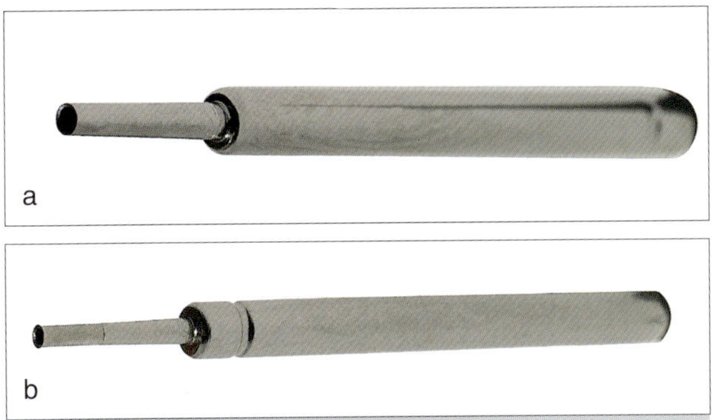

图 19.16　a、b. Trivellini 的边缘外扩和喇叭形环钻针

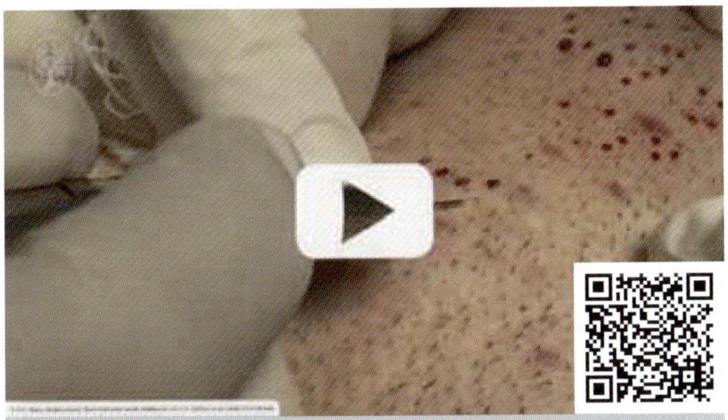

视频 19.4　WAW 获取躯干毛囊（https：//www.thieme.de/ de/q.htm?p=opn/cs/21/1/13647432-2e806745）

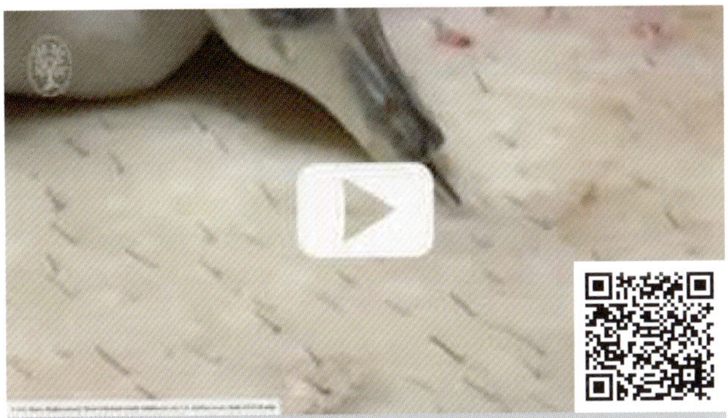

视频 19.5　Nano 获取躯干毛囊（https：//www.thieme.de/ de/q.htm?p=opn/cs/21/1/13647433-c7531d41）

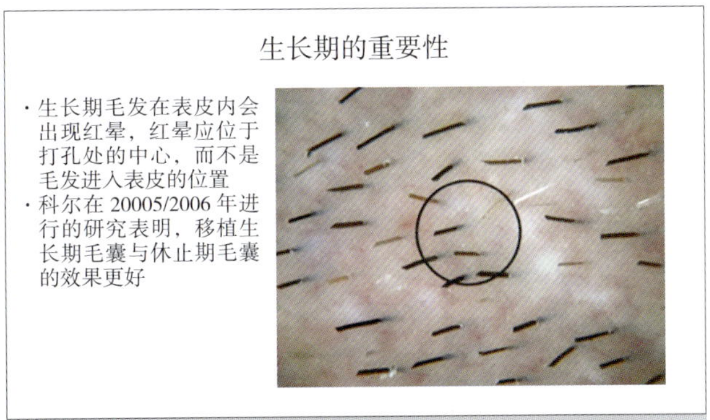

图 19.17　成熟期躯干毛囊的放大视图，显示表皮内可见的“红晕”部分

点更深的红晕（图 19.17），用 4× 或更高倍的外科放大镜可在胡须和躯干上进行识别。插入环钻针时，必须对准并以表皮内的色晕消失点为中心。这个细节怎么强调都不为过。这种方法可以降低毛囊提取时的横切率。胡须和躯干毛囊不会在表皮下卷曲，因此在打孔时应忽略外部卷曲。理想的方法是将外部毛发切成 1 mm 或更短。包括作者在内的许多医生已经开始让患者手术前 6 周每天局部使用米诺地尔 4～5 次，以最大限度地增加处于生长期的毛囊数量，从而增加潜在的移植数量。

胸部和胡须部位通常都会出现轮状毛。胸部的毛发从皮肤中长出并覆盖胸骨上部区域。其以右侧顺时针、左侧逆时针的方向呈螺旋状分布在胸肌上方和周围，而胸骨正上方的毛发则向下或向内生长（图 19.18a）。躯干毛发从皮肤中长出，以非常小的角度位于真皮层中。胸骨上方的毛发出露的锐角最小，而胸骨下方的毛发出露的锐角最大（图 19.18a）。乳头的上侧、外侧和下侧最为严重。使用混合环钻针时，环钻针插入分为 2 个阶段。在第一阶段，环钻针紧贴表皮，同时运动切割表皮。在第二阶段，当进入得更深时，环钻针通过移动和轻度插入的压力推进。与头皮或胡须上的毛发不

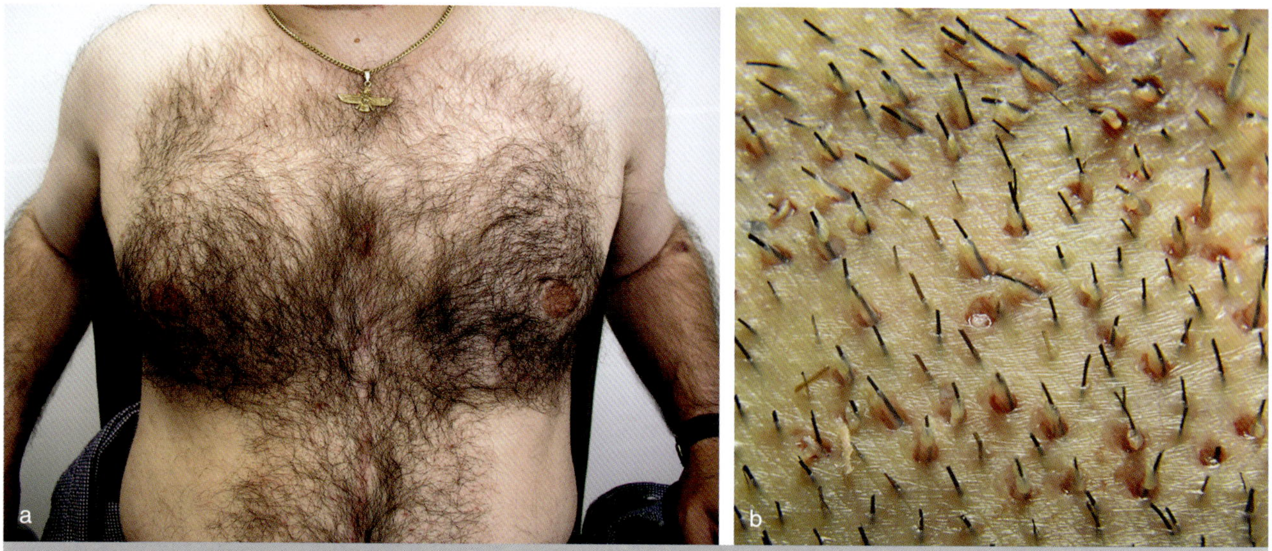

图 19.18　a. 胸毛方向。b. 切除腋毛时，毛干会在切除腋毛时弹出（Courtesy of Dr. Anil K. Garg.）

同，在采集躯干毛发时，环钻针的整个表面都会压入皮肤。这种方法可减少毛囊离断（**视频 19.4** 和 **视频 19.5**）。在真皮层中毛囊的角度可以通过在一些移植物表面划痕来验证，掀起毛干并观察毛囊的走向和角度。环钻针只需插入 2.0 mm（胡须和躯干）。建议为您正在使用的设备配备深度保护装置，以确保环钻针插入深度的一致性。与头皮毛发相比，躯干和胡须毛囊的要小得多。因此，不需要切割那么深就能释放毛囊进行提取。当躯干和胡须的锚定物被切断时，移植物会弹出皮肤上方（图 19.18b）。

即使是同一个患者，胡须毛发的生长角度和方向也有很大差异。毛发沿着下颌骨下缘向下生长，但在下颌角下方常见有漩涡状毛发。结节下方的毛发向颈部下方生长，但毛囊随后开始向下颌角呈螺旋状辐射。此外，如果存在漩涡状毛（通常会有），那么毛发方向的角度会发生 180° 的改变，颈部胡须区域的毛发会朝上生长（图 19.19）。下颌下缘和下颌下区域的毛囊有最大的钝角，而颈部和面部的毛囊有最大的锐角。因此，在从胡须中提取毛囊时，必须不断调整环钻针的插入方向。由于在胡须下和躯干上，皮下组织通常是柔软的脂肪组织，而不是纤维组织，因此毛囊通常会“弹出”，只需用佛斯特镊子轻轻一夹就能拔出（**视频 19.6**）。有时，为了避免提取不彻底，需要用双手拉扯毛囊。所有这些毛发方向的变化都给外科医生带来了挑战，因为这些变化不仅会导致外科医生和患者的位置频繁变化，还会导致外科医生的手部位置频繁变化，从而导致未对齐和离断情况增加。

躯干毛囊

从躯干和胡须中提取的毛囊几乎没有脂肪或结缔组织的支持。它们非常脆弱，需要不断补充水分和进行微小的操作。提取和种植躯干毛囊很容易同时做到，这也是优化产量的好方法。因此，我们以 300 ~ 500 株移植物为一批进行提取和移植，以确保最小的离体时间。为了确保移植物能够存活，我们会立即将移植物转移到低温恒温溶液中，与脂质体 ATP（10 : 1 比例）混合，并在 8 ℃温度下保存，直至移植物植入。由于移植物在植入过程中很容易干燥和受到创伤，因此只有最有经验的医生才能植入移植物。种植移植物时，动作必须非常轻柔。用“不接触”技术将移植物的表皮从毛干处抓起，以降低挤压伤的风险（图 19.20）。使用植入器也能最好地保护毛球部。必须在手术开始时测试受区并

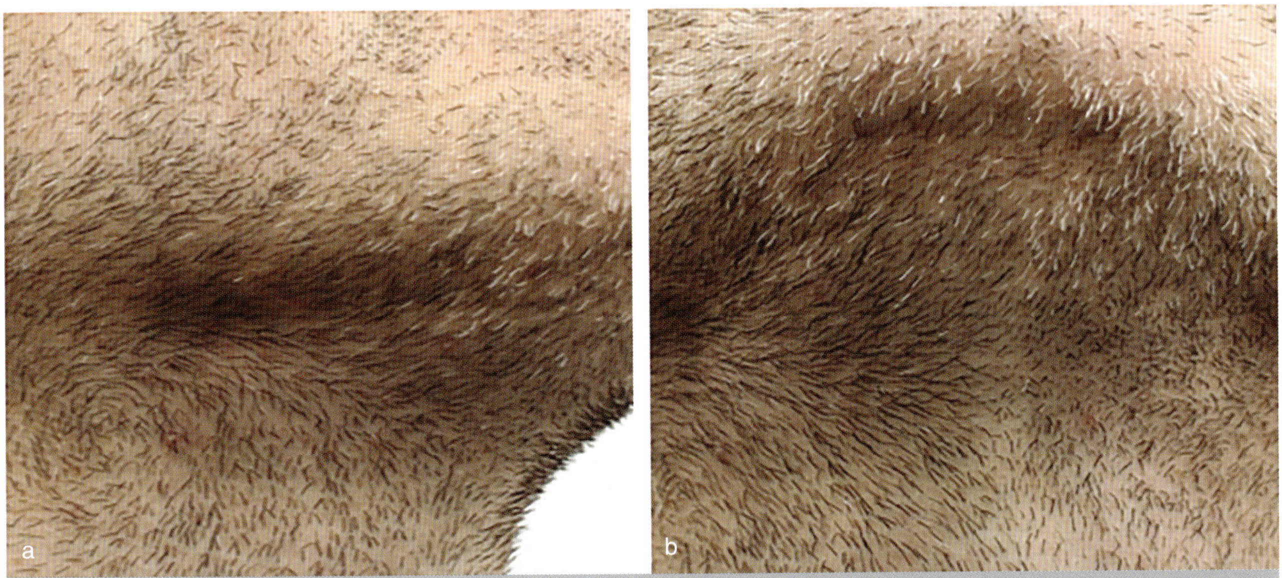

图 19.19　a、b. 胡须毛发方向

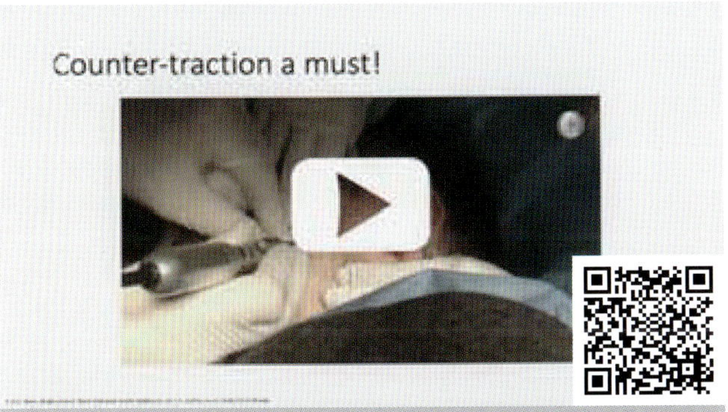

视频 19.6　皮肤张力（https：//www.thieme.de/de/q.htm?p=opn/cs/21/1/13647434-0fb75791）

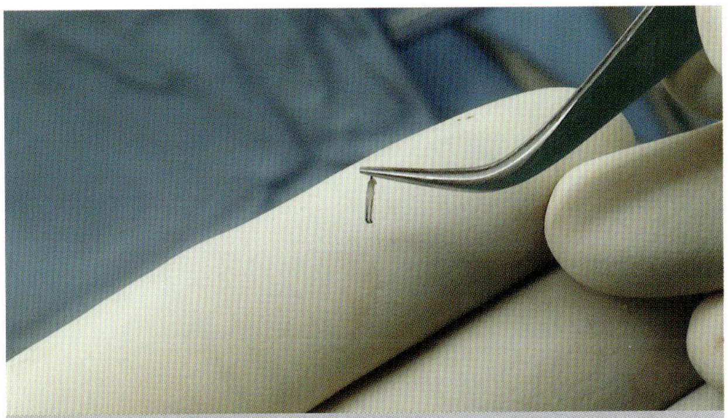

图 19.20　无须接触的移植物种植（Courtesy of Dr. Anil K. Garg.）

调整大小，以确保无创插入。虽然作者的方法是用镊子插入，但我们已开始积累使用植入器的经验，并相信应用植入器可能是 FUE 体毛移植创伤最小的插入方法。

术后护理

手术结束后，在提取部位涂上一层 Aquaphor（液体凡士林），并嘱患者在术后前 4 天内继续每天涂抹 Aquaphor 2～3 次。术后第 2 天早上，给患者敷上一层轻薄的纱布，并指导患者弄湿和去除敷料。此后，要求患者每天用肥皂和水清洗患处 2 次。使用 Aquaphor 可以减少提取部位的结痂，加快伤口愈合。4 天后，随着皮肤的不断愈合，每天使用 2 次保湿霜有助于减轻瘙痒和干燥。患者术后很少会在供区感到明显疼痛。通常情况下，只需服用非甾体抗炎药或对乙酰氨基酚即可。预防性抗生素的价值尚未得到证实。

几年前，Arvind Poswal 医生告诉作者，他让患者在术后 4 天用药膏和剃须刀刮去供区的毛发。根据他的观察，这样做可以刺激上皮细胞的再上皮化，提高提取部位的愈合速度和愈合程度。几年来，作者一直在其 FUE 案例中使用这种方法，作者的观察结果与 Poswal 博士的观察结果一致。

手术细节

成功提取胡须和躯干毛发的技术要点

- 使用尖头或扁平 / 混合环钻针，插入层次较浅，一般为 2 mm。这比头皮毛发提取层次要浅。胡须毛囊（图 19.21）的长度通常在 4 ~ 5 mm 或更长，但系缚力比头皮弱得多。躯干毛囊（图 19.22）通常比头皮毛囊稍短，与组织的系力更弱。
- 由于角度经常变化，因此不时地抬起来看看是很有帮助的。就是切开表皮，抬起移植物以确认真皮角度。
- 以生长期毛发为目标进行提取，并将环钻针的中心放在“毛囊”上。
- 使用 4.5 × 或更高倍数的放大镜。
- 使用皮肤反牵引对皮肤进行拉伸和张力至关重要。这比肿胀液为重要（图 19.23）（视频 19.6）（进行大面积“肿胀”效果不佳，因为它消散得太快。一般来说，作者不认为肿胀液有什么好处，因为它消散得太快，效果不明显。在 2 ~ 4 cm 的区域注射肿胀液的确能持续足够长的时间来帮助提取，但每个新的提取部位都需要反复注射。更有帮助的做法是，外科医生和助手在每个手术区域用手反向牵引，拉紧皮肤，在进入新区域时重新调整。牵引皮肤对胡须和躯干供区都很重要）。

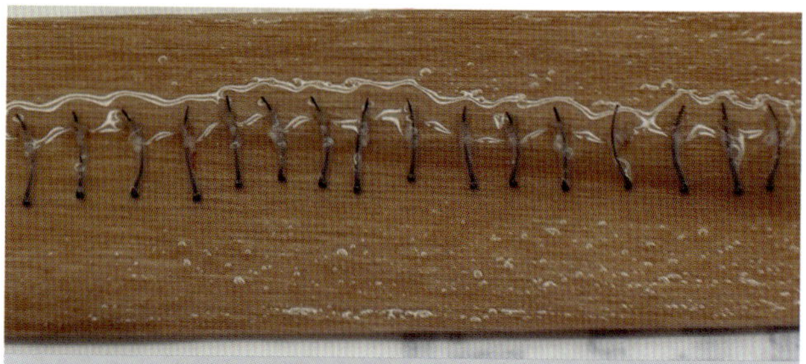

图 19.21　胡须毛发移植（Courtesy of Dr. Anil K. Garg.）

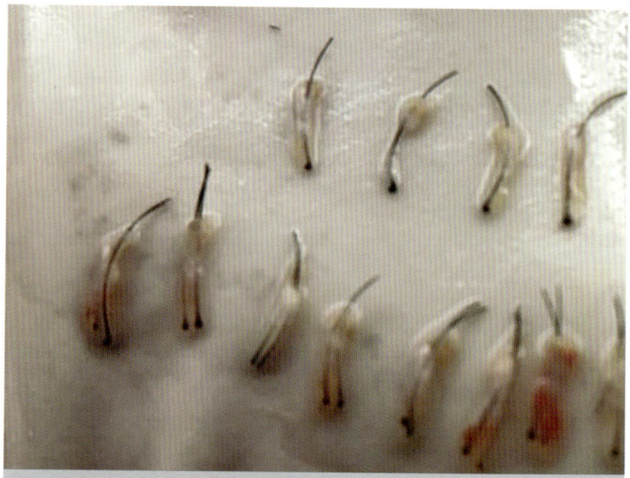

图 19.22　躯干毛发移植

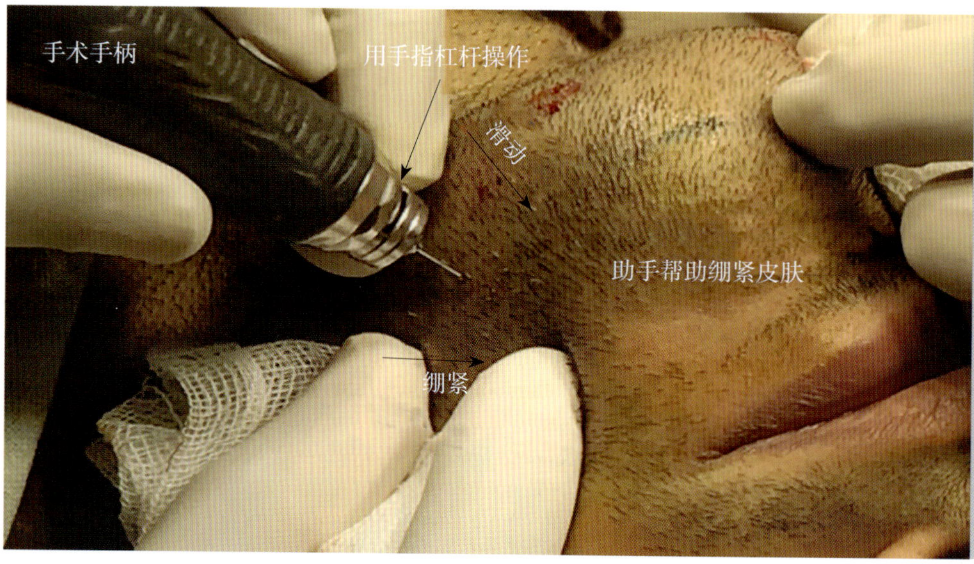

图 19.23　反牵引皮肤拉紧术（Courtesy of Dr.Anil K. Garg.）

- 如图 19.23 所示，在可能的情况下，将待提取的皮肤移至下颌或胸骨等骨性突出部位的上方，用拇指和其他手指拉伸皮肤。这样可以更加稳定，有助于提取。

提取体位

患者的体位是体毛提取的一个挑战。对于胡须，我们让患者以 3 种姿势躺着：左侧卧位、右侧卧位和仰卧位，颈部悬挂在一个支撑物上，该支撑物可使胡须更容易脱落。扩展下颏和颈部以下区域。对胸部和腹部进行提取时，患者再次仰卧。在一侧背部下方放置一个支撑物会很有帮助，这样患者就会向外科医生的方向微微移动，助手则在手术台的另一侧。将手术台抬高，这样医生就可以舒适地坐着或站着，同时将颈部和背部的压力降到最低。在下颏下方的胡须区域和胸肌区域，毛囊通常呈轮状排列。外科医生必须注意毛囊方向的变化，并经常调整环钻针插入的方向和角度。图 19.24 显示了提取胡须时患者的体位、胸部提取和腹部提取。需要注意的是，支撑物让患者的体位既能方便外科医生和团队进行提取，又能让患者感觉舒适。

移植物质量

关于 FUE 的离断率，人们议论纷纷。使用适当的设备，即混合环钻针，采用适当的尺寸和设计，以正确的角度和水平插入，以正确的速度和力量旋转或摆动，离断率就会降低很多。

移植物存活率比移植物离断率更重要。移植物的储存和处理，以及无创伤的插入是获得良好移植物的关键。我们总是告诉患者，体毛提取术的第一次手术在某种程度上是一次测试。提取的难易程度、移植物的产量、供区的愈合情况，以及进一步治疗成功的可能性都将得到确定。因此，第一次手术的移植物数量通常不会超过 1000 根。对于胡须移植，在首次治疗中，提取范围仅限于下颌线以下，这样，如果患者愈合后提取部位比较明显，也不会有严重的外观问题。如果初次疗程进展顺利（几乎总是如此），就可以继续进行更大规模的疗程。

除胡须和胸部外，其他部位的毛发移植成活率通常无法预测，或取决于技术。胡须毛发非常粗壮，成活率通常在 85% 以上。胡须毛发通常过于粗糙，不适合用于发际线，最适合用于瘢痕区（图 19.25）和混合在原生发之间以增加密度（图 19.26）。图 19.27 显示了典型的胡须提取后极佳的愈合效果。躯干毛可以很好地修饰发际线并增加密度（图 19.28 和 19.29）。图 19.30 显示了在躯干进行提取后不同阶段的愈合情况。图 19.31 显示的是躯干提取 3000 个毛囊 7 个月后的外观。经过适当选择的患者（TDI 8 ~ 10）大部分躯干毛发在移植后都能存活。但可能有 10% 的患者毛发产量不理想（因此，作者的建议是始终将患者的第一次毛发采集作为 1 次测试）。

虽然供区毛囊的遗传因素在移植中占主导地位，但受区对移植毛囊的存活和行为也有影响，头皮和身体的真皮厚度有很大差异。这些受区组织的差异可能会妨碍移植自不同身体部位的毛囊的存活率。因此，最重要的是让患者抱有切合实际的期望，第 1 次体毛移植（BHT）过程应始终具有服务性质，并将其作为一次测试。如果第 1 次体毛移植的存活率不高，就不建议再次进行体毛移植。如果存活率较高，则可以相对放心地继续进行下一次治疗。

头皮受区也会对来源于体毛的毛发性质产生一定影响。躯干毛发往往会失去一定程度的波浪和卷曲，可能会长出稍长的毛发（图 19.32）。胡须保留了其大部分原生特征。体毛移植后其原有的毛发生长周期得以保留，因此随着时间的推移，其毛发密度的波动可能比移植头皮毛发的波动更大。同样重要的是要记住，躯干毛发和体毛在很大程度上取决于雄激素，特别是躯干毛发。如果之后睾酮水平下降，移植的躯干毛发可能会脱落或减少。患者应始终注意，移植到头皮上的体毛的长期存活率和周期性尚待确定。

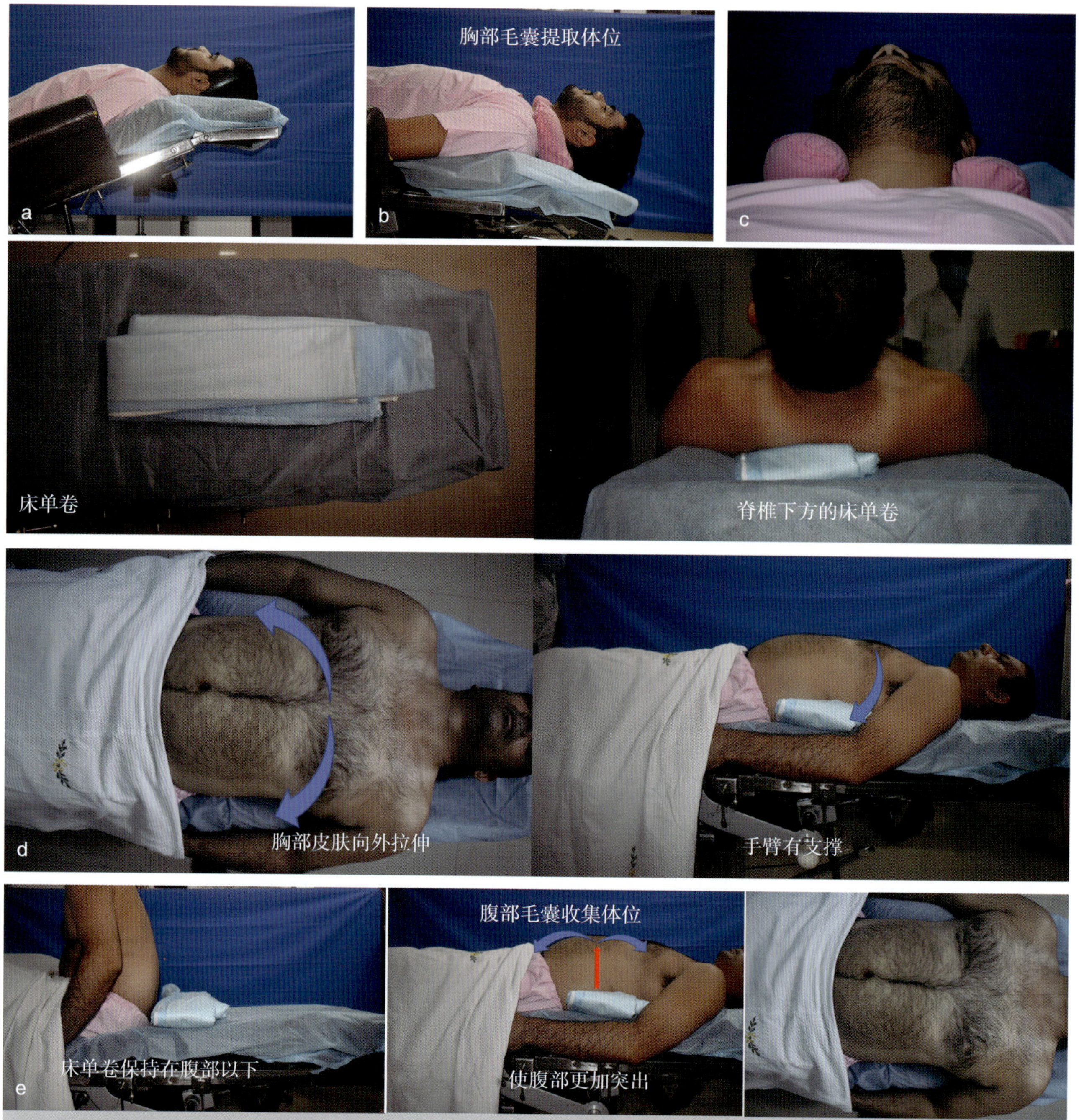

图 19.24 a ~ c. 提取胡须时患者的定位。d ~ e. 提取躯干前部胡须时的支撑物（Courtesy of Dr. Anil K. Garg.）

并发症

非头皮 FUE 与头皮 FUE 的潜在并发症类似，包括：应激性脱发、移植物包埋、毛囊内生长和囊肿、色素沉着过少或过多、肥厚性瘢痕和暂时性面瘫。

通常情况下，胡须提取部位愈合后瘢痕并不明显，色素减退也不是问题，但深色皮肤的患者例外。胡须区域只是看起来密度较低（图 19.33）。虽然胡须部位愈合不良的情况非常少见，但极少数患者可能会出现色素沉着和纹理变化（图 19.34）。

在躯干上，色素沉着的程度会稍高一些，但提取的部位通常仍不明显，尤其是如果该部位仍有体

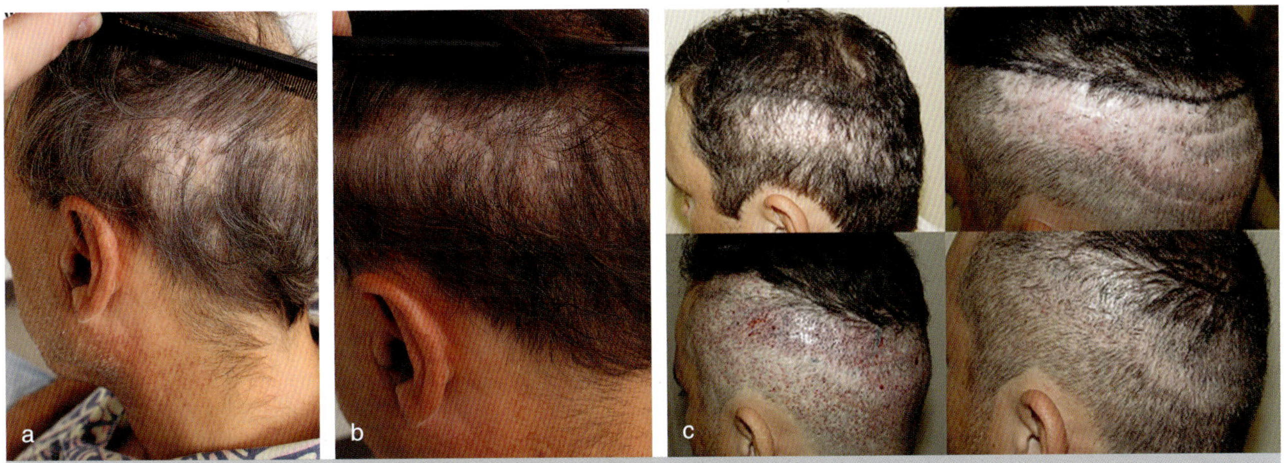

图 19.25　a ~ c. 用胡须毛发治疗供区瘢痕（Courtesy of Dr. Atonio Ruston.）

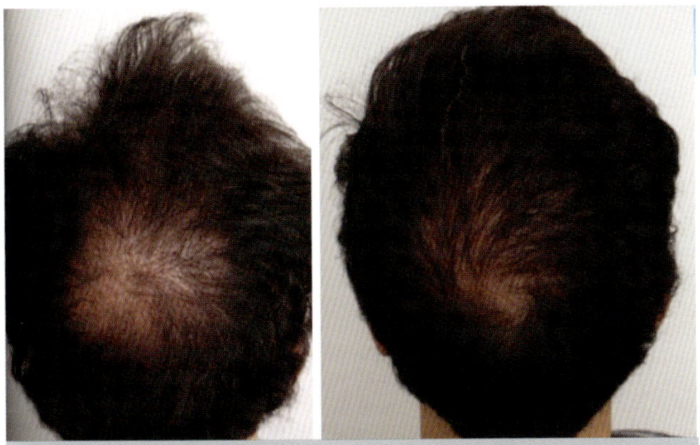

图 19.26　胡须毛发与头皮毛发混杂在一起

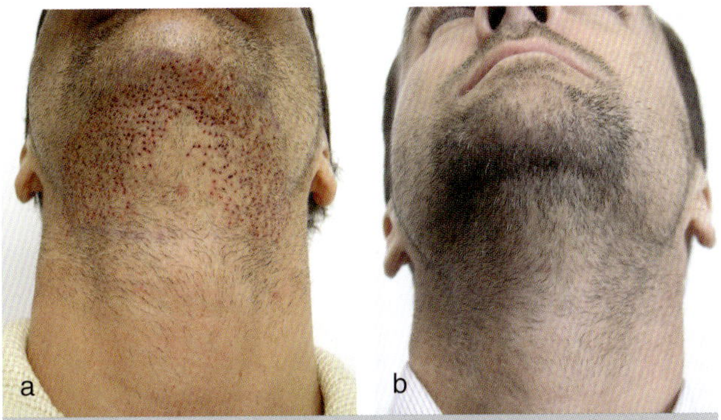

图 19.27　a、b. 提取胡须毛囊后供区的愈合情况

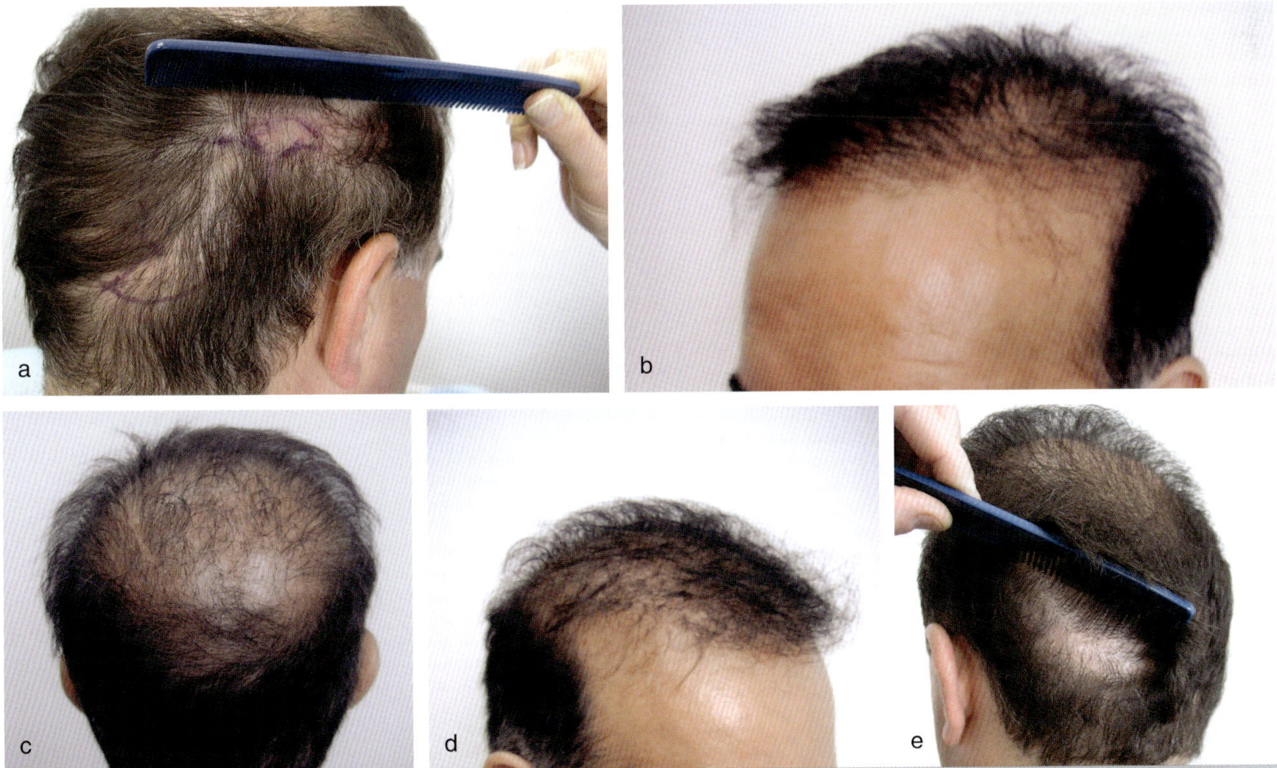

图 19.28　a ~ e. 躯干毛发移植前的修正（6 级堵塞、外观不自然、供区瘢痕明显、头皮供区无剩余毛发供应）

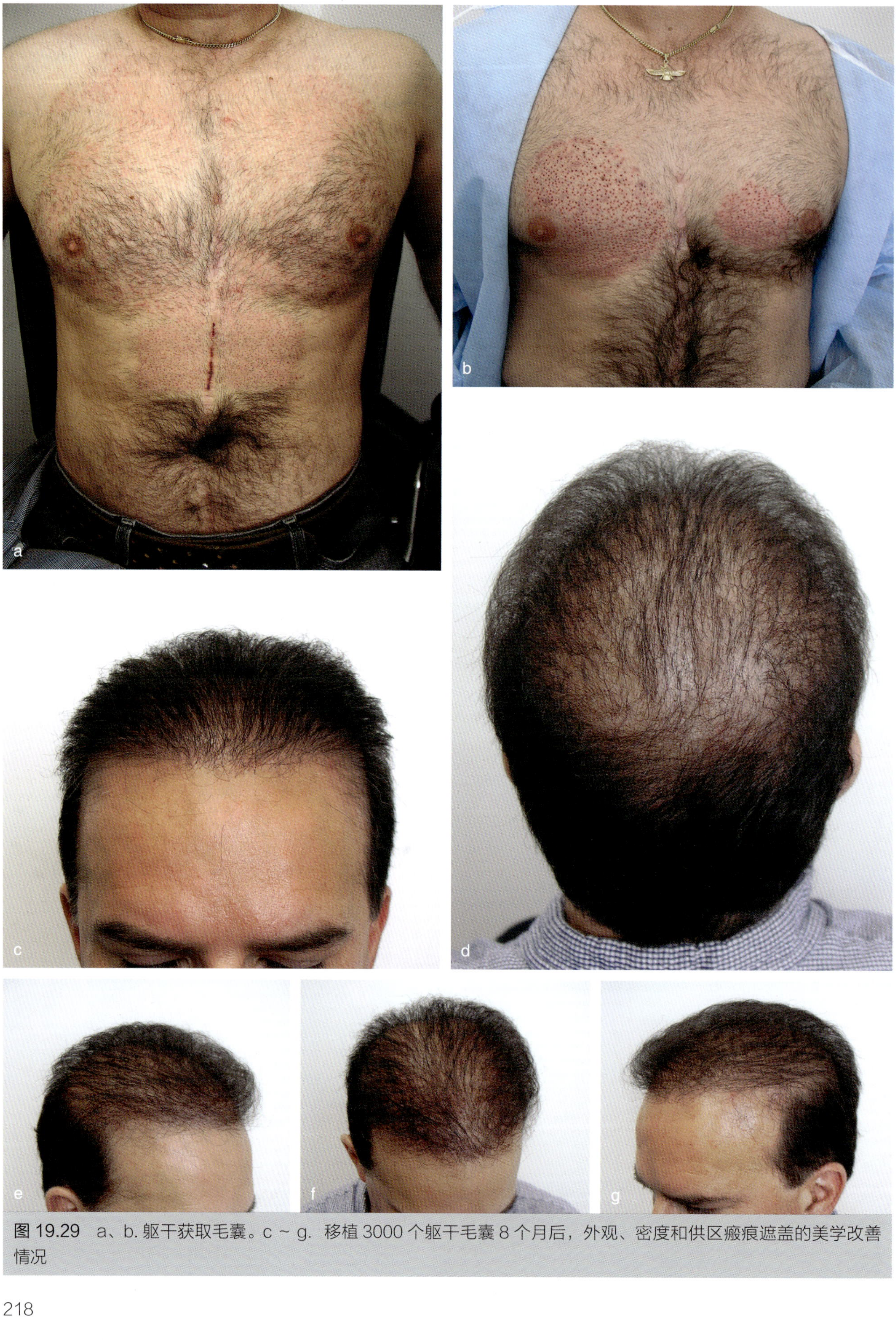

图 19.29　a、b. 躯干获取毛囊。c ~ g. 移植 3000 个躯干毛囊 8 个月后，外观、密度和供区瘢痕遮盖的美学改善情况

毛的话。值得注意的是，躯干毛发在任何时候都有40%毛囊处于休止期。因此，即使你认为已经取走了所有的毛发，但仍会有很多毛发重新长出来。

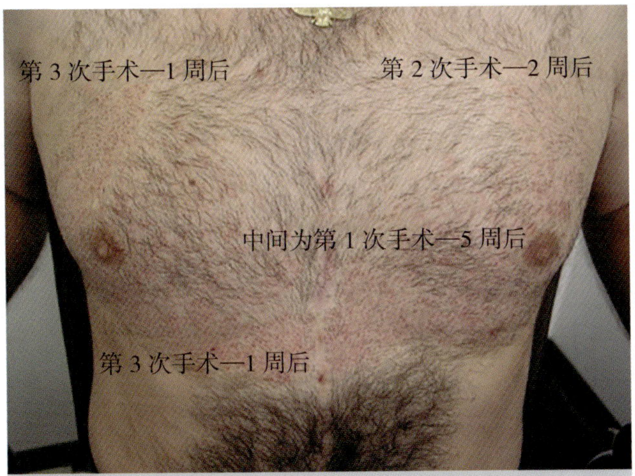

图 19.30 躯干愈合的各个时期

我们提醒患者，如果他们晒黑了，躯干上可能会出现更斑驳的外观。有病例报道称，胸骨上方的毛囊提取后皮肤出现增生性愈合。作者在实践中没有看到过这种情况。也许这是因为作者在手术中注射了含有曲安奈德的稀释液。

头皮只有感觉神经，没有运动神经。因此，头皮手术中的神经创伤只会造成暂时性或永久性的感觉改变或丧失。但是，在提取时，我们也必须注意运动神经或其分支可能受到的创伤，从而导致面部运动功能的丧失。面神经在下颌骨横突处成腮腺丛，分支从该处发出。颊支（rami buccales）最大，水平向前穿过，分布在眼眶下方和口腔周围。浅表支在皮肤和面部浅表肌肉下方走行，为面部皮肤和面部浅表肌肉提供营养，但在嘴角附近比较暴

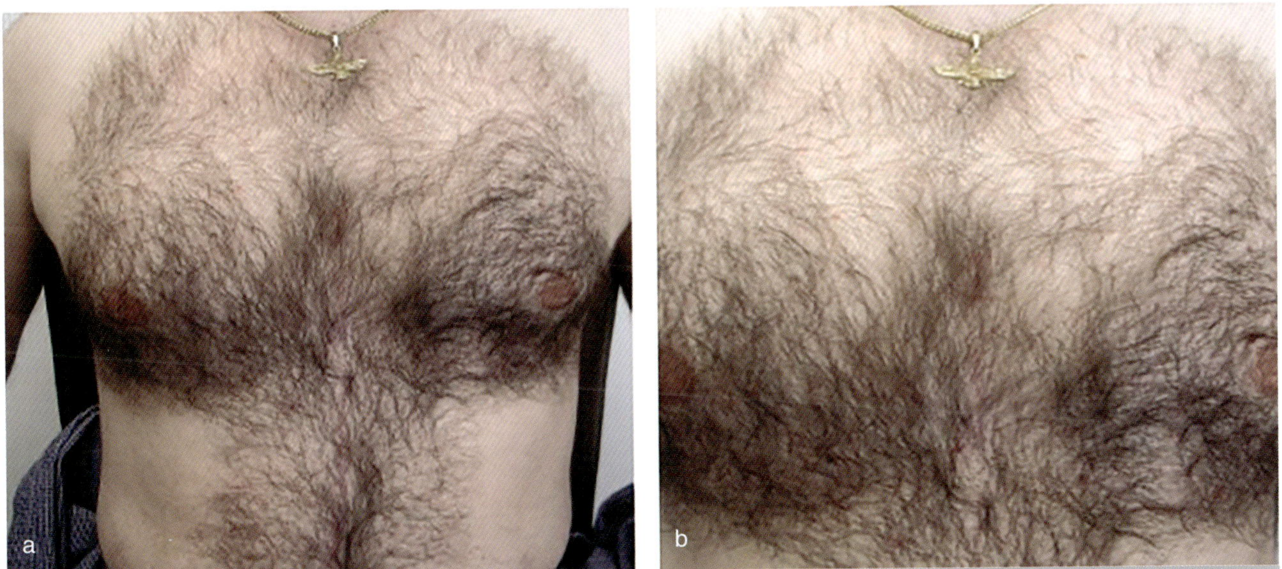

图 19.31 a、b. 在躯干提取 3000 个毛囊后 7 个月的状态

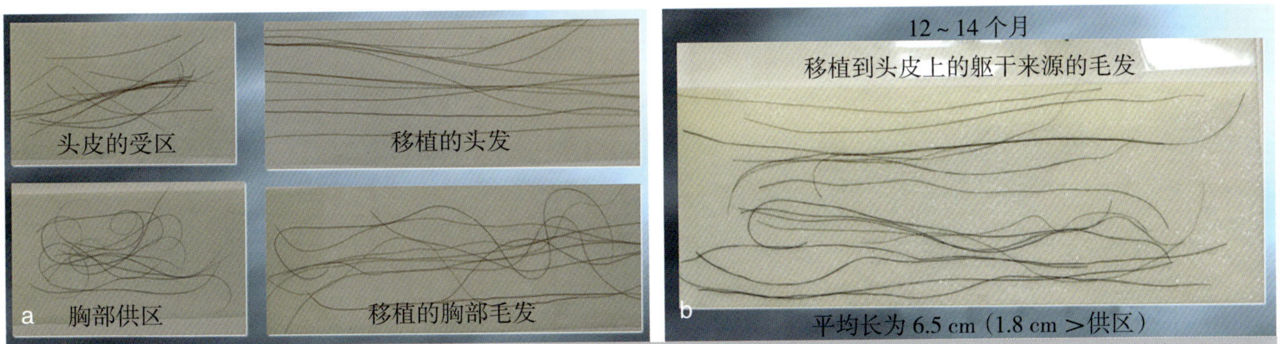

图 19.32 a、b. 从躯干移植到头皮的毛发特征性的改变（受区的影响）

露。下颌支（ramus marginalis mandibulæ）在颈阔肌下方向前穿过，形成分支，支配下唇和下颏肌肉（图 19.35）。下颌神经及其分支最有可能受到影响，但颊支也可能受到影响，导致患侧嘴唇和下面部瘫痪。如果是由于麻醉或皮肤反牵引时压力过大造成的瘫痪，则是暂时性的；但如果是由于神经被环钻针切断造成的瘫痪，则可能是永久性的。

Garg 医生告诉作者，罗哌卡因只影响感觉神经支配，因此不会发生麻痹。在接受胡须 FUE 的患者中，经常看到一些患者在术后出现持续 4～6 h 的暂时性下面部麻痹，然后才完全缓解。这个问题已经被至少 2 名外科医生报道。然而，正如作者的许多面部整形手术同事所说的那样，这在很大程度上是由麻醉剂引起的。如果麻痹症状在第 2 天仍然持续，那就更应该引起警惕了。这种结果可能会持续更长时间，但很少是永久性的。据作者所知，目前还没有因使用 FUE 获取胡须而导致永久性面部偏瘫的病例。尽管如此，面部瘫痪的风险必须成为接受使用 FUE 获取胡须手术的知情同意的一部分。

神经沿其近端在腮腺内的走行层次非常深，此时确实没有受伤的风险。虽然理论上有可能损伤面神经的边缘分支，但由于该神经位于腮腺下方，这种可能性极低。只有在大约距离外眼角 1.5 cm 的圆周内，神经表浅到足以引起低概率风险，因为神经仍然在整个面部浅层肌肉组织下方走行。在作者的技术中，没有患者出现术后肿胀、感觉缺失、囊肿、移植物包埋或感染。作者确实遇到过在毛囊提取不完全的情况下出现毛发倒生的情况。如果不能自行消退，可以通过简单的针刺切除术进行治疗。这些问题也曾被其他使用不同技术的人报道过。

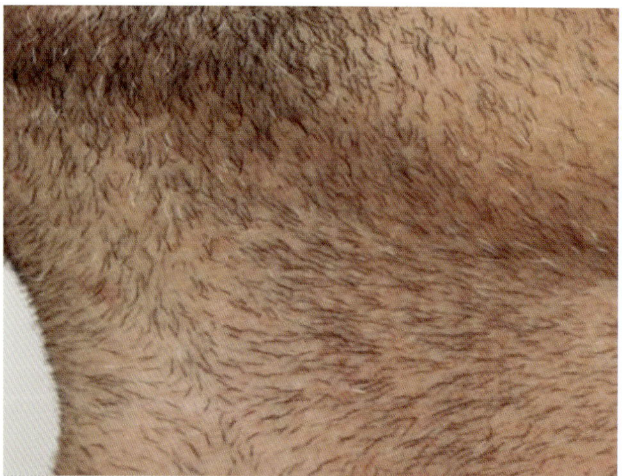

图 19.33　提取胡须后的典型愈合情况

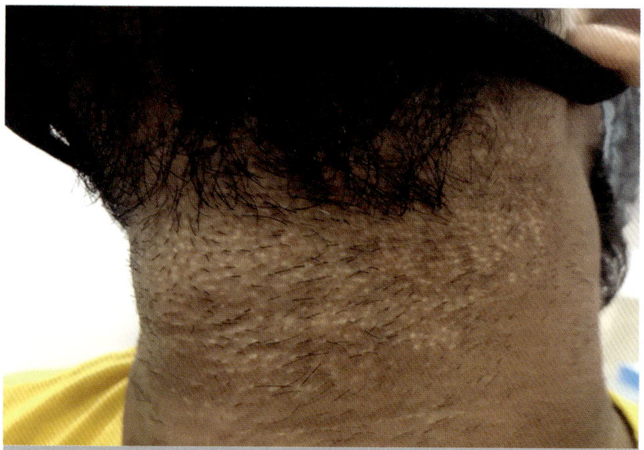

图 19.34　提取胡须后色素减退性愈合（Courtesy of Dr. Anil K. Garg.）

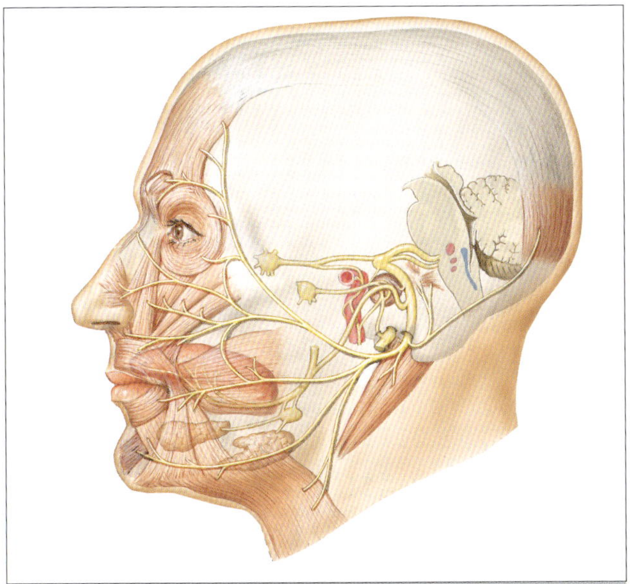

图 19.35 面神经的分布

受过头皮毛发移植手术，以及需要进行修复但头皮供区毛囊不足的患者，或者可能是仅仅需要并希望获得比头皮供区更高密度和覆盖率的患者。对于体毛和胡须毛囊的提取，首选电动或手动 FUE 设备。并非所有体毛都适合移植，外观和生长性质与头皮相似的毛发最适合移植到头皮。这通常意味着最有用的非头皮毛囊来源是胡须和前躯干。为了确保安全有效，麻醉和 FUE 技术必须与这些在头皮采集中使用的技术有所调整。只要选择适当的患者和采用适当的技术，这些手术就能取得显著的美容效果。

结论

对于合适的患者来说，提取胡须和体毛进行移植是一种有效的治疗方式。这些患者可能是曾经接

推荐阅读

- True RH，ed. The beard issue. Hair Transpl Forum Int 2015；25（4）：133.
- True RH. Harvesting beard hair for scalp transplantation. Hair Transpl Forum Int 2015；25（4）：155-156

思考问题

Q1. “生长期红晕”是指（ ）

A. 使用米诺地尔时头皮出现红斑

B. 生长期早期毛囊口周围的变色

C. 表皮浅层可见部分生长期的毛发

D. 生长期末期

Q2. 生长期占比最高的是（ ）

A. 腿毛

B. 眉毛

C. 胡须

D. 头发

E. 上唇胡须

Q3. 以下哪项是胡须的特征？

A. 经常出现双根毛发的毛囊单位

B. 角质层造成僵硬

C. 直径比头发细

D. 生长速度比头发慢

Q4. 躯干毛发有哪些特征？

A. 毛发出口角度的变化

B. 呈螺旋状生长

C. 波浪和卷曲

D. 毛囊拴系力弱

E. 仅表现为 A 和 D

F. 以上所有

Q5. 最常见的提取体毛的打孔深度是：

A. 3.5 ~ 4 mm

B. 小于 1 mm

C. 1 ~ 2 mm

D. 2 ~ 3 mm

参考文献

[1] True RH. FUE from the beard and body. In：Lam S，Williams K，eds. Hair Transplant 360，Vol. 4：Follicular Unit Extraction (FUE). New Delhi，India：Jaypee Brothers；2016：417–434.

[2] True RH，ed. The beard issue. Hair Transpl Forum Int 2015；25（4）：133.

[3] True RH. Torso to Scalp Hair Transplantation at World Congress of the International Society of Hair Restoration Surgeons，San Diego，CA Oct 2006.

[4] Saitoh M，Uzuka M，Sakamoto M. Human hair cycle. J Invest Dermatol 1970；54（1）：65–81.

[5] Poswal A. The preshaving protocol in body hair–to–scalp transplant to identify hair in anagen phase. Indian J Dermatol 2010；55（1）：50–52.

[6] Umar S. Use of body hair and beard hair in hair restoration. Facial Plast Surg Clin North Am 2013；21（3）：469–477.

[7] Garg AK，Garg S. The use of body hair with scalp hair for "combination grafting" to enhance visual density of hair transplantation and increase coverage in advanced alopecia. Hair Transpl Forum Int 2018；28（6）：217–223.

[8] Hwang ST，Kim HY，Lee SJ，Lee WJ，Kim DW，Kim JC. Recipient–site influence in hair transplantation：a confirmative study. Dermatol Surg 2009；35（6）：1011–1014.

答案

Q1	C
Q2	D
Q3	B
Q4	F
Q5	C

第 20 节
非头皮部位植发

Jeffrey Epstein

概述

- 前言
- 供区毛发
- 术前咨询、麻醉和术后护理
- 眉毛
- 胡须
- 睫毛
- 胸部、腹部和阴部
- 腋窝、手臂和腿部
- 结论

关键点

- 非头皮区基本上与头皮区采用相同的植发技术，但需要术者掌握更高水平的专业知识，尤其是面部手术。
- 非头皮毛发修复的关键步骤包括受区一致的移植角度、遵循毛发自然的生长方向进行种植，通常主要使用 1 根或 2 根毛发的毛囊单位移植。
- 充分去除移植物多余的表皮以减少受区术后“鸡皮”样外观。
- 种植胡须过程中，在男性下唇胡须区域建议种植含有单根毛发的毛囊以减少术后“鸡皮样”外观。
- 几乎在所有情况下，头发作为供区都是最可靠、最合适的。

前言

首先，我们必须对比头皮和非头皮毛发移植：单一部位——头皮 vs 全身其他部位的毛发移植。结合眉毛和胡须的修复，再加上间断的睫毛和胸毛移植，加在一起占了作者工作量的近 50%。这些非头皮病例给美学和技术带来了巨大挑战，但同时也获得了很高的患者满意度。这些手术需要达到较高的患者满意度，对于身体某些部位缺少毛发的人来说，通常都非常希望能矫正这些缺陷。

所有非头皮部位都具有重要的性别识别作用，例如，多毛的胸部或浓密的胡须，或高弧度的眉毛，或纤细的阴毛，都能分别突出男性或女性形象。这些非头皮部位毛发的缺失或脱落也可能暗示着衰老，例如眉尾或小腿。在接受变性手术的患者中，恢复非头皮部位的毛发，如阴部毛发以掩盖变性瘢痕，或恢复女性变男性时的胡须，在恢复自信和舒适感方面起着至关重要的作用。对于那些因过度修剪眉毛，因多毛症而不停地拔掉睫毛，或因激光脱毛而使原本浓密的胡须变得稀疏而感到后悔的患者来说，恢复这些部位的毛发可以改变患者心态并且弥补这些遗憾。最后，对于那些曾因机动车事故、热油烫伤、皮肤癌切除术，或因军事冲突中面部暴力而留下瘢痕的患者，面部毛发的恢复可以让他们进一步康复。

供区毛发

根据如今的技术和知识，头皮是非头皮区毛发修复的最佳供区来源。正如任何一概而论的说法一样，凡事都有例外，其中最主要的例外情况是，偶尔有患者需要进行有限的八字胡或山羊胡的毛发修复，这时可以从其他更浓密的供区提取胡须。但是，从美容的角度来看，使用胡须毛发并不是必要的（偶尔会有患者主诉，他们在咨询其他毛发修复的外科医生时被告知，只有胡须供体毛发才能带来自然的效果，作者认为这是不正确的），而且通常情况下，这些非头皮供区毛发的再生率并不可靠，但胡须毛发可能是个例外，因为在大多数情况下，胡须毛发的再生率很高。

头皮供区毛发的生长周期几乎不同于其他类型的非头皮区毛发，但胡须除外，因为胡须的生长期也很长。因此，移植后的毛发需要定期修剪，但作者的患者表示，为了获得较好的外观，这只是很小的代价，就眉毛而言，所花费的时间比每天化妆所需的时间要少得多。一旦移植到这些非头皮区，虽然毛发生长的供区主导地位通常在这里适用，但根据作者的一些患者主诉，这些移植毛发的生长速度较慢，更重要的是，一旦移植到胸部、阴部或腋窝等区域，这些头皮供区毛发会变得有点“乱”，就像受区原本的毛发一样，这可能是由于皮下层明显变薄的缘所致。

通常寻求较大范围的植发手术进行胡须或胸毛修复的患者需要接受咨询，了解如果将来需要进行头发移植治疗男性秃发，这可能会产生的影响。将2500根头皮供区的毛发用于胡须或胸毛修复，意味着这些毛发在将来头皮开始出现脱发时将无法使用。

关于供区毛发的另一个要点是，在适当的情况下，力求使头皮毛发的卷度、颜色和质地与非头皮区的毛发最匹配。对于许多患者来说，这些特征在头皮供区的不同区域之间存在差异，有时差异非常微小，但仍有影响。在大多数情况下，后脑勺中部至下部的头发是最好的选择，因为它们通常是最后变白的头发（这一直是人们所希望的特征），而且往往有一点卷曲，这在修复眉毛时通常是大多数亚洲患者所希望的——特别是对于头发相对较直的患者。卷发是受欢迎的，非洲患者通常更喜欢柔和的卷发。

在头皮毛发修复中，作者的做法是修剪移植在最前方发际线的移植物的多余的表皮，同样，对于用于非头皮区移植的移植物，尤其是用于胡须和眉毛移植的移植物，这一点也尤为重要。如果不进行修剪，这块皮肤就像是“游离”移植的皮肤，可能会留下一个脱色的凸块或平整区域，这些会影响修复后的自然度。尤其是胡须部位，这些疙瘩会妨碍患者剃须，很多患者都希望能够继续将这项复杂的操作步骤进行下去。

选择毛囊单位提取术（FUE）还是毛囊单位移植术（FUT），这是一个问题。除了睫毛移植手术，因为睫毛移植手术所需的供区毛发较长，所以最好从头皮条或FUT中获取（也可以使用获取长发的FUE）。FUE非常适合于移植物的提取，事实上，几乎所有患者都采用这种技术，就像头皮毛发移植一样。最常见的例外情况是女性眉毛修复，在这种情况下，我和我的助手有时会倾向于使用从头皮条中获取的毛发。这是因为，根据作者的经验，在头皮条中，自然形成的单根毛发通常占头皮条中移植物总量的20%，这些毛发在再生方面可能比从FUE提取的含有2根和3根毛发中分割出来的单根毛发更可靠。不过，这并不是决定性的因素，因此在大多数眉毛移植手术中，我都会根据患者的喜好只使用FUE获取移植物。

术前咨询、麻醉和术后护理

在大多数情况下，无论治疗身体哪个部位，术前咨询、麻醉和术后护理这 3 个组成部分都是相似的。无论是面对面咨询，还是通过照片或网络摄像头进行咨询，都是确定患者目标和提供现实期望的时机。告知患者任何美容整形手术的目标通常都可以显著改善外观，而不一定是完美的，这对取得符合甚至超出预期的效果至关重要。除了向患者解释手术过程和较少程度的风险外，还可以告知患者，对于某些患者，特别是那些希望获得相当高密度的患者，可以在 10 个月后进行第 2 次手术，不过对于大多数经验丰富的外科医生来说，通常没有必要这样做。

进行非头皮区毛发移植最常见的适应证是遗传性低密度、与年龄有关的稀疏，或之前通过激光或电解脱毛。拔毛癖是一种极端的毛发去除的表现，主要涉及眉毛和睫毛。外伤是一种偶发的因素，通常建议在进行移植手术之前，该部位至少要经过 12～18 个月的愈合和血管恢复期以确保毛发的最佳再生效果。瘢痕性和非瘢痕性脱发（最常见的是眉毛或胡须脱发）以及额部纤维性脱发（通常从眉毛脱落开始）属于禁忌证，因为移植后的头发几乎不会生长。

在标出移植设计图后，大多数患者会口服镇静剂，并在供区（头皮）和受区注射局部麻醉剂。偶尔也会有患者希望不使用镇静剂，但可以忍受局部麻醉注射。在非头皮受区，通常先注射含有 2% 利多卡因加 1∶100 000 肾上腺素的麻醉剂，然后在眉毛和面部毛发移植手术中使用 0.25% 长效丁哌卡因加 1∶60 000 肾上腺素进行浅层浸润麻醉，以减少出血并延长麻醉时间。在移植山羊胡子时，眶下孔神经（V2）和颏孔神经（V3）阻滞可以有效地实现麻醉，而且创伤较小。对于需要覆盖大面积区域的胸毛移植，我们更喜欢患者的舒适感以及适当的监护，这可能很大程度上需要一定剂量的麻醉剂，以便在监测中镇静睡眠的情况下进行手术。最后，在准备手术区时，必须特别注意对手臂和腿部进行适当的消毒，因为血液循环减少会增加感染的风险。

移植后的前 5 天，移植区要保持干燥，因为移植后的移植物必须固定在原位，不能脱落。术后第 6 天，患者可以开始定期清洗移植区，但不要用力揉搓，直到第 8 天才能去除痂皮。移植的毛发一般会在前 3 周内脱落。由于存在摩擦的风险，体毛移植后一定要穿宽松的衣服。与所有毛发移植患者一样，移植部位 1 周后即可恢复正常活动，但不能暴露在阳光下或浸泡在水中，这包括会出汗的运动。胡子可在 10 天后恢复剃须。对于眉毛，术后 4 天即可化妆。

手术后前 3 天需要服用抗生素，大多数情况下不需要但会提供比非处方药更强效的镇痛药。对供区的标准护理会得到维持。这类非头皮移植的一个特定风险是出现持续的红斑。在咨询中必须向患者做出解释。特别是，这种红斑似乎在山羊胡、胸部、腹部和四肢最为常见。治疗可以包括使用第 2 疗程抗生素、口服抗组胺药或局部使用类固醇，而在更持久的情况下可能需要进行口服类固醇治疗。在持续 1 个月以上的红斑情况下，患者可以放心，一般移植后在第 3～4 个月重新生长时，红斑通常会得到缓解。这些毛发需要定期修剪，除非患者希望留胡须。

眉毛

眉毛修复的最大挑战是在不影响自然度的前提下移植出最佳密度。虽然不建议经验不足的外科医生和手术团队使用这种理想的眉毛修复技术，但这种自然度和密度的理想结合主要通过使用含有 2 根毛发的移植物来实现，在某些情况下，还可以通过将含有 3 根毛发的移植物移植在眉毛的体部，以及将含有单根毛发的毛囊移植在眉毛最外侧的尾部以及最内的头部。如果外科医生在眉毛移植方面经验不足，则建议全部使用单根毛发的移植物，或许在眉毛中央部位植入一些含有 2 根头发的移植物，以帮助增加眉毛的密度，从而最大限度地降低出现不自然外观的风险，因为使用较大的眉毛移植更容易出现这种情况。

手术中最重要的步骤首先是眉毛的设计，其次是受区的确定，最后是种植。在设计方面，当外科医生花时间为患者设计出符合其审美和目标的眉形后，必须得到患者的反馈。通常情况下，尤其是女性患者，其所需的眉形是已知的，可以由患者使用眉笔画出。一般来说，女性眉毛的长度应为 5 ~ 6 cm，男性眉毛的长度应为 5.5 ~ 7 cm，但这一数字会有很大差异。眉弓主要是女性的特征，但对于大多数男性来说，眉弓可以自然地呈现出拱形，保持尾部边界平坦，但将上部边界向上拱起，这样眉毛就会在这一区域变粗。眉弓通常位于外眦和外侧缘之间的一条直线上，越靠近外侧缘，眉毛就越“引人注目”（图 20.1）。

受区打孔尽可能小而且角度尽可能平整。在作者和作者的团队看来，这意味着主要使用 0.5 mm 的海狸型刀片进行单根、2 根，有时甚至是 3 根毛发移植。在受区进行大量打孔之前，要检查受区种植孔是否足够大，以便能够使移植物轻轻地插进去。打孔采用矢状切口，刀柄几乎接触皮肤表面，使受区尽可能呈平坦角度，让毛发同样平贴皮肤生长，而不是突出超过 5° ~ 10°（图 20.2）。在眉毛的大部分区域，受区会形成一个交叉的图案，这样最上面的毛发会向下和向外生长，而最下面的毛发会向上和向外生长（图 20.3）。这种交叉排列可以达到最大密度的效果，实际上也是眉毛典型的生长方式。在眉头的最内侧部分，眉毛垂直地生长，有时会直接向上生长，然后迅速过渡到交叉的生长方向。眉尾外侧的眉毛主要是水平生长。

在典型的手术中，每侧眉毛会移植 125 ~ 375 根移植物。最常见的手术规模是移植 300 ~ 325 根移植物，但如果要进行更广泛的移植，则需要更多的移植物。沿着眉毛边缘（最内侧和最外侧除外）植入的大部分移植物都有 2 根毛发，而眉毛的中心区可以填充 2 根毛发的移植物，如果合适（看起来自然，不会太粗），还可以混合移植 3 根毛发的移植物。所有受区填充完毕后，患者坐起来，以便外科医生评估形状和对称性，并根据需要进行调整，然后获取患者的反馈意见。有些患者必须进行多次调整，因为最好是让患者对术后的效果感到满意。

移植时可以使用珠宝镊或钝的植入器，这取决于助手的熟练程度和偏好。外科医生必须积极参与，至少要密切监督植发位置，因为如果植发位置受到创伤，导致毛发生长缓慢，或者植发位置操作不慎，导致毛发生长与外科医生的设想不符，那么再完美的受术部位也会变得毫无价值。

胡须

胡须的设计可以千变万化，因此征求患者的意

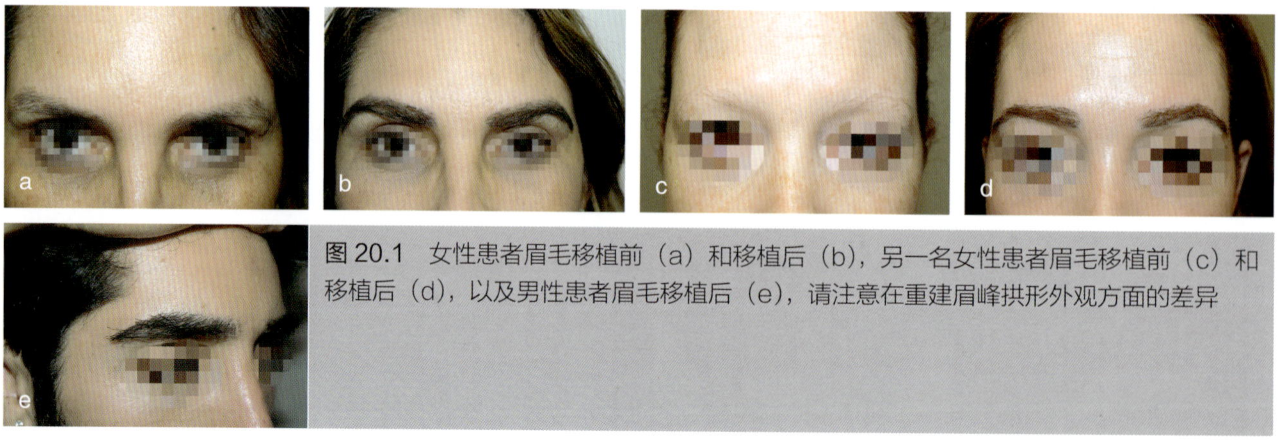

图 20.1 女性患者眉毛移植前（a）和移植后（b），另一名女性患者眉毛移植前（c）和移植后（d），以及男性患者眉毛移植后（e），请注意在重建眉峰拱形外观方面的差异

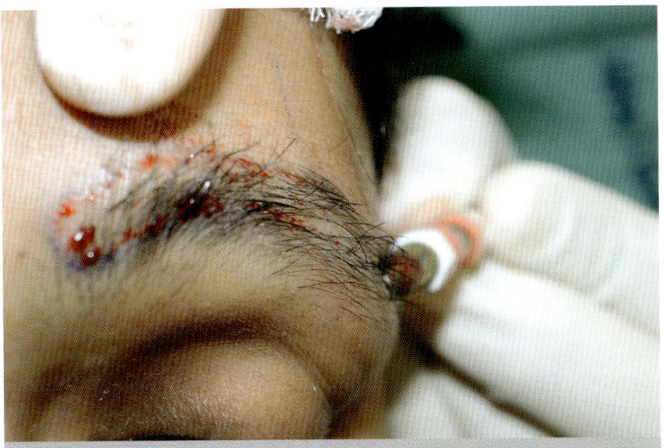
图 20.2　受区打孔，0.5 mm 刀片尽可能平贴皮肤表面

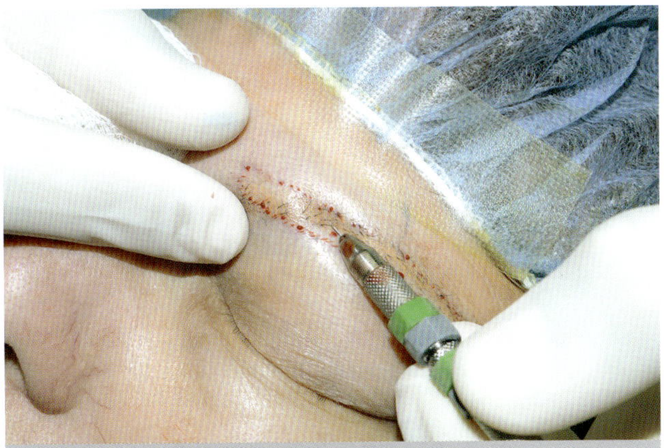
图 20.3　在交叉区域打孔的展示

见很重要，患者通常会提供所需的形状和密度的照片。胡须设计的变化几乎是无限的，从更丰满的胡子或填补一些不协调的区域，到与下颚线交界的“带状”胡须，再到“夹克”式的高浓胡须，以及介于两者之间的由于种族或文化差异导致的不同胡须，都是需要考虑的重要因素。

标记出胡须后，就可以提取供区毛发了。由于几乎所有这些病例都采用 FUE 方法，典型的方法是让患者采用俯卧位，首先从后脑勺获取毛囊。移植物的数量可能会有很大差异，因此假定需要为 2200 根移植物，通常会从后脑勺提取 1600 根移植物，然后让患者改成仰卧。几乎在所有情况下，都只使用单根和 2 根移植物［例外情况是头发很轻和（或）很细的患者，他们为了追求最大的密度，而且外科医生认为自然度不会受到影响，因此这个移植物数量必须考虑到 3 根和 4 根移植物的分割］。此外，对于典型的亚裔患者或头皮毛发浓密和（或）毛发颜色很深、面部皮肤较浅的患者，所有可能适用于单根毛发的移植，需要从 2 根毛囊的移植物中分割。在计算移植物数量时必须再次考虑到这一点（图 20.4a、b）。

这些从后脑勺提取的毛发（在颜色、卷曲度和质地方面）通常与山羊胡子 / 上唇以上的胡须和颊须的较中央部分最为匹配，因此首先填充这些区域（图 20.4 c ~ f）。如上文麻醉部分所述，颏孔和眶下孔神经被阻断，从而可以较容易地麻醉通常具有最大敏感性的口周区及麻醉剂最快消失的区域。麻醉通常在口腔联合外侧约 5 cm 处横向延伸，因此此时也可以对颊部内侧的胡须进行手术。使用丁哌卡因和 1∶60 000 肾上腺素可确保延长麻醉时间，并将出血和肿胀降至最低。受区通常使用 0.5 mm（对于经验不足的团队，通常为 0.6 mm 甚至 0.7 mm）的刀片进行单根移植物移植，通常也用于 2 根移植物的移植。一开始要确认含有 2 根的移植物能紧贴这些小的受区，以减少毛发在愈合过程中的移位。与眉毛一样，受区也要尽可能与面部成平角，并呈下垂状态。在一个典型的山羊胡子区域，可将 200 ~ 350 根移植物移植到上唇，再将 400 ~ 700 根移植物移植到山羊胡子的其他部位。技术上最具挑战性的区域是上唇部分，尤其是在人中部位，那里凸起的唇线和嵴会影响刀片保持平整的角度（图 20.5a、b）。唇裂或瘢痕区移植胡须（图 20.5 c）特别具有挑战性，因为瘢痕的厚度和潜在的血管减少，因此应告知患者可能需要第 2 次加密手术。如图 20.6 所示，移植物还可用于遮盖其他的面部瘢痕。其他部位的移植物数量通常为：颊胡 400 ~ 700 株，鬓角 150 ~ 300 株。沿着胡须边界的所有移植物都应是单根毛发，而在其余区域，可由医生来决定，将单根毛发和双根毛发移植物组合在一起，以确保不影响自然度。在下颏和“灵魂补丁”区，由于形成微小凸起的风险虽小但确凿无疑，一般建议全部使用单根毛发进行移植，尤其是对于黑发患者。根据作者的经验，移植前在显微镜下修剪多余的表皮来预防胡须出现任何的凸起至关重要（图 20.7）。在作者从事胡须移植工作的早期，曾遇到过 2 例出现凸起的病例。不幸的是，现在作者已经治疗了 2 例以上在其他地方治疗过的患者——这些凸起需要 FUE 切除形成凸起的移植物，让皮肤在第 2 阶段适当愈合。使用 FUE 技术对先前种植的移植物进行移除，以矫正过大的移植物和（或）由于打孔时不够仔细而导致移植物生长的角度或方向不美观。

使用植入笔或珠宝镊进行移植物植入。使用最初从后枕部提取的大部分移植物填充山羊胡子区域以及脸颊中央区域，一旦移植完成后，就需要麻醉其他需要修复的部位，然后制作种植孔。根据需要，其他的移植物需要从头皮的两侧来获取，然后将大小合适的毛发移植到预制的受区。鬓角和颊后区域使用颞/顶区的毛发，来确保发质和发色尽可能接近。

与眉毛一样，重要的是要让患者坐直，不仅要检查形状是否对称，还要检查外观密度是否对称。在这一阶段，可以征求患者的意见，并进行调整，以达到理想的外观效果。

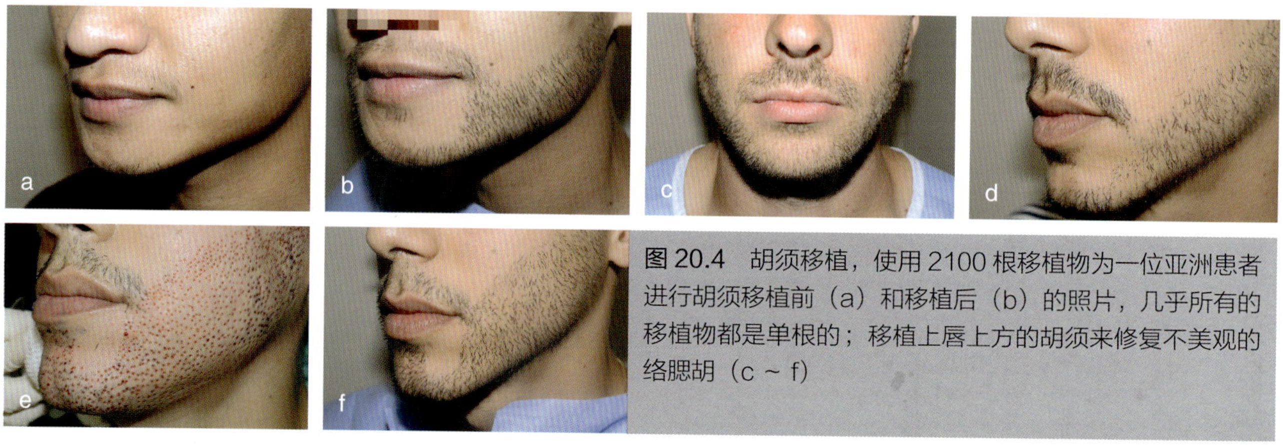

图 20.4　胡须移植，使用 2100 根移植物为一位亚洲患者进行胡须移植前（a）和移植后（b）的照片，几乎所有的移植物都是单根的；移植上唇上方的胡须来修复不美观的络腮胡（c ~ f）

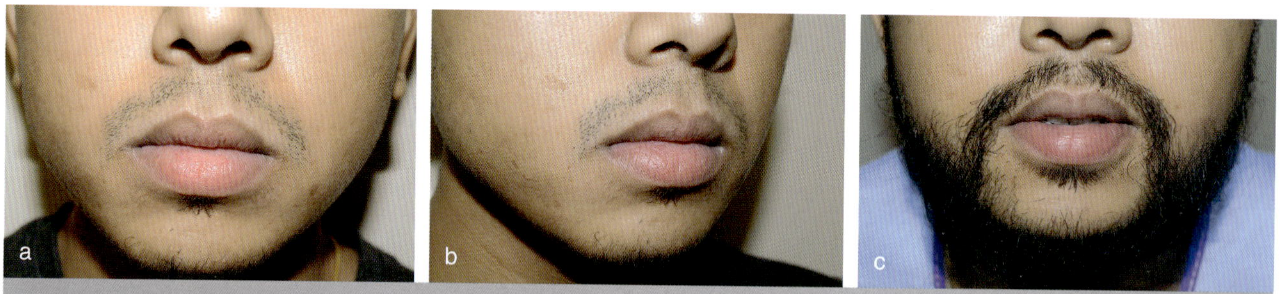

图 20.5　a、b. 移植的小胡子。c. 上唇部位胡须移植修复唇裂修复术后的瘢痕

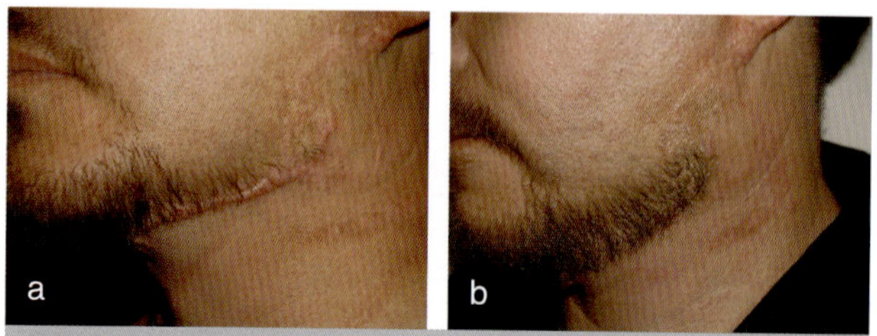

图 20.6　毛发移植通常是掩盖面部瘢痕的最佳方法，（a）和（b）分别是 900 根移植物移植前后的照片

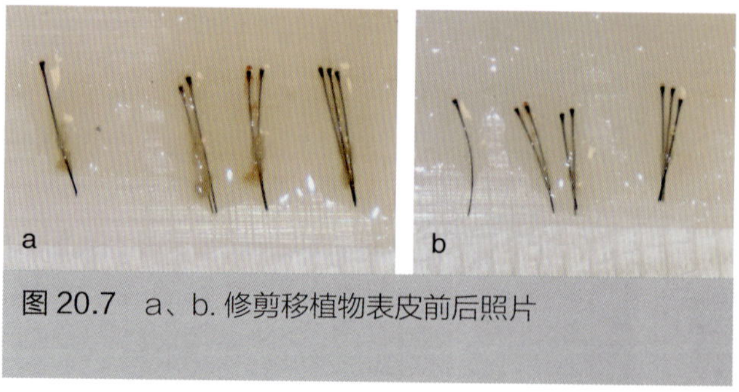

图 20.7　a、b. 修剪移植物表皮前后照片

睫毛

如果说作者最不鼓励患者接受的手术是什么，那就是睫毛移植，因为一些已经有一些睫毛的患者可以使用促进睫毛生长的产品（如比马前列素），这种产品对上下睑都有效。对于那些因倒睫或以前受过外伤而几乎没有睫毛的患者来说，除了假睫毛之外，移植睫毛仍然是唯一现实的选择。睫毛移植手术有几种潜在的并发症，包括微小肿块或囊肿的形成（如果热敷和抗生素治疗无效，则需要移除）、向下或其他不良生长方向可能造成角膜损伤，以及生长速度较慢导致效果不一致。

选择接受该手术的患者应做好每天卷发、每周修剪毛发，以及可能需要进行第 2 次手术以提供更大和（或）更稳定的毛发覆盖率的准备。在典型的手术中，上睑会植入 90 ~ 110 根睫毛（通过 45 ~ 55 株双根移植物提供）。作者很少将睫毛移植到下睑，作者所做的少数病例之前都有外伤。下睑睫毛移植的技术与上睑睫毛移植不同，需要逆行插入睫毛移植体（与上睑睫毛移植相反，毛发穿入眼睑，下睑睫毛移植的毛发是在上睑睫毛移植的基础上逆行插入的，而上睑睫毛移植的毛发是在下睑睫毛移植的基础上逆行插入的）。下睑较薄，意味着毛发必须斜着植入，这样才能插入整个毛囊。

移植物获取是通过切除一小块头皮，获取的部位通常是后脑中下部——那里的头发有适度的卷曲，而且最不可能变白。与传统的 FUT 不同，毛发留得很长。这些使用 FUT 获取的长的移植物理想情况下被分割为均包含 2 根毛发的移植物，除非头皮毛发明显粗大，在这种情况下只使用单根毛发的移植物，并且要格外注意去除可能促进囊肿形成的表皮。

上睑从睑缘到上睑褶使用极少量的 2% 利多卡因和 1∶60 000 肾上腺素进行麻醉，以尽量减少肿胀、瘀伤和变形。为了插入移植物，将含有 2 根毛发的移植物穿入法式针的针眼，然后针头通常沿着皱褶进入皮肤，沿着眼睑的边缘从睫毛常出现的位置出现。将针头全部拉出，轻轻拉动毛发，使毛囊完全进入眼睑皮肤，然后将毛发修剪到比正常睫毛稍长的长度。这种穿插移植的过程一直持续到达到理想的外观为止。通常情况下，在沿睑缘植入尽可能多的毛发后，会在第 1 排毛发的正上方插入第 2 排毛发，形成叠加的外观，以优化密度（图 20.8）。

除了在上睑涂抹眼科抗生素软膏以覆盖移植物出现的位置和针头插入的位置外，不使用其他敷料。抗生素软膏每天涂 3 次，持续 5 天，然后开始正常洗脸。毛发有时会继续生长，可以根据需要进行修剪。在 1 周后可以轻轻地将睫毛上翘。

胸部、腹部和阴部

胸部、腹部和阴部的毛发移植基本相似。为了优化密度，这些区域沿中线的毛发生长方向呈交叉状，最常用的是用含有 2 根毛发的移植物来进行移植，但这也会因供区毛发的粗细以及其他因素来调整，以确保不会因为密度而牺牲自然度。在胸骨上方沿中线移植较多的毛发可以突出所需的厚重感（图 20.9）。进行胸毛修复时，毛发的生长方向在大约上 1/3 处是向上和向内侧生长，逐渐向尾部

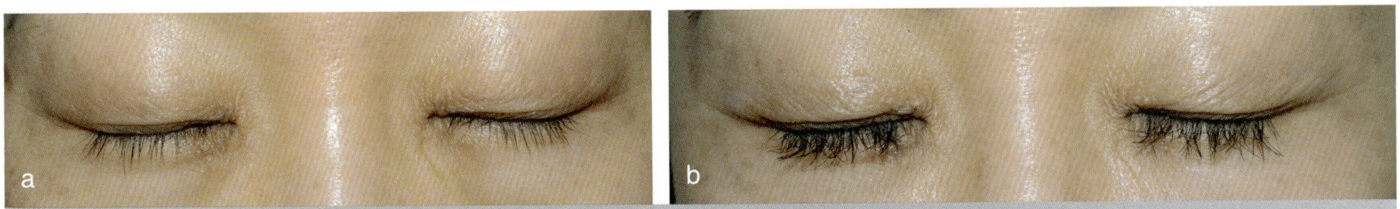

图 20.8　睫毛移植效果，移植前（a）和移植后 1 年（b），每个上眼睑种植 100 根睫毛

过渡到水平向内侧生长，然后在胸部的下 1/3 处向内下生长。通常，在每个乳晕上方和内侧约 3 cm 处会有一个漩涡，毛发可以从上方向外侧和内侧方向旋转，这与头皮冠状面修复的效果相似。大多数胸部移植手术需要 2000 ~ 3000 根移植物，但根据需要移植的面积和密度不同，移植数量也会有很大差异。

在腹部，毛发也会向内侧生长，而且生长方向有点向下。腹部的愈合通常较慢，在每个移植区长时间出现小疙瘩是很正常的，胸部也会出现这种情况，但发生的概率和程度通常不一样。因此，作者通常会建议患者不要对腹部进行任何修复，但如果他们有强烈的愿望，可以主要使用单根毛发的移植物，这种移植物愈合后较少形成凸块，最常见的移植物数量为 300 ~ 400 根。

阴部毛发生长的过渡方向与胸部非常相似，这里毛发生长的方向有很强的交叉，头部的毛发主要朝上 - 内侧方向生长，而下部靠近阴茎或阴唇的毛发主要朝下生长（图 20.10）。通常需要 500 ~ 1200 根移植物，如果需要覆盖范围更广，则需要更多的移植物。

尤其是在胸部实现麻醉可能具有挑战性，因此通常强烈建议使用局部浸润 + 静脉麻醉，以优化患者的舒适度和安全性。麻醉师在场可以对麻醉剂量进行密切监控，这样不仅可以避免毒性，还可以进行更深层次的镇静。在后枕部使用 FUE 获取供区时，首先使用局部浸润 + 静脉麻醉，让患者面部朝下，然后取仰卧位，在胸部麻醉时再使用镇静剂。麻醉应逐步进行、为了降低毒性风险，通常一次只对胸部总面积的一半进行注射，另一半在稍后的手术中进行麻醉。

所有使用在这些身体部位的麻醉剂都是包含 2% 的利多卡因 +1：100 000 肾上腺素，90 min 后再用追加 0.25% 丁哌卡因。完成后，通常使用 0.5 mm 和（或）0.6 mm 的刀片制作移植物，确保移植物可以在腔内插入。切口呈下垂状，与皮肤呈尽可能平的角度，就像胡须和眉毛一样，以达到最佳的毛发生长角度。常规的移植物植入手术，通常一次 8 ~ 9 h 可以移植 2200 ~ 2500 株移植物。

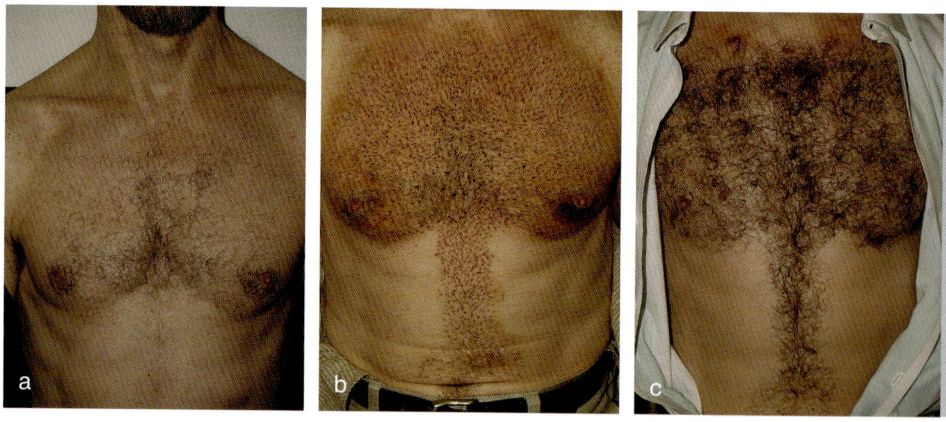

图 20.9　胸部和腹部植入共 4000 根移植物前（a）、1 天后（b）和 1 年后（c）的照片，注意沿中线的密度最大，这是由于移植的毛发方向呈交叉，再加上在这一区域移植物的密度较高

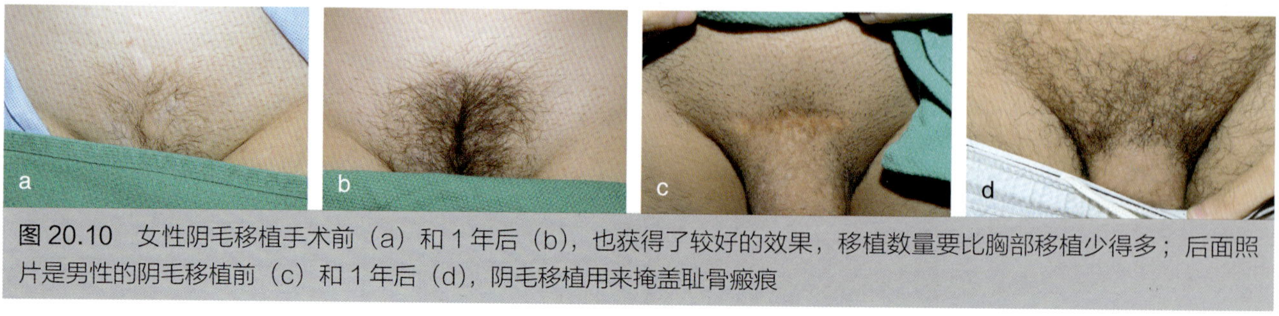

图 20.10　女性阴毛移植手术前（a）和 1 年后（b），也获得了较好的效果，移植数量要比胸部移植少得多；后面照片是男性的阴毛移植前（c）和 1 年后（d），阴毛移植用来掩盖耻骨瘢痕

腋窝、手臂和腿部

希望在腋窝、手臂和腿部获得更多毛发的患者较罕见，而在明知存在挑战和潜在并发症的情况下仍积极进行手术的患者则更为罕见。主要的挑战是需要大量的移植物来填充手臂和（或）腿部的大部分区域，尤其是在手臂和腿部。主要的并发症是移植毛发周围长期发红和（或）起疙瘩的风险，这种风险可能需要 6 个月或更长时间才能消除。

在典型的手术中，作者会为每个腋窝移植 75 ~ 150 根移植物，而对于腿部和手臂，每个肢体可移植 100 ~ 600 根移植物（图 20.11）。大多数患者都可以进行 2 根毛发的移植物来进行移植，除非供区毛发较浓密。准备和注射麻醉剂时必须小心谨慎，尤其是在腋窝，由于靠近暴露的臂丛神经，更应谨慎。受区通常打孔的宽度为 0.6 mm，角度与皮肤持平，然后插入移植物。

表 20.1 总结了非头皮移植区不同的部位出现的并发症及其原因以及处理方法。

结论

毛发修复的一个重要部分是应用毛发移植技术恢复非头皮部位的毛发。这些区域中最常见的是胡须和眉毛，但也包括胸部、腹部、阴部、腋下、睫毛，甚至腿部和手臂。一般来说，这些部位的毛发修复在技术和外观上更具挑战性，最好由经验丰富的外科医生和他的助手团队来完成，以确保自然和理想的效果。

推荐阅读

- Lam S. Hair Transplant Techniques 360, Vol. 3. New Delhi: Jaypee Brothers Publishers; 2014, Chapter 6, Eyelash Hair Transplant by Marcelo Gandelman; Chapter 7, Eyebrow Hair Transplant by Robert Haber; Chapter 15, Pubic Hair Transplants by Vincenzo Gambino, and Chapter 16, Transplantation to the Beard, Chest, and Other Areas by Jeffrey Epstein.
- Epstein JS, Kuka G. The role of hair transplantation for managing facial trauma. Facial Plast Surg 2017; 33 (6): 613–620.
- Gandelman M, Epstein JS. Hair transplantation to the eyebrow, eyelashes, and other parts of the body. Facial Plast Surg Clin North Am 2004; 12 (2): 253–261.

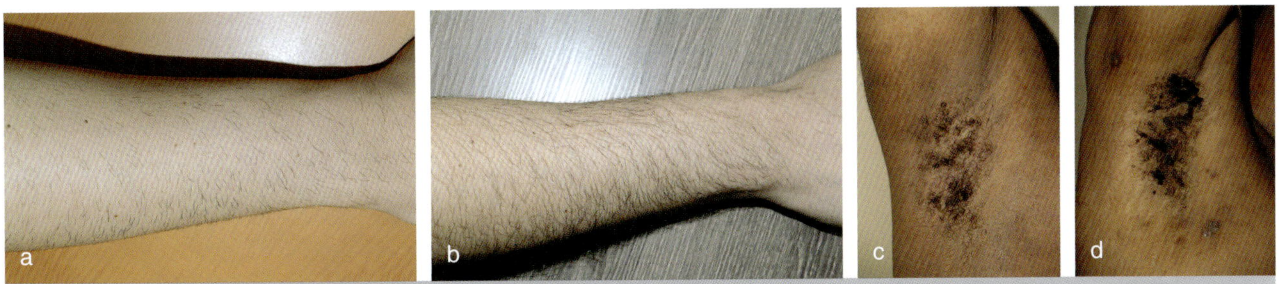

图 20.11　1800 根移植物移植到手臂前（a）和 1 年后（b）的效果，以及腋窝每侧移植 250 根移植物的手术前（c）和 1 年后（d）的效果

表 20.1 移植到非头皮部位的并发症

非头皮毛发移植并发症的病因和处理方法		
并发症	病因	处理方法
眉毛		
令人失望的密度	▪ 不切实际的期望 ▪ 受区打孔的宽度不足 ▪ 种植的角度没有进行交叉 ▪ 均使用单根毛囊移植	▪ 适当的术前咨询和计划 ▪ 进一步移植 ▪ 按正确方向进一步移植 ▪ 增加单根移植物，使用含有 2 根的移植物进行移植
成活率低	▪ 移植物过度修剪 ▪ 损伤性植入 ▪ 之前文身留下的瘢痕	▪ 避免使用 FUE，使用 FUT 获取移植物 ▪ 分割 2 根和 3 根移植物时要小心 ▪ 使用有经验的助理 ▪ 受区打孔大一点 ▪ 使用更多的 2 根移植物进行移植 ▪ 使用 PRP 和（或）脂肪移植进行进一步移植
生长方向不当	▪ 受区打孔不理想	▪ 可能需要使用 FUE 进行移植物的移除，或在 FUE 移除移植物的同时进行再次移植
胡须		
令人失望的密度	▪ 不切实际的期望 ▪ 移植物数量不足	▪ 适当的术前咨询和计划 ▪ 进一步移植，使用更多的 2 根毛发移植物
成活率低	▪ 过度修剪移植物	▪ 使用“较胖”的移植物 ▪ 使用更多的 2 根毛发移植物进行移植
方向不当	▪ 受区打孔不理想	▪ 可能需要使用 FUE 移除，或在 FUE 移除移植物后进一步移植
毛发基部的小疙瘩	▪ 某些方面的风险——下颏和“灵魂补丁” ▪ 移植物表皮袖口修剪不充分 ▪ 移植物选择不当	▪ 避开危险区域 ▪ 在这些部位使用单根毛发移植物 ▪ 可能需要使用 FUE 移除 ▪ 激光换肤 ▪ 应用于更小的供区
长期红斑	▪ 患者特征	▪ 局部用药或口服类固醇、安抚患者情绪
胸部 / 腹部		
密度不足	移植物数量不足	▪ 进一步移植 ▪ 在术前咨询时充分告知患者
疙瘩	常见于胸骨和腹部	▪ 激光换肤 ▪ 进一步移植，实现更广的覆盖面 ▪ 可能需要 FUE 移除移植物
睫毛		
密度不足	▪ 不切实际的期望 ▪ 过度修剪移植物	▪ 进一步移植 ▪ 更充分的术前咨询 ▪ 移植物含有更多脂肪 ▪ 主要使用 2 根毛发移植物
毛发生长方向不理想	▪ 某些类型的毛发会出现这种情况 ▪ 不切实际的期望	▪ 避免非常卷或非常直的头发 ▪ 使用热睫毛夹 ▪ 更充分的术前咨询
囊肿形成	▪ 移植物表皮去除不充分	▪ 用针挑破 ▪ 应用热敷垫、抗生素
角膜损伤	▪ 头发卷曲朝向眼球方向	▪ 移除有问题的移植物

思考问题

Q1. 非头皮毛发移植在以下哪些方面可能导致患者失望和（或）出现并发症?

A. 腹部和睫毛

B. 阴毛和胡须

C. 胸部和眉毛

D. 胡子和眉毛

Q2. 脱发部位受到创伤后，最快什么时候可以考虑植发?

A. 4～6 周

B. 3～4 个月

C. 12～18 个月

D. 不早于 24 个月

Q3. 以下哪项不是胡须移植后出现疙瘩的可能原因?

A. 对移植物周围的皮肤修剪不够

B. 在供体毛发较粗的患者中使用 2 根和 3 根毛发移植物

C. 在 1 名供区毛发颜色较浅的患者身上使用单根毛发移植物

D. 在下颏上的移植

Q4. 哪些非头皮部位的最佳效果与创建交叉生长方向有关?

A. 眉毛

B. 阴部

C. 胸部

D. 胡须

E. A、B 和 D

F. A、B 和 C

Q5. 哪种非头皮部位通常具有自然的漩涡状生长模式?

A. 阴部

B. 眉毛

C. 腹部

D. 胸部

E. 胡须

答案

Q1	A
Q2	C
Q3	C
Q4	F
Q5	D

第 21 节
创伤后秃发的毛发移植术

Sebastian Yriart

概述

关键点

- 重建手术中的毛发移植现已成为头皮和面部创伤患者获得自然效果的重要手段。
- 尽管瘢痕处的弹性差、血液循环差，但只要技术得当，移植到瘢痕处的毛囊单位的生长速度还是可以接受的。
- 这一技术虽然用途广泛，但不应被视为治疗这类患者的唯一手术方案。
- 对于幼年时出现继发性瘢痕性脱发的儿童，建议在头颅结构完全形成后、入学前进行重建。
- 必须评估需要修复的区域和可用的供区之间的平衡。
- 可以使用来自头皮、胡须和身体各供区的毛发。

前言

目前，毛发移植已成为美容整形外科获得自然效果的重要手段。毛发移植的主要目的是在脱发区重新移植毛发，恢复最初的外观。尽管瘢痕或皮肤移植后（图 21.1）弹性低、血液循环差，但移植到瘢痕处的毛囊仍能以可接受的速度生长。

继发性瘢痕性脱发患者与雄激素性脱发（AGA）患者完全不同。一方面，受区的瘢痕与正常皮肤不同，有其自身的特点；另一方面，受区也可能受到损伤。另一个需要注意的要点是这些患者通常伴有创伤造成的畸形，必须在移植前解决。由于这些原因，对于这些患者需要采用与 AGA 患者不同的评估和方法。植发医生在处理这些病例时必须具有创造性，因为这些病例往往非常具有挑战性。

必须明确的是，这一技术虽然用途广泛，但不应被视为治疗这类患者的唯一手术选择。外科医生拥有的技术和手术资源越多，成功的机会就越大。我们建议，所有希望进行重建手术的植发医生都必须熟悉表 21.1 中列出的手术方法，因为这些方法经常适用于这类患者。甚至应根据每个具体病例的需要，考虑综合使用这些手术方法。

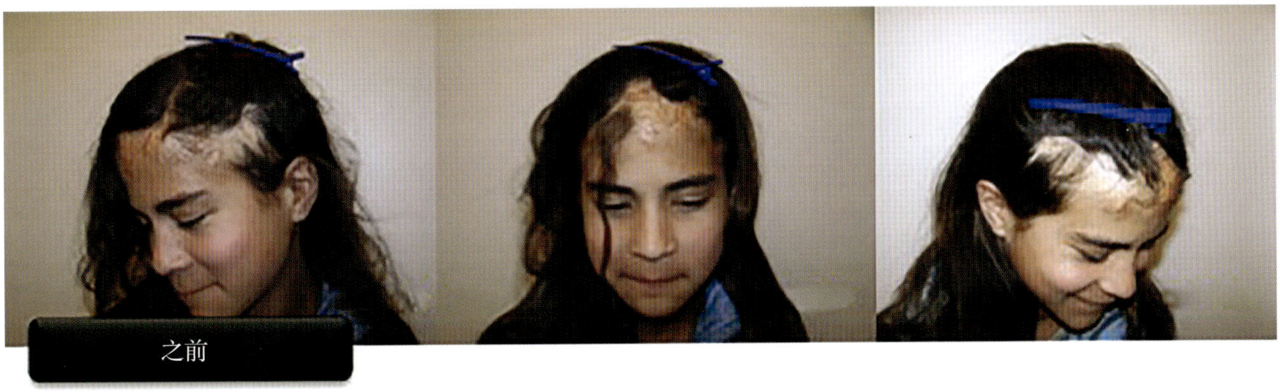

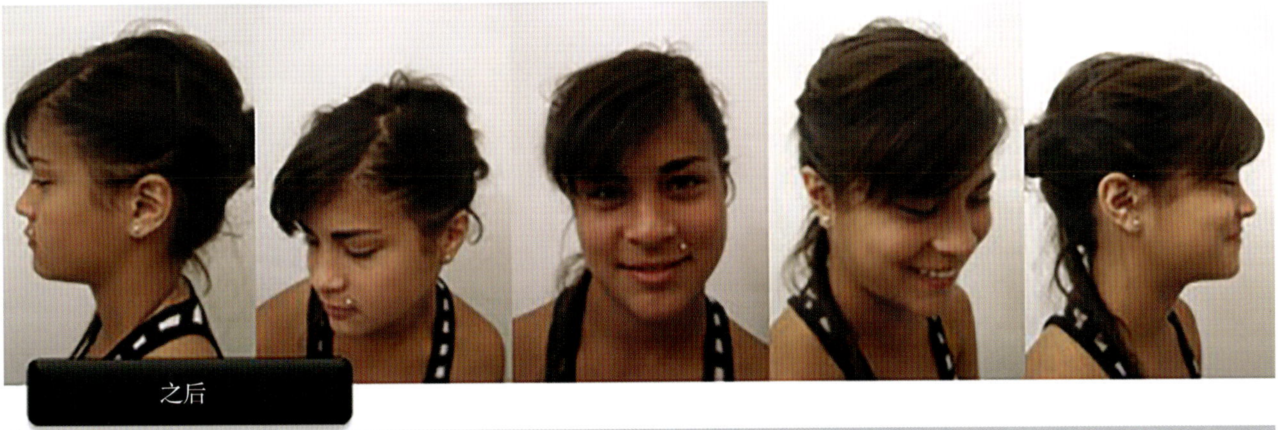

图 21.1　一名 13 岁的患者——毛囊单位剥离术（FUSS）

表 21.1　毛发重建中使用的技术
脱发部位的修复技术
毛发移植技术（毛囊单位移植） · 毛囊单位提取术（FUE） · 毛囊单位剥离术（FUSS） 真皮 – 皮下皮瓣 · 局部皮瓣 Z 字成形术 · 头皮缩减术 · 推进的扩张组织瓣
毛发重建技术中常用的辅助技术
· 皮肤移植 · 脂肪移植 · 头皮微色素沉积术（SMP）

重建手术的患者评估

对创伤后脱发患者的评估需要采取综合方法，一方面，我们必须考虑到患者的一般特征，如年龄、性别、性格和社会交往；另一方面，我们需要评估每个具体病例的手术情况。为此，我们必须考虑到脱发病变的细节，如纤维化的位置、大小和特征以及供区本身的细节。最后，还必须评估需要修复的区域与可用供区之间的平衡。

一般考虑因素

年龄

继发性瘢痕性脱发没有明确的发病年龄，所有年龄段的患者都可能患病。当这些缺陷出现在生命的早期，要求立即重建（由父母推动）的情况很常见，而在某些情况下，要求在成年后进行手术。

头发重建必须在条件合适时进行，这样才能在不影响毛发移植整体生长率的情况下进行。没有理由将其推迟到成年期。

对于在幼年时就出现继发性瘢痕性脱发的儿

童，建议在颅骨结构完全形成后、入学前进行重建，以避免颅骨膨出。这类患者通常需要使用全身麻醉，并会带来一定的影响。尽管如此，这些患者的解决方案仍不应推迟，因为这会引发负面的心理影响。

性别

无论男女，继发性瘢痕性脱发都会对社交产生重大影响。通常情况下，创伤后脱发会有一些毛发密度较高的区域，紧挨着脱发区，这就更加暴露了这些缺陷。在这种情况下，最好重建工作应尽可能使毛发密度与邻近有毛发的区域相似。虽然密度很难达到，但这些患者对密度的要求并不高，通常适度覆盖就足够了。对女性来说，发量似乎比男性更重要，女性通常希望通过连续的疗程来达到理想的毛发密度。

患者的性格与社交

必须考虑到脱发情况可能造成的心理创伤。许多患者会使用一些小技巧来遮盖并隐藏脱发部位，并时刻警惕掩盖脱发部位。进行毛囊单位提取术（FUE）所需的剃发可能会造成患者的情绪困扰。对于这些患者，应考虑采用部分剃发（帘式或棋盘式），甚至有经验丰富的医生采用长发移植或不剃发移植技术。

手术方案评估

为了实施毛发区域重建手术，我们必须评估缺损的特征和供区的特征。这些信息有助于确定所需的毛囊单位数量，并确定是否有足够的资源进行手术。

在图 21.2 所示的严重病例中，不同部位会出现不同程度的脱发。对这些患者进行初步评估时，需要考虑整体情况，以便制定重建的总体计划。为了整理这类患者的所有信息，建议填写下面提供的“创伤后脱发评估表”。在表格中，每个毛发覆盖区域都必须作为脱发区和潜在供区进行分析。对于初学者，此表将有助于确认全部需要修复的缺损区域以及全身供区能提供的供体量。掌握这些信息有助于制定多阶段手术计划。当涉及不同的毛发区时，为不同的供区制定一个明智的分配计划非常重要。

为了完成评估，必须：

- 评估脱发缺陷及其重建要求：
    - 毛发缺损的全貌。
    - 评估需要修复的范围。
    - 瘢痕组织对成功移植的接受能力。
    - 发际线受损。

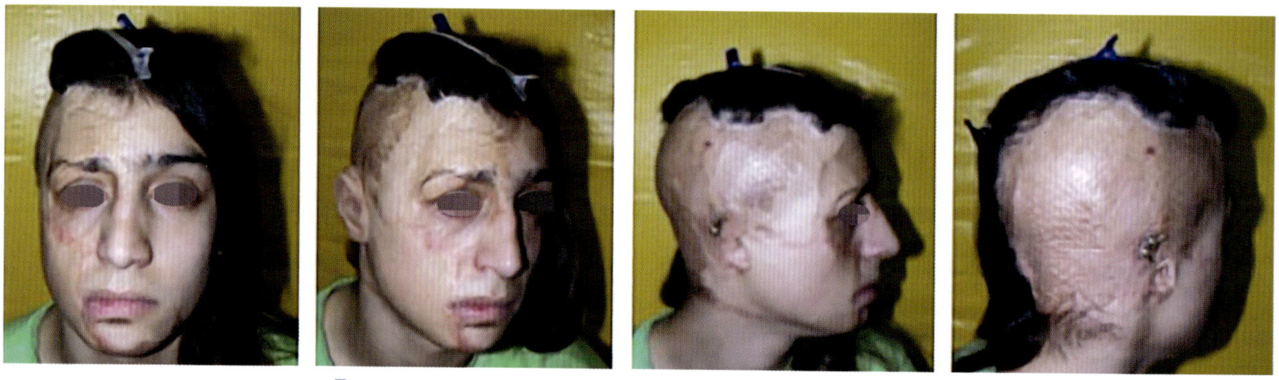

患者 C-CH
年龄：14 岁
创伤机制：烧伤

毛发缺失
· 头皮 50%
· 右眉毛 60%
· 胡须 30%

手术背景
· 植皮 / 扩大的头皮瓣
· 用于面部重建的真皮皮瓣
· 头皮至眉毛毛发移植

图 21.2 一名 15 岁患者——创伤后脱发伴随多处毛发受损（头皮 - 胡须 - 眉毛）

创伤后脱发评估表

姓名：

ID 编号：　　　　出生日期：　　　　年龄：

创伤机制：

毛发覆盖区域	脱发区域	供区
头皮：永久性的毛发 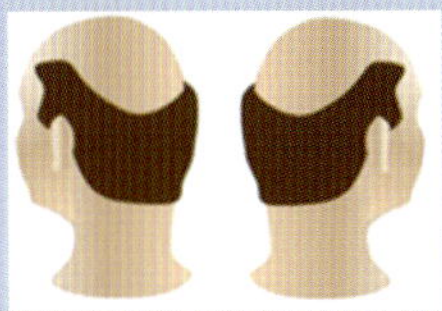	比例：% 表面积：cm^2 观察结果：	可用：是 / 否 足够：是 / 否 观察结果：
头皮：非永久性的毛发 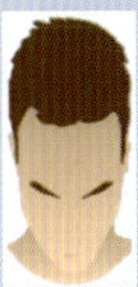	比例：% 表面积：cm^2 观察结果：	可用：是 / 否 足够：是 / 否 观察结果：
眉毛和睫毛 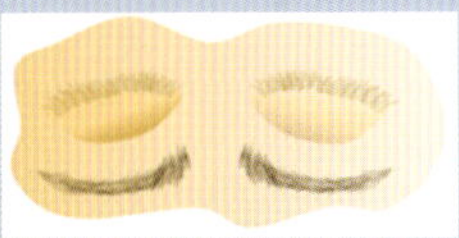	左到右 比例：% 表面积：cm^2 观察结果：	左到右 可用：是 / 否 足够：是 / 否 观察结果：
上下唇胡须 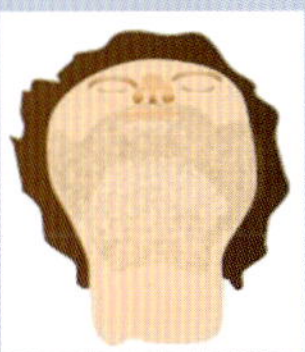	比例：% 表面积：cm^2 观察结果：	可用：是 / 否 足够：是 / 否 观察结果：
胸部和腹部 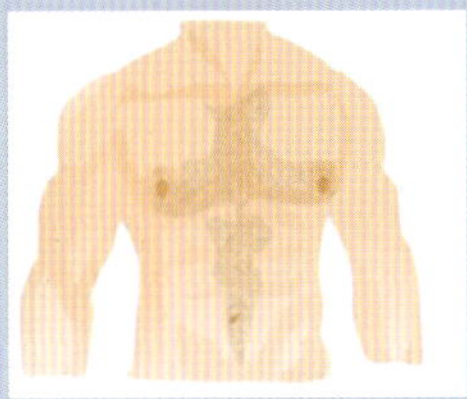	比例：% 表面积：cm^2 观察结果：	可用：是 / 否 足够：是 / 否 观察结果：
会阴部 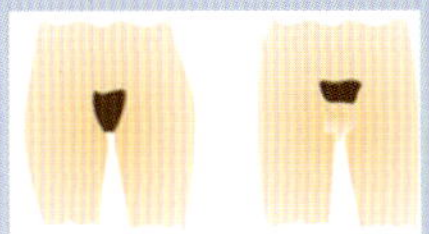	比例：% 表面积：cm^2 观察结果：	可用：是 / 否 足够：是 / 否 观察结果：

注：在不太严重的病例中，可能不需要使用此表，但每次使用时，它都会向医生提供所需的总体范围以及全身供区可以提供的数量。

- 评估并选择供区：
  - 选择主要供区 / 次要供区。
  - 男性头皮供区。
  - 衡量供区的容量和健康状况。

秃发范围评估及其重建要求

秃发的位置

对缺损位置本身的评估很简单，损伤位置位于头皮、眉毛、嘴唇上下方甚至睫毛上的区别是显而易见的（图 21.3）。这些部位的毛发遗传基因各不相同，在重建时必须加以考虑（表 21.2）。这些部位都有特定的手术技术和要点，本书的其他章节将对此进行介绍。

测量秃发的范围

评估缺损的表面积对于估算重建所需的毛囊单位非常重要。

缺损的边缘通常不清晰，呈蜿蜒状。最简单的测量方法是在发箍上的透明薄膜上追踪脱发区域的边缘。这样就可以很容易地将图纸转移到公制网格表上，从而计算出表面积。根据一种形态计量学的

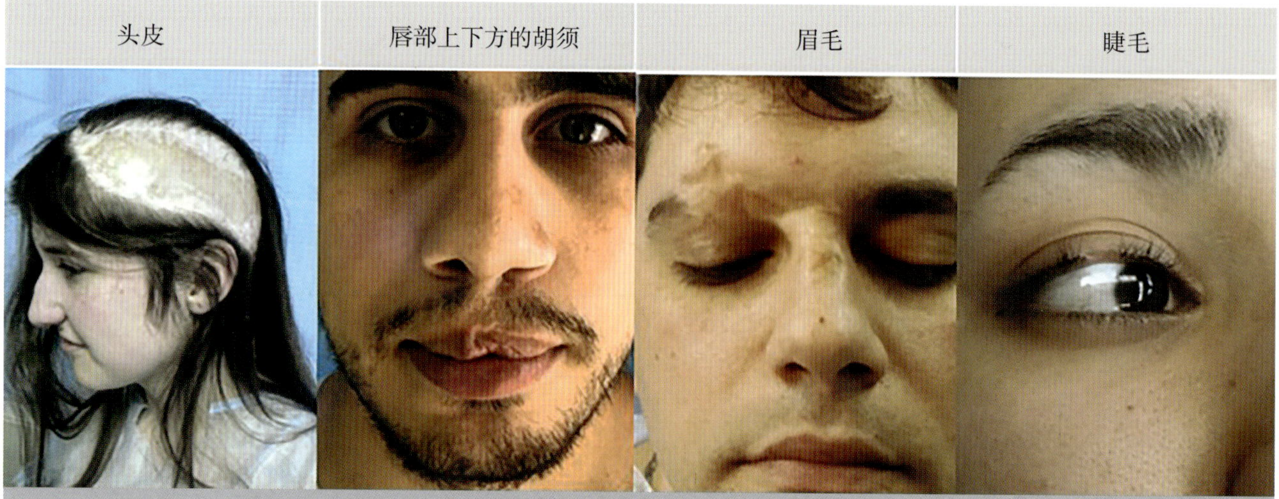

图 21.3　秃发的不同位置

表 21.2　不同部位毛发的基因学

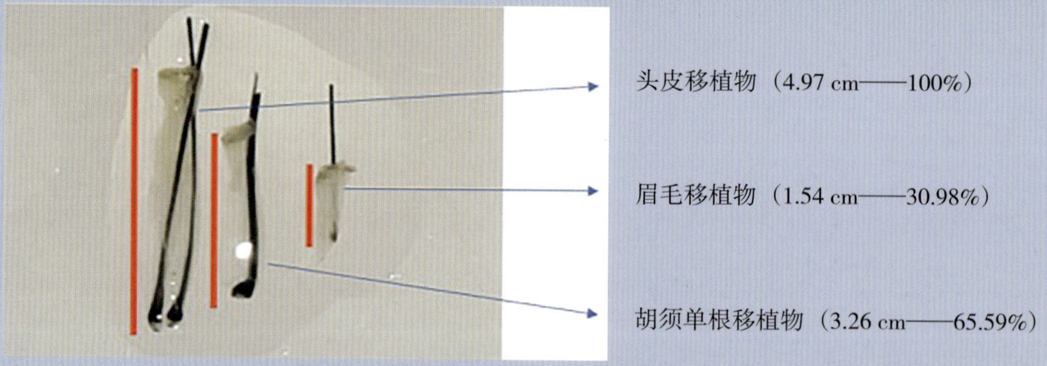

头发类型	生长期长度	增长率	厚度
头皮	3 ~ 5 年	0.35 mm/d	55 ~ 80 μm
嘴唇上下方胡须	1 年	0.27 mm/d	60 ~ 120 μm
眉毛	1 个月	0.16 mm/d	40 ~ 60 μm

数学原理，以平方厘米为单位测量的表面积将等于绘图区域中包括的交叉点的数量（图 21.4）。有了这些信息，就可以很容易地计算出所需的毛囊单位数量，知道移植了多少毛囊单位后，也就很容易知道移植的密度了（图 21.5）。

$$表面积(cm^2) \times 密度(FU/cm^2) = 所需的\ FU\ 总量$$

瘢痕组织的接受能力

脱发区域瘢痕组织的特点必须要考虑到。纤维化皮肤的弹性比正常皮肤差，血管网减少，而且新生血管具有血管麻痹的特点。

这种瘢痕组织可能来源于二期愈合，也可能是由于用皮肤移植来进行急性治疗。这些情况导致了在一次手术中植入高密度的毛发受限。为保证存活率大于 80%，建议移植的密度不超过 25 FU/cm²。通常情况下，适度的覆盖瘢痕就能够解决患者的问题。

在头皮瘢痕性脱发的病例中，瘢痕组织到骨面的厚度至关重要，因为它会限制毛发的植入。在最严重的头皮损伤病例中，用皮肤移植来覆盖颅骨可能需要在头骨上穿刺（在外层骨膜上打小孔，使肉芽生长在裸露的骨头上），从而提高移植的存活率（图 21.6）。在这些情况下，组织的厚度会明显减少。

头皮毛囊单位长度通常为 4～5 mm。当移植物种植在厚度< 4 mm 的组织上时，重要的毛囊结构将会遗留在组织外面并且干燥，这样会直接降低移植物的整体存活率（图 21.7）。

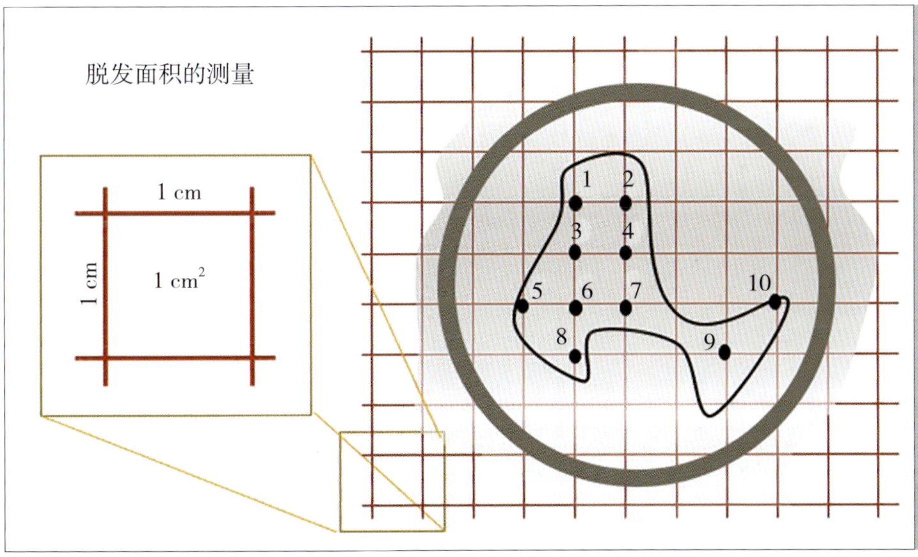

图 21.4　形态测量

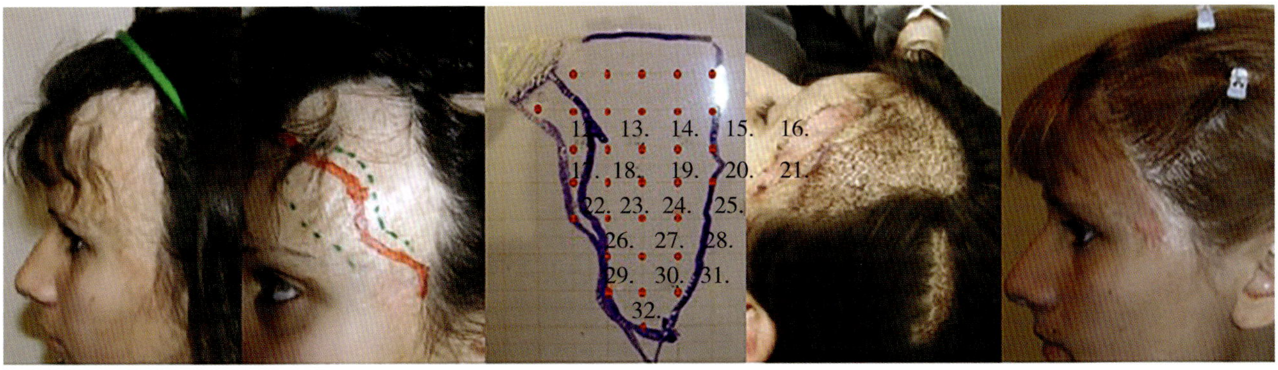

表面积：32 cm²　　移植物的数量：750 根　　平均密度：750/32=23.4 根 /cm²

图 21.5　一名 15 岁的患者——颞部创伤后脱发

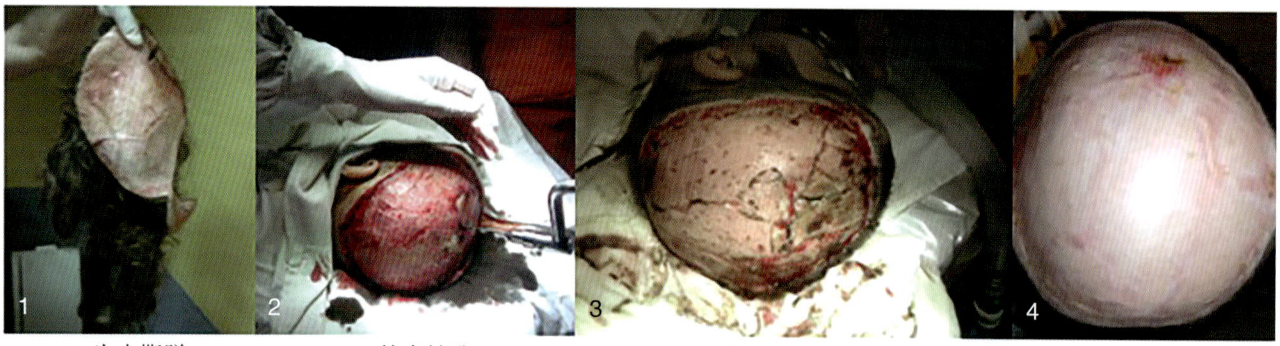

1. 头皮撕脱　2. 外壳钻孔　3. 放置移植的皮肤　4. 植入皮肤

图 21.6　颅骨钻孔有助于移植的皮肤覆盖（Courtesy of Dr. Walter Lucetti y and Dr. Juan Jose Galli.）

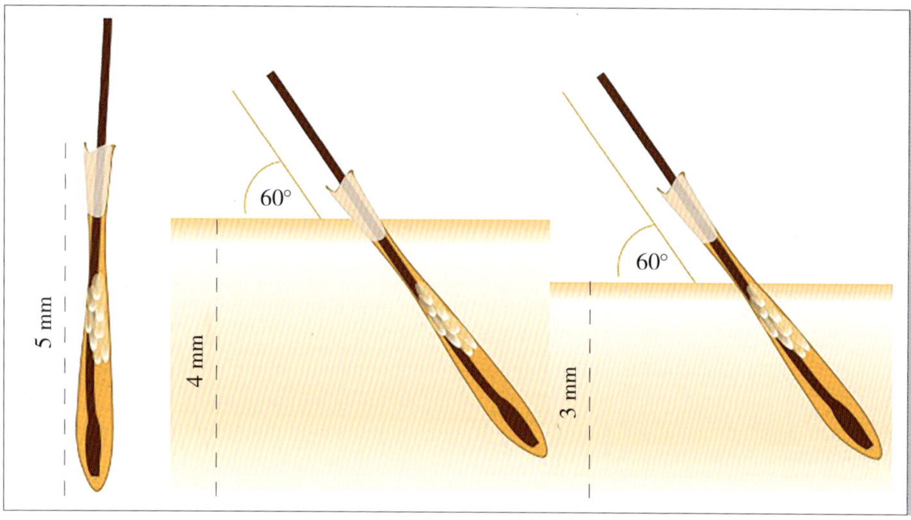

图 21.7　头皮组织厚度的重要性

因此，对于组织厚度< 4 mm 的瘢痕，首先要进行脂肪移植，直到达到可接受的厚度。与其他填充物相比，脂肪移植更受青睐，因为它能通过移植干细胞为瘢痕带来益处。

- 厚度> 4 mm：允许毛发移植，无其他并发症。
- 厚度< 4 mm：可在瘢痕处进行脂肪移植，以增加厚度。

微脂移植

脂肪移植是在破坏纤维组织后用钝套管进行的。在第 1 次手术中，由于纤维化严重，移植量通常较少。应避免张力性脂肪移植，因为它会产生瘀伤和皮肤组织坏死。每隔 20 ~ 30 天可能需要重复进行脂肪注射，直到达到理想的厚度。一旦达到脂肪填充的目的，建议将毛发移植延迟 2 ~ 3 个月，直到组织获得脂肪移植的益处（图 21.8）。

厚度的测量方法非常简单，作者介绍的“针测法”分为 3 个步骤（表 21.3 和图 21.9）。

由于患者的瘢痕有局部增生，而且测量方法简单，因此建议在植发前对所有患者进行常规测量。

发际线受损

发际线是指皮肤表面从无毛区域变为有毛的区域，例如从头皮到前额。根据头皮的分布，这些边缘被称为额发际线、颞发际线、耳前和耳后发际线，以及枕发际线。当试图用头皮缩减术、推进皮瓣或带有组织扩张的推进皮瓣修复发际线时，发际线前的瘢痕会使重建效果不够自然。这在瘢痕性脱发患者中更为突出，因为头皮瓣的弹性较低，所以缝合线的张力较大，而且通常是与健康皮肤

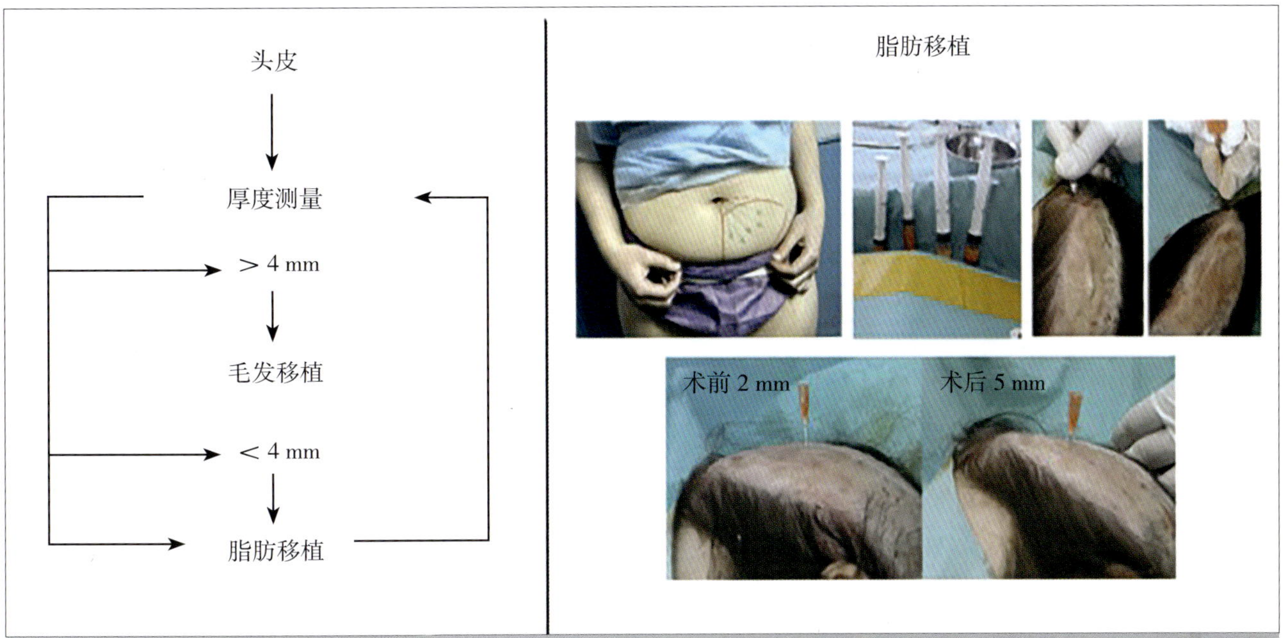

图 21.8　利用脂肪移植增加头皮厚度

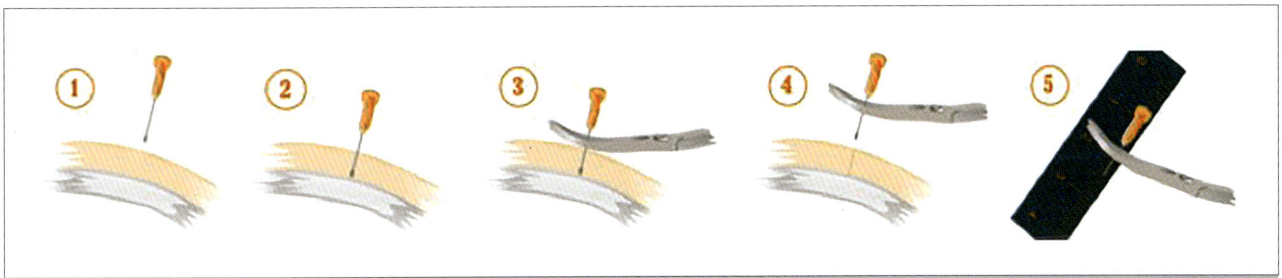

图 21.9　针刺试验：测量头皮厚度

表 21.3　针刺测试皮肤厚度的步骤

步骤 1：将针头垂直于骨头刺入（测量区域无须浸润局部麻醉）	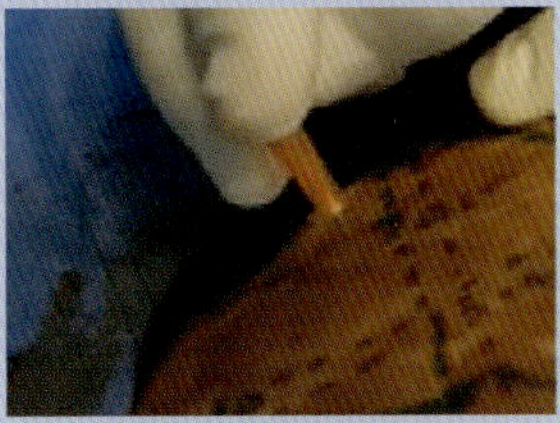
步骤 2：用放置在皮肤表面的霍尔斯特德镊子取下针头	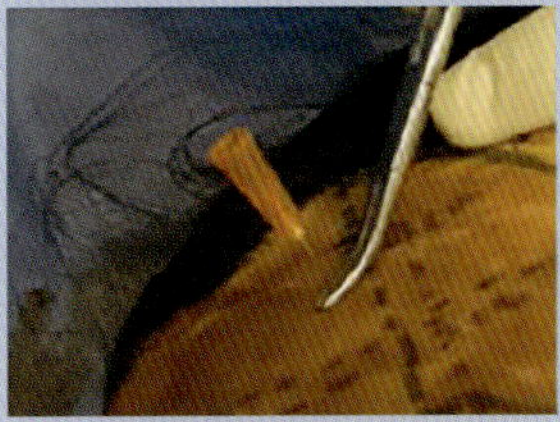
步骤 3：用尺子测量针尖与霍尔斯特德镊子之间的距离	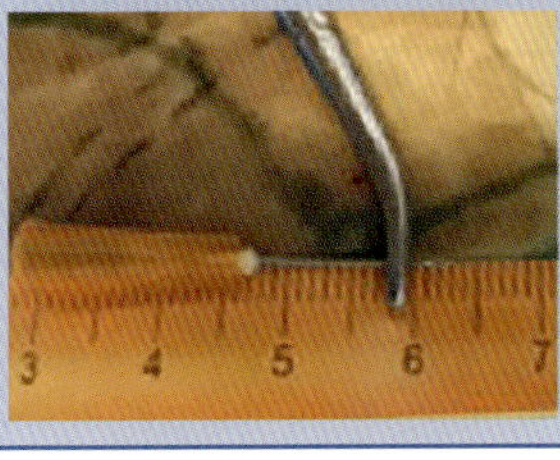

缝合。

建议始终采用毛发移植技术来完成发际线的重建。发际线的重建应绝对优先使用“首选供区”（见下文）的移植物，而不是头皮的其他区域。甚至有些区域也可以被认为不那么重要，因为它们更容易被隐藏起来（图 21.10）。

评估和选择供区

如上所述，每种供区的毛发都有自己的遗传特征，具体取决于其所在位置。任何理想的重建手术都应以恢复自然外观为目的。因此，供区的选择将取决于这些内在特征，移植的毛发应尽可能与脱落的毛发相似。因此，首选的供区应与待修复区的毛发特征完全相同。这样，重建头皮的首选供区就是头皮区，重建上下唇胡须的“理想供区”就是相同的胡须区，以此类推（表 21.4）。因此，首选或理想的供区无论是否可用，都是首选。

首选和第 2 选择的供区

在某些情况下，理想的供区不足，必须选择身体其他多毛区域的毛囊。这种情况发生在头皮严重受损、毛发损失超过 50% 的情况下。这也常见于眉毛和睫毛的损伤中，因为这些部位很少有可能作为供区。在这种情况下，需要使用第 2 和（或）第 3 选择的供区。

当首选供区不足或无法使用时，需要选择第 2 供区。这种选择取决于需要修复的区域。表 21.4 根据需要修复的区域列出了最常选择的第 2 或第 3 供区。

在使用第 2 或第 3 供区毛发时，如果毛发的质地和粗细差异明显，建议尽可能只使用这些供区的毛发来增加密度，但避免在发际线的第 1 次移植的边缘移植第 2 供区的移植物。这样，就能掩盖差异性。

男性的头皮供区——潜在雄激素性毛发移植（PAHT）

由于男性秃发症的高发率，我们可以说，随着秃发的发展，会有“永久性”的头发和可能脱落的头发。当我们为年轻患者进行重建手术时，这迫使我们区分头皮上 2 个具有不同潜在行为的特定区域（图 21.11）：

- 颞枕区：绝大多数男性在这一区域的毛囊是稳定的，不会因为雄激素的作用而被破坏，因此，这些头发在多年后仍能保持健康特性。这一区域被认为是最典型的头皮

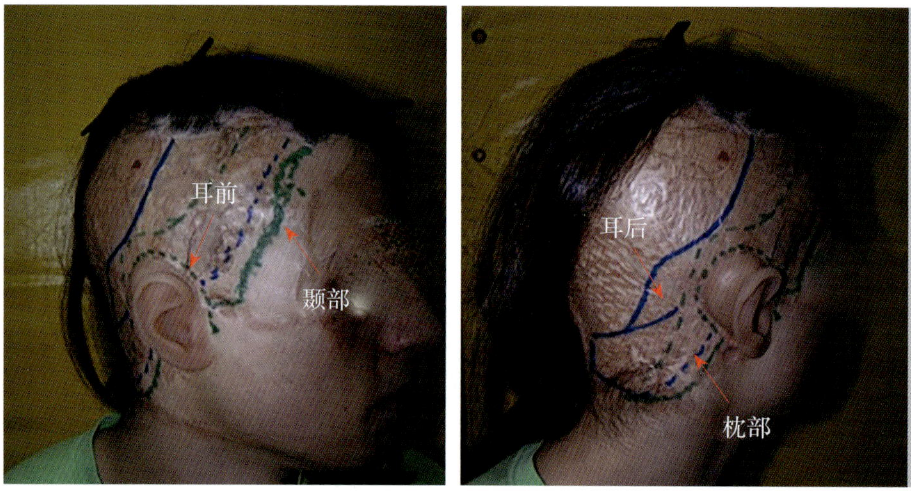

图 21.10 发际线受损

表 21.4 供区的选择

供区	主要供区 首次选择的或理想的供区	第 2 或第 3 选择的供区
头皮	头皮	胡须 / 胸部
唇上下方的胡须	胡须	头皮
眉毛	眉毛	头皮 / 会阴
睫毛	眉毛	头皮
胸部	胸部	肩 / 头皮

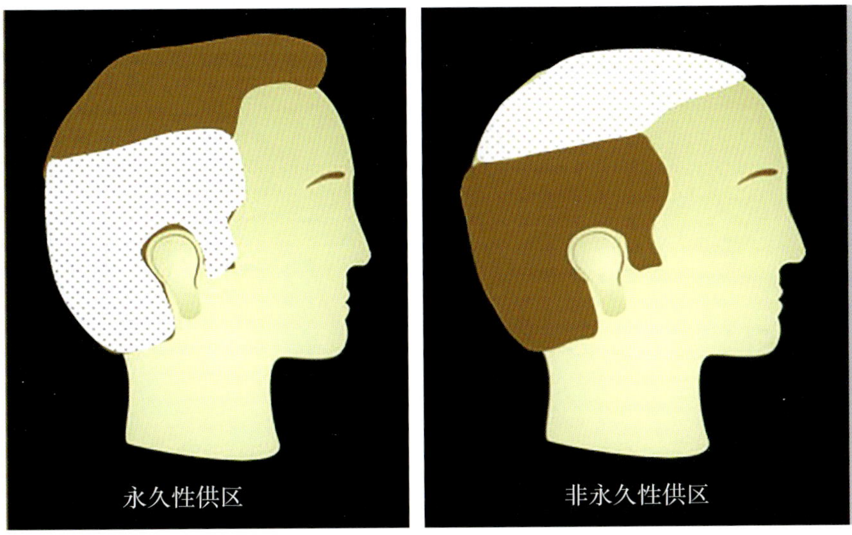

图 21.11　颞枕部供区和秃发的头皮供区

供区。

- 前顶枕区：该区与前一个区域不同，在青春期结束前一直保持健康的毛囊。然后，根据每个人的遗传特征，会出现 AGA 所特有的毛囊微型化过程，患者的毛囊会逐渐退化，直至完全秃顶。这一区域被称为秃发区。

由于这些区域在演变过程中可能存在差异，而且需要恢复与创伤事件发生前相似的头皮生理和遗传特征，因此“秃发——瘢痕性脱发”应尽可能使用同一区域的移植物进行重建。获得“秃发头皮的移植物”是使用 FUE 的良好适应证，因为该区域的线性瘢痕是不可接受的。当为年轻男孩进行修复时，这一点尤为重要，因为不知道他们日后是否会出现男性型秃发。

为将来可能秃发的患者移植后枕部供区的“永久性毛囊”单位时，有可能出现原生发秃顶后，只剩下移植头发的情况。这种情况可能会导致毛发分布不自然，类似于年轻时在前额发际线进行毛发移植的患者，后来出现雄激素性秃发（图 21.12）。

这种重建方式的概念被称为“潜在雄激素性毛发移植（PAHT）”，作者将其定义如下：

PAHT 是指移植将来可能会发生雄激素性脱发的微型化的毛囊（不是永久性毛发移植），使用这种方法是为了让患者将来受益（图 21.13）。

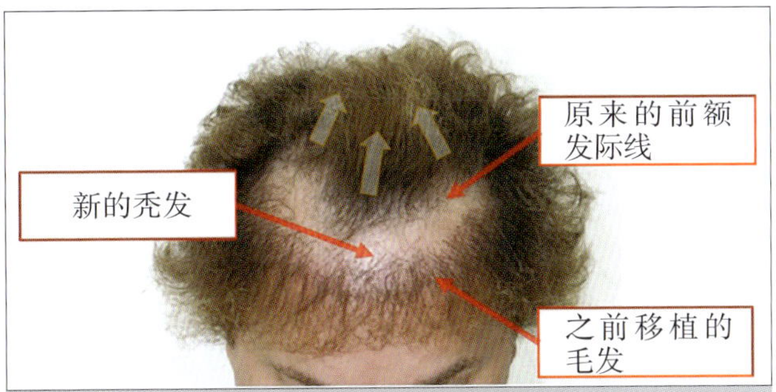

图 21.12　雄激素性脱发演变后的新脱发缺损

应用这一概念的其他一些好处为：

- 移植后的头发将与重建区的其他头发具有相同的进展特性。
- 它与从安全供区获取的毛发一样，可以解决患者的秃发问题，但会预先保留安全供区，以供将来使用。
- 如果患者不进展为雄激素性脱发，头皮的手术重建将是永久性的。
- 枕骨供区仍是未开拓的区域，以便成年后进行手术。

供区容量与供区健康

在大多数需要重建头皮的病例中，首选供区足以获得必要数量的移植物。对于更严重的病例，可能需要对头皮和非头皮供区进行彻底评估。

正如前文所述，有不同的数学公式可以让我们知道供区可以提供的毛囊单位数量。这些计算公式

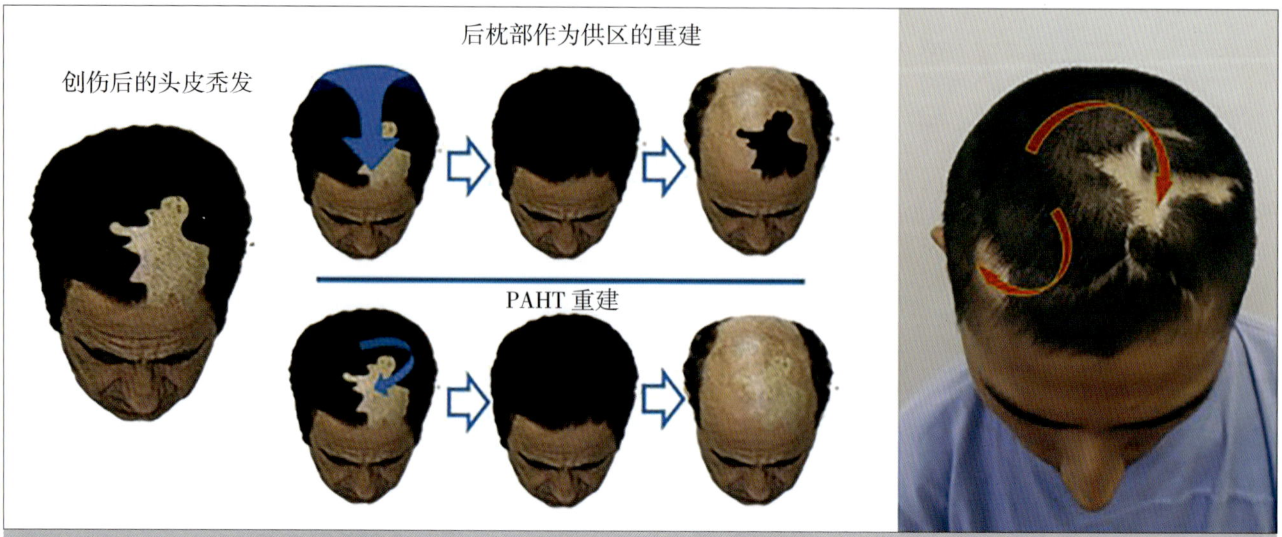

图 21.13　PAHT——潜在雄激素性毛发移植

基于每个毛囊单位的毛发数量、毛发的粗细和毛囊单位的密度。这些公式是科雷·埃多耿博士介绍的“头发覆盖值”和詹姆斯·哈里斯博士介绍的“发量指数”。在严重的病例中，它们可以发挥作用，主要用于评估未处理过的头皮的首选或者理想供区的容量。供区边缘通常不规则，因此建议使用与测量缺损相同的追踪技术进行测量（图 21.4）。

虽然这些公式很有用，但必须根据每位患者的具体情况进行评估。如果有必要，一些在数学上可能不够理想的供区仍然可以使用。我们必须记住，这些患者通常会用长发来遮盖他们秃发的缺陷，这也有助于掩盖供区的不足。

在极端情况下，组织扩张和推进皮瓣技术无疑是最有效的方法，以达到更高的覆盖率。在许多患者中，尽管进行了皮瓣移植，但脱发区仍然存在。要完成这些患者的毛发重建，毛发移植是唯一可行的手段。应该经常评估供区是否已经扩张，因为组织的扩张会导致供区毛囊单位的密度降低，因此供区扩张得越厉害，供区的密度就越低。这使得选择使用该组织作为供区有争议，因此建议在手术前对有限数量的移植物进行 FUE 测试，以评估所获得的移植物的质量和技术上增加的困难。FUE 非常困难，原因为：扩张和推进的组织的毛囊单位会形成非常尖锐的突起角；而且，作为皮瓣愈合一部分的深层纤维化一般会增加毛囊锚定，使无创提取更加困难。这种情况下，毛囊横断和毛囊损伤的发生率很高（图 21.14）。

因此，有必要仔细寻找头皮上未扩张的区域，以便将其作为供区。为了充分利用这些残留的小块的原始区域，建议采用获取头皮条的技术。与 FUE 相比，这种技术可以从一小块区域获得 2 倍多的毛囊。在这些患者中使用毛囊单位剥离术（FUSS）往往会留下较宽的瘢痕，但尽管如此，患者还是更喜欢这种技术，因为可以获得更多的移植毛囊（图 21.15）。

在这些极端情况下，最好的办法是在重建初期为患者制定一个总体规划。遗憾的是，急性期的治疗通常是由没有毛发修复经验的整形外科医生进行的，这会导致供区受损，从而增加日后重建难度。

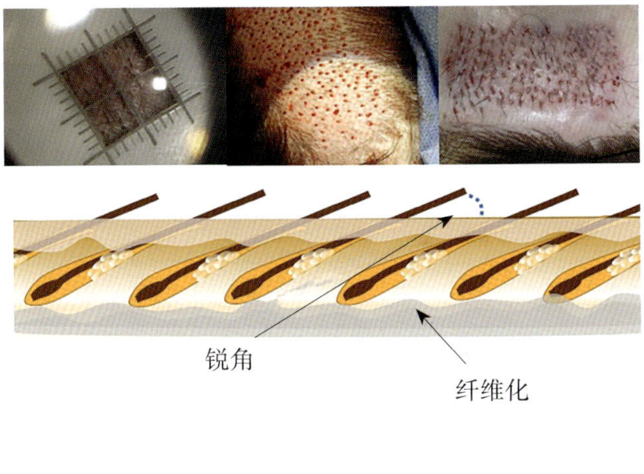

图 21.14　头皮扩张后毛囊单位提取术（FUE）的技术挑战

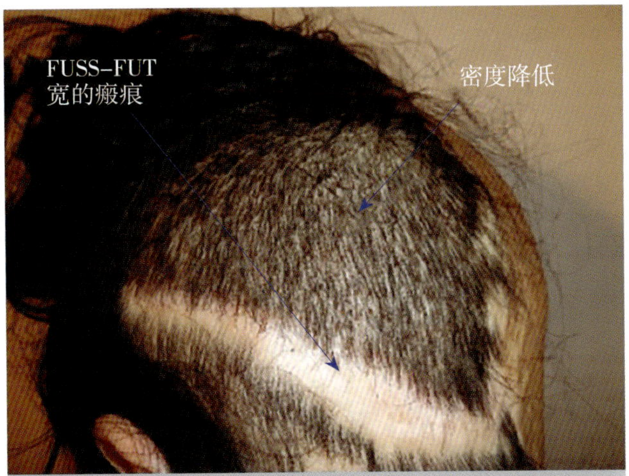

图 21.15　使用扩张的组织作为供区的毛发移植技术的弊端

继发性瘢痕性脱发的手术技巧

采用 FUE 和 FUSS 的植发手术有 3 个基本步骤：①获取移植物。②分配方案。③植入（表 21.5）。每个步骤都可以根据外科医生的专业知识和喜好以不同的方式进行。对于继发性瘢痕性脱发，只要毛囊移植的损伤率低、存活率高，无论采用哪种技术都是可以接受的。要想获得良好的效果，最好的建议是不要对移植的密度要求过高。

毛发移植技术的手术步骤（表21.5）

（1）获取移植物。
- 麻醉（供区）。

（2）分配方案。

（3）植入。
- 麻醉（受区）。
- 移植物植入：固定和置放（柳叶刀或针 + 镊子 / 逆行置放 / 锋利的植入器）。
- 预制切口（针 + 镊子 / 针 + 钝性植入器 / 柳叶刀 + 保持器或 Mohebi 插入器）。

表 21.5　毛发移植技术的步骤

FUE	FUSS
（1）获取移植物（手动 / 机动 / 抽吸入辅助 / 机器人）	（1）获取条状头皮（剥离技术）
（2）分配方案	（2）移植物切片（显微镜）移植物分割（显微镜 / 灯箱 + 放大镜）
（3）植入	（3）植入

麻醉

继发性瘢痕性脱发手术可以采用局部麻醉神经阻滞麻醉，必要时甚至可以采用全身麻醉。最常用的是局部麻醉，但瘢痕处的麻醉浸润通常比非瘢痕处更痛苦。在这种情况下，应考虑使用神经阻滞，对于儿童则建议使用全身麻醉。

获取移植物

根据供区毛发的长度，可以采用不同的方法获取移植物。有两种方法——“剃发”和“不剃发”。

剃发技术能让手术变得更容易，但对患者来说，剃光头会造成很大的外观困扰。因此，这些患者最好采用部分剃发的方案，如宽或细的区域或棋盘格图案，可由邻近的毛发覆盖，或采用不剃发，或采用长发 FUE 技术移植。在做出这一决定时，必须考虑到外科医生的技术和团队的培训情况。

对于这种类型的患者，只要经过训练，所有的取发技术都能发挥有效作用，因为雄激素性脱发供区通常不会发生变化。机动和机动抽吸辅助技术在植发医生中比手工技术更受欢迎。不过，接受过这两种技术培训的外科医生拥有更多的资源，可以处理因瘢痕或以前的扩张而造成的困难区。与机动 FUE 相比，手动 FUE 在提取过程中对外科医生的要求更高，通常有技术的医生更倾向于使用手动 FUE。

分配方案

手术的这一步骤是制定一个手术方案，应考虑到需要移植的移植物数量、缺损的表面积及其在头皮上的位置。必须始终优先考虑暴露的第 1 行移植区，并始终考虑头皮不同区域毛发的生长方向和走向。

如果头皮上的线性瘢痕与毛发的萌发角方向垂直，则暴露程度较低。与毛发方向平行的瘢痕则很难伪装。除非患者剪短头发，否则 FUSS 留下的典型线状瘢痕通常是不明显的。在重建困难的情况下，如果供区毛发有限，外科医生可以在制定计划时考虑到这一点，并且由于邻近头发的覆盖，可以将没有移植的脱发区暴露在最小的范围内（图 21.16）。

植入

与健康皮肤相比，毛发移植在这一阶段的技术差异更大。瘢痕的性质各不相同，有的组织很薄，有的组织肥厚（如上所述），还有的组织有不同程度的硬化。在这些情况下，建议将移植物的植入密度保持在低于正常皮肤的水平，以避免移植物弹出，并保证移植物有足够的血液循环。

在硬化的组织中，切口应使用细针或刀片，因为粗大的刀片（如矛尖）会造成膨胀，从而导致

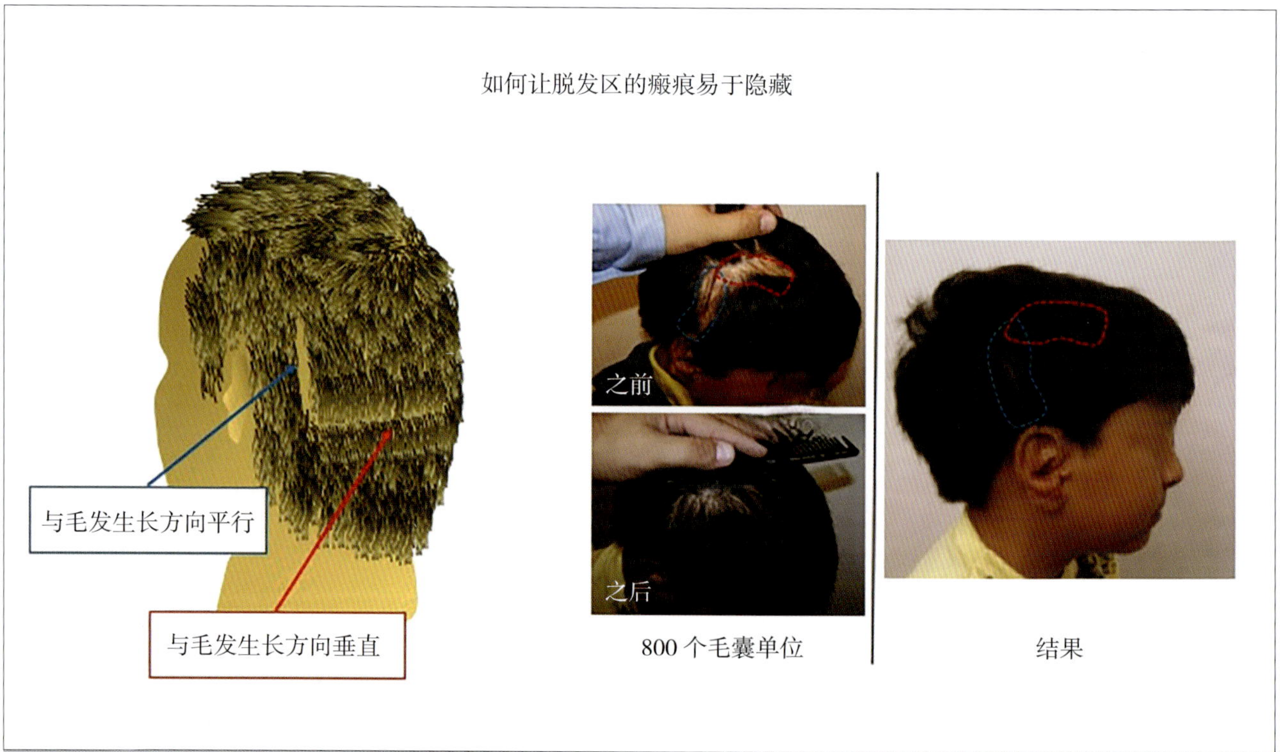

图 21.16 隐藏区

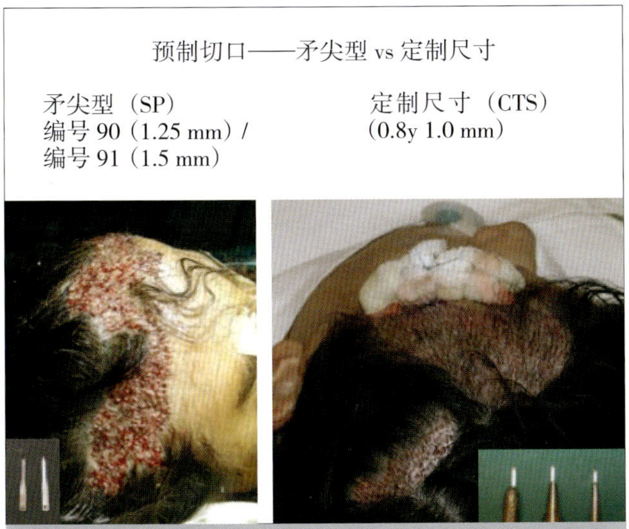

图 21.17　在继发性瘢痕性脱发中使用 SP 和 CTS 刀片制备种植孔

移植物脱落。建议进行移植物植入试验，以找到合适大小的刀片或针头，确保移植物的安全植入和组织的最佳保留（图 21.17）。

有 3 种“固定 – 植入”技术可供选择（图 21.18）：

（1）用刀片或针切开，用镊子植入。

（2）用锋利的植入器做切口和植入。

（3）用刀片切开，然后用镊子扩张，再用后牵引植入（Roberto Trivellini 医生描述的混合“固定 – 植入”技术）。

在这些“固定 – 植入”技术方案中，锋利的植入器最推荐用于 FUE 中，因为它能最大限度地减少对移植物的操作。只要不尝试高密度，锋利的植入器就非常有用，但问题是针头在硬化组织中很快就会变钝。由于组织缺乏弹性，这会导致移植物“弹出”，往往需要反复植入，造成移植物损伤。植入始终需要一个经验丰富的团队来进行。

头皮条手术时代的传统针钳移植物植入技术已不再受 FUE 的青睐。这种技术是在乳头区域抓取移植物进行植入。FUE 移植物基本上是“瘦小的移植物”，在处理过程中没有太多的组织来保护毛囊，因此使用镊子可能会有损伤的风险。不过，经验丰富、手法轻柔的医生可以使用这种技术，并取得良好效果。而混合的“固定 – 植入”技术则不同，它是在表皮层进行操作，远离毛囊的重要结构。作者没有足够的经验将这种技术用于瘢痕治疗，但认为在扩张切口后，瘢痕组织可能不会像正常皮肤那样挛缩，移植物也不会被充分固定。

在预制切口技术中，钝性植入器如“Keep™”或钝性植入器通常是最常用的植入器。使用镊子植入的注意事项与“固定 – 植入”技术相同（图 21.19）。

虽然植入器和安放器，如 Keep™、Devroye 和 Mohebi 植入器非常有效，但也存在潜在的问题。有一个潜在的问题是在某些情况下，由于瘢痕组织的坚硬，在试图将器械插入切口时可能会损坏器械。在植入过程中，需要对器械进行微妙的摆动，以防止器械受损。

只要对移植物的操作不过度和不造成损伤，使用针头和镊子的“固定 – 置入”技术是一种有效的方法。Mauro Speranzini 医生描述的钝植入器技术是最有用的技术之一，因为植入器凹槽更宽，装载更容易，而且由于针头更坚硬，因此插入受区的方式不像 Keep™ 那样精细。

每当采用预制切口技术时，建议用亚甲蓝对切口部位进行染色，以便在植入时更加明显。最好的染色方法是在切口表面涂抹亚甲蓝，然后用手擦拭切口，使染色剂进入切口内部，再用手闭合切口，使颜色留在伤口内（图 21.20）。

FUE 以外的其他技术在毛发重建中的应用

尽管 FUE 用途广泛，但不应忘记还有其他方法可用于毛发重建。在毛发移植手术领域，由于需要更大的以及训练有素的团队，头皮条切取术在医学界失去了追随者。患者更喜欢 FUE，因为它的侵入性较小。然而，头皮条技术也很有用，对于创

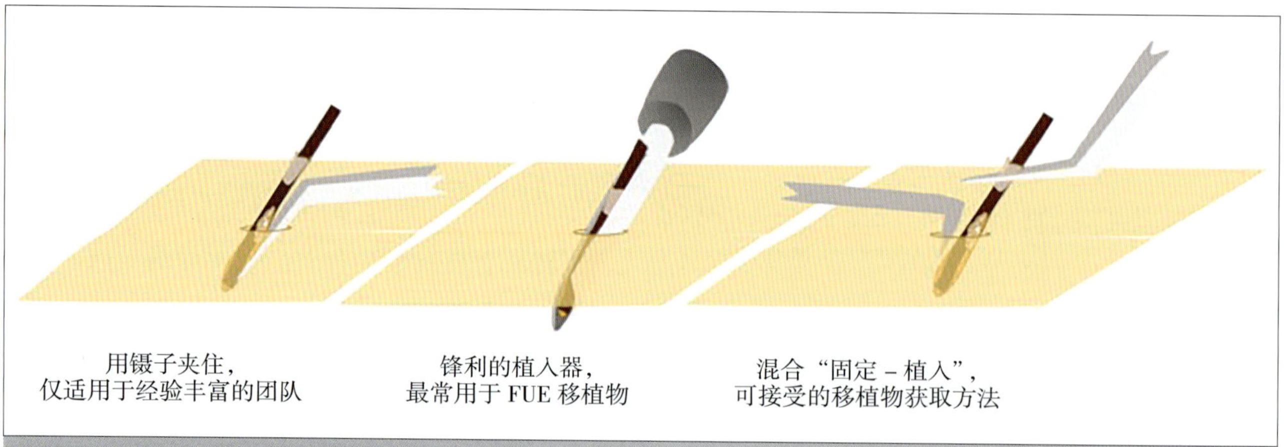

图 21.18 “固定 – 植入”的不同技术

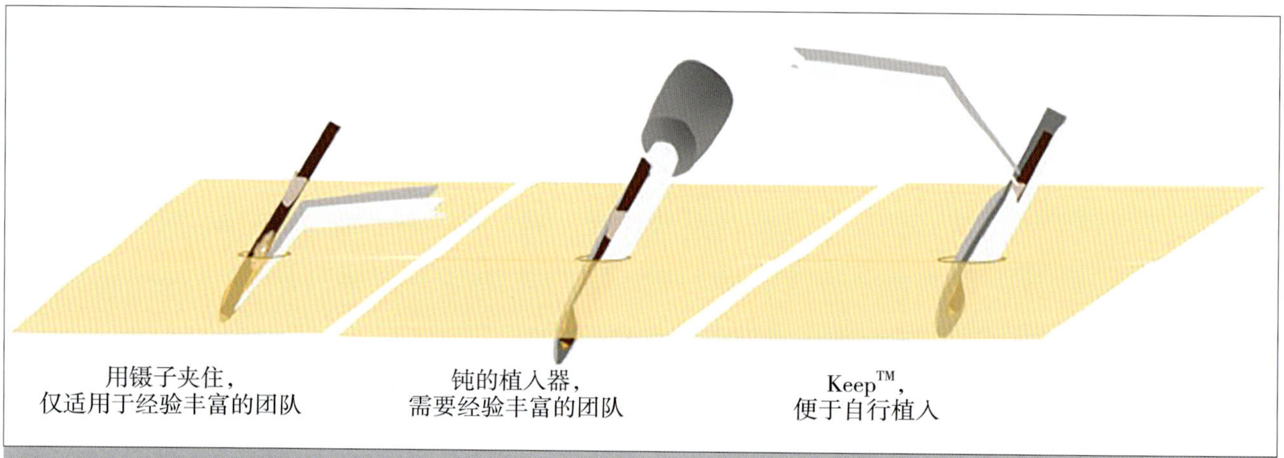

图 21.19 预制切口的不同技术

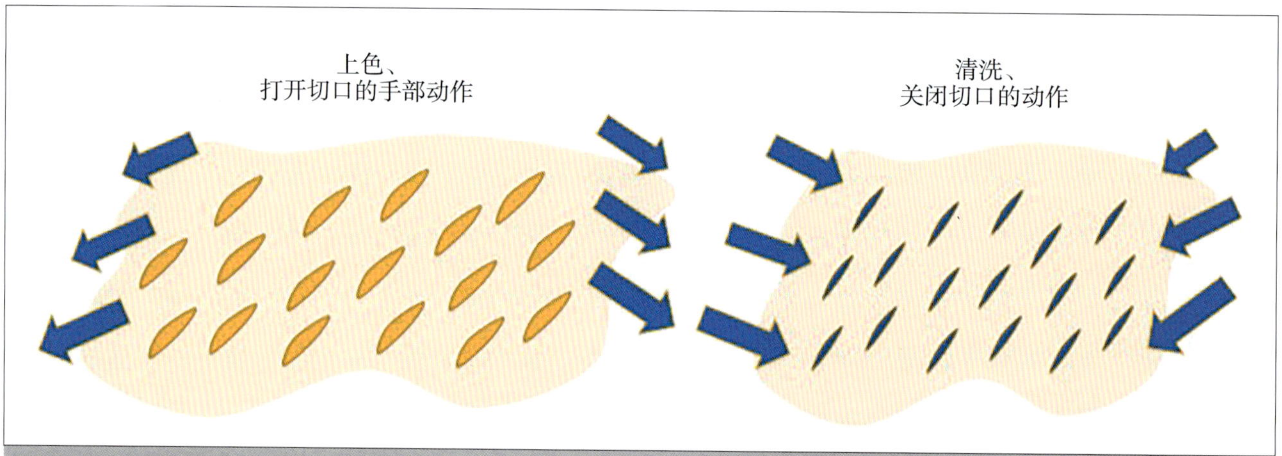

图 21.20 用手操作，将染色剂留在部位内

伤后脱发患者应考虑 FUSS，特别是当供区受损时。

当供区受到损伤，且必须获得最少数量的移植物进行再造时，两种技术的结合也是一种有价值的方法。毫无疑问，如果将这两种技术联合使用，可以从供区获得更多的移植物。图 21.22 对这一概念进行了分析，其中比较了供区不同损伤程度下每种手术的单独使用和联合使用情况。牢记这些情况有助于在极端情况下选择最佳手术方案。

在颅骨外露的创伤急性期，重建头皮的局部皮瓣非常重要。颅骨必须被覆盖，以避免暴露和干燥。利用这些技术，外科医生能够覆盖大面积的头皮。移动头皮瓣通常会改变毛发的生长方向，并产生不常见的供区位置，以便日后重建（图 21.21）。如果无法用头皮瓣进行覆盖，则可以选择植皮来覆盖创伤面，以度过创伤的急性期。在最严重的病例中，骨暴露非常重要，骨膜钻孔术有助于植皮的整合。用植皮术治疗这些严重病例，可将重建工作推迟到急性期之后（图 21.21）。

头皮瓣也可用于毛发缺损的重建。通过推进或旋转皮瓣或组织扩张减少瘢痕是缩小头皮脱发面积的选择（图 21.23）。以下 2 个前提有助于获得更好的效果：

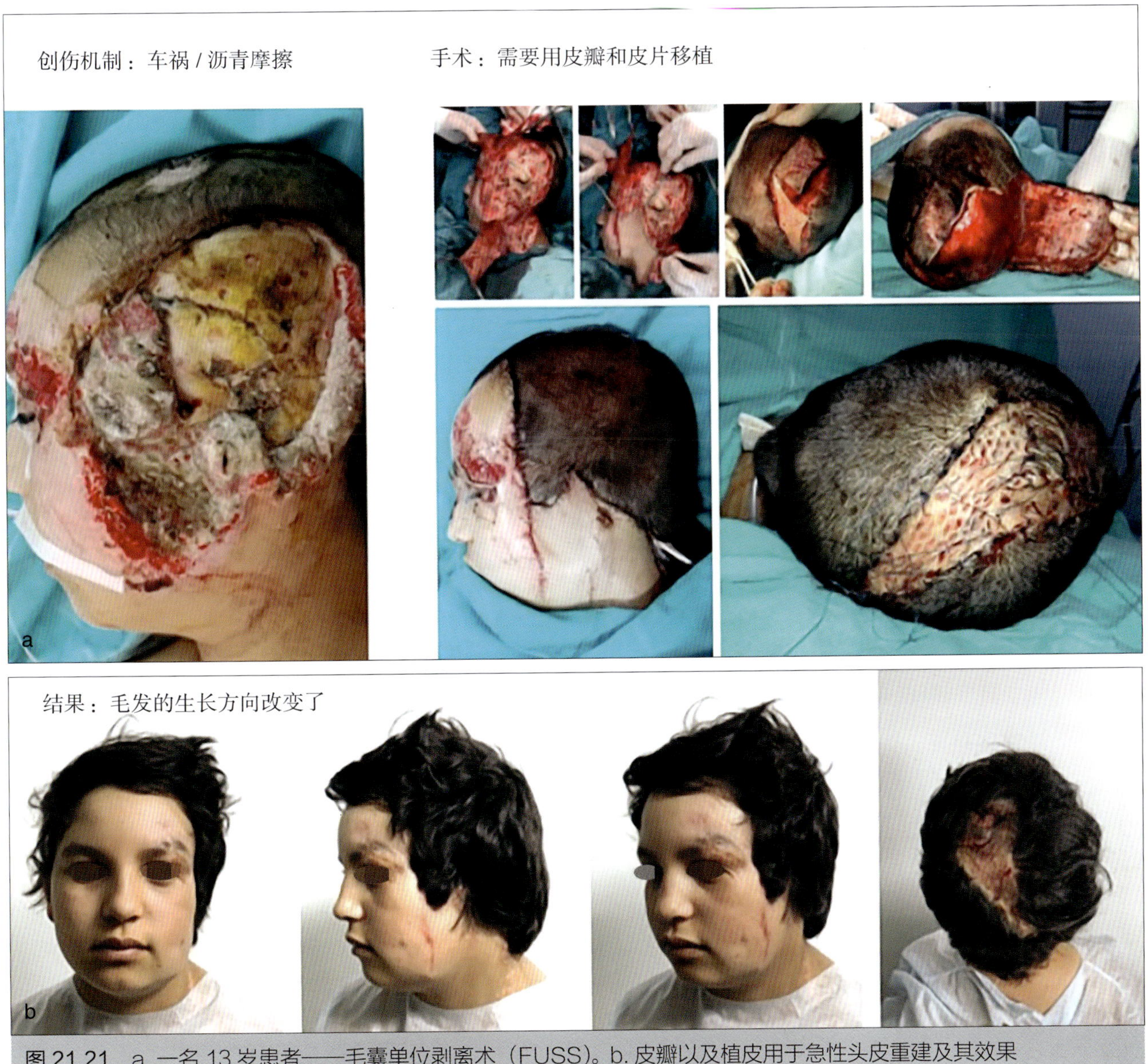

图 21.21　a. 一名 13 岁患者——毛囊单位剥离术（FUSS）。b. 皮瓣以及植皮用于急性头皮重建及其效果

表面积减少 20%：20 cm² 供区密度：25 FU/cm²
可用的移植物总数（表面积 × 密度）：20 cm² × 25 FU/cm²=500 FU

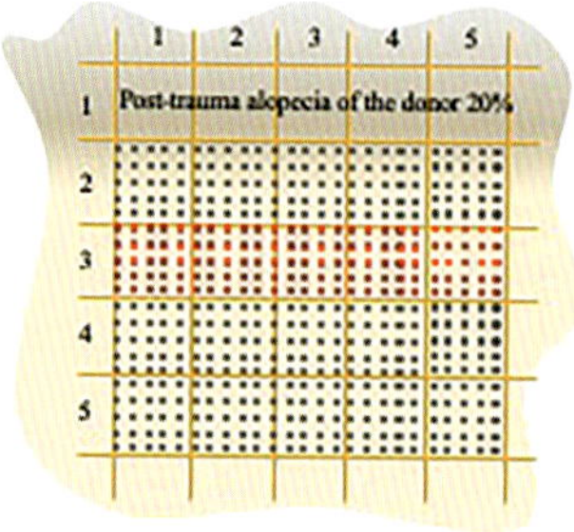

密度降低：无法察觉到的；获得移植物的数量：12 FU；可用的 FU 百分比：2.4%

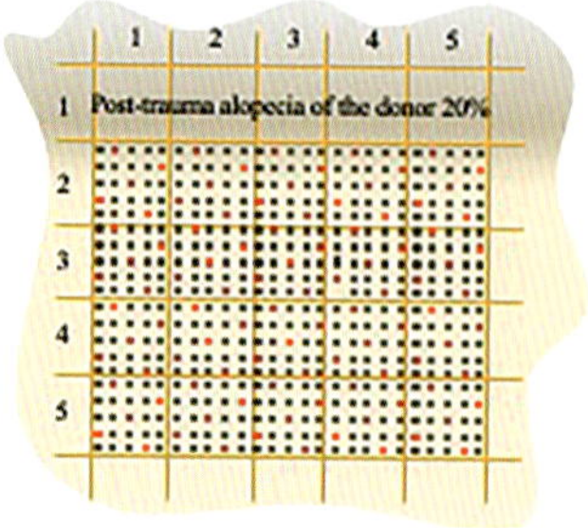

密度降低：20%；获得的移植物数量：100 FU；可用的 FU 百分比：20%；

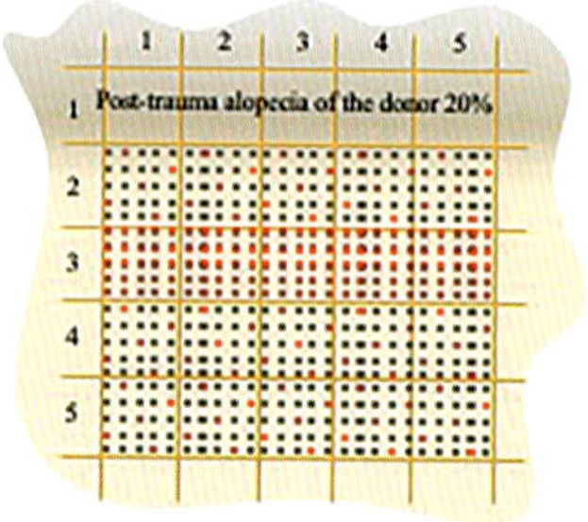

密度降低：20%；获得的移植物数量：

FUSS	125 FU
FUE	75 FU
总计	200 FU

可用 FU 的百分比：40%

a

比较“毛囊单位移植技术”供区的可用性

毛囊单位剥离术（FUSS）	毛囊单位提取术（FUE）	FUSS+FUE（在 1 或 2 个不同的程序中）

供区表面积：25 cm² 供区密度：25 FU/cm²
可用的毛囊单位总数（表面积 × 密度）：25 cm² × 25 FU/cm²=625 FU

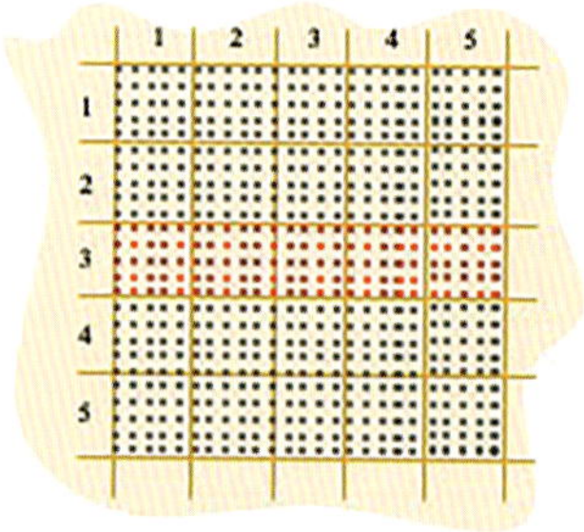

密度降低：无法察觉到的；移植物的数量：125 FU；可用的 FU 百分比：20%

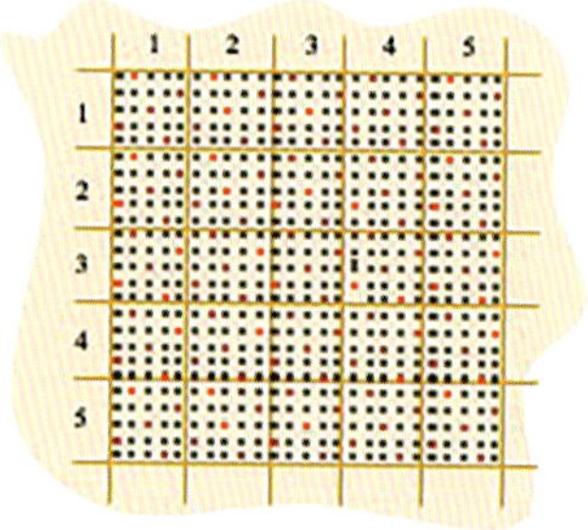

密度降低：20%；移植物的数量：125 FU；可用的 FU 百分比：20%；

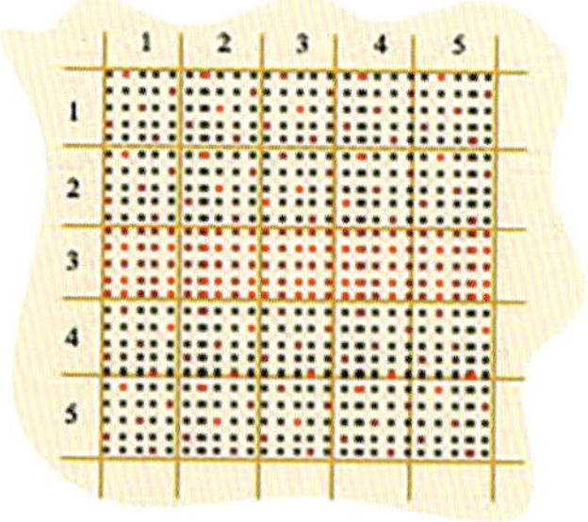

密度降低：20% ~ 25%；移植物的数量：

FUSS	125 FU
FUE	100 FU
总计	225 FU

可用 FU 的百分比：36%

b

图 21.22 a、b. 比较 FUSS、FUE、FUSS+FUE 在 3 种不同的供区损伤情况下的可用性（该表基于大小为 25 cm²、密度为 25 FU/cm² 的头皮）

（1）由此产生的瘢痕必须与头发出口角垂直，才能被隐藏。平行的瘢痕会更加明显。

（2）必须考虑到头皮不同区域的毛发方向，尽量避免改变头皮的和谐度。

在头皮毛发缺失的面积超过 30% ~ 40% 的重建手术中，组织扩张技术是首选。建议植发医生在可能的情况下，留出一个未做处理的原始头皮作为毛发移植的供区，以便后期完善首次移植线和不美观的瘢痕（图 21.24）。

最后，在眉毛重建中，Z 字瓣成形术已被证明可用于矫正扭曲的眉毛。为了保证皮瓣的成活率，必须遵守真皮瓣的规律（图 21.24）。

Z 字瓣成形术是美容整形外科使用的一种技术，通过插入健康组织来延长可伸缩的瘢痕。要实现这一目的，必须改变真皮瓣的主轴方向。在眉从一端被拉离的情况下，使用这一概念通常非常适合重建（图 21.25）。

结论

总之，继发性瘢痕性脱发的矫正手术具有很大程度的复杂性。这与 AGA 患者的手术不同，后者有既定的秃发模式。每种模式都有已知的起点和终点（雄激素性脱发分类）。每种 AGA 等级（图 21.26）的手术方案都相当一致。

然而，在重建手术中，每个患者都是不同的，他们有不同的需求、不同的缺损形状、不同的组织特征、不同的供区等。

因此，最重要的挑战是为每位患者制定最佳的重建计划。这意味着，无论是最新的外科技术还是最古老的外科技术，我们都能运用自如，以达到最佳效果。此外，对许多患者来说，多步骤手术计划

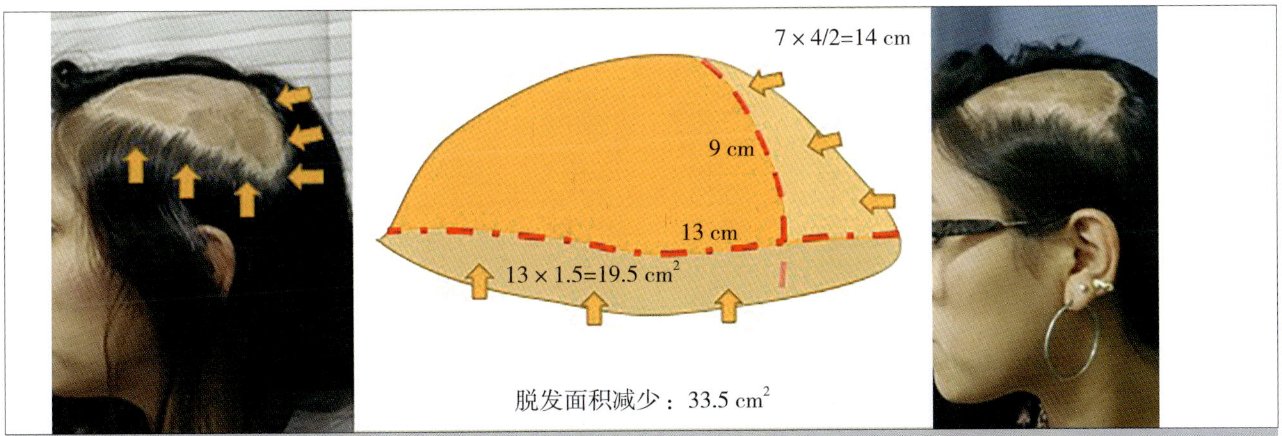

图 21.23 头皮减少 33.5 cm²：局部皮瓣

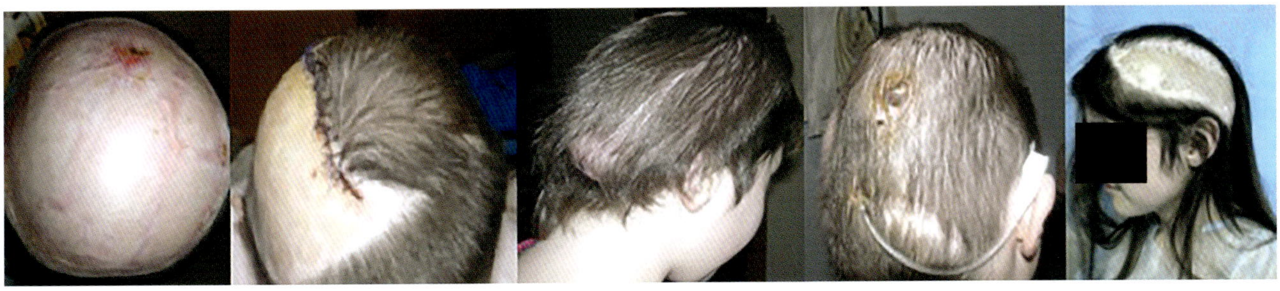

1. 皮肤移植的整合　2. 第 1 次组织的扩张　3. 第 2 次组织的扩张　4. 第 3 次组织的扩张　5. 结果

图 21.24 组织扩张瓣（Courtesy of Dr. Walter Lucetti and Dr. Juan Jose Galli.）

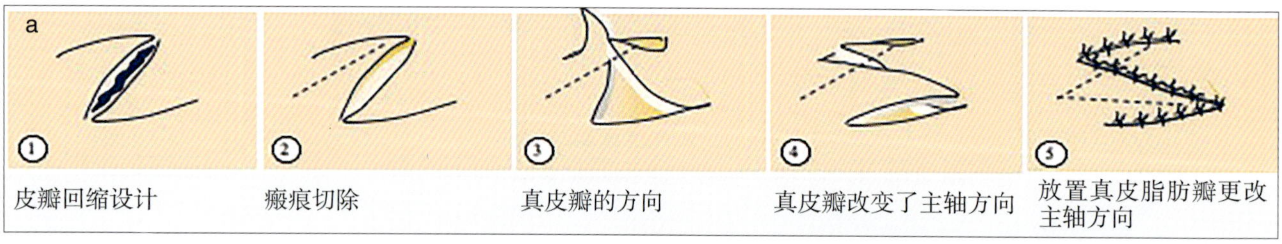

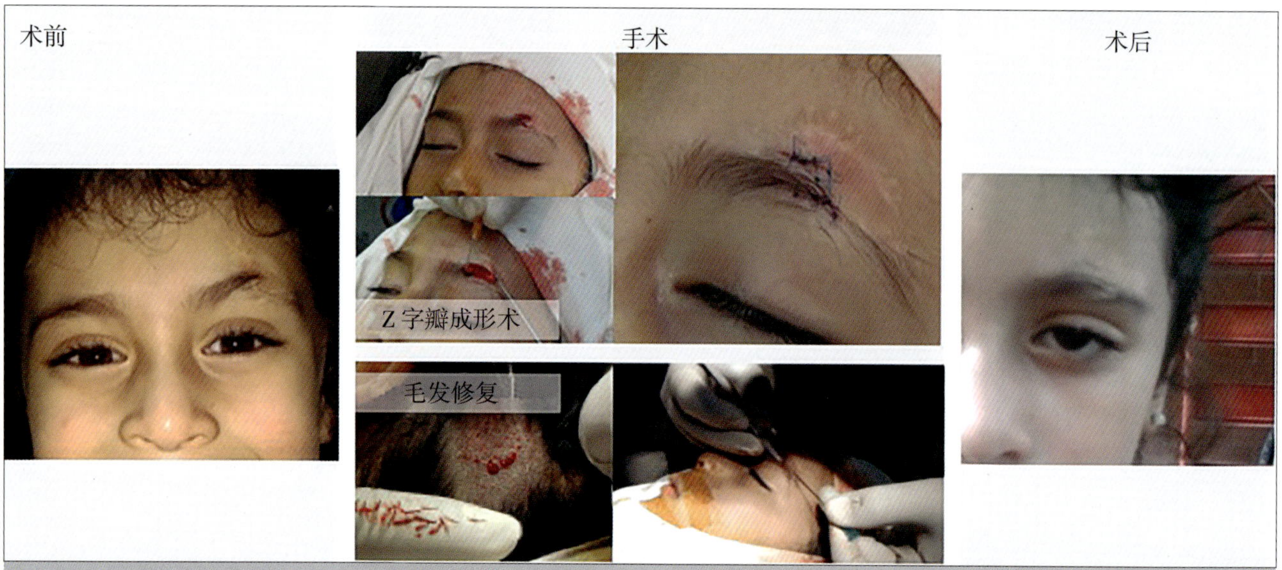

图 21.25　a、b. 用于眉毛重建的移行皮瓣

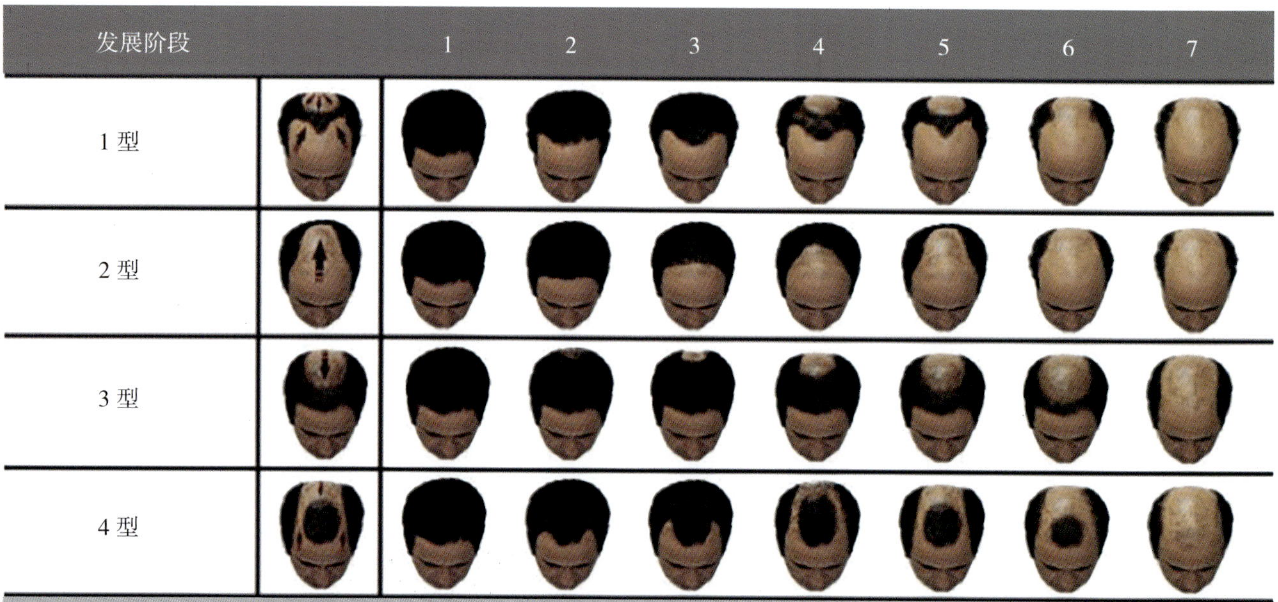

图 21.26　雄激素性脱发

是必要的。单一手术可能不是最佳方案。了解本节中提到的每种技术的概念非常重要，即使是除了 FUE 之外的其他方法。只有在考虑到所有方法的情况下，才能考虑这种选择。

请记住，在美容整形外科手术中，每种技术都可能有所帮助，没有哪种技术一定比其他技术更好。在评估时，FUE、FUSS、局部皮瓣、扩张皮瓣、Z 字瓣和其他技术都具有同样的重要性。最重要的是花时间考虑每位患者的需求，想想医生能提供什么，然后选择最适合患者的方法。

推荐阅读

- Jeong SH，Koo SH，Han SK，Kim WK. An algorithmic approach for reconstruction of burn alopecia. Ann Plast Surg 2010；65（3）：330–337.
- Desai SC，Sand JP，Sharon JD，Branham G，Nussenbaum B. Scalp reconstruction：an algorithmic approach and systematic review. JAMA Facial Plast Surg 2015；17（1）：56–66.
- Farjo B，Farjo N，Williams G. Hair transplantation in burn scar alopecia. Scars Burn Heal. 2015 Oct 1；1.

思考问题

Q1.“针刺试验”对创伤后脱发患者有什么用?

A. 它用于测量球状瘢痕组织的血管网络

B. 它用于测量眉毛重建中眶缘的组织厚度

C. 它用于测量头皮瘢痕组织的厚度，以确保瘢痕组织能够接受移植，而不会出现组织弹出风险

D. A 和 C 正确

E. 以上全部错误

Q2.“首选供区”指的是什么?

A. 是指在严重病例中可以获得最多移植物的供区

B. 供体区域可确保毛发特征与待重建区域的原生毛发相似

C. 首选供区是第 1 选择的区域，必须在制定毛发移植重建方案时评估它的可行性

D. B 和 C 正确

E. 以上都是正确的

Q3. 应用潜在雄激素性毛发移植（PAHT）的概念有什么用?

A. 它是将秃发区毛发移植到秃发区处，以确保移植毛发的永久性与原生毛发相同

B. 如果患者将来患上雄激素性脱发，则可避免在秃发区移植“永久性毛发”可能带来的问题

C. 使用这一概念是为了进行头皮重建，保持头皮毛发遗传分布的一致

D. 对于仅发生在额部的创伤后脱发患者，保留枕部供区以便将来进行雄激素性脱发矫正是非常有用的

E. 以上都是正确的

Q4. 形态测量法是一种应用于头发修复的几何测量法，其主要测量：

A. 所选供区的可用移植物数量

B. 需要修复的脱发缺损表面积

C. 其他方法难以测量的不规则形状表面积

D. 通过 FUE 获得的移植物的质量

E. B 和 C 正确

以下哪些陈述是正确的，哪些陈述是错误的？

Q5. FUE 始终是头皮重建手术的首选

Q6. 胡须重建手术的首选供区是胡须

Q7. 瘢痕组织与正常皮肤具有相同的接受能力

Q8. 对于创伤后脱发的头皮重建，STRIP 与 FUE 一样重要和有效

Q9. 对于通过 FUE 获得的移植物，应用植入器已成为瘢痕组织中唯一安全的植入方法

Q10. 由于瘢痕组织的弹性较低，用亚甲蓝来识别之前的切口并不实用

参考文献

[1] Popescu FM.FUE as first intention for hair reconstructive surgery on skin grafts. Hair Transplant Forum Int 2019；29（1）：1，5–6.

[2] Kapil D. Facial hair transplantation. Hair Transplant Forum Int 2015；25（4）：133，139–142.

[3] True R. Beard verses scalp hair. Hair Transplant Forum Int 2015；25（4）：135.

[4] Parsley WM. Instrumentos necesarios para las unidades foliculares. In：Haber RS，Stought DB，eds. Trasplante de pelo—Dermatología Estética. Chapter 13. Elsevier；2007：99–109.

[5] Tolgyesi E. A comparative study of beard and scalp hair. J Soc Cosmet Chem 1983；34（7）：361–382.

[6] Sharon K. Determining safe excision limits in FUE：factors that affect，and a simple way to maintain，aesthetic donor density. Hair Transplant Forum Int 2018；28（1）：1，7–10.

[7] Rassman R，Harria J，Bernstein M. Extracción de las unidades foliculares. In：Haber RS，Stought DB，eds. Trasplante de pelo—Dermatología Estética. Chapter 17. Elsevier；2007：133–137.

[8] Beehner ML. A comparison of hair growth between follicular-unit grafts trimmed "skinny" verses "chubby". Dermatol Surg 1999；25（4）：339–340.

[9] Erdogan K. Keep implanters. www.youtube.com/watch?v=z9o9S8lrrXA.

[10] Speranzini M. FUE graft placement with dull needle implanters into premade sites. Hair Transplant Forum Int 2016；26（2）：49，53–56.

[11] Speranzini M. FUE graft placement using the dull needle implanter（DNI）Technique. Hair Transplant Forum Int 2017；27（2）：45，52–56.

[12] Rashid MN. Recipient site staining：a powerful tool in follicular unit hair transplantation. Hair Transplant Forum Int 2005；15（6）：196.

[13] Beehner ML. FUE verses FUT-MD：study of 1，780 follicles in four patients. Hair Transplant Forum Int 2016；26（4）：160–161.

答案

Q1	C
Q2	D
Q3	E
Q4	E
Q5	错误
Q6	正确
Q7	错误
Q8	正确
Q9	错误
Q10	错误

第 22 节
联合提取——FUT 和 FUE

Seema Garg

概述

关键点

- 通过 FUT 和 FUE 联合应用，可以从头皮供区获取更多的毛囊，而不会超出供区的安全限制，并在每种技术的安全允许范围内。
- 这两种技术可以在同期进行，也可以依次进行。
- FUT 和 FUE 联合应用，是治疗高等级秃发和（或）增加更大密度的理想方法。

前言

在晚期脱发患者中，所需的毛囊数量超过了头皮“安全区”（头皮中含有抗秃基因的毛囊部分）的数量。在治疗晚期秃发时，有必要在不过度提取的情况下从安全区提取最大数量的移植物。有 2 种提取供区毛囊的技术：一种是毛囊单位提取术（FUE），另一种是线性切除术或头皮条切取术，即通常所说的毛囊单位移植术（FUT）。这两种技术都是成熟的技术，最终效果也相同。理想情况下，外科医生应该能够同时掌握这两种技术，并根据患者的病情使用，而不是偏重于某一种手术。

每种手术技术都有其适应证、优点、缺点和局限性。每种不同的移植物提取技术都可以安全地提取到一定数量的移植物，这被称为特定技术可获得移植物的安全上限。如果移植物的需求量超过了获取的安全限度，必须减少密度或覆盖面积，或者重复手术以获得更多的移植物，这将增加所需的手术次数。在某些情况下，外科医生很想超过安全移植物提取上限。在这种情况下，使用 FUE 时，手术医生将会过度提取以及从不安全的供区进行提取。过度提取供区的毛发会影响供区的密度（图 22.1）。此外，来自安全区以外的移植物可能存活时间较短。或者，在头皮条切取术中，有必要采取更宽的头皮条，以达到较高的移植物数量。较宽的移植条可能会产生许多潜在的并发症和副作用，如皮肤张力增加、术后疼痛加剧、皮肤坏死、瘢痕宽大以及条状瘢痕增生等。2 种技术联合应用的概念可以克服这两种技术的缺点和局限性。

定义

“FUE 和 FUT 联合”是指在供区同时进行 FUE

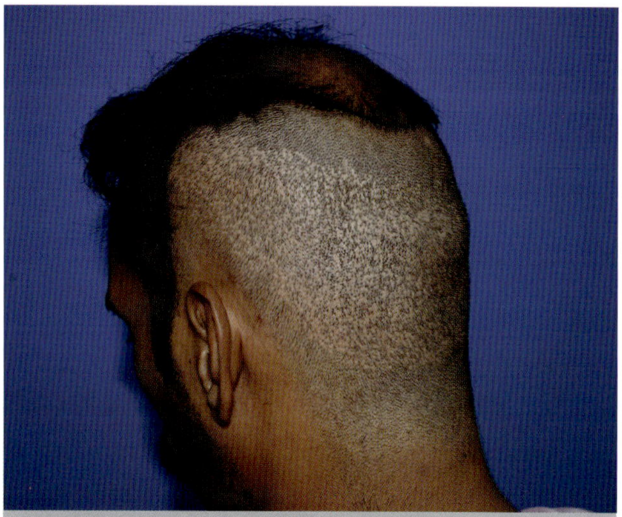

图 22.1　过度提取供区

和 FUT 提取毛囊，目的是获取更多的供区毛囊，为受区提供更高的覆盖率和密度。顾名思义，我们在头皮供区同时进行 FUE 和 FUT。将这两种毛囊获取技术结合起来，不必超过任何一种技术的安全毛囊获取上限，同时还能从同一供区、同次手术或分次手术中获取更多的毛囊。额外的移植物就能够自由地覆盖更大的受区和（或）提供更高的密度。不需要切取更宽的头皮条，因此不会出现切取宽条带的并发症和副反应。不需要过度采集或超出安全供区的界限。因此，我们可以说这是一个“双赢”的局面。

FUE 和 FUT 联合应用的先决条件

- 外科医生及其团队应具备 FUE 和 FUT 的专业知识。
- 患者应同意 FUT 和 FUE。
- 手术时间往往较长，因此患者必须具备适当的条件才能承受如此长的手术时间。

适应证

- 更高等级的脱发——Norwood V型及以上的患者。
- 不想选择多次手术的患者。
- 希望以最少的手术次数获得高密度和更大覆盖面的患者。

优势

- 如果同期进行 FUT 和 FUE 治疗，秃发等级越高，手术次数越少。
- 联合移植手术提取的移植物总数要多于单一技术提取的移植物总数。如果只用一种技术获取相同数量的移植物（用联合技术获取的移植物），那么就需要进行多次治疗，而且有可能出现与供区相关的并发症。
- 通过将这两种技术联合应用，可以在更短的时间内以更少的疗程获得理想的效果。

FUT 和 FUE 联合应用的类型

- A 型：FUE 和 FUT 在初次治疗中联合应用，2 种提取技术同期进行。
- B 型：二次组合，2 种技术在 2 个不同的手术中相继进行。

FUE 和 FUT 在第 1 次手术中联合应用

FUE 和 FUT 可在同一个疗程中完成。根据移植物的数量，可以在同一天或连续 2 天进行。FUT 和 FUE 的技术与单独进行时相同。如图 22.2 所示，供区的取材区域会被标记出来。按照 Cole 和 Devroye 的描述，用蓝色墨水绘制 FUE 安全供区界线。

在至少 3 个位置使用毛囊镜或密度计测量供区密度，并计算出以毛囊单位每平方厘米为单位的平均供区密度。需要评估供区的弹性。

计算

- 确定需要的移植物总数：例如 4000 根。

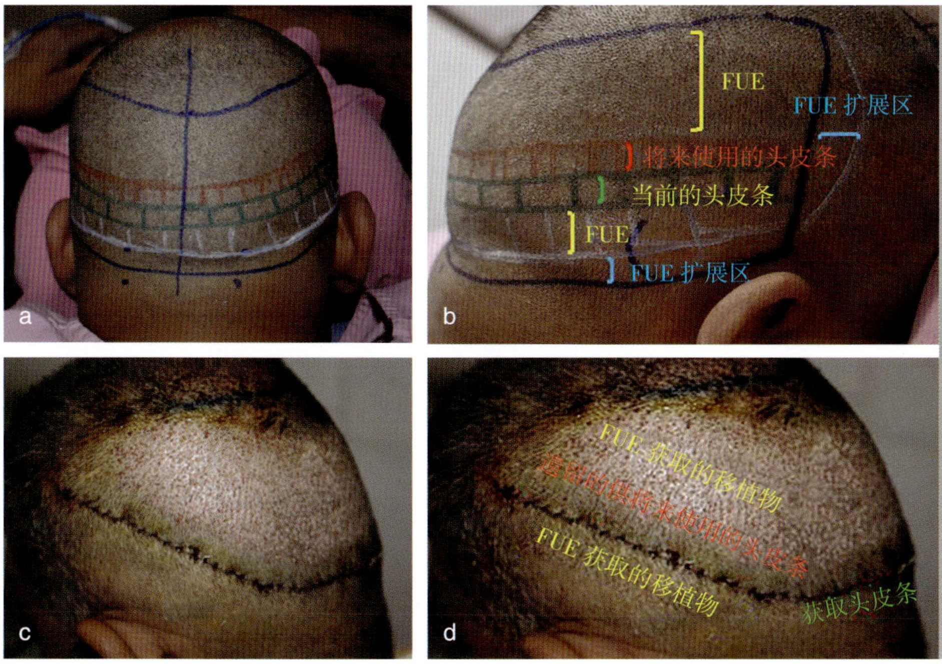

图 22.2　a、b. 头皮条和毛囊单位提取术（FUE）联合方法在初始手术病例的供区规划。FUE 安全供区的上端界线用蓝线标记，下端界线用白线标记。绿色标记区域为头皮条获取区域，红色标记区域为将来需要切取头皮条的区域。c、d. 已经完成了 FUT 和 FUE。头皮条切取后缝合线上方的区域保留完好，以便将来做头皮条切取

• 根据移植密度和弹性计算头皮条的必要尺寸。

举例说明：平均密度为 86 FU/cm^2，头皮弹性为 20%，如果可以切取 28 cm 长和 10 mm 宽的头皮条，则总移植量的计算方法如下：

头皮条中移植物的量 = 密度（FU/cm^2）× 头皮条长（cm）× 头皮条宽（cm）=86 × 28 × 1=2408 根移植物

FUE 获取的移植物 = 总需求量 – 头皮条中移植物的量

4000–2408=1592 根（通过 FUE 获得的）移植物

因此，最终的计算结果是：

头皮条中的移植物：2408
通过 FUE 获得的移植物：1592
总计 =4000 根移植物

标记

展示如下：

（1）标记目前的头皮条切取的范围：触摸枕突，在枕突上方（绿色划线区域）做标记。作者更喜欢在枕骨突起的正上方标记头皮条范围，以便在头皮条下方留出一些安全的供区，用于 FUE 获取移植物。

（2）为将来获取头皮条做标记：同时制作 1 cm 宽的条状红色区域，以便将来需要（红色区域）。

（3）标记 FUE 区域：标记的 FUE 取材区域位于标记将来获取头皮条的区域，以及 FUT 头皮条（当前的头皮条）下方区域的正上方。如图 22.2a、b 所示，枕突下方区域将用于 FUE 获取，即绿线下方与下白线之间的区域。标记的 FUE 获取区应严格限制在安全供区范围内。在图 22.2a、b 中，FUE 安全供区界线的上端和末端用蓝线标记，下端用白线标记。

（4）FUE 扩展区域的标记：上方白线和下方蓝线之间，以及两侧的区域（图 22.2）。

图 22.2 c、d 显示已完成了头皮条切取和 FUE 提取。条状缝合线上方的区域保留完好，以便将来切取头皮条。

FUT 头皮条的获取

实施供区麻醉，并按照标准规范进行头皮条的

切取，关闭伤口，植入所有头皮条获取的移植物。

毛囊单位提取术

如果您有一个庞大的团队，FUE 手术可以在当天完成，也可以在第 2 天完成。作者的团队有 2 名外科医生和庞大的助理团队。作者在植入 FUT 移植物后当天就进行 FUE，并注意尽量减少所有移植物在体外的时间。

二次 FUT 和 FUE 联合应用

在这种方法中，当患者已经接受了 FUT，仍然需要进行其他手术时，有 2 种选择：

方案 1：供区弹性良好，患者同意再次切取头皮条。我们可以将线性切除与 FUE 联合起来。

方案 2：如果由于供区弹性差或患者不希望再次切取的情况下而不能再次取头皮条。可以在第 2 次治疗中通过 FUE 获取移植物。

FUE 的适应证

- 接受过 FUT 但不希望再次接受该手术的患者。
- 接受过 FUT 并且第 2 次切取头皮条将无法达到所需的移植数量。

在第 2 次手术进行 FUE 之前：

- 检查供区及其密度。
- 计划好要获取多少移植物。
- 不要超过安全供区的限制。
- 按照 FUE 的标准技术进行。
- 所有移植物不要从紧邻上一条瘢痕的区域获取。

如果供区的弹性和上一次头皮条切取之后瘢痕性质良好，且患者同意再次切取头皮条，那么外科医生可以将 FUT 与 FUE 同期进行。

- 在后续手术切除中，应切除包括之前手术的瘢痕，以避免供区出现多个“叠加”瘢痕。但如果之前的瘢痕较宽、较厚或位置异常，那么医生应从供区的新部位获取头皮条，而不切除之前的瘢痕。我们已经看到，如果先前的瘢痕不包括在随后取出的头皮条中，就可以获得更多的移植物，宽大瘢痕的治疗是通过毛发移植或头皮微色素沉积来处理。作者认为，如果要对宽大的瘢痕进行手术切除，可以将其作为一项独立的手术，并应在完成所有移植手术后进行。

在安全范围内最大限度地利用供区是植发手术的最终目标，为此，植发医生必须同时掌握 2 种技术：FUT 和 FUE。2 种技术的使用都应征得患者的同意。在同一次手术中进行 FUT 和 FUE 时，外科医生应只从安全的供区获取移植物。

临床案例

案例 1（图22.3）

这是一名 26 岁的 Norwood Ⅵ型脱发男子。他接受了 FUT。总共植入了 3014 根移植物来覆盖前额区。2 年后，他再次前来，要求覆盖剩余的头皮中部和头顶区。我们检查了供区的弹性和密度。我们第 2 次计划并切取了另一个宽 10 mm、长 28 cm 的头皮条。在这里，第 1 条瘢痕和第 2 次的头皮条一起被切除。我们从头皮条中取出了 2044 根移植物。植入这些移植物后，当天又进行了一次 FUE，提取了 1562 根移植物。

因此，在第 2 次手术中，FUT 移植了 2044 根移植物，FUE 移植了 1562 根移植物，总计 3606 根移植物。移植物主要移植在前发际线和头皮中部，也移植了部分在顶部。

2 次手术植入的移植物总数为：FUT 3014 + FUT 2044 + FUE 1562 = 6620 根移植物。

案例 2（图22.4）

这是一名 31 岁的 Norwood Ⅵ型脱发男子，供区密度和弹性良好。根据 Mayer 评分量表，供区密度为 78 个移植物 /cm^2，弹性为 30%。患者希望在一次手术中完成所有可能的手术，并同意进行 FUT 和 FUE 联合手术。头皮条长 1.3 cm、宽 29 mm。从带状

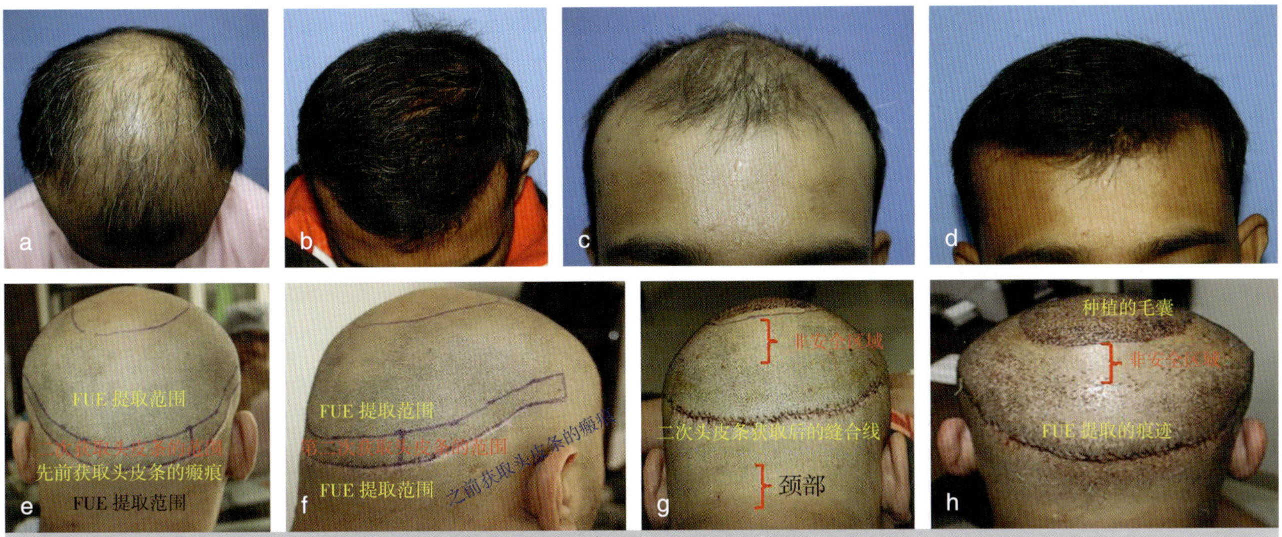

图 22.3　a、c. 术前照片。b、d. 术后照片。e、f. 第一个头皮条切取后的供区规划。g. 第 2 次头皮切取后。h. 毛囊单位提取术（FUE）后

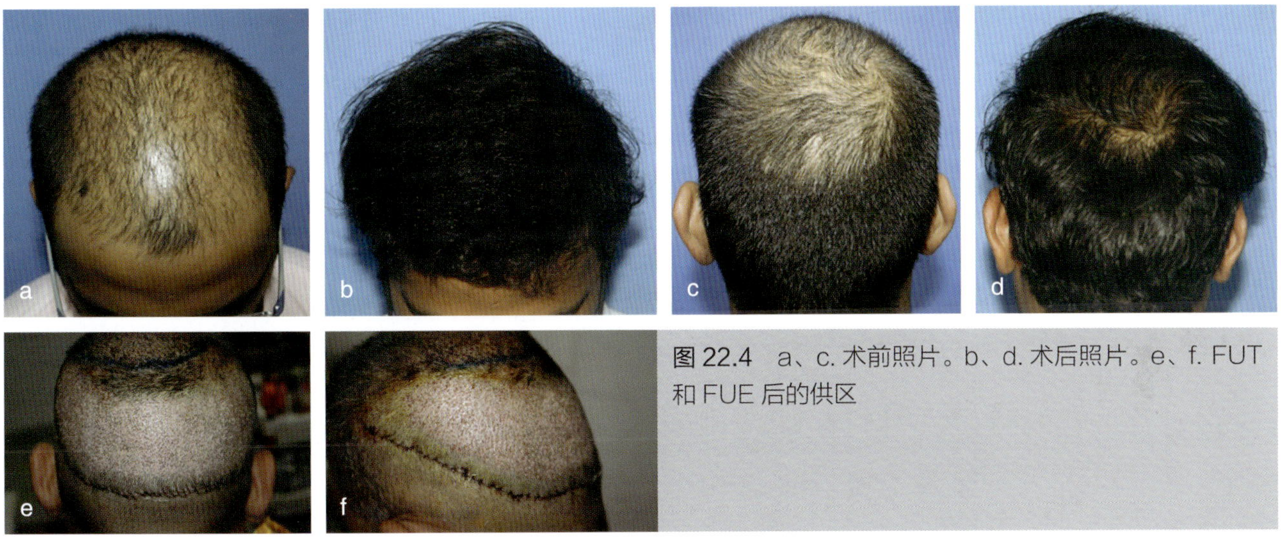

图 22.4　a、c. 术前照片。b、d. 术后照片。e、f. FUT 和 FUE 后的供区

毛发上共分离出 2873 根移植物。切口上方留出 1 cm 宽的毛发覆盖区域，第 2 天进行 FUE。通过 FUE 切取了 1778 根移植物。从头皮条中获取到的以及 FUE 提取的移植物总数为 2873+1778=4651 根移植物。

移植物被植入前额、头皮中部和顶部。患者每天 2 次外用米诺地尔（5%）和口服 1 片非那雄胺（1 mg）。随访时，患者表示满意，没有要求进一步手术。如图 22.4 d 所示，10 个月后，他的头顶部通过药物治疗有所改善。

案例 3（图22.5）

这是一位 Norwood Ⅵ型患者，头皮中部和前方有一些头发。他曾进行过一次 FUT，但由于移植后的毛发生长不良，效果并不理想。作者检查了他的头皮。头皮松弛情况良好，但他的瘢痕有 2 cm 宽。作者决定不切除瘢痕。在另一个头皮条区域做了标记，在瘢痕和第二个头皮条之间留出了一些生发区。切取头皮条后，从中分离出 2150 根移植物。分离出的所有移植物都已植入。然后从第 1 条瘢痕上方区域和第 2 条切口下方区域用 FUE 提取移植物。出于以下 2 个原因，在前一个条状瘢痕和第 2 个条状切口之间留出了 7 mm 宽的毛发区域：第一，在最终修复瘢痕时，可以从这一区域提取少量移植物植入瘢痕中；第二，不打算切除原来的瘢

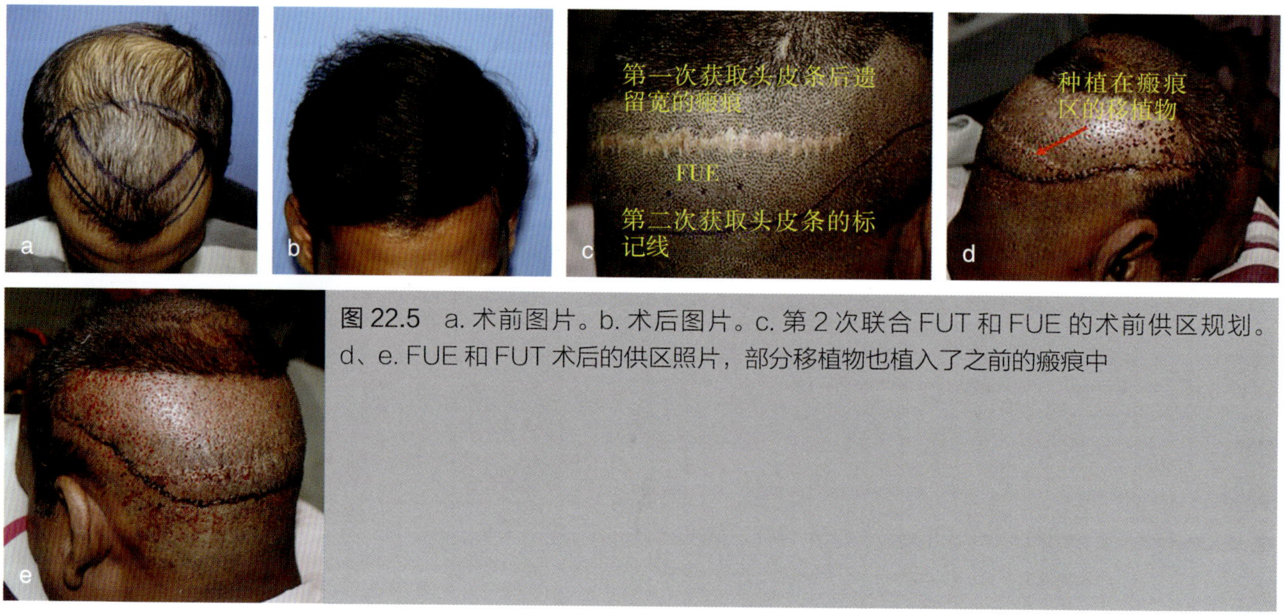

图 22.5 a. 术前图片。b. 术后图片。c. 第 2 次联合 FUT 和 FUE 的术前供区规划。d、e. FUE 和 FUT 术后的供区照片，部分移植物也植入了之前的瘢痕中

痕。通过 FUE 提取了 1890 根移植物。在前额和头皮中部植入的移植物总数为 2150 + 1890 = 4040 根移植物，最终效果令患者非常满意。

结论

FUT 和 FUE 技术的联合应用是指在头皮供区同时进行 FUT 和 FUE。2 种技术联合的目的是获取更多的供区毛囊。如果由专业医生操作，2 种技术的植发效果是一样的。2 种技术各有优势和局限性。2 种技术的联合是一个双赢的局面，既能获得更多移植物，又不会超过任何单一技术的安全极限。通常情况下，“联合”一词是指在同一次手术中同时使用 2 种技术。但作者认为，这种联合可以在同一次手术和（或）在 2 个不同的手术中完成。

推荐阅读

- Crisostomo M. Combined strip and FUE technique. In：Lam S，Williams K Jr，eds. Hair Transplant 360，Vol. 4：FUE. New Delhi：Jaypee Press；2016.

思考问题

Q1. 一名 26 岁的年轻人因Ⅵ型脱发前来就诊，希望进行头发移植手术。他的供区密度和弹性都很好。他对特定的技术没有任何偏好，但希望在一次手术中最大限度地覆盖脱发区头皮。您对他有什么建议？

A. 使用 FUE 从头皮和胡须中获取移植物

B. FUE+FUT+BHT

C. 假发

D. 药物治疗到 30 岁

Q2. 一名曾做过头皮条切除术的男子要求覆盖头顶并降低发际线。他不想再次进行头皮条切除术。哪种方法在单次手术的覆盖面最大？

A. 用 FUE 技术从头皮供区中获取

B. 用 FUE 技术从胡须和胸部获取

C. 两者联合应用

D. 以上都不是

Q3. 之前获取头皮条遗留的瘢痕（　　）

A. 应在下一次头皮条获取时切除

B. 绝不能将其包括在下一次头皮条切取中，因为这会减少移植物的数量

C. 取决于瘢痕的弹性和类型

D. 这是外科医生的选择

Q4. 对晚期脱发采用 FUT 和 FUE 联合技术的优势是什么？

A. 一次治疗可获取更多的移植物

B. 所需的疗程次数较少，即可达到预期效果

C. 尽量减少在安全区之外的提取

D. 以上所有

参考文献

[1] Bernstein RM, Rassman WR, Anderson KW. Follicular unit extraction mega sessions: evolution of a technique. Hair Transplant Forum Int 2004; 14 (3): 97–99.

[2] Garg S, Garg A. Study of ropivacaine block to reduce postoperative pain after strip harvesting, and the relationship of strip width to post-operative pain. Hair Transplant Forum Int 2019; 29 (5): 186–188.

[3] Crisostomo MR. Combined strip and FUE technique. In: Lam SM, Williams K Jr, eds. Hair Transplant 360, Vol. 4: FUE. New Delhi: Jaypee Brothers; 2016: 383–415.

[4] Unger WP. My personal approach to the consultation. In: Unger WP, Shapiro R, Unger R, Unger M, eds. Hair Transplantation. 5th ed. New York: Informa Healthcare; 2011: 63–90.

[5] Cole J, Devroye J. A calculated look at the donor area. Hair Transplant Forum Int 2001; 11 (5): 150–154.

[6] Crisostomo MR, Crisostomo MGR, Tomaz DCC, et al. Untouched strip: a technique to increase the number of follicular units in hair transplants while preserving an untouched area for future surgery. Surg Cosmet Dermatol 2011; 3 (4): 361–364.

[7] Crisostomo MR. Untouched strip: FUE combined with strip surgery to improve the FU number harvested in one session, preserving an untouched area for a possible future transplant. Hair Transplant Forum Int 2012; 22 (1): 12–14.

[8] Crisostomo MR. Combining follicular unit extraction and transplantation: untouched strip technique. In: Barrera A, Uebel CO, eds. Hair Transplantation—The Art of Follicular Unit Micrografting and Minigrafting. 2nd ed. St Louis: Quality Medical Publishing; 2014: 236–261.

[9] True R. Combining FUE and strip harvesting in the same procedure. Presented at the 17th Annual Meeting of the International Society of Hair Restoration Surgery, July 22–26, 2009; Amsterdam, The Netherlands.

[10] Unger W, Cole J. Donor harvesting. In: Unger W, Shapiro R, eds. Hair Transplantation. 4th ed. New York: Marcel Dekker; 2004: 301–348.

[11] Crisostomo MR. Combining follicular unit extraction and strip surgery in secondary procedures to achieve more follicular units: the management of donor area and previous scar. Poster presented at the 21st Annual Meeting of the International Society of Hair Restoration Surgery; October 23–26, 2013; San Francisco, CA, USA.

答案

Q1	B
Q2	C
Q3	C
Q4	D

第 23 节
头发和体毛联合移植

Anil K. Garg

概述

- 导言
- 联合移植的原理
- 联合移植的历史
- 体毛毛囊的优势
- 联合移植的先决条件
- 联合移植的禁忌证
- 技术方法
- 案例研究
- 结论

关键点

- 高度脱发需要大量移植物来覆盖，头皮供区可能不够。
- 来自胡须、躯干和四肢的非头皮供区毛囊可以弥补供区的不足。
- FUE 技术和器械的改进使体毛提取成为可能并取得成功。
- 不同身体部位的毛发特征各不相同，通过对头皮和身体毛发组合的精确规划，可以使两者相得益彰，呈现非常自然的效果。
- 体毛和头皮毛发提取可以在第一次手术过程中一起使用，也在第二次手术过程中在先前移植的头皮毛发上添加体毛，以增加现有的移植密度。
- 切勿将胡须毛囊单独移植到一个区域，因为它们会显得很突出，看起来不自然。
- 与头皮毛发相比，胡须的毛发更粗、更卷、更硬，因此视觉密度比头皮毛发更高，而身体其他部位的毛发则更稀疏。
- 移植到头皮后，体毛的粗细保持不变，但可能比正常情况下长得更长。

导言

毛发移植手术越来越受欢迎，需求量也越来越大。越来越多的患者开始追求更高的密度和覆盖率，并追求自然的外观，这就需要更多的供区毛囊。毛发移植手术最大的限制是头皮供区毛发的供需矛盾。体毛是供区毛囊的良好第二来源。

联合移植是一种与混合移植类似的手术，在这种手术中，多毛囊单位与毛囊单位一起植入，以增加可见毛发的密度。在头皮毛发的基础上移植胡须毛发，不仅可以增加移植毛囊的总数，而且由于胡须毛发的毛干较粗，视觉密度也会更高。虽然身体其他部位的毛发比胡须毛发稀疏，但它们也可以增加覆盖率，而且通常更适合用于发际线和颞部等胡须毛发过于粗糙的部位。

联合移植的原理

头皮生发区总面积约为 520 cm^2，其中约 200 cm^2 为安全供区（该区域不会出现秃顶）。其余约 300 cm^2 的区域受雄激素影响，容易出现脱发。为了达到合理密度的视觉效果，需要在这个 300 cm^2 的区域内对每平方厘米植入 25～30 个移植物。为此，需要 7500～9000 个移植物。根据标准计算，安全头皮供区的移植物总数为 12 500 个，其中可以安全地在多次手术中获取约一半或 5000～6000 个移植物。因此，要覆盖Ⅵ型和Ⅶ型的全秃区域，还需要 2500～3000 个移植物。只有使用额外的头皮毛囊（即体毛毛囊）才能弥补这一不足。由于秃顶具有渐进性，因此在进行长期规划时，最安全的假设是，出现Ⅳ型或以上秃顶的患者很可能会发展到Ⅵ型或Ⅶ型秃顶。随着脱发时间的推移，可能需要 7500～9000 单位移植物来覆盖脱发区。显然，在可能的情况下，有必要利用到体毛。

其他策略对覆盖晚期脱发也很重要，包括规划更高的前发际线、避免移植发冠和发梢，利用移植密度梯度和使用头皮微色素沉积术（SMP）。

联合移植的历史

"联合移植（complex grafting）"，是指在植发手术中植入 FU 和多毛囊单位移植物（MUG），以增加密度、缩短植入时间和整个手术时间。其主要优点是视觉效果更好，但如果操作不当，可能会影响美观，因为将多毛囊单位移植物与 FUS 一起植入的合理规划非常重要。这曾经是 MUG 时代的产物。但后来出现了微移植技术，它能带来更自然的美观效果，因此 MUG 几乎消失了。但是，对更高密度的需求仍然不容忽视。重组移植和高密度移植各有优缺点。高密度移植是指每平方厘米头皮面积上的移植物植入密度超过 30 个。重组移植是指将 2 个或 2 个以上的移植物一起植入同一受区孔内，以增加密度。由缺乏经验的医生进行高密度移植可能会对移植物和受区血管造成更大的创伤。这两种技术都会对移植物的存活造成不利影响，尤其是在操作不熟练的情况下。

体毛毛囊的优势

体毛毛囊在数量和毛囊特征方面都具有显著的额外资源优势。胡须的毛发比头皮毛发浓密，给人一种密度较高的错觉。胸毛没有胡须和头皮毛发浓密，但由于毛发的波浪和卷曲，它仍能提供合理的视觉密度，当然比进行 SMP 要好。阴毛是另一种优质毛发，如果采用 FUE 方法提取，患者愿意接受阴毛提取。

根据 Kim、Hwang 和 Lee 的研究，当体毛被移植到头皮上时，毛干的粗细保持不变，但头发的长度和生长速度会发生变化。毛发变得更长，生长速度更快（不知道这种情况是否会长期存在）。

联合移植的先决条件

- 患者必须有足够多的体毛才能成为候选人。不同种族和个体的体毛表现差异很大。对于某些男性来说，他们的体毛过于稀少，不适合进行体毛移植（BHT）。
- 最常见和最适合提取的部位是胡须、胸部和腹部。
- 有瘢痕疙瘩和（或）增生性瘢痕病史的患者应慎重对待。在这种情况下，应进行少量移植试验。
- 患者需要了解色素缺失或色素沉着的风险。
- 外科医生及其团队必须具备体毛提取方面的专业知识。

联合移植的禁忌证

（1）患者不愿意接受体毛提取。

（2）有强烈瘢痕疙瘩和畸形倾向的患者。

（3）外科医生在缺乏体毛提取的能力。

技术方法

头皮和体毛联合移植有 2 种方法：

（1）作为辅助程序：二次手术。

（2）作为组合程序：作为主要程序。

作为辅助手段（二次手术）

将体毛毛囊移植到之前移植了头皮毛发的区域，以提高视觉密度（俗称“丰满度”）。

作为辅助手段的适应证（二次手术）

（1）曾接受过头皮毛发移植手术，但希望头发更加浓密的患者。

（2）患者的头皮暴露过多。

（3）头皮供区不足以覆盖所需的秃头区。

规划

- 要增加前发际线和颞三角，最好使用头皮毛发，无论是否有胸毛，因为毛干的粗细和特征相似。如果头皮供区已经耗竭，那么胸部的供区毛囊最适合。在移植过程中，必须注意将头发的曲线朝向头皮，而不是远离头皮（图 23.1 和图 23.2）。
- 对于前额和中部头皮的增发，胡须毛囊是最佳选择，胸毛则是第二选择。
- 对于头顶部：
  - 如果在之前的毛发移植没有覆盖顶部头皮，则联合使用头皮、胸部和胡须毛囊，不要单独使用胡须，因为这样看起来不自然。
  - 如果以前移植过顶部，那么可以使用胡须和（或）其他身体供区部位的毛囊来增加密度。重要的是，这些毛囊要均匀分布在移植的头皮毛发上（图 23.1）。

联合使用头皮和体毛移植（首次手术）

在这种模式中，体毛毛囊与头皮毛囊一起用于首次手术。

在首次手术中使用体毛的优势

（1）可以制定一个覆盖整个脱发区和未来脱发区的总体规划。

（2）可以将体毛与头皮毛囊适当混合，以防止体毛看起来不自然。

（3）保留头皮毛囊是为了将来用于重要的美学部位，如增加前发际线和颞部。

（4）对于有家族性脱发的遗传史的年轻患者非常有用——无论他们现在处于哪个脱发阶段，他们未来很可能发展到诺伍德Ⅵ / Ⅶ型阶段。

（5）胡须的毛发浓密而卷曲，与头皮毛发一移植会增加视觉密度，并使移植的头发更有弹性。

（6）体毛对 DHT 不敏感，它们依赖雄性激素。

联合移植的技术细节

对所有诺伍德Ⅵ型及以上男性脱发病例进行检查和评估，以确定是否有头皮和体毛供区。与患者进行详细讨论，并征得患者同意采用联合移植方法。

首先，根据患者和外科医生的选择，采用 FUT 或 FUE 方法提取头皮毛发。按照图 23.3 所示的方案植入头皮供区毛囊，在头皮移植毛囊之间为体毛毛囊留出空隙。整个发际线、过渡区（宏观和微观的不规则）和限定区只用头皮毛发按照美学发际线创建的标准规范进行重建。在前发际区域，只植入少量头皮毛囊，为体毛毛囊留出空间。在前额

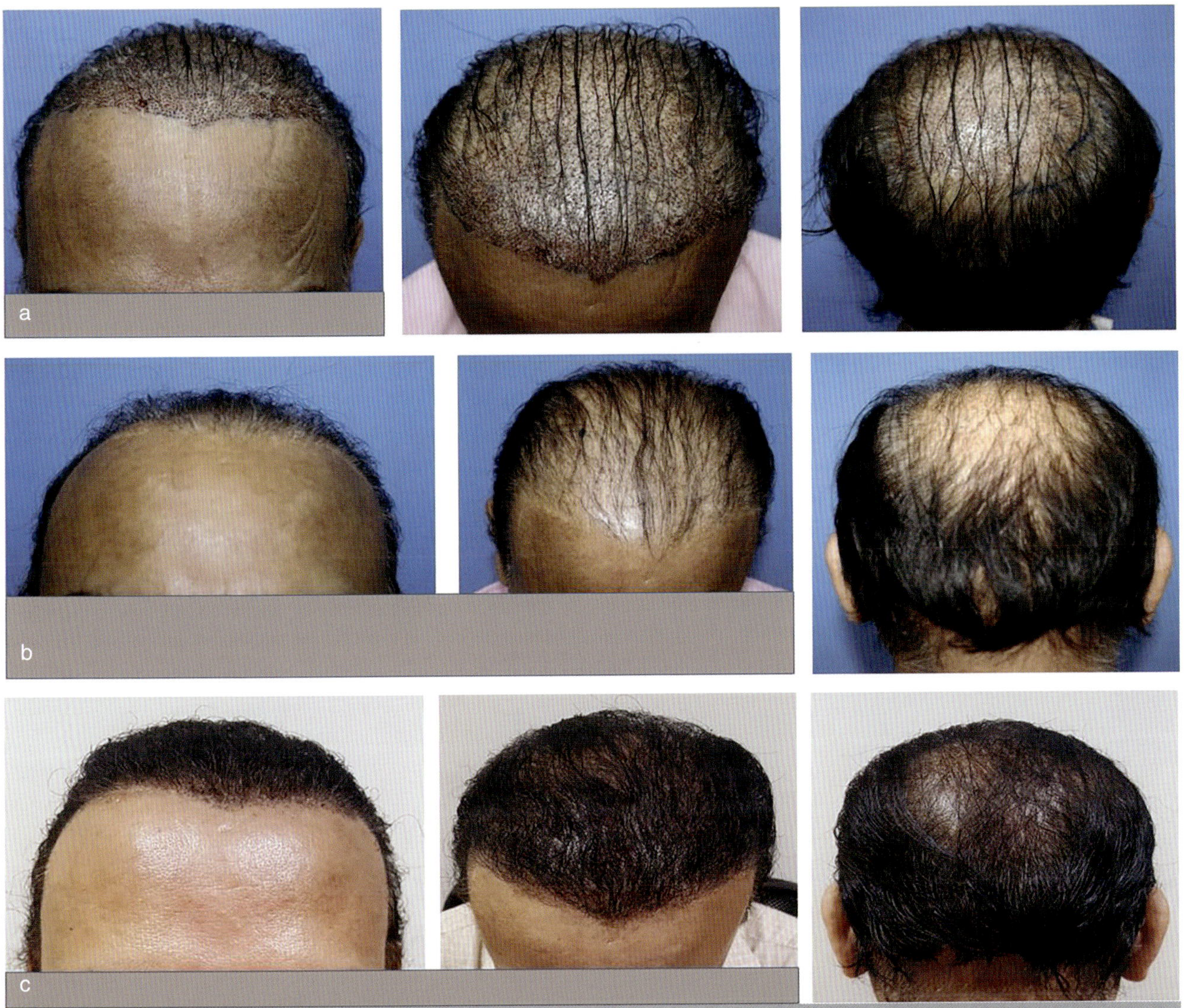

图 23.1　a ~ c. 这是一个之前接受过 4 次头发移植手术的病例，头皮供区已经枯竭。他使用胸部毛囊增加了前发际线和颞部，并使用胡须、胸部和腹部毛囊覆盖了其余的中部头皮和头顶部：胡须毛囊移植 2200 根，胸部毛囊移植 1150 根，腹部毛囊移植 200 根，共计移植 3550 根。a. 术前照片。b. 移植后。c. 术后效果

区，头皮毛囊和体毛毛囊的移植组合比例为 2 : 1。

植入所有头皮毛囊后，采用 FUE 提取体毛毛囊。使用直径为 0.8 mm 或更小的电动微型环钻针提取体毛毛囊。作者倾向于使用直径为 0.75 mm 和 0.8 mm 的超锐利环钻针。也可使用喇叭形混合环钻针或其他各种直径较小的环钻针。作者首选的供区是胡须，其次是胸部、腹部，然后是阴部。

头皮和胡须毛囊的移植比例为 2 : 1，前额其他区域的比例为 1 : 1（根据胡须毛囊的数量，比例可能会有变化）。在头皮中部和头顶部，头皮与胡须毛囊的移植比例为 1 : 1 至 1 : 2，具体取决于供区的可用性。切勿在一个区域只移植胡须毛发，因为会显得突出和不自然。在头顶部，作者倾向于使用头皮对胡须比例为 1 : 2。如果胡须不够，则使用胸部或腹部毛囊。

图 23.3 显示了头皮毛囊和体毛毛囊的组合规划。图 23.3a 是头皮毛囊移植后的情况，图 23.3b 是胡须毛囊移植后的情况。图 23.3 c 显示了在患

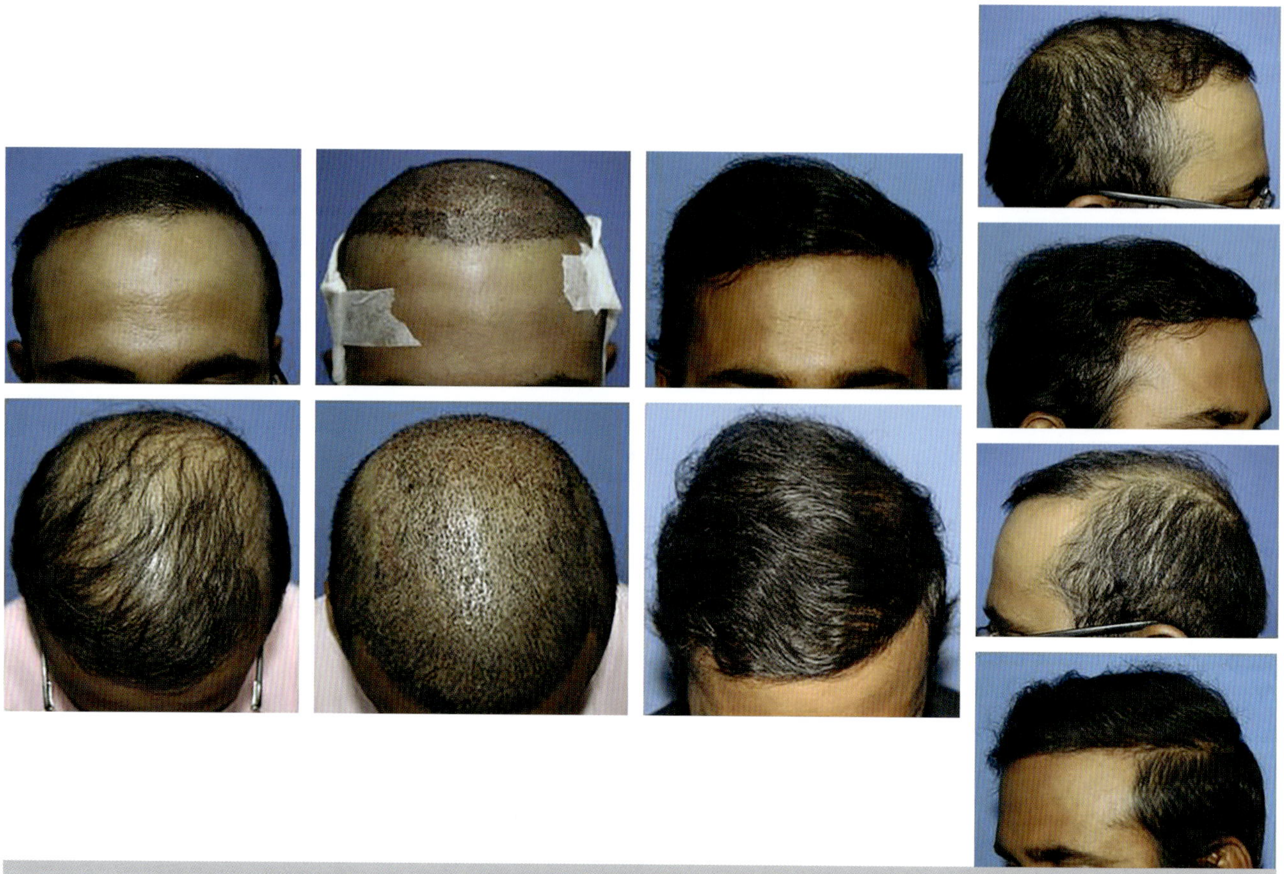

图 23.2　这个病例已经接受过一次毛囊单位移植术（FUT），覆盖了前额区，现在他还想覆盖其余的秃头区域；第 1 天从头皮供区中提取了 2567 株移植物，第 2 天从胡须中提取了 2420 株移植物，从胸部提取了 1058 株移植物。总共植入了 6045 株移植物

者头皮上规划和组合移植体毛和头皮毛囊的过程。

作者通常会在第 1 天植入所有头皮毛发，第 2 天将胡须毛囊植入头皮毛囊之间。所有受区打孔都在第 1 天完成。为了安全起见，作者不会在一天内从 2 个以上的身体部位提取毛囊，因为这可能会超过麻醉药物的安全剂量限制。如果要提取胸部毛囊，建议不要在同一天从其他身体供区部位提取毛囊，因为胸部本身就是一个大的供区，需要更高的麻醉剂量。

对于诺伍德Ⅳ型脱发，大约要植入 2500～3000 株移植物，其中 500～700 株移植物来源于胡须，其余来源于头皮供区。规划如图 23.3b 所示。整个手术在一天内完成。

对于诺伍德Ⅴ型男性型脱发，至少需要 4000～5000 个移植物才能覆盖秃发区。在通过 FUT 或 FUE 进行一次性提取时，可从头皮供区提取 2000～3000 株移植物，然后再从胡须和（或）胸部提取剩余的移植物。在将头皮混合的移植物植入身体时，比例与之前的相同（图 23.4）。手术连续进行 2 天。第 1 天植入所有头皮毛囊，为胡须 / 其他体毛毛囊留出空间，第 2 天提取体毛毛囊并植入留出的空间。

对于诺伍德Ⅵ和Ⅶ型男性型脱发，在与患者讨论后，会对受区和供区进行详细的总体规划。要植入的毛囊总数会被计算出来，然后再根据患者的具体情况决定植入的毛囊数量，此外，还要计算每个区域分多个阶段获取的毛囊数量。

- 常规情况下，诺伍德Ⅵ型脱发需要 6000～7000 个移植物，具体取决于供区的可用性

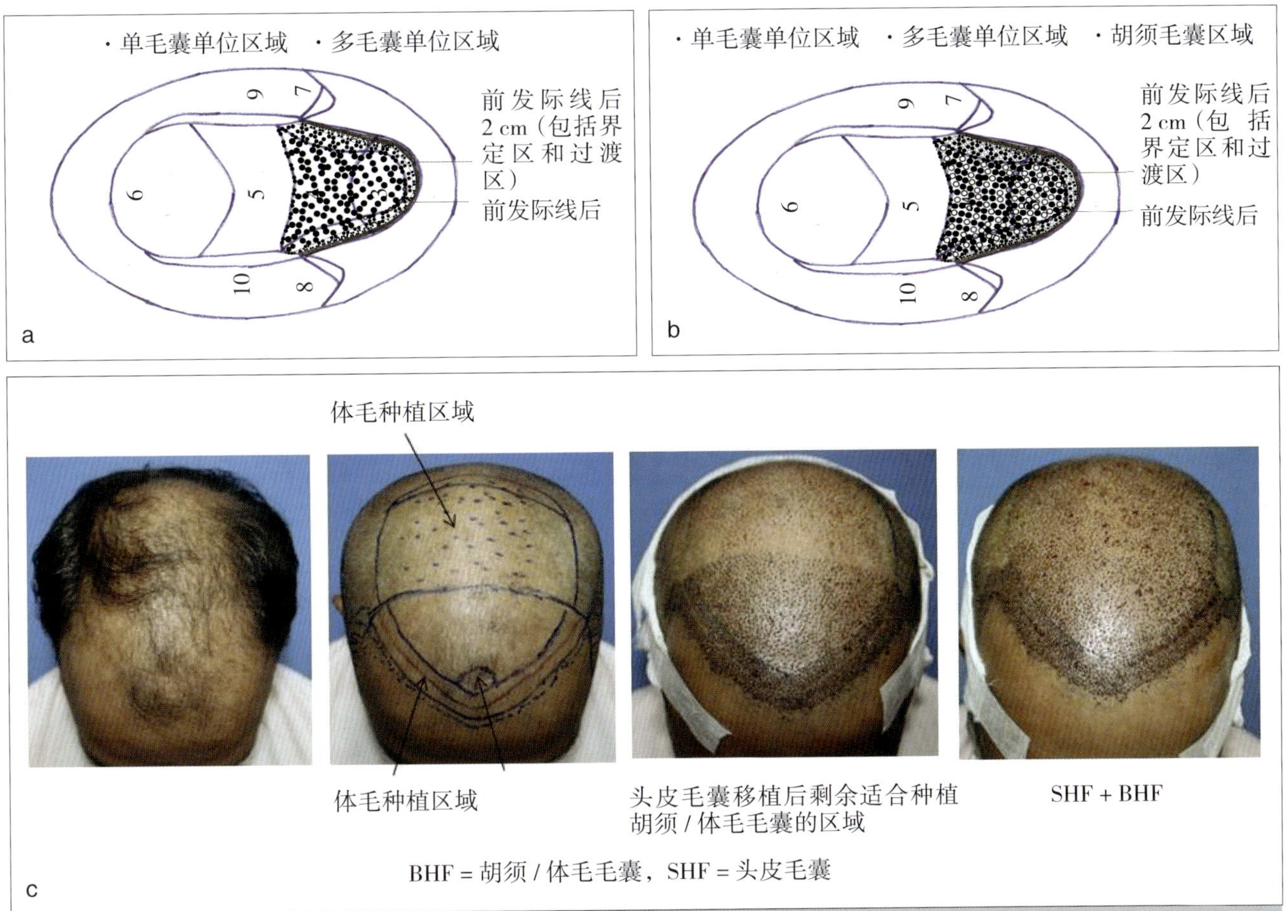

图 23.3　a. 头皮毛囊移植后。TZ：过渡区；DZ：界定区；FU：毛囊单位；MFU：多毛囊单位；AHL：前发际线。b. 在 SHF 之间植入 BHF 后。c. 组合移植的总体规划。该图显示了从诺伍德阶段到Ⅶ型阶段的完整组合规划

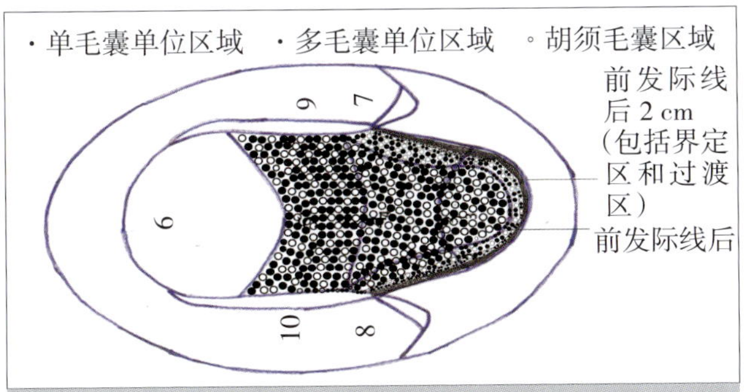

图 23.4　诺伍德Ⅴ型患者的头皮和胡须毛囊规划

和患者对其可承受移植物数量的期望。对于这个总数，分多个阶段从头皮获取 4000 ~ 5000 个移植物，其余的移植物从胡须和身体其他部位获取（图 23.5）。

- 第 1 次手术计划连续进行 2 天。总共采集约 5000 个毛囊，用于覆盖前额和中部头皮秃发区。在 5000 个毛囊中，第 1 天从头皮提取 2500 ~ 3000 个，第 2 天从胡须或身体其他部位提取剩余毛囊。体毛毛囊移植在头皮毛囊的间隙中。前额区域的移植方案与诺伍德Ⅴ型患者的治疗方案相同，头皮的其余部分与胡须混合移植。

根据患者对更高覆盖率和密度的渴望和需求，可以计划进一步的阶段。

- 在诺伍德Ⅶ型患者中（图 23.6），秃发区域接近 280 ~ 300 cm^2，要达到每平方厘米 25 ~ 30 根移植物的密度，需要 7000 ~ 9000 根移植物才能覆盖整个区域。规划与诺伍德Ⅵ型患者相同。
- 根据诺伍德秃发等级对头皮和体毛数量的规划见表 23.1。

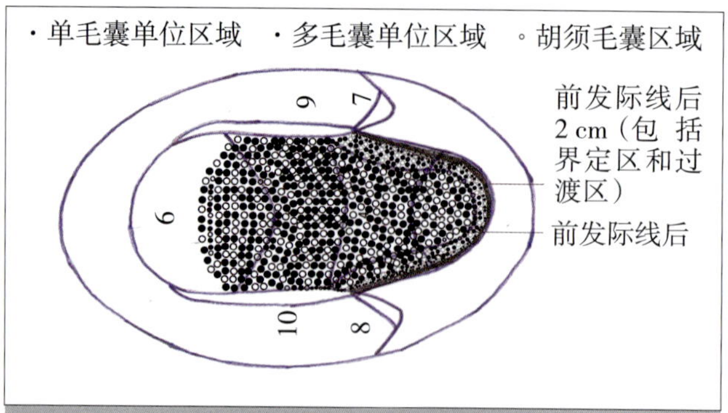

图 23.5 诺伍德Ⅵ型患者的规划

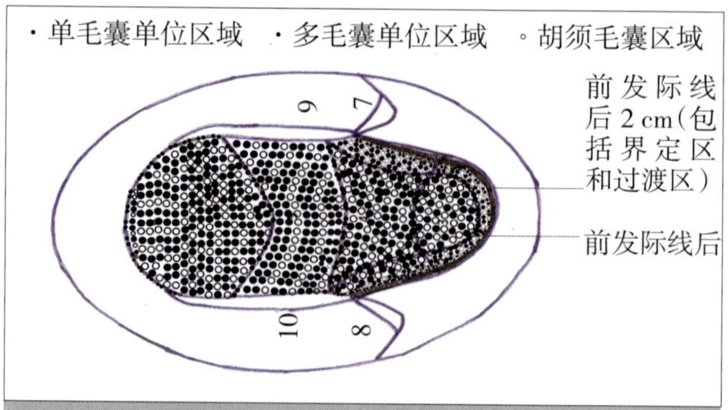

图 23.6 诺伍德Ⅶ型患者的规划

表 23.1 诺伍德男性型秃发分类联合植发方法指南

分类	移植物	头皮毛囊	体毛毛囊	时间
Ⅳ型	2500 ~ 3000 个	2000 ~ 2500 个	500 ~ 700 个	1 天
Ⅴ型	4000 ~ 5000 个	2000 ~ 3000 个	1500 ~ 2000 个	2 天
Ⅵ型	6000 ~ 7000 个	4000 ~ 5000 个	2000 ~ 2500 个	2 天以上
Ⅶ型	7000 ~ 9000 个	4500 ~ 6000 个	2500 ~ 3000 个	2 天以上

案例研究

以下是作者使用联合移植技术完成的几个案例。这些案例提供了如何在最短时间以合理的密度覆盖更高等级秃发的联合移植的方法。

案例 1

图 23.7 所示的患者为男性诺伍德Ⅳ型脱发，有脱发家族史。作者计划采用 FUE 方法。他有良好的胡须和头皮供区毛发。作者在同一天从头皮供区提取了 2493 个毛囊，从胡须阴影区（下颌线以下）提取了 524 个毛囊。图中还显示了 11 个月后的植发效果。

案例 2

图 23.8 所示的患者是一名 28 岁的男性，患有弥漫性脱发，并接受了脱发治疗。他希望进行毛发移植，并选择了 FUE 方法，同意进行头皮和胡须毛囊采集。2 天内共提取了 5119 个毛囊。第 1 天提取了 3112 个头皮毛囊，植入前额和头皮中部，为胡须毛囊留出了空间。第 2 天，提取了 2007 个胡须毛囊提取并植入。图中还显示了植发 13 个月后的植发效果。

案例 3

图 23.9 所示的患者是一名 37 岁的男性。他正在接受治疗，希望一次性覆盖整个头皮。总共 4900 个 FUE 移植物被植入预先制作的切口中。第 1 天从头皮提取并植入 2996 个 FUE 毛囊，第 2 天提取 1904 个胡须毛囊并植入头皮毛囊之间。图中还显示了植发 11 个月后的效果。

案例 4

图 23.10 所示的患者是一名 63 岁的男性，患有诺伍德第Ⅶ型男性型脱发，胡须、胸部和腹部毛发质量良好。患者长期使用发片，希望停止使用。作者计算了一下，要覆盖秃发区需要近 7000 根头发。可用的头皮供区头发质量很好，但可供提取的移植物数量有限。作者计划分多个阶段覆盖整个脱发区。

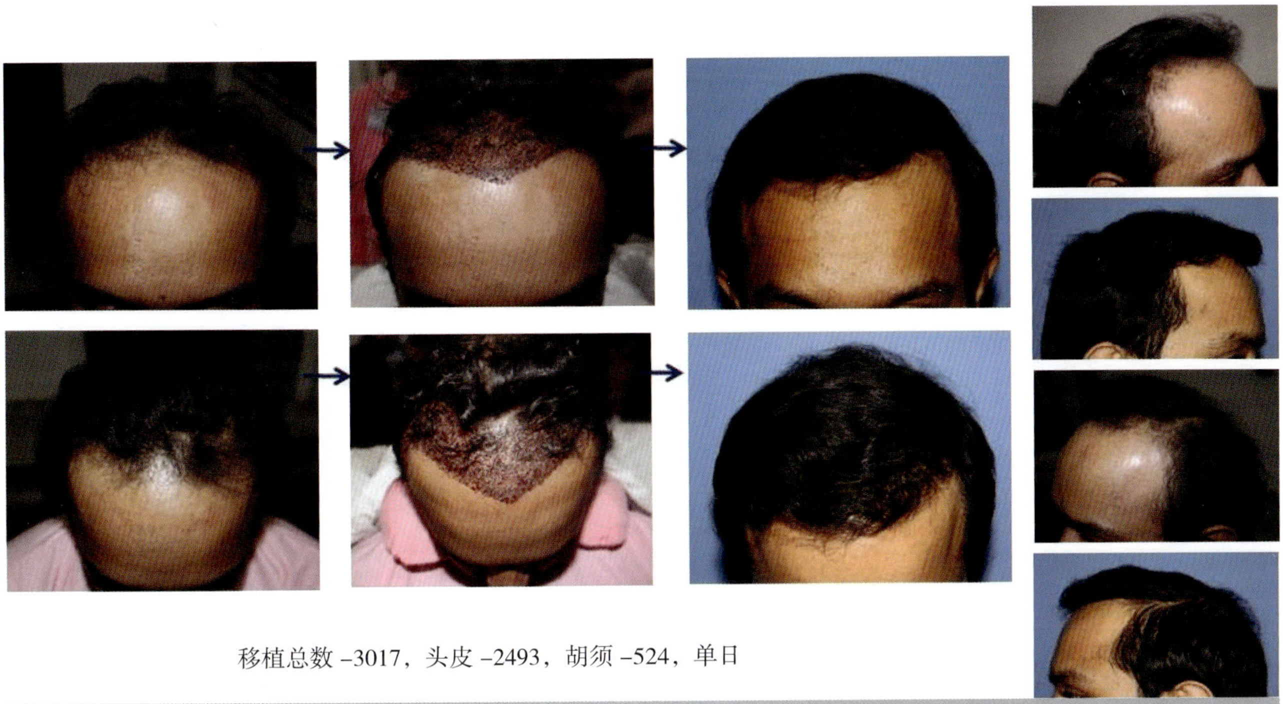

移植总数 –3017，头皮 –2493，胡须 –524，单日

图 23.7　男性诺伍德Ⅳ型脱发患者，有秃发家族史

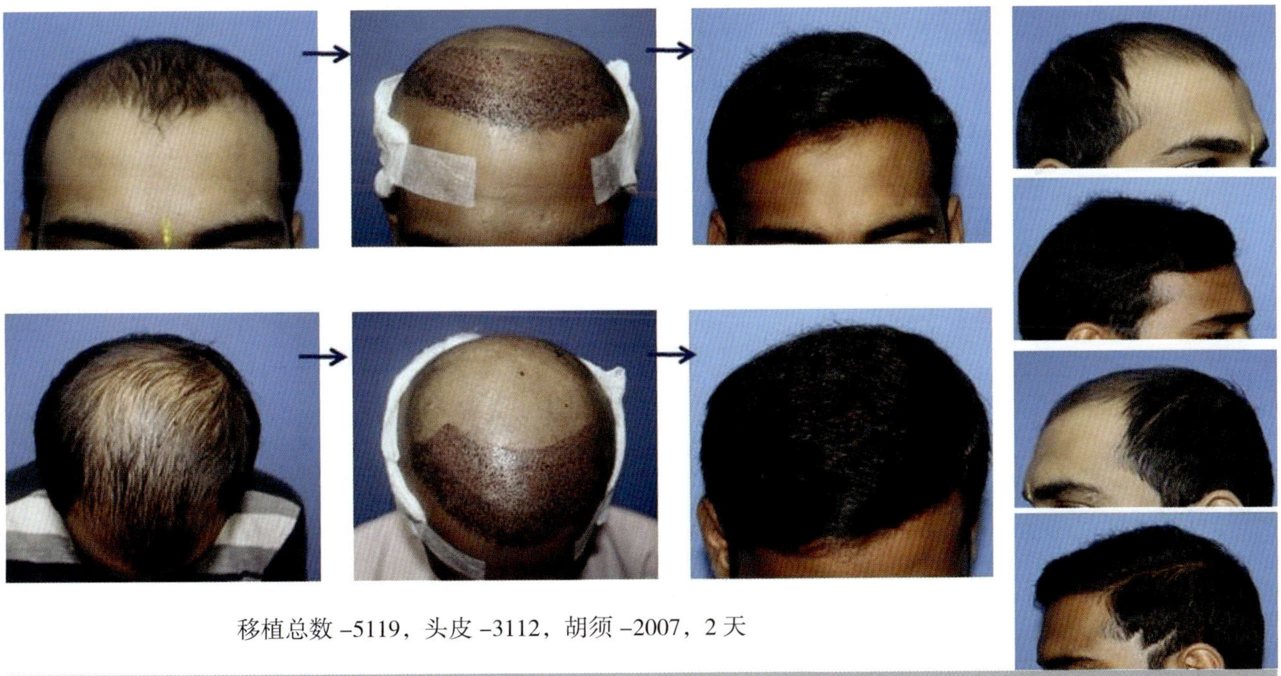

移植总数 –5119，头皮 –3112，胡须 –2007，2 天

图 23.8　男性弥漫性脱发患者，植发 13 个月后的效果

第一阶段计划为期 2 天，其中第 1 天移植 2353 个头皮毛囊，第 2 天移植 2004 个胡须毛囊，2 天内共移植 4357 个毛囊，覆盖头皮前部和中前部。

第二阶段是在第一阶段结束 4 个月后进行的。在第二阶段中，第 1 天提取并移植了 930 个胸毛毛囊第 2 天提取并移植了 1563 个胡须毛囊。在第二阶段后中头皮和头冠区也被覆盖。最终的移植

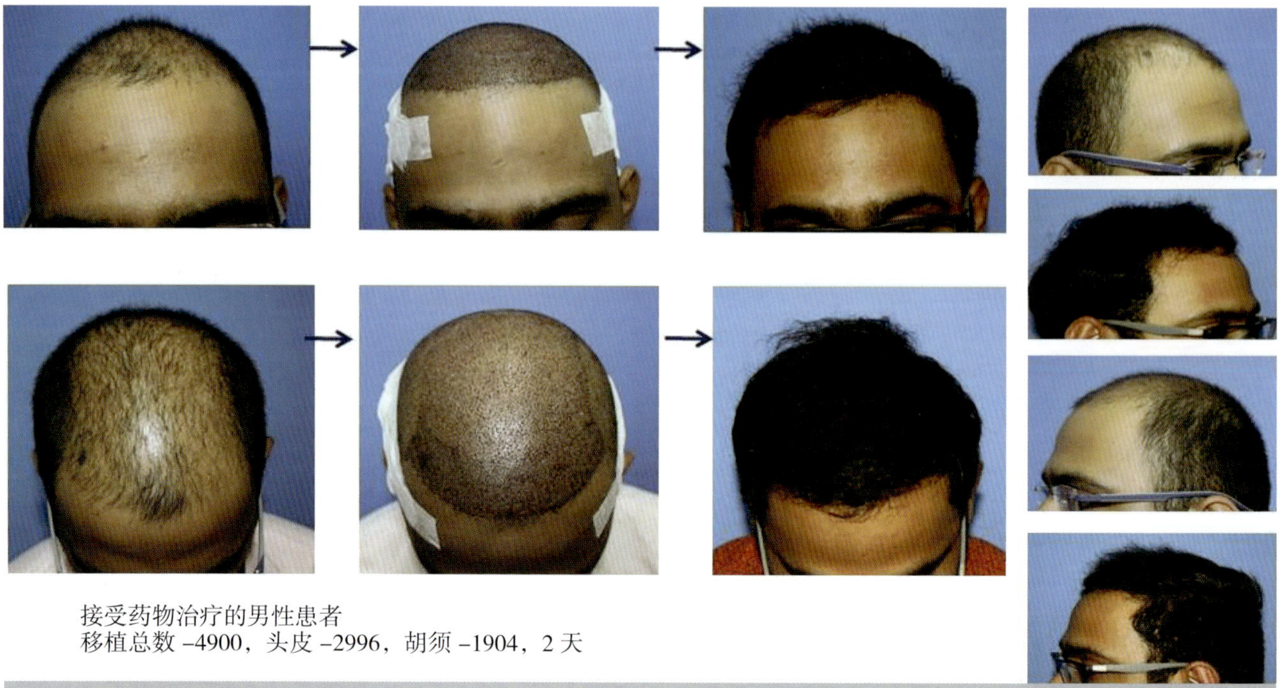

图 23.9　男性弥漫性脱发患者，植发 11 个月后的效果

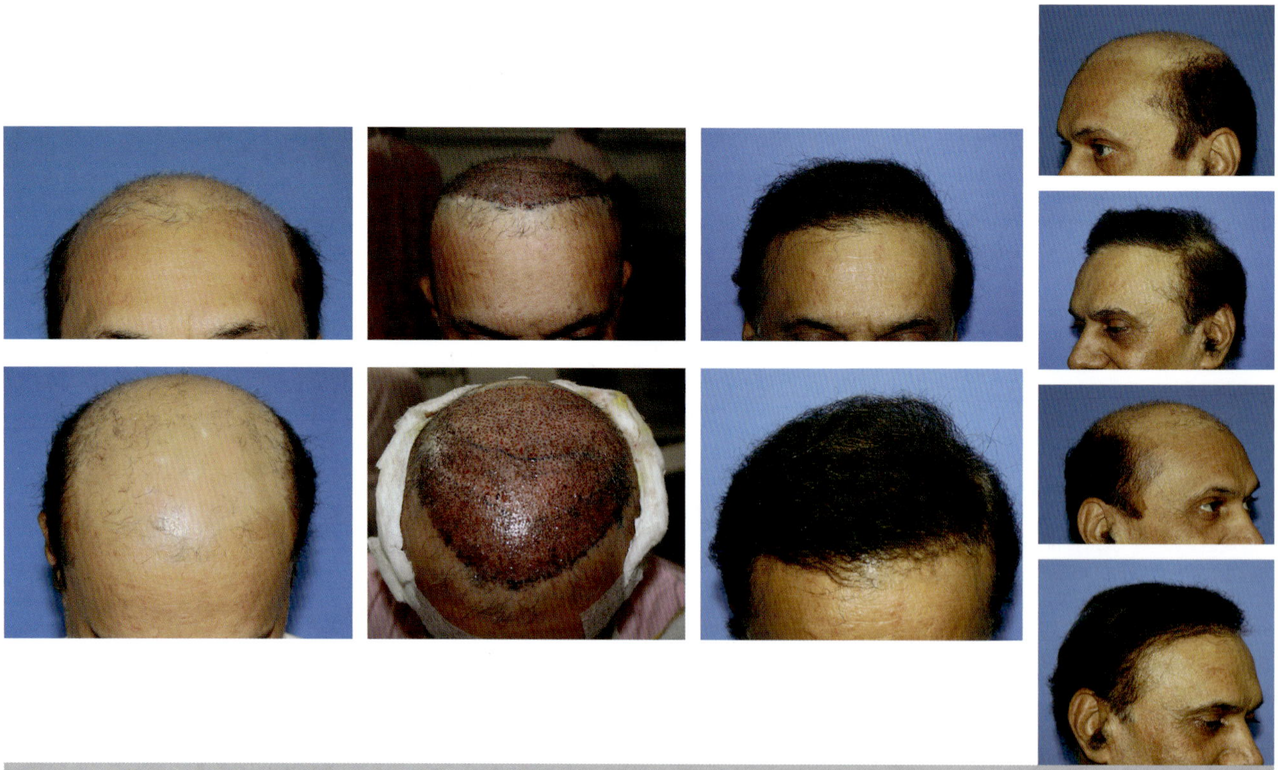

图 23.10　诺伍德Ⅶ型男性型秃发

总数为6850根毛发，其中头皮毛发2353根，胡须3567根，胸部930根。

结论

在治疗高度秃顶时，对覆盖面和密度的要求越来越高。头皮供区的供应有限，现有的移植物不足以覆盖更高的脱发等级。来自胡须、躯干和四肢等身体不同部位的非头皮供区毛发可以提供所需的额外毛囊。FUE技术和器械的改进使体毛提取成为可能并取得成功。头皮毛囊与体毛毛囊的适当分布和组合将增加毛发移植的最终视觉密度，并掩盖体毛毛囊的个体差异特征。

推荐阅读

- True RH. FUE from beard and body. In：Lam SM，Williams JR，eds. Hair Transplant 360 Volume 4 FUE. New Delhi：Jaypee Brothers；2014.
- Jack MY，Amy YY. Donor area harvesting，beard to scalp. In：Unger WP，Shapiro R. Hair Transplantation. 5th ed. Informa Healthcare；2011.
- Cole J. Donor area harvesting，body to scalp. In：Unger WP，Shapiro R. Hair Transplantation. 5th ed. Informa Healthcare；2011.

思考问题

Q1. 一名56岁的男性，诺伍德Ⅶ型秃顶，曾在头皮供区做过2次FUT和2次FUE，他来找您，希望增加前发际线区和前额区的头发密度。如果可能，他还希望在头皮中部和头顶植发。他的头皮供区几乎枯竭。您有什么建议?

A. 由于头皮供区已经枯竭，不可能再次进行毛发移植

B. 从身体供区来源（胡须、胸部和腹部）提取移植物，植入现有头皮毛发之间。对于前发际区，使用胸部和腹部的移植物

C. 使用胡须毛发移植来增加前发际线区域的密度，因为它们很茂密

D. 从头皮上再取下一条

Q2. 胡须毛发提取的术前指导是（　　）

A. 3天前刮胡须

B. 15天前刮胡须

C. 如果胡须中留有长发，就不要刮胡子

D. 以上都不是

以下哪些陈述是正确的，哪些陈述是错误的?

Q3. 胡须的毛囊较粗且卷曲，因此是颞部重建的最佳毛发

Q4. 如果没有头皮供区毛囊，躯干供区毛囊可用于重建前发际线

Q5. 最好使用人造头发而不是体毛毛囊作为供区毛囊

Q6. 对于较高级别的秃顶，建议使用发贴，而不是使用体毛毛囊进行植发

Q7. 从技术上讲，提取体毛毛囊比提取头皮毛囊要容易得多，因为体毛毛囊位于皮下脂肪中非

常浅的位置，没有骨质支撑，毛发角度非常锐利

Q8. 根据 Kim 和 Hwang 的研究，将体毛植入头皮后，毛干的粗细保持不变，但毛发的长度和生长速度会发生变化，头发会变长，生长速度也会加快

参考文献

[1] John C. Donor area harvesting body to scalp. In：Unger WP，Shapiro R，eds. Hair Transplantation. 5th ed. London：Informa Healthcare；2011：304–305.
[2] Jack MY，Amy YY. Donor area harvesting beard to scalp. In：Unger WP，Shapiro R，eds. Hair Transplantation. 5th ed. London：Informa Healthcare；2011：300–302.
[3] Unger WP. Why mixed grafting：follicular units and multi–follicular unit grafts. In：Unger WP，Shapiro R，eds. Hair Transplantation. 4th ed. New York：Marcel Decker；2004：477.
[4] Unger WP. Why mixed grafting：follicular units and multi–follicular unit grafts. In：Unger WP，Shapiro R，eds. Hair Transplantation. 4th ed. New York：Marcel Decker；2004：488.
[5] Bernstein RM，Rassman WR，Seager D，et al. Standardizing the classification and description of follicular unit transplantation and mini–micro grafting techniques. Dermatol Surg 1998；24：957–963.
[6] Jimenez F，Ruifernάndez JM. Distribution of human hair in follicular units. A mathematical model for estimating the donor size in follicular unit transplantation. Dermatol Surg 1999；25（4）：294–298.
[7] Cole J，Devroye J. A calculated look at the donor area. Hair Transplant Forum Intl 2001；11（5）：150–154.
[8] Unger W，Solish N，Giguere D，et al. Delineating the “safe” donor area for hair transplanting. Am J Cosmet Surg 1994；11：239–243.
[9] Mayer M，Keene S，Perez–Meza D. Graft density production curve with dense packing. International Society of Hair Restoration Surgery Annual Meeting，Sydney，Australia；August 24–28，2005..
[10] Nakatsui T，Wong J，Groot D. Survival of densely packed follicular unit grafts using the lateral slit technique. Dermatol Surg 2008；34（8）：1016–1022，discussion 1022– 1025.
[11] Hwang S，Kim JC，Ryu HS，et al. Does the recipient site influence the hair growth characteristics in hair transplantation? Dermatol Surg 2002；28（9）：795–798，discussion 798–799.
[12] Hwang ST，Kim HY，Lee SJ，Lee WJ，Kim DW，Kim JC. Recipient–site influence in hair transplantation：a con–firmative study. Dermatol Surg 2009；35（6）：1011–1014.
[13] Lee SH，Kim DW，Jun JB，Lee SJ，Kim JC，Kim NH. The changes in hair growth pattern after autologous hair transplantation. Dermatol Surg 1999；25（8）：605–609.
[14] Shapiro R. Principles and techniques used to create a natural hairline in surgical hair restoration. Facial Plast Surg Clin North Am 2004；12（2）：201–217.

答案

Q1	B
Q2	A
Q3	错
Q4	对
Q5	错
Q6	错
Q7	错
Q8	对

第 24 节 修复案例的治疗方法

James A. Harris

概述

关键点

- 倾听患者对异常情况的看法。
- 检查患者之前移植手术后的不良外观，并确定可用于修复的供区来源。
- 对异常情况进行分类，如设计错误、移植物外观不佳（堵塞、方向不佳等）、供区耗竭或瘢痕。
- 利用现有资源制定修复计划，如补充移植、全部或部分移植物切除、覆盖或脱毛。

导言

每一位植发外科医生在面诊时都可能会遇到要求对以前的植发手术进行修复的患者。由于手术技术的进步，需要修复的病例正在减少。具体地说，从皮瓣、插发、头皮缩小和微型移植到毛囊单位移植，这些技术创造了更大的容错空间，总体而言，也带来了更好的美感。尽管如此，在使用毛囊单位移植术时，如果缺乏基本的毛发修复技术或应用不当，仍可能导致不良后果，需要进行修复。非专业人员进行手术的不幸趋势加剧了这种情况的发生。

除了在受区进行移植手术会影响美观外，在供区进行移植手术也有可能影响美观，由于剥离手术或过度提取造成的瘢痕过多，形成钻取的形状，或通过毛囊单位提取术（FUE）从不安全的供区提取移植物。

本节旨在为外科新手医生提供一种策略，用于分析移植手术导致的不良美学效果，并制定修复策略。外科医生必须确定自己是否有能力完成必要的步骤，如果没有能力，则应向有能力的同事请教。

修复的最终目的是为患者和与患者接触的人呈现出外观完全自然的头皮。这就意味着，包括患者在内的任何人在观察患者头皮时，都不会或在可能的最小范围内看到曾经进行过毛发修复的证据。

本文讨论的主要重点是头皮毛发移植问题，而不涉及面部区域（胡须、眉毛、睫毛）或身体区域（胸部、阴部）的毛发移植问题。下面讨论的许多策略也可用于这些区域。

患者咨询

第一次见到患者时，倾听患者陈述问题所在是非常重要的。医生在第一次见到患者时就会对可能需要修复的问题形成自己的看法，这种情况并不少见，但患者可能会对一些最初并不明显的问题感到困扰或担忧。这并不是说，在患者表达了他们的担忧后，医生就不会给出自己的意见。例如，作者曾参与过多次咨询，患者可能会指出，他们唯一担心的是前额中部因前次手术而出现的堵塞，风一吹就会暴露出来。另一方面，当作者与患者交谈时，看到的只是他们的发际线缺乏不规则性，或者看到发际线中有 3 个毛囊单位的毛发。

聆听患者最困扰的问题固然重要，但就如何解决整体美观效果提出建议也是有必要的。重要的是，如果患者只想解决前额中部的堵塞问题，而你只进行了这一修复，那么患者可能会对自己的术后效果很满意，并告诉所有人是你为他们进行了植发修复。但在旁人看来，他们看到的只是一条有小撮头发的笔直发际线，而不是一条精致的发际线。这并不能很好地体现你的修复技术。如果在这个例子中，他们选择不修复发际线，您可以要求他们永远不要告诉任何人您是为他们做手术的医生。这并不是理论上的，我就遇到过很多次这样的情况。

最后，重要的是要了解患者愿意接受哪些操作或护理来完成修复。讨论的内容应包括患者是否愿意接受手术（包括瘢痕修整），从前额发际线移除可能会留下瘢痕，或在一段时间内可见的移植物，剃除供区以获得更多的 FUE 移植物，将移植物剥离，使用体毛，如果目前使用发饰是否愿意在一定时间内放弃使用等。

其中许多因素将决定外科医生完成修复手术的方法。充分告知这些因素对于最终确定重建手术方案非常重要。

患者评估

在与患者讨论之后，医生现在有责任对患者进行检查，以确定引起患者担忧的美学问题，并找出患者可能没有注意到的问题。这一步至关重要，因为它将为规划所需修复措施的步骤提供依据。一个患者身上出现多个问题的情况并不少见，这些问题需要在一次手术中进行多次干预，或者需要在一段时间内进行多次手术。

对患者的评估当然要以其关注的问题为导向，但也应遵循明确的进度，以便全面了解相关问题的性质。其中关于评估最重要的方面是为医生提供可用于修复的资源，并提供重要信息，说明可能用于纠正这些问题的资源。

关于植发修复和植发方法的信息很多，这对每个面临植发修复的患者来说都是很好的资源。Vance Elliott 博士提出了一种名为 PASSO 的发际线分析和修复算法。这几个字母分别代表位置、角度、形状、柔软度和其他。相信他的方法可以扩展到任何由于植发手术而导致的头皮美学问题。

他的分析要素有助于发现问题，并指导医生决定所需的纠正措施。以下内容改编自埃利奥特博士的分析方法。

位置：分析移植位置，无论是发际线还是其他区域（头顶、颞部等），以确定潜在问题并指导所需的矫正。

角度：观察移植头发的生长角度和方向，以及它们与周围原生头发在自然度和流畅度方面的关系。

形状：检查是否有不对称或不自然的缝隙。

柔软度：评估移植物所处位置的自然外观。如果出现刺眼或堵塞现象，则应制定修复策略。

其他：这一类包括检查异常情况，如鹅卵石、点蚀、移植物合并受压、供区枯竭、瘢痕和用于修复的供区资源。

患者检查流程

医生可以采用任何感觉舒适且行之有效的检查方法，只要能获得正确的信息，才是真正重要的。缺乏丰富经验的医生可能会从系统的方法中获益，因为美学问题、矫正步骤和目标可能会因患者的愿望、美学目标和医生的专业知识而有所不同。

作者建议检查以非正式的方式开始，因为医生正在倾听患者表达他们的担忧。如果您发现自己倾向于某些美学问题而查看患者的发际线，这只会证实患者的怀疑，即他们知道发际线有些不自然。与患者交谈时收集到的信息将有助于指导接下来的检查。

一般来说，检查应包括观察毛发移植后继发的任何异常。这些异常包括毛囊堵塞、移植位置不当、毛发流动方向没有逐渐过渡、移植毛发与原生毛发之间存在间隙、移植毛发角度不当，移植导致的皮肤轮廓缺陷（凹陷或坑洼）、瘢痕以及任何外观异常的提示。

作者建议对美学缺陷进行系统的头皮检查和确认，包括以下流程：

- 头皮的整体毛发密度：注意当前的脱发阶段和移植前可能的脱发阶段。
- 发际线：位置、前额轮廓和散落区的不规则性、头发由细到粗的过渡，以及头发的正确生长方向和角度。
- 前额：过渡区、中心密度区、毛发生长方向和角度。
- 中头皮适当的头发方向和密度，与前额和颞部头发生长的角度和方向一致，并附着在外侧额角上。
- 冠状：稀疏或秃头区的大小、有无冠状沟、轮状结构的再造是否充分、毛发是否变小（表明未来的形状会扩大），以及毛发的生长方向和角度。
- 供区（太阳穴和枕部）：总体外观密度、头皮松弛程度、任何类型的瘢痕（线状瘢痕、开放性供区瘢痕、FUE）。

具体异常情况

在检查过程中，找出导致外观不佳的问题非常重要。一般来说，需要考虑三大类美观问题。每种类型都可能有几个问题，需要根据实际问题加以解决。修复策略可能会根据实际移植的位置和问题（堵塞性、方向、角度、外观等）而有所不同。

第 1 类是植发位置异常，原因是计划设计不当或进一步脱发。第一种情况的发际线位置不当通常是指发际线位置过低（图 24.1），但也包括额颞部后移不当和颞部峰设计错误。另一种是在预计会秃顶的部位（通常是头顶）进行植发（图 24.2）。头发的进一步脱落会造成这样一种情况：原本看起来位置正常的移植物，现在会显得位置不对，因为移植物周围开始出现秃头壕沟或光环。

第 2 类与实际移植本身相关。一般来说，外观不佳的原因可能是毛囊堵塞（移植体中有多个毛囊单位）、凹陷、压迫、塌陷、角度不正确、方向不正确，以及有多根头发的移植物位置不当（通常在前额或后发际线处移植 3～4 根头发）（图 24.3～图 32.7）。

最后一类继发于植发手术的外观问题，是由于

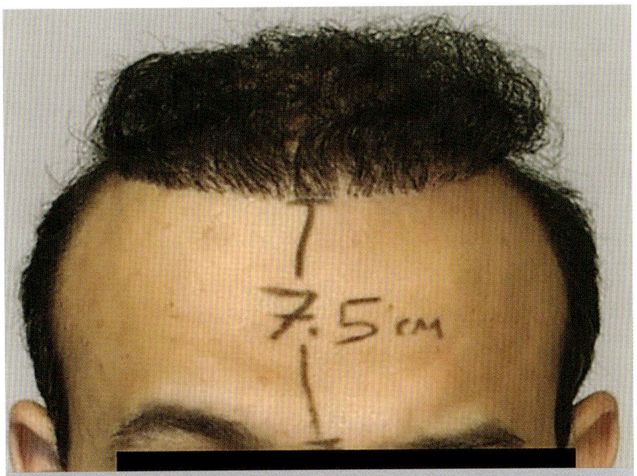

图 24.1　发际线位置过低（Courtesy of Dr. James Vogel.）

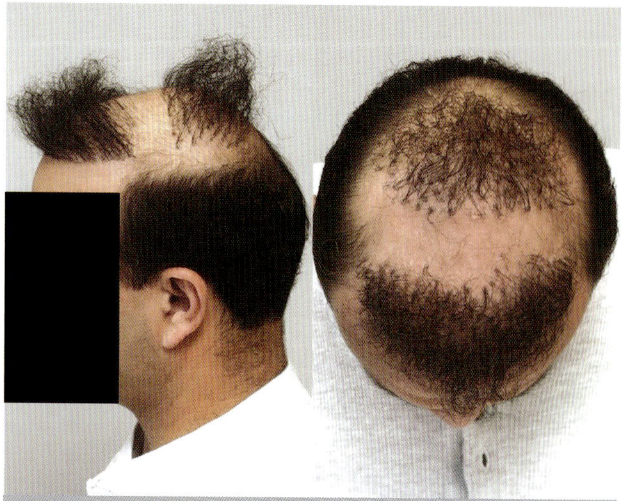

图 24.2　规划不当，没有考虑到未来的脱发情况，导致植发与后退的头发之间出现空隙（Courtesy of Dr. James Vogel.）

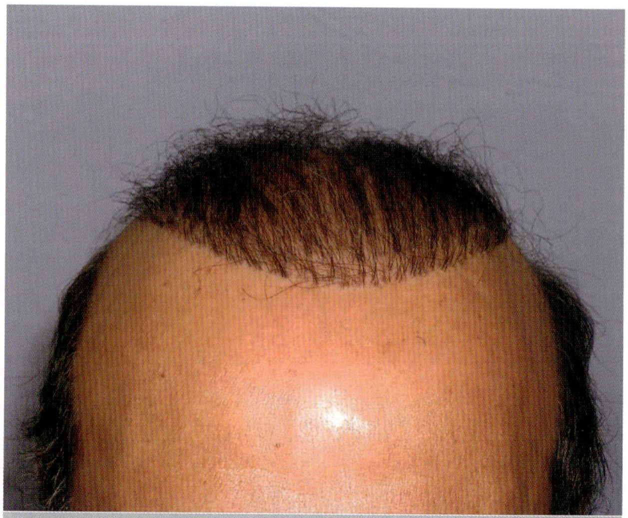

图 24.3　出现堵塞的 4 mm 移植物

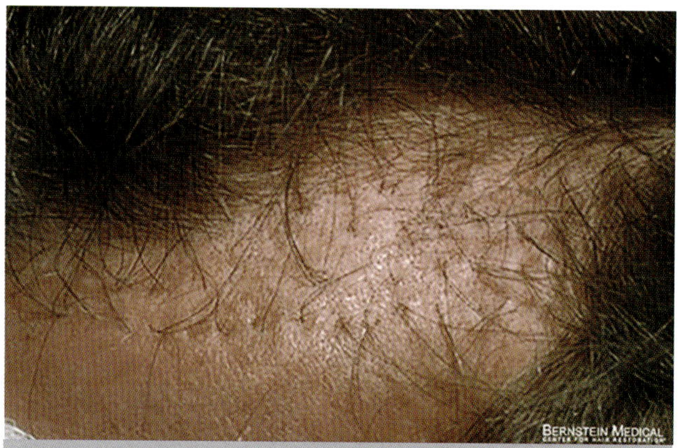

图 24.4　大型塞子的移植物凹陷（Courtesy of Dr. James Vogel.）。

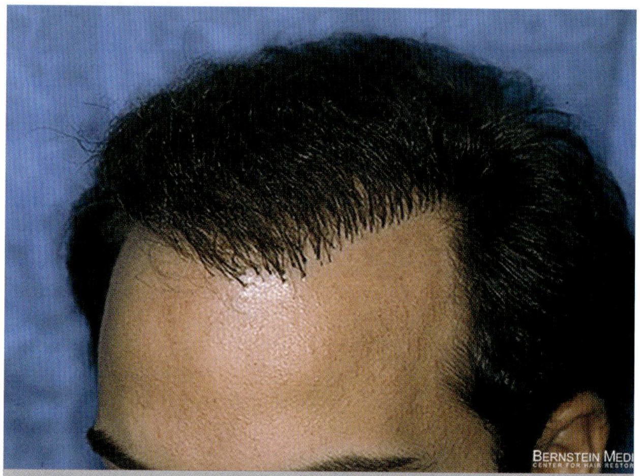

图 24.5　移植物受压导致头发呈“绳状”，从一个非常小的孔口长出（Courtesy of Dr. Robert Bernstein.）

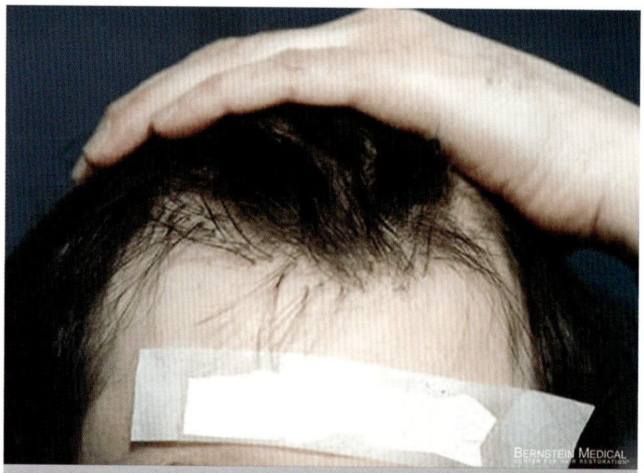

图 24.6　移植物放置错误导致移植物生长方向不佳（Courtesy of Dr. Robert Bernstein.）

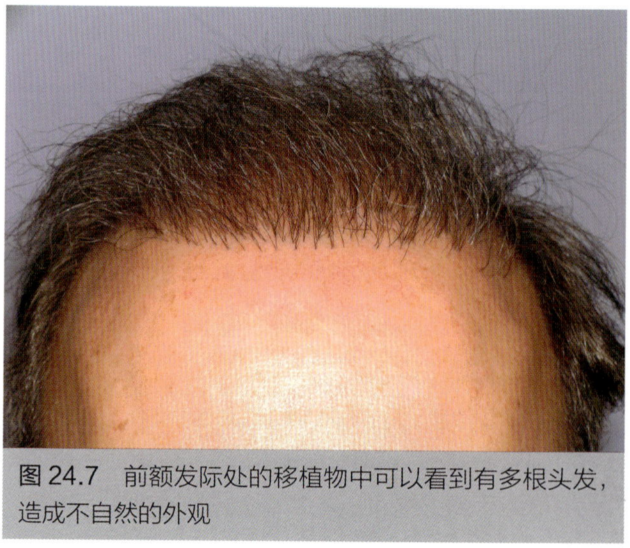

图 24.7　前额发际处的移植物中可以看到有多根头发，造成不自然的外观

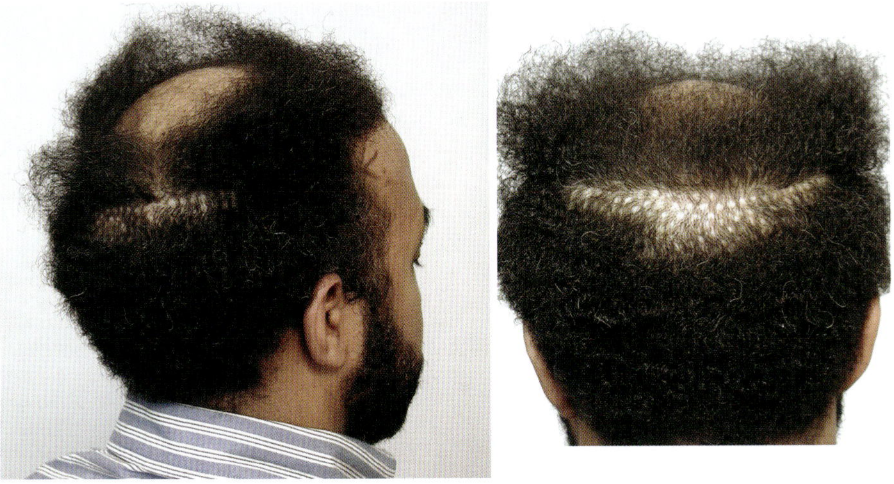

图 24.8　由于过度提取，供区似乎有一些地方密度较低（Courtesy of Dr. James Vogel.）

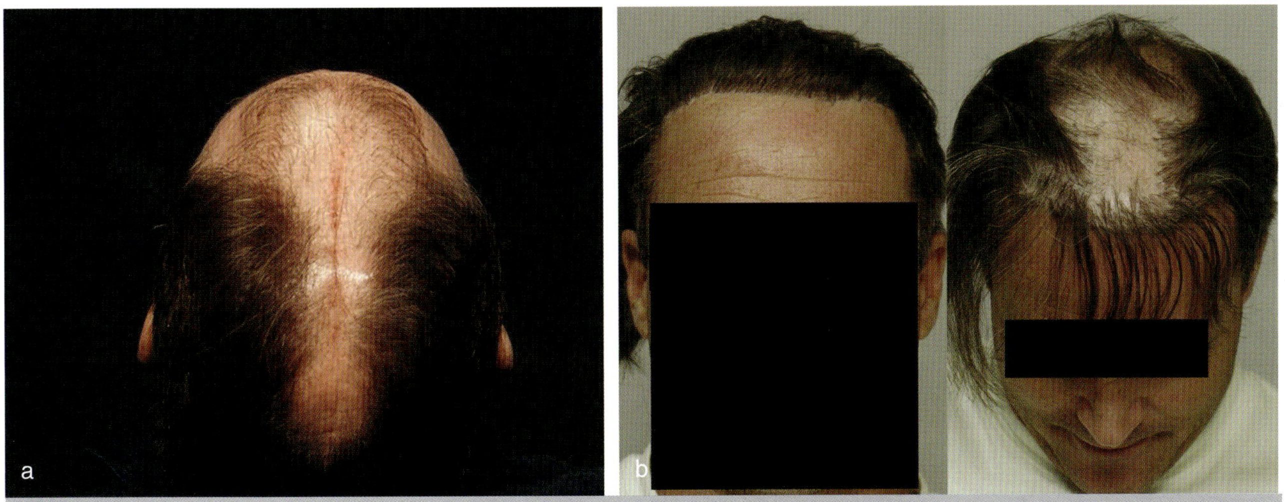

图 24.9　a. 脱发皮肤缩减术的结果。b. 持续脱发多年后皮瓣手术的异常外观（Courtesy of Dr. James Vogel.）

先天性原因造成的外观不佳。最常见的是供区瘢痕过宽、供区瘢痕堆叠过密导致供区密度过低、FUE 或开放式供区技术造成的毛发密度低或形态不佳区域，以及 FUE 后二次供区过度提取（图 24.8）。瘢痕、毛发方向错乱和不适当的高密度区是脱发皮肤缩减术（图 24.9a）和皮瓣手术（图 24.9b）产生的结果。这些情况很难纠正，可能需要由这一领域具有丰富经验的外科医生进行操作。

修复方法

在评估患者因之前的植发手术导致的外观问题时，也是评估拟议修复策略可用资源的好时机。需要评估的因素有：供区的头发密度（用于头皮条切取或 FUE 移植）、头皮松弛程度（用于条状切取、瘢痕修复、移植物提取的可能性）。手术过程中，外科医生应考虑到移植毛囊的数量、类型、修整方法或整体切除毛囊的方法以及胡须、胸毛和躯干毛发的密度。外科医生还应估算在修复过程中切除的毛囊重新利用后可能获得的移植物数量。目前还没有关于挽救毛囊存活率的数据，但通常情况下，移植的毛囊已经骨化，或者毛囊周围有一些瘢痕组织。这两个因素可能会导致存活率低于“正常”毛囊单位。因此，我通常会将抢救出来的毛囊移植到发际中线等非关键部位。

修复工具、技术、指标

植发外科医生拥有各种工具和技术来进行修复。本节将介绍这些技术及其适应证。

FUE

FUE 适用于移除放置位置不当的毛囊单位、发际线处毛发过多的移植物，或移植物毛发方向不佳（图 24.10）。它还适用于“去除毛囊单位”或从毛囊移植栓或微型移植中去除毛囊单位，以降低这些移植体的表观密度（图 24.11）。这项技术的难点在于，毛囊单位周围的瘢痕往往会增加切除的难度，因为皮肤会发生变化，而且可能出现方向异常，即毛发的出口角度与毛囊的皮下走行不一致，这些都会导致毛囊横断。在切除这些毛囊单位的过程中，如果发现瘢痕阻碍了毛囊单位的充分切除，作者通常会增加剥离深度。如果这种操作增加了横切率，或者方向异常导致横切，作者通常会加大环钻针的尺寸，以方便切除。

另一个问题是，如果移植物被移除，发际线处可能会出现点状瘢痕。因此，最好使用尽可能小的环钻针。另一方面，较小的环钻针造成的误差范围较小，而且常见的是横断，这意味着可能无法达到移除移植物的目的，需要进行多次手术。

移除的毛囊单位可以重新植入，只需进行少量修剪，必要时移除毛囊碎片即可。

移植物或部分移植物切除——插发或微型移植物技术

插发或微型移植物技术主要用于完整移除移植物，因为移植物的位置和外观令人难以接受（图 24.12）。这种情况通常发生在年轻患者接受移植手术时，在不适当的位置植入微型移植物，例如头顶、颞部后移处或前额发际线附近，然后大量脱落原有头发，露出较大的移植物。当然，按照当时的技术，这些移植物也可以植入前发际线。通常的外观是在秃顶的头皮上出现一个孤立的高密度移植区。外科医生应确定是否应将这些移植物全部移除，因为缺乏足够的供区来填充移植物。

移除整个移植物的另一个原因是在植入移植物时技术不佳。如果移植物的皮肤高于头皮表面或低于头皮表面，就会造成头皮表面呈“鹅卵石”样外观（表面轮廓不规则）或移植物压迫。

如果将较大的移植物植入前额中央、头皮中部或覆盖较好的头冠等不明显的部位，出现了堵塞问题，可通过移除部分移植物来解决这一问题（图 24.13）。这种技术可用于减少插头中的毛发数量，使其不超过 4 根头发。这将减少毛发堵塞，并产生毛囊单位用于其他部位。

移除移植物最常用的方法是使用手动真皮活检

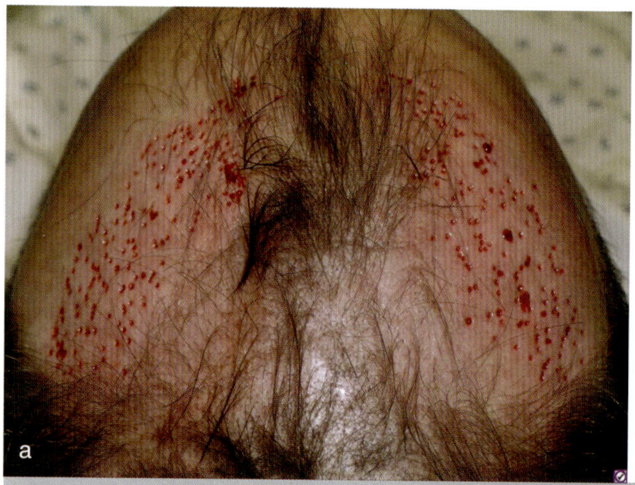

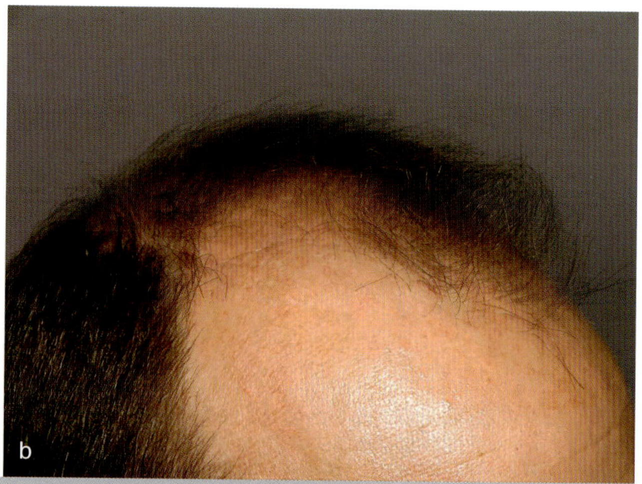

图 24.10　a. 毛囊单位提取术（FUE）的术后外观。b. FUE 移植物移除后右侧颞部发际线后移

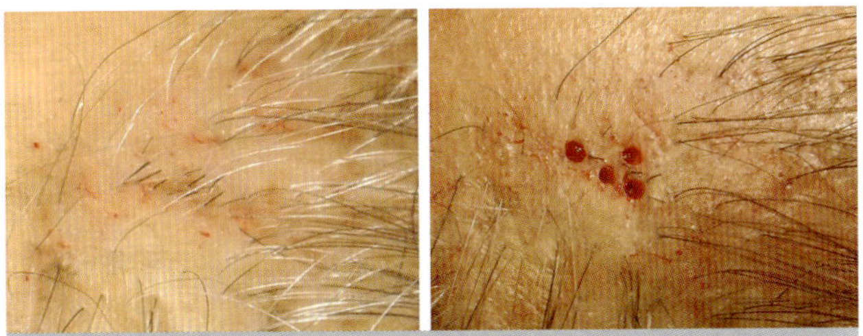

图 24.11　通过毛囊单位提取术（FUE）移除的移植物

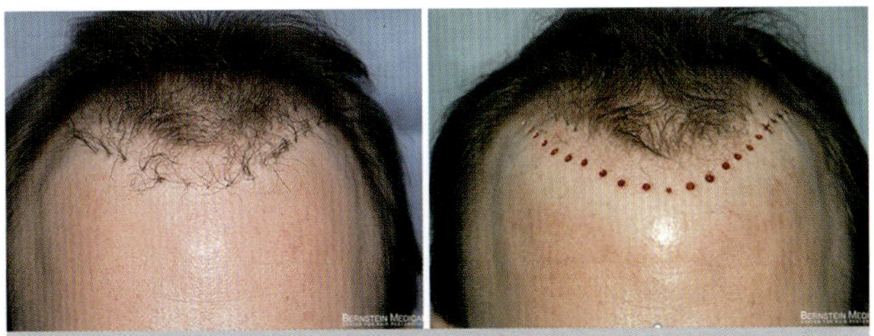

图 24.12　移除移植物（Courtesy of Dr. Robert Bernstein.）

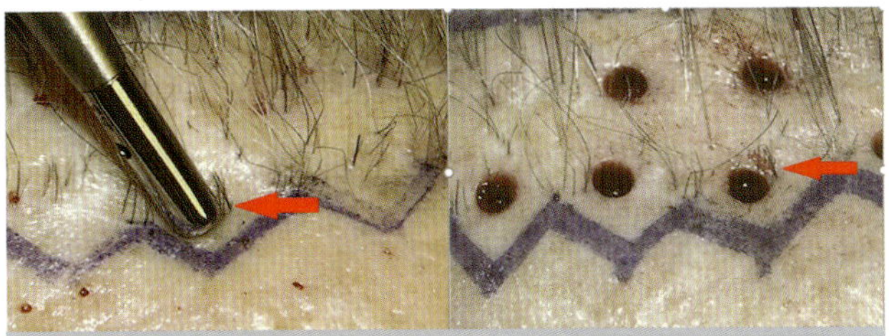

图 24.13　部分堵塞部位切除术，红色箭头指示剩余的头发（Courtesy of Dr. James Vogel.）

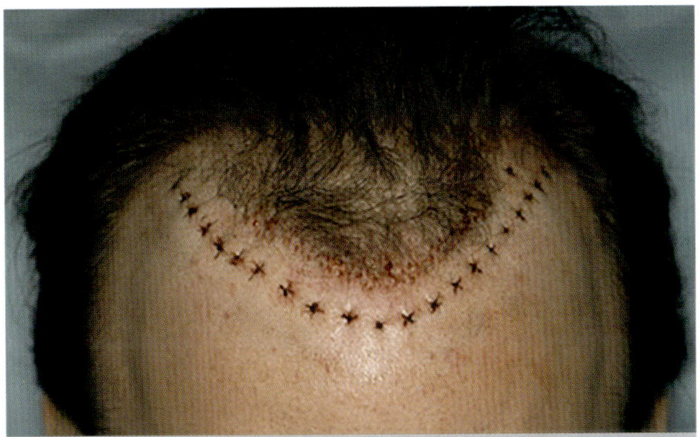

图 24.14　移除部位的缝合（Courtesy of Dr. Robert Bernstein.）

环钻针。选择环钻针的大小非常重要，因为其目的是在移除组织的同时，尽量减少创伤和瘢痕。选择环钻针大小的另一个问题是，毛囊经常出现方向错乱，这就要求环钻针的要比看上去需要的大。最常用的环钻针直径为 1.5 ~ 3.5 mm。2 mm 或更小的缺损可以通过二次缝合使其愈合。大于 2 mm 的伤口可以间断缝合 1 针或 2 针（图 24.14）。对于大于 3 mm 或更大的缺损，作者通常使用“8”字形褥式缝合。作者的首选是不可吸收的 5–0 尼龙或普里林带切割针的缝合线。缝合伤口的例外情况是，当移除大量移植物时，皮肤张力不足是一个问题，这时作者会尽可能多地缝合伤口。如果缝合很重要（例如前发际线），但头皮松弛度较差，作者会将手术分期进行，以便先移除部分移植物，然后在 8 ~ 10 周后进行后续手术。

然后，在显微镜下检查提取到的移植物，并从植株上分离出单个毛囊单位。然后按照手术计划将这些毛囊单位植入适当的位置。

伪装

利用这种技术可以减少不良移植结果的可见度，具体方法是创建一个美观的前缘，遮住有问题的移植物，或者在较大的移植物之间插入较小的移植物，缩小间隙，从而改善外观（图 24.15）。

第 1 种方法通常用于前额发际线。最理想的情况是发际线堵塞或不自然，如果将发际线位置前移 1.5 ~ 2 mm，新发际线就会位于可接受的自然位置。根据当前创建自然发际线的概念，毛囊单位移植物将被植入发际线的前方。如果有必要，也可以使用部分移植物切除术（如上所述的大号环钻针或 FUE 技术）来稀释毛囊。

第 2 种方法是在其他部位出现明显的塞状移植物，这些移植物的毛发密度不高（微型植株），间距相当于几个塞状移植物的宽度。在这种情况下，可以在旧移植物之间植入几个毛囊单位，以缓和整个头皮效果。

用于伪装的移植物可以是全部或部分移除的移植物，也可以是另一块头皮上的移植物或体毛。显然，必须遵守本书其他章节介绍的正确移植位置和使用原则。

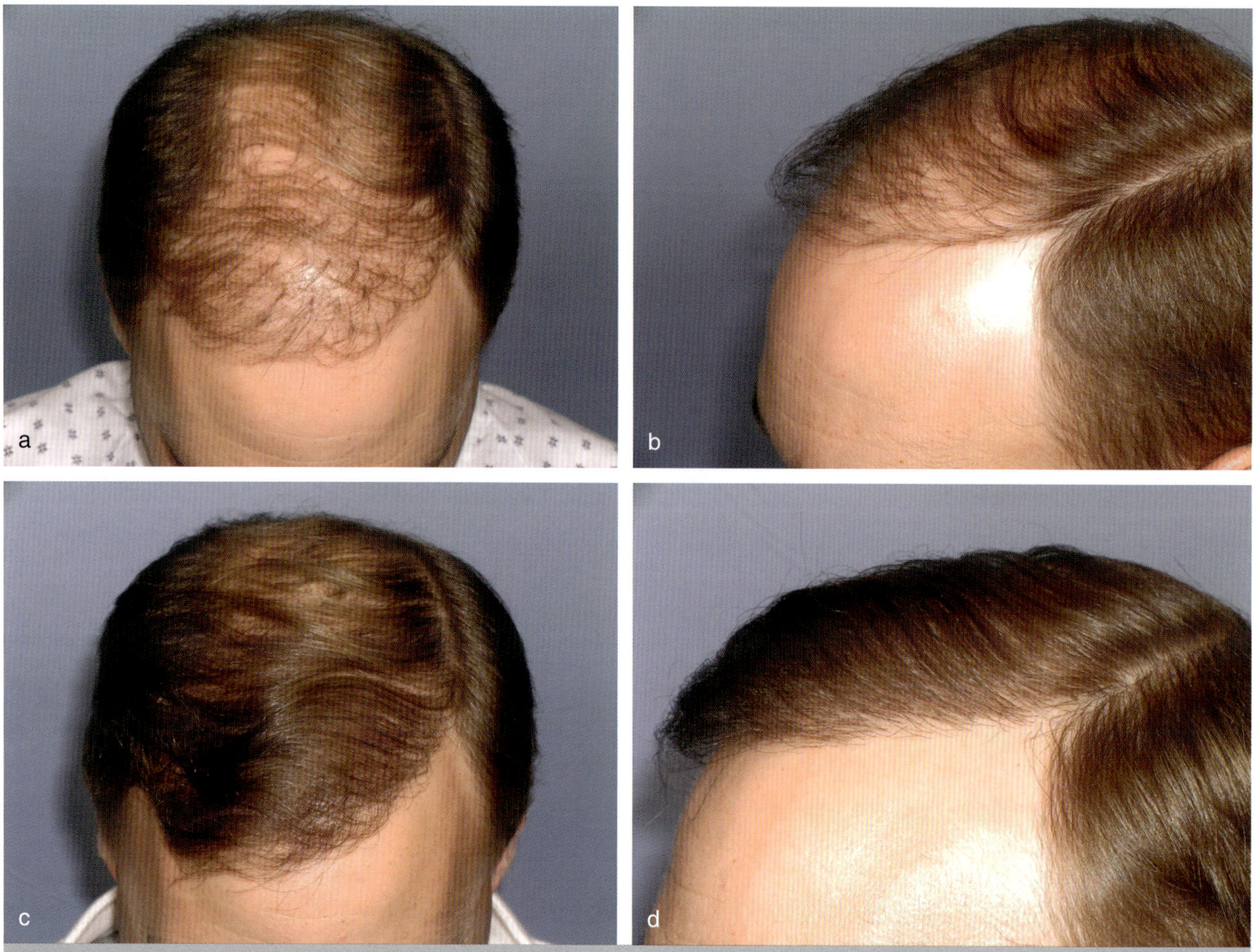

图 24.15 a ~ d. 利用 1500 个毛囊单位移植进行伪装

线性移植物切除术

线性移植物切除术是一种专门的技术，通常用于切除前额发际线的移植物。移植物通常靠得很近，而且较大，需要全部切除。这种方法可以在一次手术中移除较多移植物，而且通常不会出现头皮松弛的问题（图 24.16）。

切除手术完成后，要对伤口边缘进行细致的处理，只有在头皮有张力的情况下才使用皮内缝合。缝合应分两层，真皮深层使用 4–0 或 5–0 Vicryl 缝合线，表层使用 5–0 尼龙线或 Prolene 缝合线。很明显，这种手术会造成线状瘢痕，以后必须加以处理。

与前文介绍的方法一样，从该条带中提取的毛囊单位会被剥离出来，并在需要时加以利用。

脱毛

在某些情况下，例如供区储备不足或希望恢复未移植前的外观，患者可能会选择移除移植物，而不进行再植。上述技术可以实现，但有可能留下明显的瘢痕。在这种情况下，使用电解法或激光脱毛可能是最理想的方法。

当皮肤表面正常时，即没有凹坑或呈“鹅卵石”样外观，而且涉及的小块移植数量相对较少时，可以使用这些技术。当皮肤表面出现异常时，可能需要使用激光焕肤术。并非每个植发外科医生都有进行这些手术所需的专业设备或专业知识，因此需要转诊给专业医生。

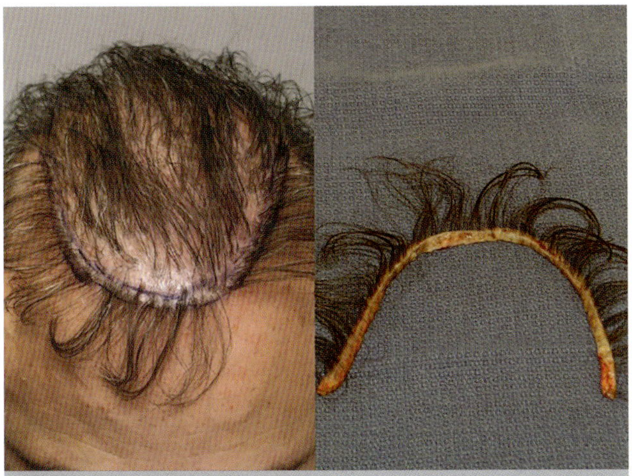

图 24.16　正面发际线的完全线性切除术（Courtesy of Dr. James Vogel.）

组织扩张

这种先进的重建技术用于将带毛发的皮肤移到没有毛发的区域，或者替代大片移植不当的移植物或脱发区的皮瓣。这种技术的适应证非常罕见，需要特殊的技能和经验（图 24.17）。

特殊情况

过去曾使用过一些头发修复技术，如头皮缩减术和各种皮瓣移植术。这些手术在当今的头发修复设备中并不常见。这类手术往往会造成非常明显的外观问题，而且修复起来非常困难。本节将不详细介绍修复策略，而是概述外观问题和修复的基本策略。

头皮缩减术［脱发缩小术（AR）］被用来消除或缩小秃顶面积。人们认为，秃顶面积越小，所需的移植物覆盖就越少。这种逻辑的问题在于，它可能会在秃顶处留下瘢痕、头发方向不自然、供区松弛度降低，从而减少可用的移植物，而且持续脱发将不可避免地演变成严重的外观问题。

AR 造成的瘢痕形态各异，没有办法可以掩盖。如果患者的头顶移植手术很成功，而且没有出现持续脱落的情况，那么主要的问题可能是植发区周围出现秃发晕，这可以通过其他植发手术来解决。更常见的情况是，秃顶后留下难看的斑块，斑块周围是大片秃发区，没有可用的移植物进行伪装。在这种情况下，可以使用上述技术和策略去除移植物。

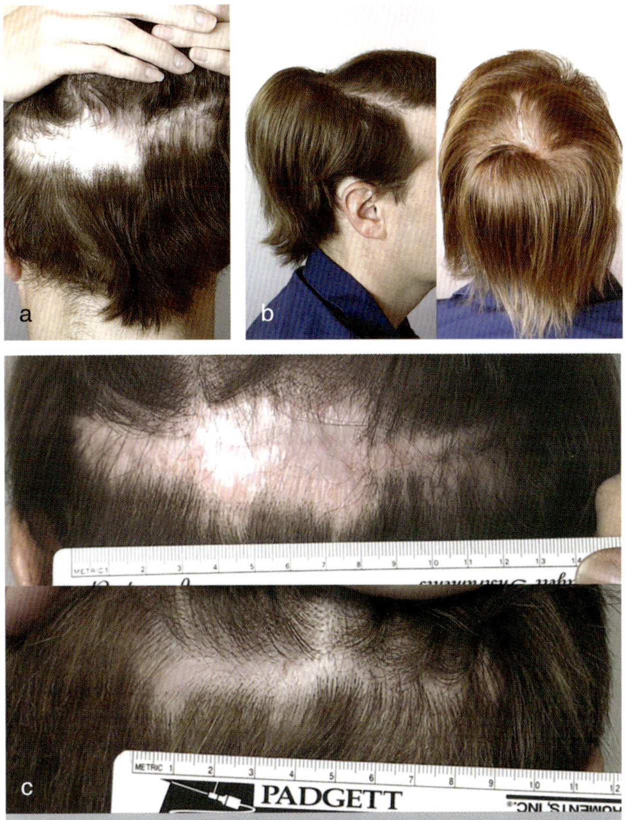

图 24.17　a. 由于供区伤口缝合过紧导致皮肤坏死，形成宽大瘢痕。b. 球囊扩张器已就位，可形成扩张的皮肤覆盖宽大的瘢痕。c. 术后去除瘢痕并用扩张皮肤覆盖的结果（Courtesy of Dr. James Vogel.）

根据所使用的 AR 技术，经常可以看到头顶生发的头皮被带向中线，头发方向几乎偏离 180°，出现“红海分叉”的效果，被称为“缝隙畸形”（图 24.9a）。有一种专门的皮瓣手术可以矫正这种缺陷。但这种手术在技术上比较困难，而且并发症发生率和手术失败率较高。在这种情况下，组织扩张器可能有些用处，可以为皮瓣手术创造更多的活动性皮肤。另一种可能的解决方案是在缝隙中放置移植物，使其从靠近原生发的外侧方向逐渐过渡到中线的下侧方向。这种方法的难点在于如何控制好移植角度和方向，以实现逐渐过渡。第 2 个问题是创建 1 个高密度的移植区，使移植区与两侧头皮相匹配，通常需要进行多次手术。

应用 Juri 皮瓣、颞顶皮瓣和 Fleming-Mayer 皮瓣等皮瓣手术，旨在将浓密的毛发从毛囊中分离出来。将供区直接移植到额部，除了产生瘢痕和减少头皮的美观问题外，由于供区的松弛，在一个不一定需要高密度的区域制造了高密度区。这也没有考虑到毛发的生长方向和角度，更没有预见到进一步脱发会带来的不良美容效果。

重建这些手术带来的美学问题不在本节讨论范围之内。简而言之，外科医生可以通过剥离或 FUE 获取皮瓣内的毛发，以减轻这些手术带来的长期不良外观。

供区问题

我们一直在讨论修复移植物受区先天性不良美学效果的工具和策略，但移植物提取方法或技术也有可能造成问题。对于 FUT，不良结果可能是供区瘢痕过宽、组织坏死导致瘢痕过大、供区密度过低，这与多重叠加瘢痕，或过去使用的开放式供区技术有关。与 FUE 相关的不良外观可能是与过度提取相关的低密度、提取后的模式和点状瘢痕。

FUT 已经应用多年，有许多技术可以成功缝合供区条状缺损。在患有结缔组织疾病（如埃勒斯－丹洛斯症）或无潜在疾病的皮肤过度活跃的情况下，即使采用了细致的缝合技术，也会产生宽大的瘢痕。我们暂时假定所处理的瘢痕是继发于手术/判断原因，而不是原发性皮肤病。

在手术过程中，有一个方面可能会增加患者出现宽大供区瘢痕的风险，那就是对头皮松弛程度的错误判断导致手术伤口在张力作用下闭合。显然，避免出现这种情况是我们的目标，但一旦出现宽大的瘢痕，外科医生就必须决定修复这一问题。第一步是检查瘢痕的大小和位置，并判断其他部分头皮的松弛程度。如果头皮松弛程度足以切除整个瘢痕或至少切除部分瘢痕，作者会尝试进行瘢痕修复。在此之前，患者应在医生的指导下对瘢痕进行修复。形成头皮活动练习，以增强松弛度。使用皮下深层缝合以增强缝合强度。在表层闭合伤口时，必须使用不可吸收的缝合线以避免发炎。还可以考虑在伤口闭合前使用透明质酸酶。

如果瘢痕不是由于结缔组织紊乱或过度松弛造成的，而是由于手术闭合错误造成的，并且患者头皮松弛度良好，作者通常会尝试进行一次瘢痕修复。如果已经尝试过瘢痕修复，作者不会再尝试。

如果头皮太紧或瘢痕太宽，另一种修复方法是向瘢痕内移植（图 24.18）。作者更倾向于使用 FUE，而不是 FUT，但如果其他头皮区域松弛度良好且技术缜密，FUT 对许多患者来说也是一种可行的方法。在对瘢痕处进行移植的一般程序是以较低的密度进行受区打孔，通常用于非瘢痕皮肤。另一种方法是将移植物植入用环钻针打出的瘢痕受区，理论上可以为移植物和术后水肿创造空间。这种方法还可以减轻移植物所承受的压力，为加强氧气扩散创造条件。

如果有供区毛发（体毛或头皮毛发），最好在瘢痕较宽的地方移植毛发，或者进行头皮微色素沉积术（SMP）（图 24.19）。开放性供区瘢痕可以通过条状切除瘢痕、SMP 或在瘢痕区域植发进行缓解。选择取决于患者的目标和是否希望进行其他手术。

如果 FUE 供区的美容效果不佳，就会导致其与邻近正常头发密度形成直接对比的低密度区（模式创建），或者造成了整个供区的低密度。一般来说，这些问题很难纠正，通常需要不止一种修复方式。SMP 可以缓解这些问题，以减少头皮毛发对比度，并在适当和有供区储备的情况下，使用头皮供区将毛发移植到密度低的区域。

可以通过 SMP 或建议患者将供区的头发留长以遮盖暴露的供区来“减轻”明显的钻取后瘢痕。

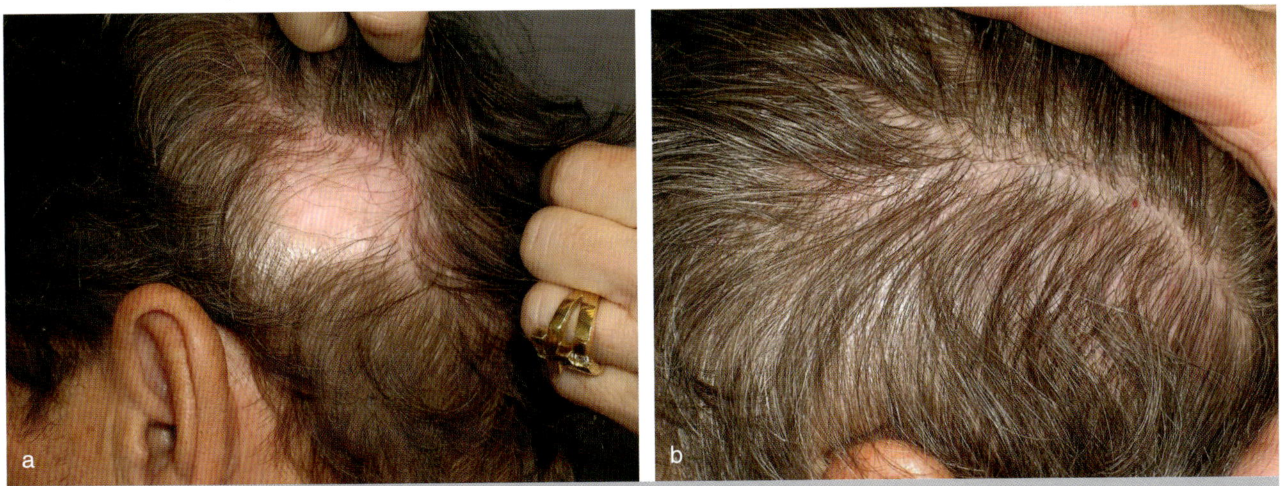

图 24.18　a. 由于供区伤口闭合不严导致坏死，形成宽大的瘢痕。b. 将毛囊单位直接植入瘢痕后的结果

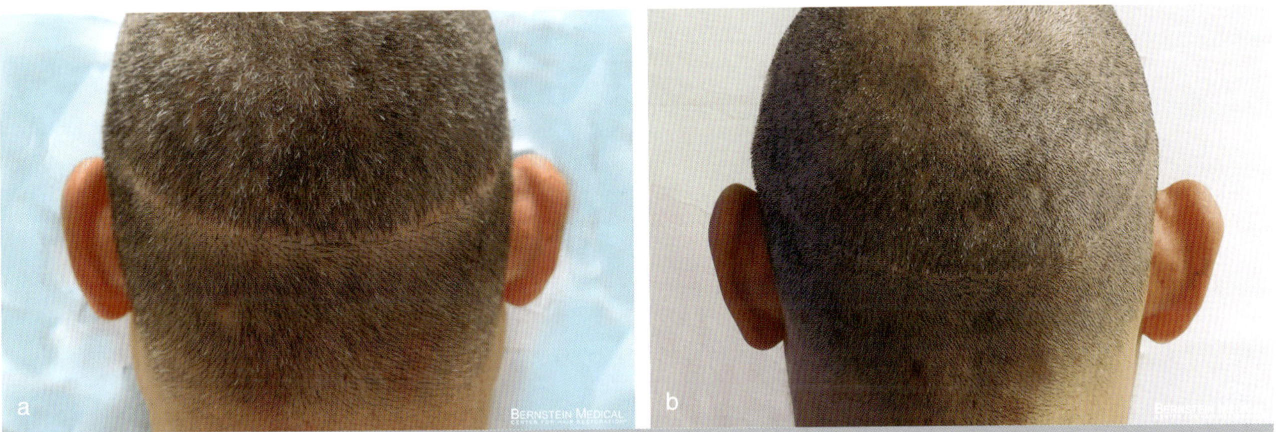

图 24.19　a. 条状切除术后的明显瘢痕。b. 微色素沉积术（SMP）后的瘢痕，外观效果极佳（Courtesy of Dr. Robert Bernstein.）

结论

当毛发修复医生遇到需要修复的患者时，必须认识到患者对问题的看法可能与医生不同，因此达成共识至关重要。关于需要完成的工作的计划必须与实际问题和可用于修复的资源相一致。必须让患者了解手术后的外观和时间安排，尤其是在分阶段矫正的情况下。

修复以前毛发移植手术的不良效果很可能会让患者对拟进行的手术产生一些矛盾心理。患者很可能会觉得，他们过去信任的医生导致了现在的局面，这让他们不禁要对毛发修复医生产生不信任。必须承认患者的顾虑，这也是了解医生技能的最佳时机。当务之急是医生对修复所需的技术可以胜任。如果医生在技术方面存在差距，应准备将患者交给更有经验的医生。

对于毛发移植手术带来的不良外观效果，进行修复的医生必须以系统的方式对患者进行护理，本章的目的就是为医生提供这些非常有价值的病例所涉及的诊断和程序步骤的逻辑概述。

思考问题

Q1. 在评估患者是否会因为植发手术而出现不良美容效果时，你应该依据哪些因素？（请根据实际情况选择）

A. 从互联网上了解什么是美，什么是不美

B. 患者的担忧

C. 身体检查

D. 实施前次手术的医生提供的信息

E. B 和 C 都是

Q2. 在对患者进行体格检查时，评估外观的合理方法 / 算法是（　　）

A. ABCD 算法——正态、美观、正确和方向

B. LLL 方法——定位、定位、定位

C. PASSO 算法——位置、角度、形状、柔软度和其他

Q3. 医生在评估不良移植效果时可能遇到的异常情况有（　　）（请根据实际情况选择）

A. 先天性问题

B. 移植问题

C. 血管异常

D. 移植位置不当

E. 以上皆是

Q4. 修复策略不包括（　　）

A. FUE 用于去除移植物的杂质或获取体毛

B. 部分或全部移除堵塞物

C. 通过毛囊单位移植或 SMP 进行伪装

D. 插入 4 mm 的塞子以填补空白区域

参考文献

[1] Bernstein RM, Rassman WR, Rashid N, Shiell RC. The art of repair in surgical hair restoration—part II: the tactics of repair. Dermatol Surg 2002; 28 (10): 873-893.

[2] Bernstein RM, Rassman WR, Rashid N, Shiell RC. The art of repair in surgical hair restoration— part I: general aspects of repair and basic repair strategies. Dermatol Surg 2002; 28 (10): 873-893.

[3] Elliot V. The PASSO algorithm for hairline correction. In: Lam SM, ed. Hair Transplant 360, Vol. 3, 1st ed. New Delhi: Jaypee Brothers Medical Publishers (P) LTD; 2014.

[4] Beehner M. Hairline correction techniques. In: Lam SM, ed. Hair Transplant 360, Vol. 3, 1st ed. New Delhi: Jaypee Brothers Medical Publishers (P) LTD; 2014.

[5] Vogel JE. Managing aesthetic problems following hair transplantation. In: Lam SM, ed. Hair Transplant 360, Vol. 3, 1st ed. New Delhi: Jaypee Brothers Medical Publishers (P) LTD; 2014.

答案

Q1	E
Q2	C
Q3	E
Q4	D

第 25 节
不剃发 FUE 技术

Jae Hyun Park

概述

· 导言
· 各种剃发方式
· 患者体位和人体工程学
· 仪器和设备
· 人体工程学
· 建议
· 结论

关键点

- 了解 3 种不同的不剃发毛囊单位提取术（NS-FUE）方法。
- 了解涉及 NS-FUE 的技术难题，掌握克服这些障碍的要点。
- 了解进行 NS-FUE 的基本工具，并学习其正确应用。
- 了解熟练进行 NS-FUE 的有利手术体位和人体工程学。

导言

毛囊单位提取术（FUE）与毛囊单位剥离术（FUSS）相比，最大的优点是减少了术后疼痛，而且没有线状供区条状瘢痕，最大的缺点是必须剃除供区的毛发。因此，对于那些因职业、个人或其他原因（包括隐瞒植发）而不愿剃光头的人来说，不剃发毛囊单位提取术（NS-FUE）是一个很好的选择。NS-FUE 是一种不切割邻近供区毛发的手术方法，因此，从咨询、手术规划到手术位置和技术的选择，都需要采用不同于已确立的剃发 FUE 的方法。

各种剃发方式

供区剃除有多种不同形式，如全部剃除（平头、拗头、下剪发型）、部分剃除（在方框内部分剃除供区的头发）、微条带剃发、不剃发（图 25.1）。剃发时一般使用剪刀，留下的毛发长度约为 1 mm。

全部剃除（圆头剪发、齐耳剪发、下剪发或褪色剪发）

对整个安全供区（SDA）进行剃发，以便以分散均匀的方式提取移植物。

部分剃除

枕骨供区剃成方形。在咨询过程中，患者很容易理解用手掌来估算需要剃除的面积。通过计算需要剃除的面积，可以推断出长发所覆盖的面积。

女性患者的 3 指宽度约为 5 cm，4 指宽度约为 6.5 cm。指尖到手腕的距离约为 15 cm。使用直径为 1 mm 的环钻针时，在 1 cm^2 的区域内可植入

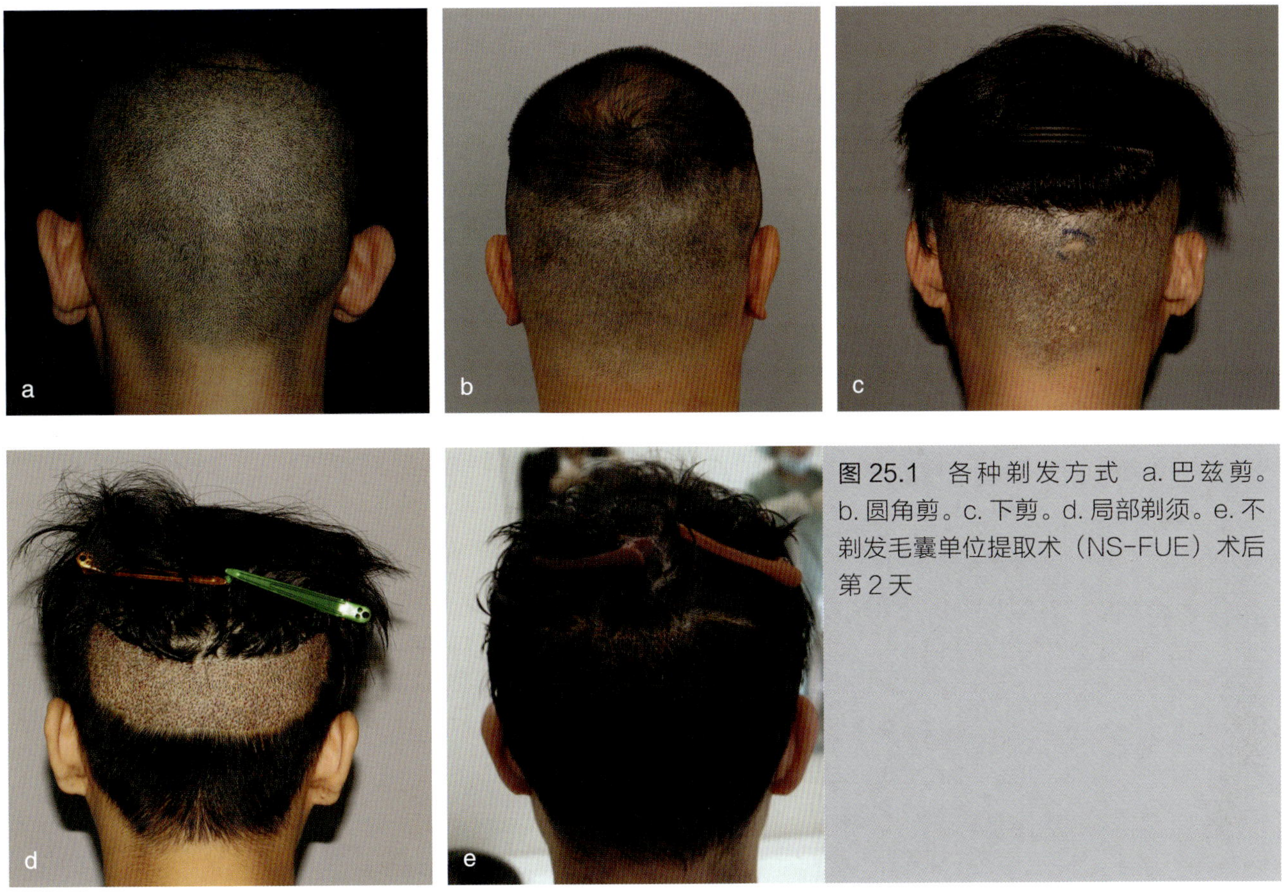

图 25.1　各种剃发方式　a. 巴兹剪。b. 圆角剪。c. 下剪。d. 局部剃须。e. 不剃发毛囊单位提取术（NS-FUE）术后第 2 天

13～15 个毛囊单位，避免白斑聚集。因此：

- 3 指手掌大小 =5 cm×15 cm=75 cm^2，75 cm^2×13（或 15）=975（或 1125）个毛囊单位。
- 4 指手掌大小 =6.5 cm×15 cm=97.5 cm^2，97.5 cm^2×13（或 15）=1267.5（或 1462.5）个毛囊单位。

对于毛发密度较好的女性患者，可从 3 指覆盖的区域获得约 900 株移植物，从约 4 指宽度覆盖的区域获得 1200 株移植物。对于供区毛发密度较低的患者，可从 3 指宽的区域获得约 700 株移植物，从 4 指宽的区域获得 900～1000 株移植物。使用直径较小的环钻针可以获得更多的移植物。

当然，男性患者的手更大，可以获得更多的移植物。

男性患者可获得的移植物数量估计如下：

- 3 指手掌大小 =6.5 cm×15 cm=97.5 cm^2，97.5 cm^2×13（或 15）=1267.5（或 1462.5）个毛囊单位。
- 4 指手掌大小 =8 cm×15 cm=120 cm^2，120 cm^2×13（或 15）=1560（或 1800）个毛囊单位。

微条带剃发

在微条带剃发法中，由 1 排或 2 排毛囊组成的条状毛囊被捆扎和剃除，为手术做准备。然而，这种方法与 FUE 的基本概念背道而驰，因为 FUE 强调的是采集模式的“随机性”和“均匀性”。在一条线上采集的移植物所留下的白斑瘢痕可能看起来像多条线状瘢痕，这可能会限制后续第 2 或第 3 次植发手术的供区毛囊储备。因此，不建议进行微条带剃发，除非仅有极少所需的移植物量。根据具体情况，如果需要的移植物超过 600 根，则不建议采

用这种剃发方法。

不剃发（NS）

不剃发 FUE 大体上可分为 3 种方法，具体取决于每种手术的技术特点。预修剪法是指在手术前修剪头发，直接法是指同时剪切头发并用旋转环钻针围绕目标移植体进行剥离，最后一种是长发 FUE。作者将预修剪法和直接法结合使用，也称为“组合技术”，以尽量缩短手术时间。

预修剪法（PT）（图25.5）

供区被分成若干部分，在钻取前修剪每个区域的部分毛干（图 25.2）。然后，外科医生找到要提取的毛囊单位（FU）进行切除。环钻针同时切割毛干和移植物（图 25.3）。预修剪法（PT）允许外科医生控制修剪供区毛发的长度。但是，如果修剪的头发长度超过 3 mm，就很难将 2 根头发或 3 根头发 FU 的毛干插入环钻针管腔（图 25.4）。

具体来说，不剃发 FUE 的过程为：选择下一个目标修剪毛发→将环钻针置于目标毛发的正上方→瞄准和居中→切除→连续选择重复上述步骤。

由于需要在未修剪的毛发中找到已修剪的目标毛发，因此使用 PT 进行植株提取非常耗时。另一方面，在直接法中，下一个目标毛发是从以下毛发中选择的这些毛囊单位最邻近之前的移植，使选择过程更容易、更快捷。

使用 PT，可以很容易地确定毛发出口角。但是，修剪头发需要时间。修剪 1000 根头发平均需

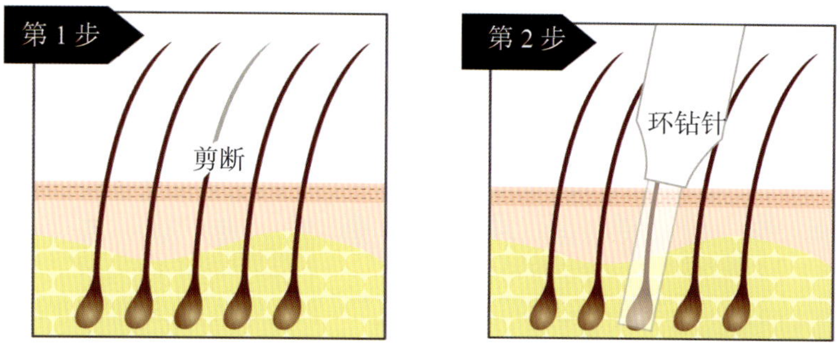

图 25.2　预修剪不剃发毛囊单位提取术（NS-FUE）

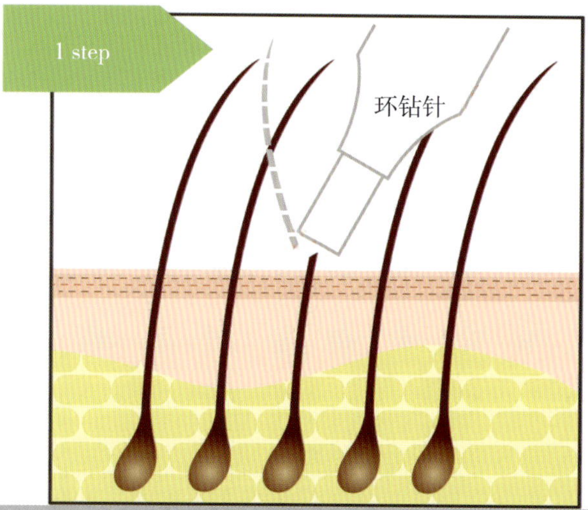

图 25.3　直接不剃发毛囊单位提取术（NS-FUE）

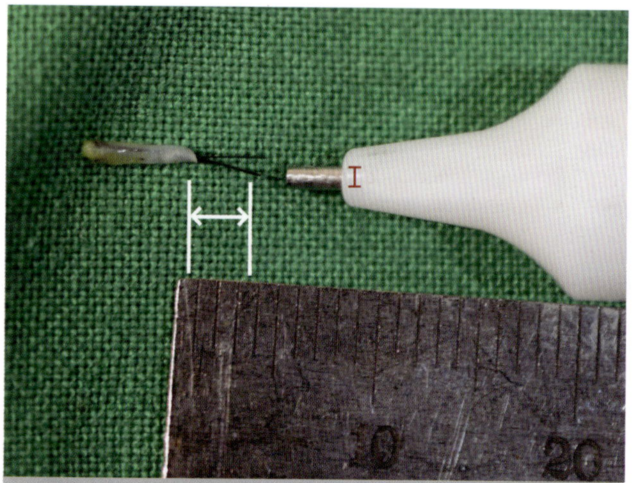

图 25.4　如果修剪的毛干长达 3 mm 或更长，就很难将其插入环钻针管腔

要 30～40 min。如果有 2 名助手一起工作，时间会缩短一半。最好使用虹膜剪刀或末端尖锐的剪刀（图 25.5）。通常情况下，我们会比目标移植物数量多修剪 20%～30%，因为这有助于更快地找到下一个目标移植物。

直接法（DM）

直接法无须在手术前修剪毛发。环钻针尖端在切割毛发的同时切除移植物。用这种方法提取的移植物的毛干非常短，长度为 0.3～0.6 mm（图 25.6a）。因此，在进行眉毛或睫毛手术时，每根毛发的卷曲都需要精细匹配，或者在对肥胖患者进行阴毛修复手术时，腹部脂肪褶皱可能会导致移植物被掩埋，因此这种方法可能不合适。

这些应用需要较长的毛发移植，如图 25.6b 中的毛发移植。由于难以准确确定毛发出口角，直接法的学习曲线比 PT 要陡峭得多。不过，随着技术和经验的积累，将直接法和预修剪法联合使用可大大缩短操作时间。

此外，由于直接法不需要预边，因此可以避免不必要的修剪。

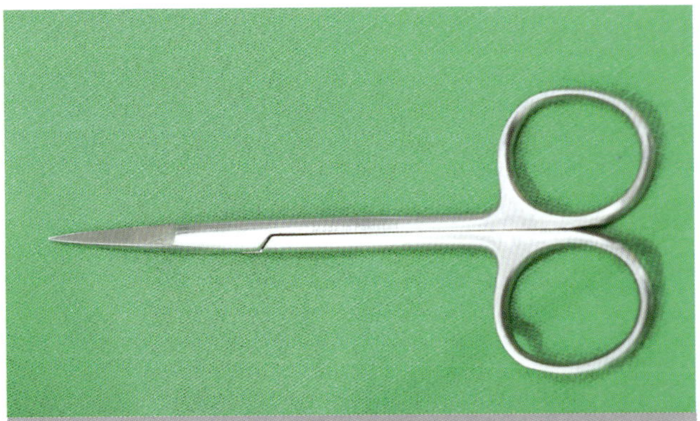
图 25.5　用于预修剪的精细锋利的眼科剪刀

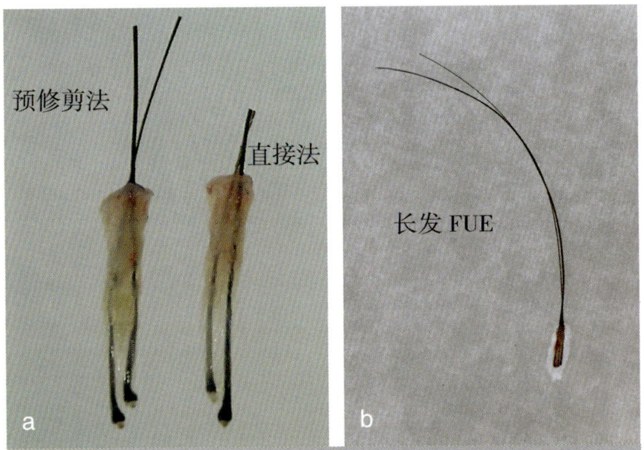

图 25.6　a、b. 通过预修剪法、直接法和长发毛囊单位提取术（FUE）提取的毛发长度比较

长发 FUE

在环钻针尖端的边缘开一个开窗式的缝隙。发杆从这个缝隙中进入，在未剪切的情况下被收割，并保持原有的长度。Boaventura 将这种环钻针命名为“开窗式环钻针”。开窗式环钻针这一术语更适合其形态或功能（图 25.7）。

作为作者首次提出的概念，长发 FUE 需要的不仅仅是一个带槽的环钻针。这种手术必须具备 3 个技术方面：①开窗式环钻针。②摆动。③环钻针在冲孔后返回原位切除术。

在环钻针尖端的边缘开一个小槽，可长可短，可单可多，可尖可钝，或部分锋利，部分迟钝（图 25.8）。

当环钻针全速旋转时，目标毛发附近的毛囊轴可能会缠绕在环钻针顶端，导致毛发受损，并在去除缠绕的毛发时阻碍钻取过程。使用摆动运动可以避免这种情况。此外，在摆动过程中，缝隙或窗口会恢复到原来的位置，从而更容易将下一个毛囊的长发有针对性地植入缝隙中（图 25.9）。

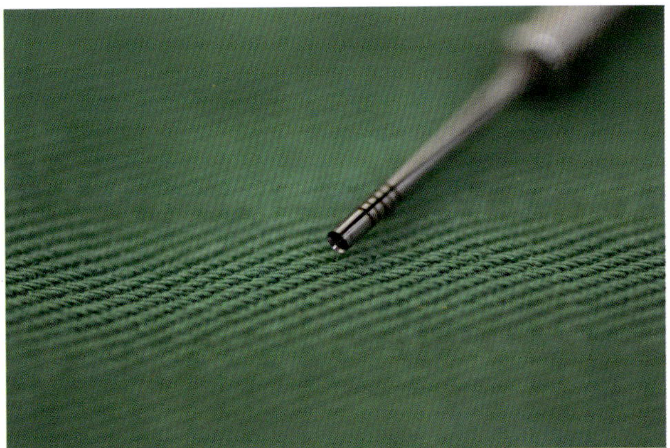
图 25.7　开窗式环钻针

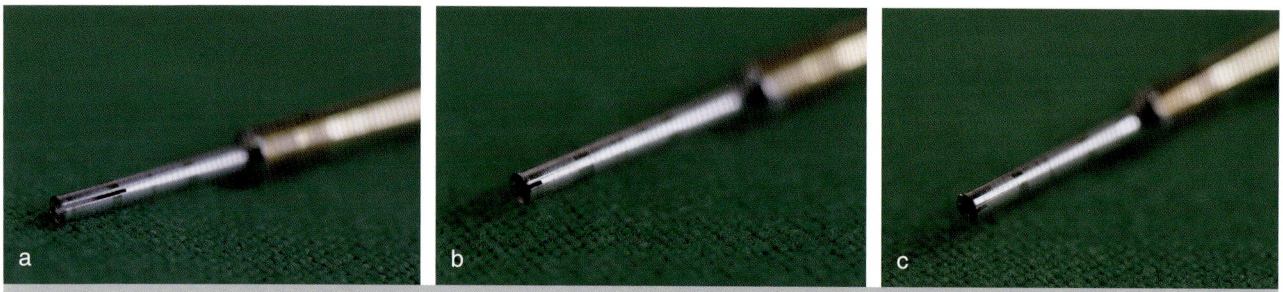

图 25.8　a ~ c. 开窗式环钻针可以有各种形式的槽（单槽 / 多槽、长槽 / 短槽、部分锋利 / 部分钝尖的复合型尖头）

患者体位和人体工程学

与剃发 FUE 相比，NS-FUE 需要植发医生更多的专业知识，是一项非常耗时的手术。新手外科医生在尝试 NS-FUE 之前需要掌握传统的 FUE。它需要最大的耐力和注意力。因此，NS-FUE 需要在整个漫长的手术过程中保持正确的人体工程学设计。这一概念不仅能减轻疼痛和疲劳，在手术过程中和手术后，医生都需要保持正确的姿势，这对高效的手术系统和通过提高效率缩短手术时间至关重要。此外，这对患者也非常重要，因为患者必须在长时间的手术中保持同样的姿势。

接受 FUE 的患者可以采取俯卧位或坐姿，NS-FUE 也是如此。这种姿势会根据外科医生的喜好而调整。

俯卧姿势

俯卧姿势有以下优点和缺点：

优点

- 保持稳定的姿势。
- 设备成本相对较低（使用普通手术床）。
- 不需要额外的手术椅空间。
- 冲撞运动是顺着重力方向进行的。

缺点

- 与患者坐姿相比，目标毛发的中心定位可能不够准确。
- 患者难以长时间保持同一姿势（尤其是脊柱疾病或腹部肥胖患者）。

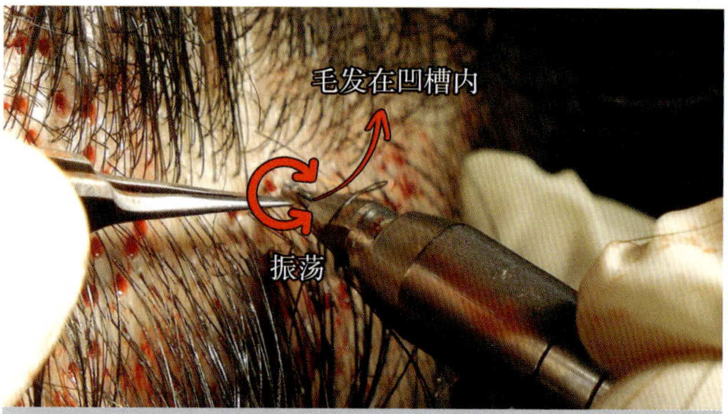

图 25.9　将长发插入插槽而不剪断

坐姿

坐姿有以下优点和缺点：

优点

- 更容易正确感知毛发的出口角度和方向，从而更好地调整环钻针的中心和角度。
- 对腹部肥胖或脊柱疾病患者来说更舒适。
- 允许几个人同时进行手术，如同时进行切除、提取或植入。
- 血液向下淌，有助于外科医生或助手很好地观察手术区域，从而使手术顺利进行，即使头发上沾满了血痂。

缺点

- 患者很难长时间保持坐姿。
- 在不倾斜的情况下保持稳定的坐姿是非常困难的，尤其是对于 NS-FUE 来说。因此，用支撑夹具固定前额会有很大帮助。

作者使用前额支撑椅系统进行所有 FUE（当然也包括 NS-FUE），采用坐姿，将前额牢牢固定在前额支撑椅上（图 25.9）。

前额支撑椅

前额支撑椅的优势：

- 更好地居中（一般来说，患者采取坐姿比俯卧位更容易居中毛囊单位）。
- 可以施加向上的牵引力，使环钻针的插入角度从锐角变为斜角。
- 这也使毛发出口角更接近内部毛囊角。
- 通过对头皮施加拉力，减少移植物扭转。
- 稳定坐姿可使患者保持较高的舒适度（人体工程学）。

这种前额固定不仅能为外科医生和患者提供舒适的体位，还能让助手手动向上牵引。向上牵引有助于将打孔角度从锐角变为垂直角，减少伤口表面。伤口切除率下降，打孔也更容易。

此外，从下向上切除有助于提供清晰的手术视野，因为上面的头发可以远离当前的切除区域，而且出血会向下流动。

仪器和设备

患者一般采取俯卧或坐姿。

仪器和设备与 NS-FUE 使用的仪器和设备差别不大。根据术者的偏好（如俯卧或坐姿）或手术团队熟悉的情况，会有一些不同调整。

但与部分或全部剃发 FUE 不同的是，NS-FUE 要穿透许多障碍物，即邻近的毛发。因此，这是一种类似的手术，但需要一些特殊的技术和诀窍才能完成。

一般来说，在进行 NS-FUE 时，坐姿更为有利，当然，这取决于外科医生的习惯。

使用 2 对弯曲镊子提取毛囊时，俯卧位比坐位更有效率。其中一把用于抓住毛囊，另一把用于推动头皮施加反作用力（图 25.10）。但在 NS-FUE 中，使用 Cole 医生发明的辅助提取器（ATOE）（图 25.11a）比使用镊子更有效。使用 ATOE 钳时，邻近的长毛对移植物提取过程的干扰较小，在坐位时干扰更大，但这并不是绝对的（图 25.11b）。

直接 NS-FUE 无法用手动环钻针进行，因为需要一个高速旋转的尖头环钻针来同时切割头发和进行切除。

摆动和旋转运动都可用于 NS-FUE。但长发 FUE 只能使用摆动运动。

人体工程学

与剃发 FUE 相比，NS-FUE 更为复杂。而且需要较长的操作时间。它还需要高度的毅力和专注力。因此人体工程学的重要性怎么强调都不为过。

正确的人体工程学设计不仅能减轻外科医生颈部和肩部的疲劳和疼痛，还有助于建立更有效的手术系统，最大限度地提高效率。此外，人体工程学设计对于长时间保持固定姿势接受手术的患者也非常重要。

手术体位主要分为 3 种：第一种，患者采取俯卧位，外科医生的位置在患者的头部。第二种，患者采取俯卧位，外科医生位于患者一侧。第三种，患者采取坐位，外科医生在患者后方，外科医生取坐位或站位。要想成功切除，需要注意以下 2 个因素：准确对中、正确读取目标毛发的角度和

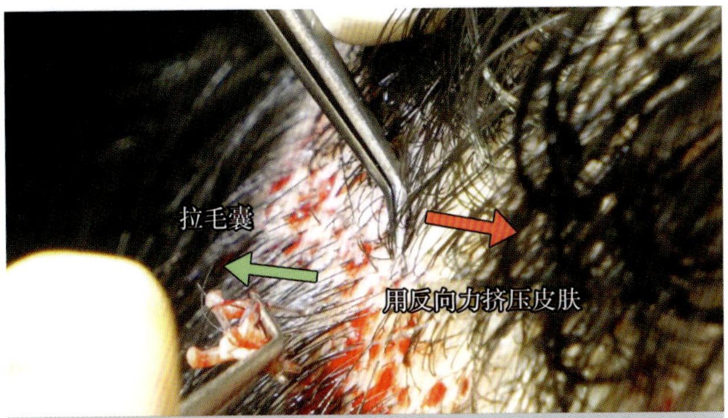

图 25.10　用镊子拔出

方向（图 25.12）。3 种体位的比较见表 25.1。

在上述患者和外科医生的体位中，坐姿最有利于正确感知头发的出口角度和方向，也是为了以目标受区为中心。然而，要长时间保持坐姿而不倚靠任何东西是非常困难的，特别是考虑到 NS-FUE 的手术时间较长。

因此，将前额固定在上端口装置上很有帮助。前额固定不仅能为患者和外科医生提供稳定的手术姿势，还能让助手手动向上牵引。向上牵引可以通过给前额增加张力来简化打孔过程，并将打孔角度从锐角改为垂直角，从而减少伤口表面和横切率（图 25.13）。

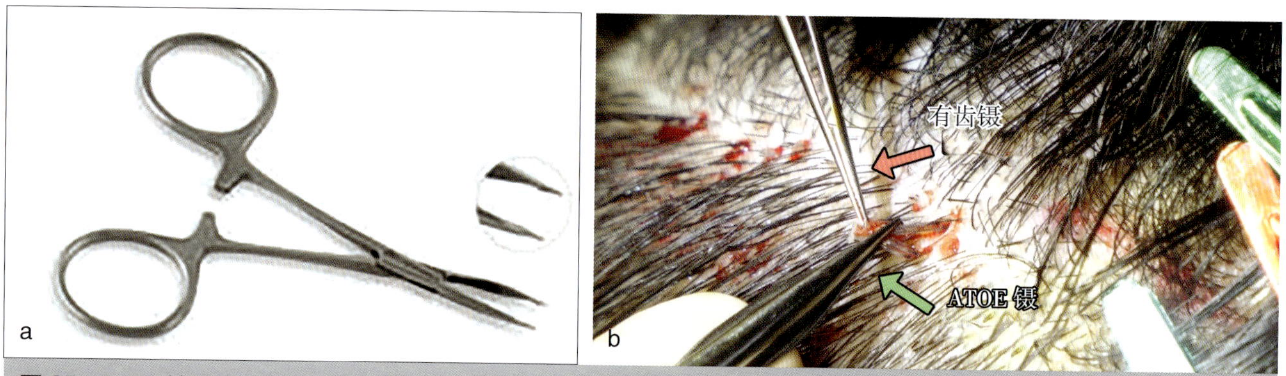

图 25.11　a. 钻取辅助工具（ATOE）。b. 使用 ATOE 钳钻取

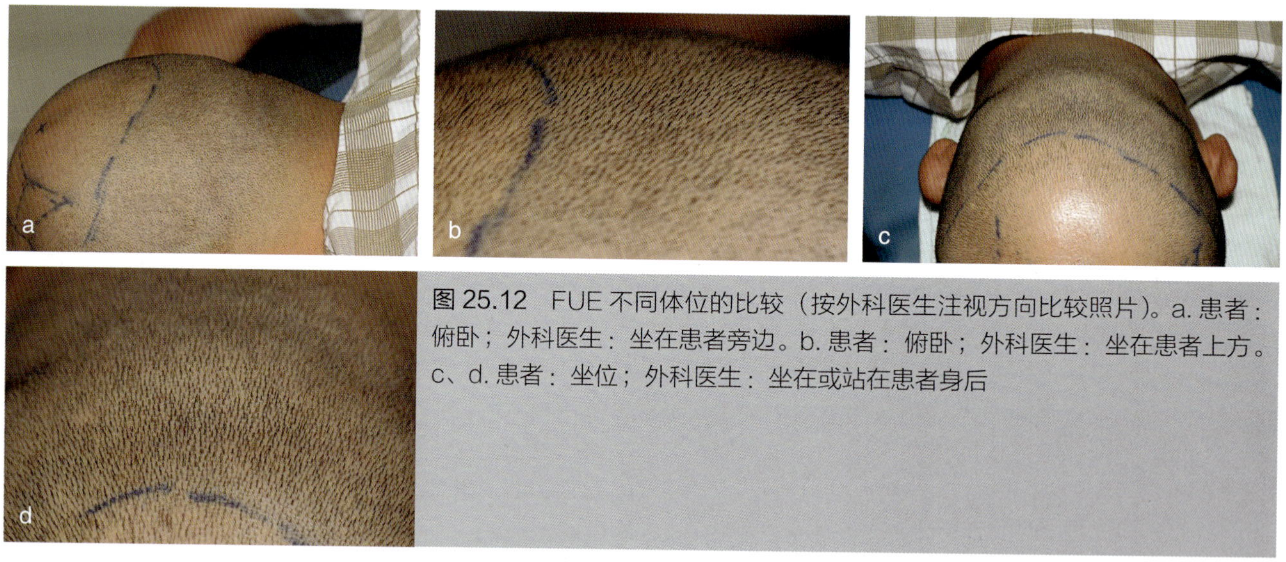

图 25.12　FUE 不同体位的比较（按外科医生注视方向比较照片）。a. 患者：俯卧；外科医生：坐在患者旁边。b. 患者：俯卧；外科医生：坐在患者上方。c、d. 患者：坐位；外科医生：坐在或站在患者身后

表 25.1　医患双方的体位

操作员	坐在病人身边	坐在患者头部上方	坐着或站着
患者	俯卧	俯卧	坐姿
居中	中度	中度	优秀
角度	优秀	中度	优秀
方向	中度	优秀	优秀

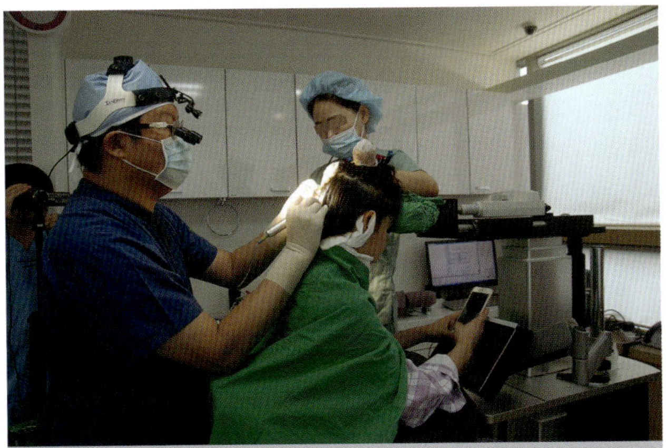

图 25.13　患者坐位，前额固定在前额支撑装置上

建议

与普通刨削式 FUE 相比，有几种手术技术有助于进行 NS-FUE（视频 25.1）：

- 使用膨胀注射法或由助手向上牵引，有助于形成更直立的毛发出口角，即从锐角变为钝角。使用膨胀液还能增加软组织的硬度，从而使切除效果保持一致。头皮下缘采用利多卡因加肾上腺素（1：100 000）环形阻滞麻醉。膨胀液由 100 mL 生理盐水、10 mL 2% 利多卡因和 10 mL 2% 肾上腺素（1：100 000）组成。然后将 0.3 mL 肾上腺素逐步注入收割区。皮内膨胀注射会使注射部位周围的头皮绷紧。
- 如果外科医生是右利手，则应从右侧接近进行直接切除。可以让手术医生更好地观察目标毛发，从而提高精确度。如果从另一侧接近目标毛发，视线会被环钻针尖端挡住。对于直接法来说，这个位置也是一个非常重要的位置，因为在直接法中，毛发的切割和移植物的切除是同时进行的。左利手外科医生的情况正好相反。

当从底部或上方接近时，可通过在切除过程中按压头发来改变头发的出口插入角度。最好从移植物的右侧接近，水平移动并与头发出口角保持平行。

- 当患者取坐位时，应从下至上进行切除，因为血液是向下流动的。由于患者头发较长，NS-FUE 手术的视野不清晰，如果手术区有出血或血凝块形成，手术就会变得更加困难（图 25.14）。
- 长发患者（如女性患者）使用多个发夹，打孔时从下往上逐个取下发夹。供区的头发会被重新夹起，以便进行提取。从下往上打孔有助于获得更好的手术视野，并准确有效地进行手术（图 25.15）。
- 经常喷洒生理盐水和梳理头发是保持良好手术视野和准确读取真实头发出口角度和方向的重要技巧。而且，血凝块也会从头发上被洗掉。因此，手术变得更加精确和

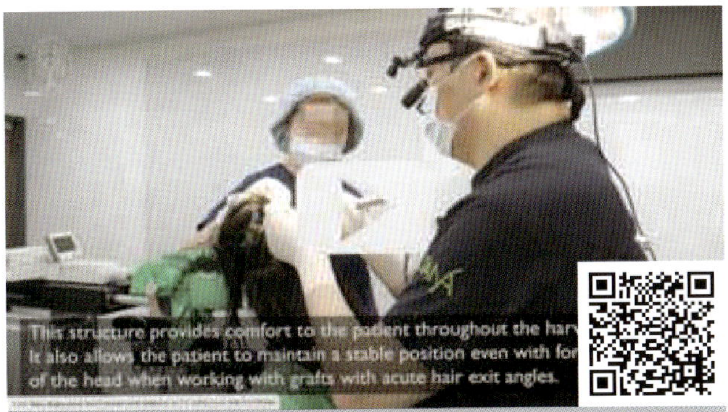

视频 25.1　不剃发 FUE 的类型（https：//www.thieme.de/ de/q.htm?p=opn/cs/21/1/13647435-19bffb3c）

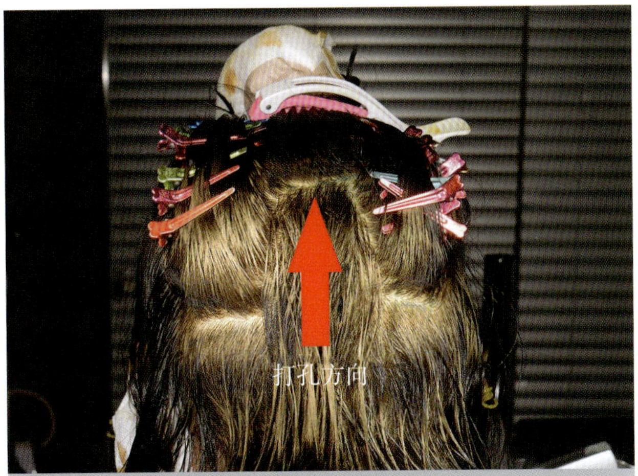

图 25.14　打孔时从下往上进行更有利

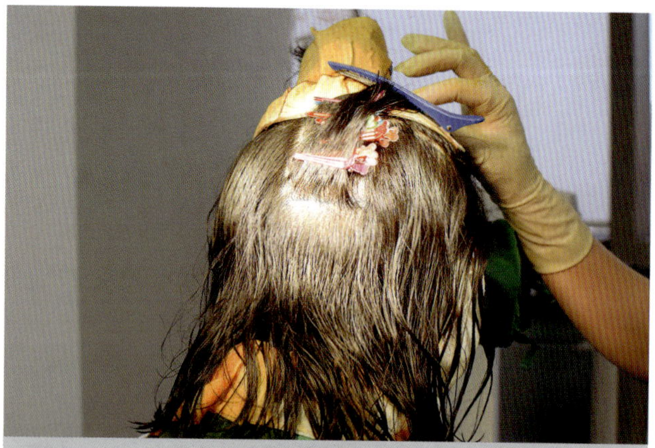

图 25.15　在治疗长发患者时使用多个夹子固定头发

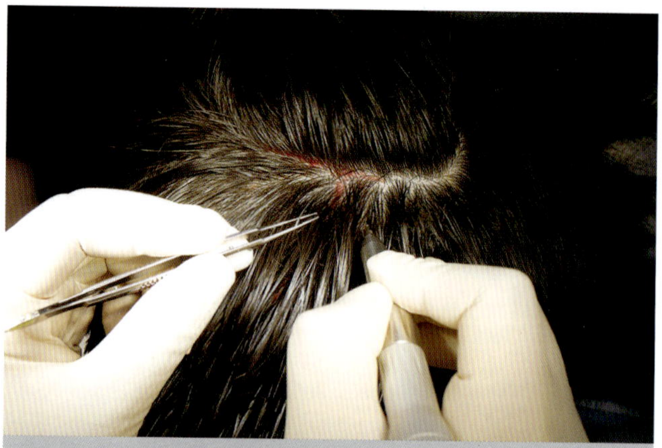

图 25.16　右利手外科医生，左手持显微镊，右手持环钻针

简化。

• 植发医生左手持显微镊，右手持环钻针。用左手握住镊子，将头发扫开或拉起，右手提取移植物。用镊子可以很容易地提取带刻痕的移植物，以检查移植物的质量（图 25.16）。

手术环境的设置应尽可能类似于剃发后的 FUE。在提取移植物时，旋转和摆动都是可行的，但建议使用后者，因为使用旋转模式会将毛干缠绕在环钻针上。旋转模式只有在所有相邻毛发都被紧紧夹住的情况下才能使用。

当您熟悉了本节介绍的内容，NS-FUE 一定会被您逐步掌握，并成为自己的手术技能。

结论

在过去的一二十年里，FUE 取得了长足的进步。具体而言，在近几年取得了显著进展。赞成这种方法的理由可能是术后疼痛减轻，供区没有线性瘢痕，但需要剃除供区的毛发一直是 FUE 的最大缺点。为了克服这一缺点，我们推出了 NS-FUE 方法。

在 NS-FUE 过程中，供区的毛发没有被剃除，而长长的毛发在手术过程中可能是一个巨大的挑战。特殊的手术规划、选择合适的手术器械和设备，以及有区别的毛发修剪方法，都会给手术带来困难。克服这一障碍，需要外科技术和专业知识。

推荐阅读

• Park JH, You SH, Kim NR. Nonshaven Follicular Unit Extraction: Personal Experience. Ann Plast Surg. 2019; 82 (3): 262–268. doi: 10.1097/SAP. 0000000000001679.

• Park JH, You SH. Pre–trimmed versus direct nonshaven follicular unit extraction. Plast Reconstr Surg Glob Open 2017; 5: e1261; doi: 10.1097/GOX. 0000000000001261; Published online 16 March 2017.

思考问题

Q1. 在预修剪 NS–FUE 中选择要修剪的头发量为（　　）

A. 目标供区的 50%（要求）

B. 目标供区的 100%

C. 目标供区的 120% ~ 130%

D. 目标供区的 200%

Q2. 考虑到操作者是右利手，为了减少毛囊创伤，在直接进行 NS–FUE 时，打孔时应选择接近目标头发的方向为（　　）

A. 从目标头发下方

B. 从目标头发上方向下

C. 从目标头发的右边到左边

D. 从目标头发的左边到右边

Q3. 请选择 FUE 环钻针对长发 FUE 必不可少的功能是（　　）

A. 旋转

B. 旋转 – 摆动

C. 摆动

D. 摆动 – 旋转

Q4. 以下哪种体位最适合做不剃发 FUE？

A. 坐姿

B. 俯卧位

C. 侧卧位

D. 前额支撑的坐姿

Q5. 以下哪项不是 NS–FUE 的优势?

A. 手术后效果不明显

B. 没有线性供区瘢痕，瘢痕也不明显

C. 无须剃除供区的毛发

D. 术后疼痛更严重

参考文献

[1] Kim YS, Na YC, Park JH. Comparison of postoperative pain according to the harvesting method used in hair restorative surgery. Arch Plast Surg. 2019 May; 46 (3): 241–247.

[2] Rassman WR, Bernstein RM. Follicular unit extraction: minimally invasive surgery for hair transplantation. Dermatol Surg 2002; 28: 720–727.

[3] Park JH, You SH, Kim NR. Nonshaven Follicular Unit Extraction: Personal Experience. Ann Plast Surg. 2019 Mar; 82 (3): 262–268. doi: 10.1097/SAP.0000000000001679. PMID: 30418195; PMCID: PMC6392215.

[4] Cole JP. State of the art FUE: Advanced non–shaven technique. Hair Transplant Forum Int'l 2014; 24: 161–169.

[5] Park JH. Direct non–shaven FUE technique. Hair Transplant Forum Int'l 2014; 24: 103–104.

[6] Boaventura O. Long hair FUE and the donor area preview. Hair Transplant Forum Int'l 2016; 26: 200–202.

[7] Park JH, You SH, Kim NR. Nonshaven Follicular Unit Extraction: Personal Experience. Ann Plast Surg. 2019; 82 (3): 262–268. doi: 10.1097/SAP.0000000000001679.

[8] 8. Park JH, You SH. Pre-Trimmed Versus Direct Non-Shaven Follicular Unit Extraction. Plast Reconstr Surg Glob Open 2017; 5: e1261; doi: 10.1097/GOX.0000000000001261; Published online 16 March 2017.
[9] Kim N, Park JH. Pubic Hair Restorative Surgery Using Grafts Harvested by the Nonshaven Follicular Unit Extraction Technique. Dermatol Surg. 2018; 44 (8): 1115-1120. doi: 10.1097/DSS.0000000000001497.
[10] Park JH. Comparison of various methods of NS-FUE technique. Presented at the annual meeting of the Korean society of hair restoration surgery, Seoul, Korea..
[11] Williams KL Jr. Ergonomics in hair restoration surgeons. J Cosmet Dermatol. 2016; 15: 66-71. doi: 10.1111/jocd.12188. ePub 2015 Oct 6.
[12] Park JH, You SH, Kim N. Forehead-supporting chair system for follicular unit extraction hair transplantation. Arch Aesthetic Plast Surg 2019; 25 (1): 42-44.
[13] Zontos G, Williams KL Jr, Nikiforidis G. Minimizing injury to the donor area in follicular unit extraction (FUE) harvesting. J Cosmet Dermatol. 2017; 16 (1): 61-69. doi: 10.1111/jocd.12267.
[14] PT Rose, M Canales, G Zontos. Examination of the exit angle of hair at the skin surface versus the internal angle of hair as it relates to the FUE/FIT harvesting method. Hair Forum Int'l 2017; 27 (1); 8-10.

答案

Q1	C
Q2	C
Q3	C
Q4	A
Q5	D

第 26 节
长发 FUT 技术

Marcelo Pitchon and Ricardo Gomes de Lemos

概述

- 导言
- 重要的概念和术语
- 技术
- 术后
- 讨论
- 结论
- 成果

关键点

- 初学者和更高级别的外科医生在将头发剪到 1 ~ 3 cm 长时，很容易掌握学习预览长发（PLH）移植技术所需的技能。
- PLH 移植允许外科医生在手术过程中实时观察美学效果。
- PLH 移植利用长发植株来创造发量和形状，同时在整个手术过程中对效果进行艺术调整。
- 在 PLH 移植过程中，外科医生可以直接观察到移植的覆盖面，只需使用最少的移植物就能达到理想的美容效果，从而为今后的干预保留了供区。
- PLH 移植手术可让患者在术后立即看到最终效果，从而提高患者对新外观的满意度和热情。

导言

虽然 Bouhanna 等以前曾有限地使用过长发移植技术，但 Pichon 博士才是这一技术的发明者。PLH 手术可以说是植发手术中最优雅的方法之一，它已风靡全球。本书是为初学者撰写的，本节主要讨论长发毛囊单位移植术（FUT），毫无疑问，长发毛囊单位移植术是一项更为复杂的手术，需要一定的植发经验，但我们还是要强调，毛囊单位移植术（FUT）在各种情况下仍然是一项非常有用的技术。因此，年轻的外科医生在进行毛囊单位提取术（FUE）和毛囊单位移植术（FUT）时，都要拓展自己的技能。

不过，我们认为，那些有兴趣学习 FUT 的人应该再接再厉，迅速转向 PLH 移植，因为 PLH 结合了短发或剃发 FUT 的优点和使用长发的无数优势。在植发医生中，即使是最有经验的医生，也会对使用长头发产生一定的恐惧和担忧，因为他们认为过渡到这种技术是困难的，学习曲线是漫长的。掌握这项复杂的技术需要整个团队的决心和奉献精神，下文将介绍其优点，这些优点是值得任何付出的。我们尽量以最简单、最客观的方式来描述该技术并讨论其哲学概念。

重要的概念和术语

概括 PLH 方法最重要的概念是“预览”一词。使用“长发”一词只是为了将这种方法与传统的短发或剃发手术区分开来，而在这种方法中，我们使用的头发长度为 4～12 cm。在可能的情况下，我们总是使用有利于未来新造型的头发长度，并且患者可以看到。然而，与短发或剃发移植手术一样，毛囊会在 1～5 周内脱落。因此，“预览”效果只能产生暂时的效果，当最终效果实现时，它可能与患者未来的外观完全或相当接近。

鉴于供区的限制，外科医生必须以最明智的方式覆盖秃头区，努力创造高密度区，并以最少的毛囊单位恢复尽可能大的区域。无论是 FUT 还是 FUE，在使用短发或剃光的毛发移植时，外科医生的视觉覆盖能力都会受到限制，并有可能出现毛发分布不均的情况。PLH 移植的预览因素提供了直接的可视化，并使有效覆盖的构建成为可能，因为从移植毛发的视角可以看到每平方厘米产生美观效果的最少毛发数量。可视化使供区得到最佳利用，我们节省了许多毛发，否则这些毛发可能会被不必要地移植到其他部位。例如，在较小的区域内提供高密度的覆盖，而不是在较大的区域内提供适当的覆盖。

通过长发毛囊单位提取术（PLH-FUT）实现的可视化，外科医生可以自由地进行调整，选择优先考虑密度或扩大覆盖范围，从而提高安全性和精确度。

对供区的优化利用可以减少治疗次数，减少创伤，并且减少瘢痕。

覆盖行为

Pitchon 提出了“覆盖行为”的概念，用来描述人类头发覆盖皮肤的独特特性。不同个体的头发覆盖性能有好有坏，根据覆盖皮肤的多少，给人一种不同的丰满度、不透明度或透明度的感受。厚度、颜色、波浪度、刚度、硬度、柔韧性、重量等物理特性会在不同程度上影响皮肤的透明度、稀疏度或裸露感，或者相反地产生阴影效果，使裸露的皮肤看起来像长满毛发的皮肤。头发的横向覆盖可能更好，能覆盖更多的表层，产生更大的阴影效果。在其他情况下，头发的纵向覆盖可能更好，能创造出高度和立体感。最佳遮盖效果的头发类型能同时满足水平和垂直遮盖的标准，从而产生更好的阴影、不透明性和体积感，每平方厘米使用的 FU 数量最少。

因此，由于头发的覆盖行为因人而异，在获得令人满意的美学覆盖能力方面也不尽相同，因此每平方厘米的最低 FU 数量也不尽相同。

满意密度

当覆盖率足够高时，我们就达到了 Pitchon 所说的“满意密度”，即达到满意的美学覆盖率和令人满意的秃顶外观变化所需的最低毛发量，而不是毛囊单位（图 26.1）。

由于手术植发的策略是最有效地减少或降低秃顶的外观，而不是消除秃顶，因此，如果患者继续秃顶，移植过大的面积将是徒劳的。PLH 允许外科医生移植尽可能大的面积，而不会出现覆盖稀疏的风险，因为在发现患者头发的覆盖行为后，满意密度的标准就会被确定，并在手术中得到明显的确认。因此，如果能够达到这一标准，就可以移植更大的面积，从而显示出“满意的覆盖率”。

技术

如前一节所述，我们采用传统的 FUT 技术切取头皮条，但不剃毛或剪发。作者诊所采用的一个有用的小窍门是使用 10 号或 23 号碳手术刀片，并在刀片上缠绕无菌胶带，这样就可以控制剥离深度，同时还能减少手术过程中剪切头发的可能性（视频 26.1）。在去除毛发时，我们会考虑到每厘米毛囊单位的密度、该区域的弹性以及毛发的自然特征，如颜色、质地和粗细。切口总是在枕外突起的上方，沿曲线向顶区推进。如果剥离太低，瘢痕的质量就会受到影响，因为该区域的弹性较低。缝合采用传统方法，分一至两层，浅层简单缝合。无张力的毛面缝合将产生高质量的线状瘢痕。

取下头皮条时，要保持原有毛发的长度不变。不过，如果有必要，我们可以在以后缩短毛囊的长度。对于初学者来说，理想的毛囊长度是 2 ~ 3 cm。因此，可以事先将供区剪到这个长度，以简化头皮条取出、移植准备和移植本身的过程。建议的毛囊长度将有助于从短发或剃发的 FUT 过渡到 PLH 技术，这不仅对外科医生有利，而且对手术助手也有利。与剃掉的头发相比，外科医生和手术团队在显微镜下解剖和放置毛囊的难度是相同的。不过，使用 2 ~ 3 cm 长的头发已经可以在手术中和手术后产生一定的预览效果。在使用这个长度获得舒适体验后，医生应逐渐增加头发的长度，直到达到患者喜欢的正常头发长度。

在手术过程中，可以在不同的时间分 2 段或 3 段进行移植物剥离，目的是减少移植物的离体时间，从而提高移植物的存活率。通常情况下，当患者处于背侧位时，作者会先切取后枕部，然后切取外侧区域。

毛囊单位的显微解剖是在 6 ~ 10 倍的放大镜下进行的，以避免横切，并从纤毛开始。此时，负责此过程的手术助手将用眼科纱布包裹并定期浸泡在生理盐水中的条带固定在适当的表面（视频 26.1）。在切片和置入过程中，必须为毛囊单位补充足够的水分，这样才能获得较高的成活率以及尽可能相似的预览效果（即刻 P.O.）和最终效果（10 个月至 1 年后）。医生不应害怕展示预览效果，并将其与最终效果进行比较。这应该是对外科医生和手术团队的一种激励和挑战，即始终努力使预览和最终效果尽可能相似（图 26.2）。

在毛囊单位制备过程中，可以按照 Lemos 的建议，将毛囊单位保存在装有乳酸林格氏液的小手术碗中（图 26.3），或者按照 Pitchon 的建议，在最初学习阶段，将毛囊单位以 10 个为一组，保存在艺术家调色板的槽中。艺术家调色板的圆形槽中装有保温溶液（图 26.4）。

受区

受区打孔可采用矢状切口或冠状切口，根据受区做不同角度的切口，使用定制或非定制的微型刀片，或使用针头，使用预先制作的切口，或使用“打孔 – 植入”方法，或同时使用两种方法，借助镊子或植入器。作者更倾向于使用不同口径的针来进行“打孔 – 植入”，这种方法虽然更费力，但可以保留秃发区残留的原生毛发（图 26.5）。

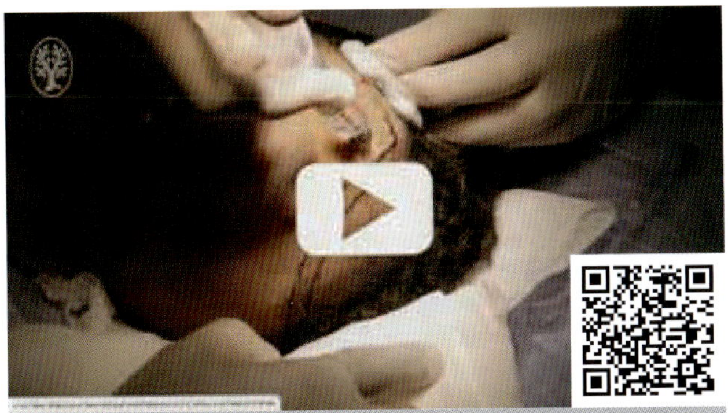

视频 26.1　预览长发 FUT（https：//www.thieme.de/de/q.htm?p=opn/cs/21/1/13729151-d5977b35）

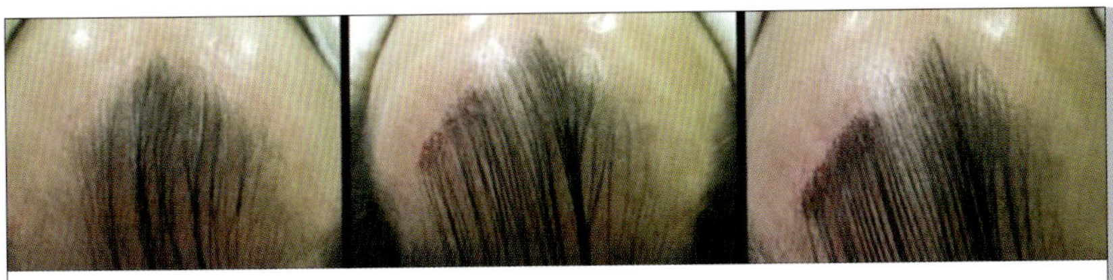

图 26.1　移植过程中密度逐渐增加的视图

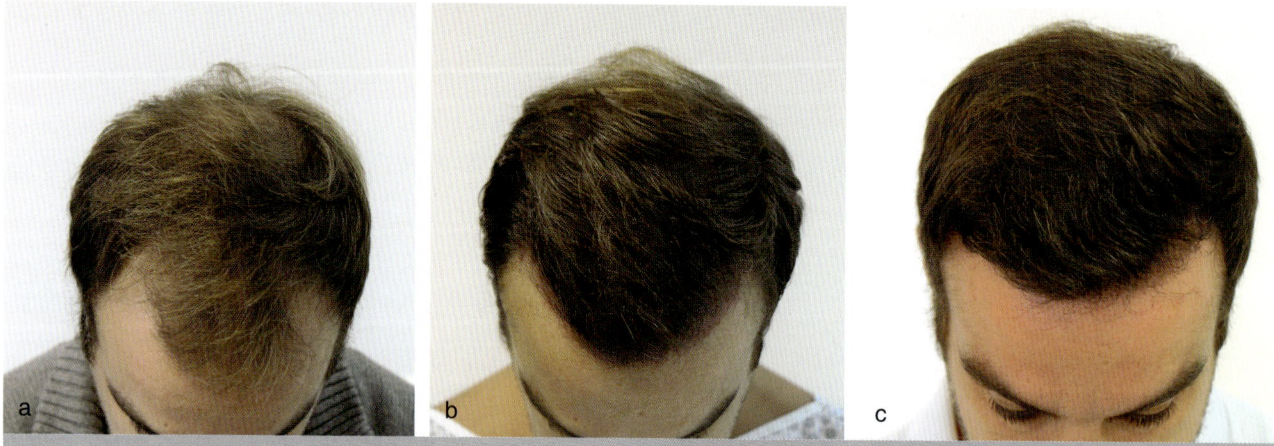

图 26.2　a. 患者，38 岁，术前。b. 术后 1 次外观。c. 最终效果，密度与预览效果相同

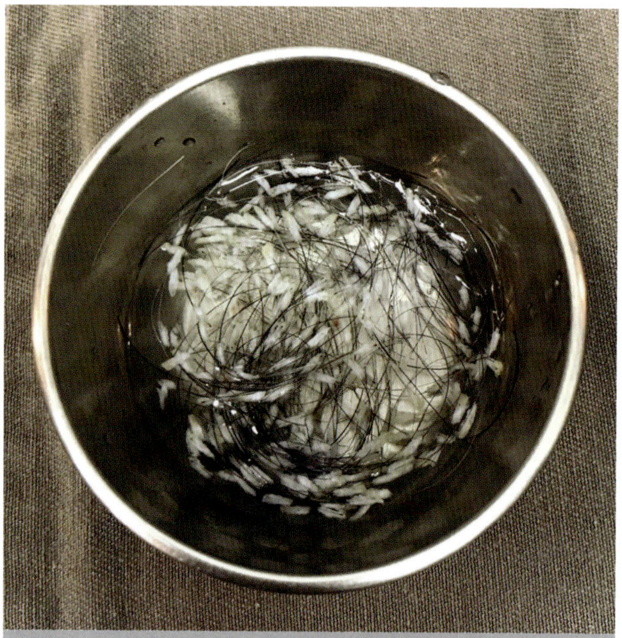

图 26.3　浸泡在乳酸林格氏液中的长发毛囊单位手术碗

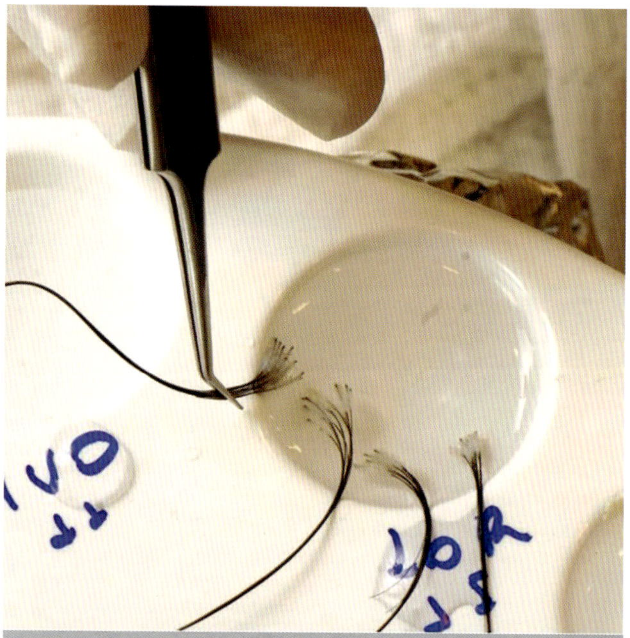

图 26.4　在艺术家调色板中浸泡在乳酸林格氏液中的毛囊单位

预览移植的逻辑在于“打孔 – 植入”方法，因为渐进式植入可以让我们即刻看到覆盖效果，同时尽可能减少所使用的移植物数量，并如前所述，对供区的稀缺资源进行最佳管理。毛囊的颜色、质地和粗细等特点将决定受区所需的适当和令人满意的密度，从而创造出美观的外观。如果我们采用预制切口，就失去了在整个手术过程中雕塑效果的可能性。使用预制切口法时，切口是预先确定的，因此会产生一种更僵硬的模式，而不具备 PLH 技术的可视化和完全控制的基本概念。作者很少使用预制切口，通常只在出血过多和毛囊弹出的情况下使用。

同样重要的是，要观察受区孔与移植物大小之间的完美契合，从而降低移植过程中或术后毛囊单位被意外取出的风险。这也是我们选择使用针头的原因，因为针头可以让我们更容易地获得完美的贴合。为了避免制作新切口的手无意中将已经植入的毛囊单位移位，将针头插入 1 mL 的注射器或针座中，这样可以使手保持在头皮上方的较高位置（图 26.6）。选择长头发的植入方式是个

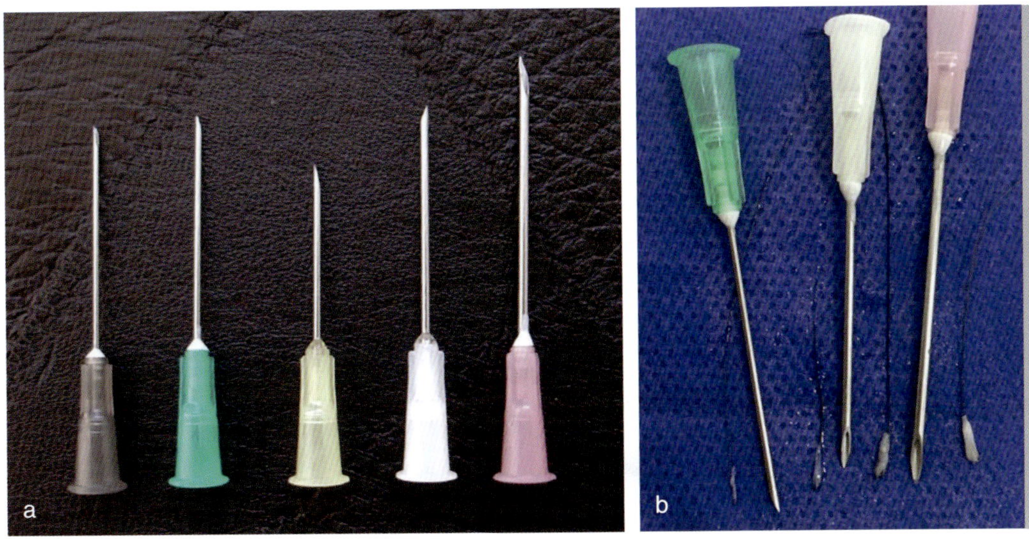

图 26.5　a.“贴 放”中使用的针头　b. 根据毛囊单位的口径选择针的直径

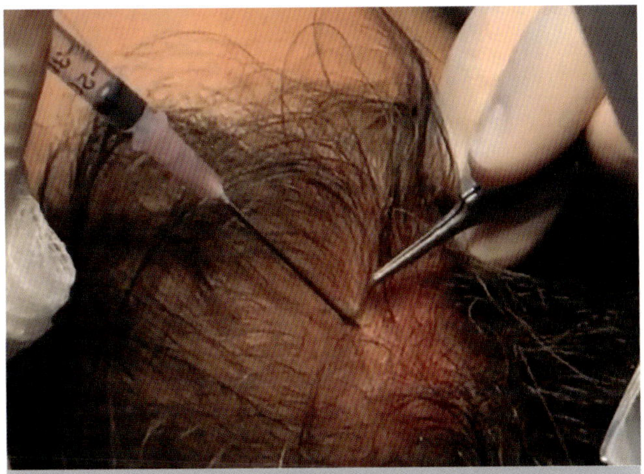

图 26.6　使用带针架的 1 mL 注射器进行移植的详细视图

人的选择。Pitchon 更喜欢自己放置移植物。助手会将水化后的移植物逐步放在他的左手上，然后他用右手放置，而无须从艺术家的调色板上取移植物（图 26.7）。Lemos 喜欢由 2 名助手同时进行移植，1 名助手用右手，另 1 名助手用左手，这样可以简化移植过程（视频 26.1）。外科医生用针头做切口，助手用精细的镊子放置移植物。

另一个值得一提的重要方面是，不同患者拔出毛囊所需的力量也不尽相同。这取决于移植物的黏度、插入后的时间，以及皮肤对移植物的包裹程度。纤维较多的皮肤缺乏弹性，会增加毛囊单位脱落的概率。

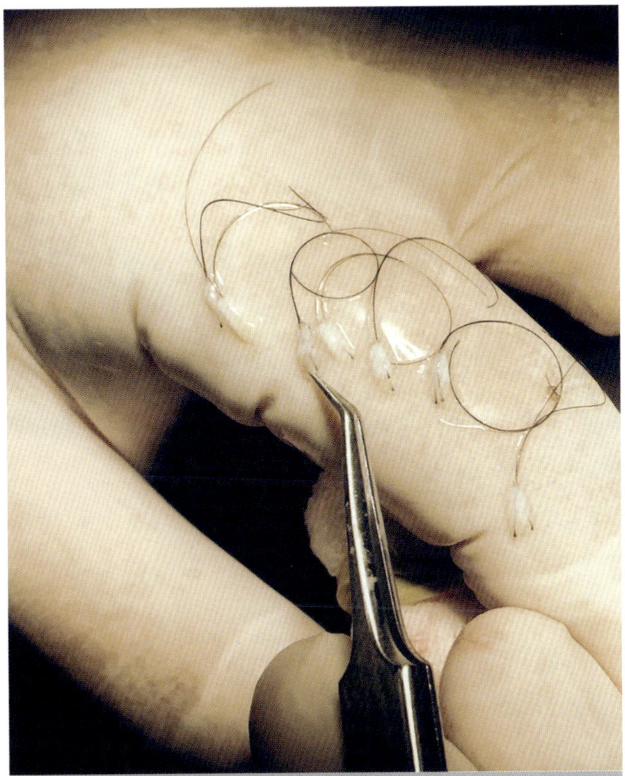

图 26.7　戴有手套的外科医生左手手指上水合毛囊单位的详细视图

在整个手术过程中，毛囊在皮肤内的附着力和稳定性都会增加，这样我们就可以安全地梳理头发。有时，发干的黏度会更高，例如染过的头发，这时可以使用护发素来减少摩擦。另一个重要提示是在整个手术过程中使用蒸馏水而不是生理盐水来清洗受区，因为生理盐水会增加毛发的黏稠度。

在极少数情况下，极度卷曲的头发可能难以处理。即使是在经验丰富的植发医生手中，仅仅触摸或梳理头发也可能导致移植物意外脱落。为了避免拔出移植物，在这种情况下可以将头发修剪为1～3 cm。这种问题主要发生在结构僵硬的头发与高黏度、爆裂和出血相结合的情况下。

手术结束后，彻底清洗头皮，用凉风吹干头发并梳理（视频 26.1）。

术后

手术过程中，外科医生会感知在移植区移动和处理头发的安全程度，以及在梳理头发时不会对植发造成过度牵拉的安全程度。从手术中形成这种认知后，我们就在手术后第 1 天采取必要的预防措施，患者回家后就可以洗头了。如果患者的移植物和饰物完全吻合，纤维蛋白迅速形成，增加了黏合力，头发也不会打结，那么就能轻梳头发。在 PLH 移植过程中开发的“PLH”是用来教育患者如何面对相反的情况，即纤维蛋白形成较少、毛干黏度较高、毛发结构较硬，因此在梳理毛发时有较高的概率拉出移植的毛发。对于经常染发的患者或头发较长、非常细的女性移植者来说，这种风险更大。应指导这些患者更加小心地洗头，使用护发素以降低头发的黏稠度，并在术后头 3 天内避免梳理头发。相反，应该用凉风吹干头发，用手指小心地为头发定型。

然后，作者会指导患者每天洗头，除了极少数较为棘手的病例，我们会要求患者在最初几天每天返回诊所洗头。

作者还告诉患者避免使用高压淋浴器，并在术后最初几天使用小水壶轻轻冲洗头发。应该用毛巾轻柔地擦干头发，不要摩擦头皮，或者用吹风机吹干头发。大多数患者在术后第 1 天就能轻松、仔细地梳理头发。

在遵循这些说明的过程中，从未发生过患者意外移除移植物的事件。这些说明中的大部分内容都与那些接受传统植发手术的短发或剃发患者所接受的说明相同。

应鼓励患者立即恢复工作和社交活动，并在3～4 周内避免进行体育锻炼。

我们认为，术后最令人印象深刻的积极因素之一是患者对 PLH 移植的情感反应和迷恋。尽管眼前的新形象只是暂时的，但患者及其家属所表现出的幸福感与我们多年来的剃发植发经验完全不同。患者陶醉其中并对外科医生和手术团队表示感谢。他们对外科医生和手术团队表示感谢，感谢他们促进了积极、密切的医患关系。

讨论

PLH 移植是独一无二的，因为外科医生可以实时看到移植效果的进展（图 26.8），并据此做出相应调整，可以选择最佳的分布策略，在每个区域采用不同的密度，优化毛发移植的使用。任何必要的方向、弧度、角度、密度调整，以及受区的选择都可以立即实时完成。在头顶、颞峰和眉毛等部位，毛发轴的自然弯曲度很容易识别，与现有毛发保持一致非常重要（图 26.9）。

随着经验的积累，日复一日地观察这种预视

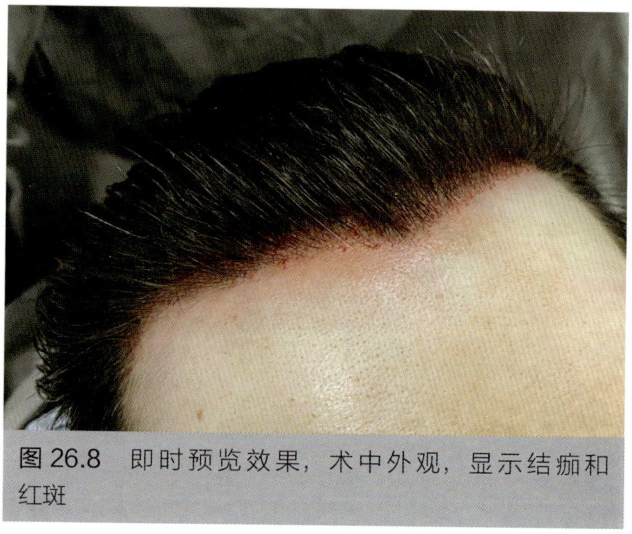

图 26.8　即时预览效果，术中外观，显示结痂和红斑

化，对外科医生具有很强的教育意义，可以不断改进技术，从而改善效果（图 26.10）。最低密度或每平方厘米所需的毛发量的概念是产生令人满意的美学效果所必需的，这就是 Pitchon 所称的满意密度。在短发或剃发方法中，外科医生必须对每平方厘米的毛囊单位数量进行预先确定的理论估算。而长发手术则不同，因为理想的密度很容易通过直接视觉感知。因此，每个区域的移植数量并不是通过计算估算出来的。我们通常可以节省大量的毛囊单位，从而覆盖更大的面积区域。当患者的头发很细或头发颜色与头皮肤色反差很大时，可能会出现相反的情况。因为在这些情况下，我们需要增加密度，每厘米移植和消耗更多的移植物。

长发移植的另一个优点是可以将一个毛囊单位移植到另一个毛囊单位之上，从而避免一个毛囊单位被埋葬和形成包囊。如果被移植的头发是白色的，则必须更加小心，因为即使是长发移植，也会增加观察的难度。

同样值得注意的是，较长的头发可以掩盖结痂，因此患者有动力更早地恢复工作和社交活动，通常是在手术后的第 2 天。即使是诺伍德分类的晚期脱发病例，患者也可能看起来像没有接受过手术一样。患者在手术前通常会询问这一点，因为他们很难相信术后的外观不会明显地显示出他们接受过手术，但几乎所有患者在术后都会对此较在意。在短发移植手术中，患者不知道最终结果会如何，这大大增加了他们在此期间的焦虑感。

即使“预览”的效果是暂时性的，但患者看到自己的形象因移植长发的出现而立即改变的这段时间，会对手术的最终效果产生巨大信心。看到头发移植后可能达到的最佳效果，与接受短发或剃发植发手术的患者相比，接受头皮、前额、鬓角、颞峰、眉毛、脸部，或身体其他部位毛发移植手术的患者对手术过程和手术团队的钦佩之情更为强烈（图 26.11）。

如果最初使用的头发长度为 1 ~ 3 cm，初级和中级外科医生都能轻松掌握 PLH 移植技术。如果非常卷曲的头发伴有爆裂、出血过多或瘢痕组织，初级外科医生可以缩短头发的长度，以方便手术。

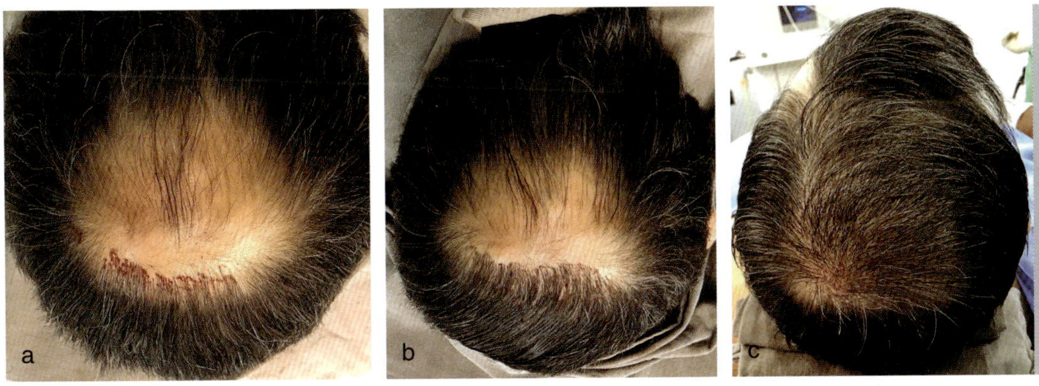

图 26.9 a. 开始在树冠上移植毛囊单位。b. 移植过程中的中期外观。c. 手术结束时的即时预览效果

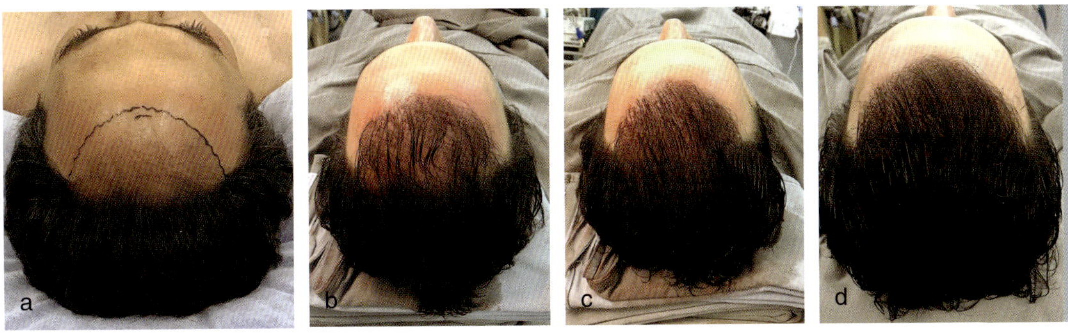

图 26.10 a ~ d. 照片展示了手术不同阶段秃头区的密度和覆盖范围的变化

结论

与短发 FUT 或 FUE 相比，PLH-FUT 需要植发医生有更丰富的经验。它有许多好处，例如最大化供区资源、结果的精确度和质量控制、供区不剃发，以及患者的高度积极的情绪反应。

此外，鉴于结痂和红斑被长发掩盖，以及对最终效果的精确估计，可立即确认自然性，显著减少术后停工时间、长发的长度，以及对最终长度的精确估算是该技术的优势。

PLH-FUT 通过满意密度概念显示理想密度，向外科医生展示获得艺术性和持久效果的最精确方法，并最大限度地利用供区，作为最重要的方法之一，将质量和卓越性与当代植发艺术和科学相结合。

成果

接下来，我们将举例说明 PLH 移植的情况，见图 26.12～图 26.15。

推荐阅读

- Pitchon M. Preview long hair follicular unit transplantation：an immediate temporary vision of the best possible final result. Hair Transplantation Forum Int 2006；16（4）：113-115.
- Pitchon M. Preview long hair follicular unit transplanting. In：Unger WP，Shapiro R. Hair Transplantation. 5th ed. New York：Informa Healthcare；2011：438-444（Chapter 16A）.

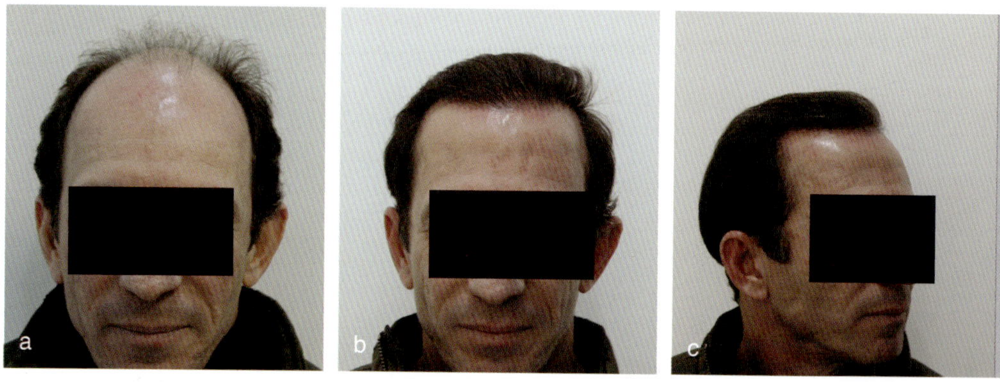

图 26.11 a ~ c. 术前和术后第 2 天的第 1 次手术。患者感受到容貌改变带来巨大影响的时刻

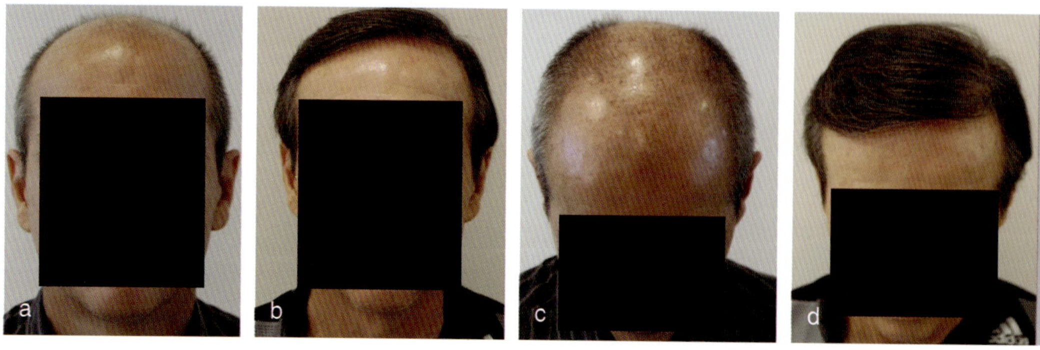

图 26.12 a ~ d. 术前外观和 1 年后的最终效果

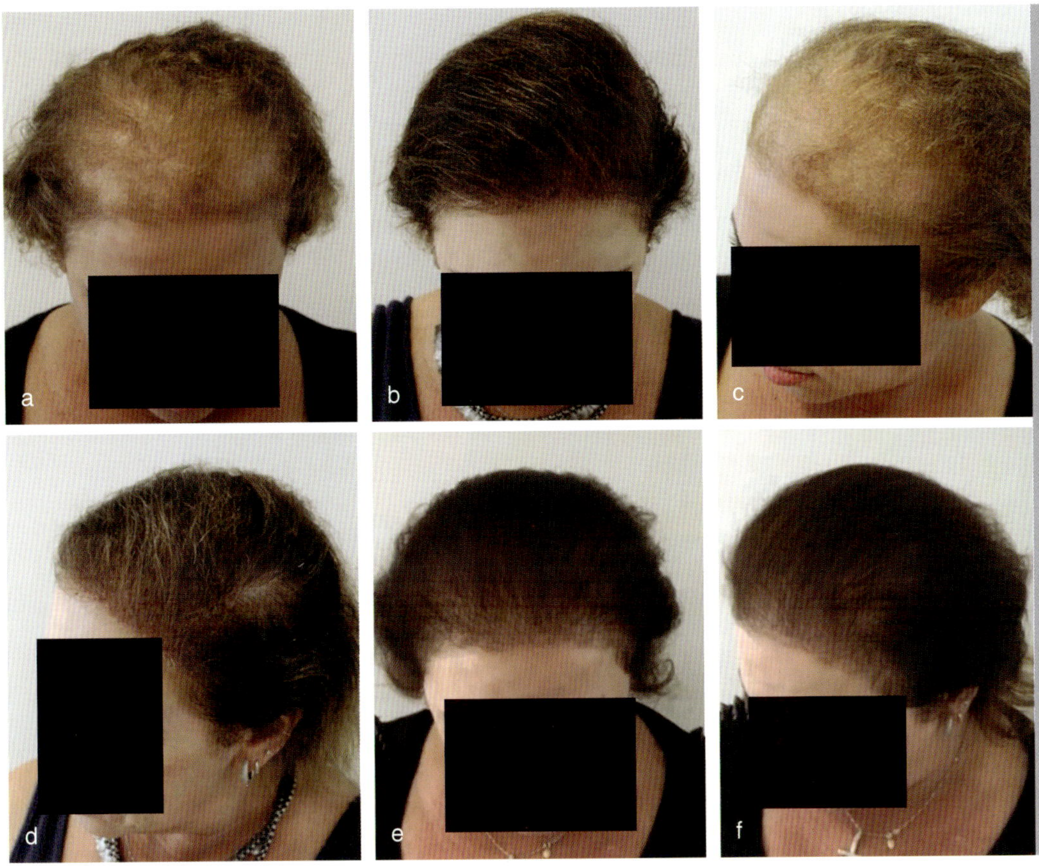

图 26.13　a ~ f. 术前、预览效果和 1 年后的最终效果，正面和左外侧观

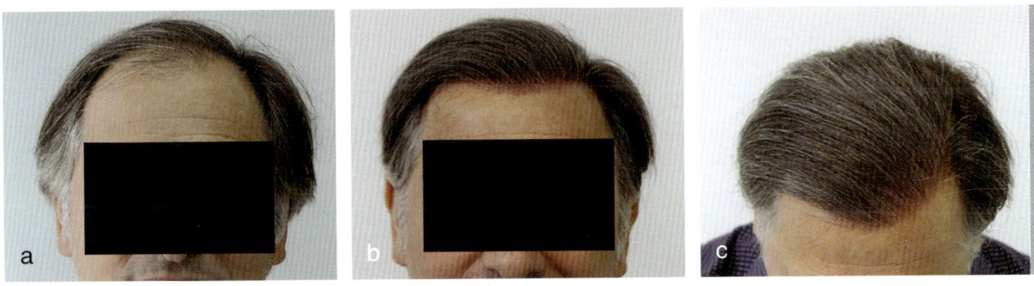

图 26.14　a ~ c. 53 岁患者术前外观、预览效果和 9 个月后的最终效果

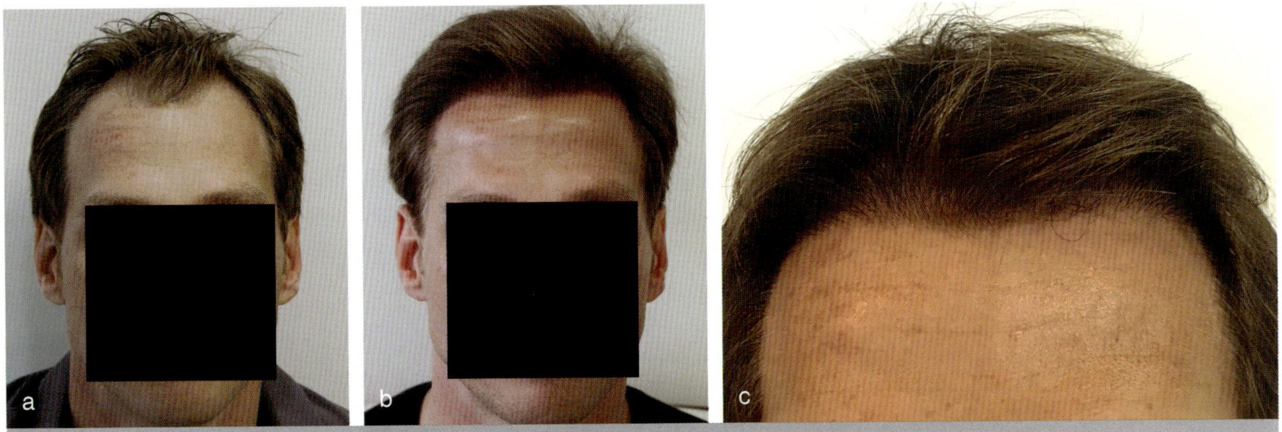

图 26.15　a ~ c. 一名 38 岁患者术前、预览效果和 11 个月后最终效果的正面观

思考问题（正确与错误）

Q1. 将接受 PLH 移植的患者即使头发过长，也不应剪短头发长度。

Q2. PLH 移植的最大优势之一是，除了可以完全控制头发的移植角度和弧度外，还能在手术过程中直观看到密度的逐渐增加。

Q3. PLH 移植手术的优点之一是患者在手术后立即拥有长发，不会像其他手术技术那样出现移植头发脱落的情况。

Q4. 在手术过程中，可以仔细梳理移植的头发，以便更好地暴露术区。

Q5. 对于不想剃除供区部位毛发的女性和老年男性来说，PLH 移植是一个很好的选择。

Q6. 毛发非常卷曲或褶皱是 PLH 移植的禁忌证之一，因为这会阻碍头皮的充分观察，从而难以正确移植。

Q7. 在 PLH 移植过程中，外科医生应注意毛囊单位在头皮中的分布情况，因为长发可能会阻碍对受区的充分观察。在这种情况下，头皮上的某些区域可能会被“遗漏”，从而影响移植效果。

参考文献

[1] Okuda S. Clinical and experimental studies of transplantation of living hairs. Jpn J Dermatol Urol 1939; 46: 135–138.

[2] Tamura H. Pubic hair transplantation. Jpn J Dermatol. 1943; 53: 76.

[3] Flowers RS. “Pluck and Sew” individual hair follicle placement. American Society of Aesthetic Plastic Surgery, Orlando FL; 1980.

[4] Kassimir JJ. Use of topical minoxidil as a possible adjunct to hair transplant surgery: a pilot study. J Am Acad Dermatol 1987; 16 (3 Pt 2): 685–687.

[5] Bouhanna P. Grafts with immediate long hair (G.I.L.H.) . In: Transactions of the IX International Congress of Dermatologic Surgery (ISDS), Edinburgh; 1988.

[6] Bouhanna P. Topical minoxidil used before and after hair transplantation. J Dermatol Surg Oncol 1989; 15 (1): 50–53.

[7] Bouhanna P. Greffes a cheveux longs imediats. Nouv Dermatol 1989; 8 (4): 418–420.

[8] Bouhanna P. Newer techniques in hair replacement. In: Roenigk RK, Roenigk H, eds. Surgical Dermatology: Advances in Current Practice. London: Martin Dunitz Publishers; 1993: 527–553.

[9] Limmer BL. Elliptical donor stereoscopically assisted micrografting as an approach to further refinement in hair transplantation. J Dermatol Surg Oncol 1994; 20 (12): 789–793.

[10] Caputy GG, Flowers RS. The “pluck and sew” technique of individual hair follicle placement. Plast Reconstr Surg 1994; 93 (3): 615–620.

[11] Bouhanna P. Immediate long-haired autografts of Bouhanna. In: Bouhanna P, Dardour JC, eds. Hair Replacement Surgery. Textbook and Atlas. Springer; 1996: 106–113.

[12] Bernstein RM, Rassman WR. The aesthetics of follicular transplantation. Dermatol Surg 1997; 23 (9): 785–799.

[13] Gandelman M, Mota AL, Abrahamsohn PA, De Oliveira SF. Light and electron microscopic analysis of controlled injury to follicular unit grafts. Dermatol Surg 2000; 26 (1): 25–30, discussion 31.

[14] Pitchon M. Preview long hair follicular unit transplantation: an immediate temporary vision of the best possible final result. Hair Transplantation Forum Int 2006; 16 (4): 113–115.

[15] Pitchon M. Preview long hair follicular unit transplanting. In: Unger WP, Shapiro R, eds. Hair Transplantation, 5th ed. New York: Informa Healthcare; 2011: 438–444 (Chapter 16A) ..

[16] Pitchon M.Transplante de cabelo folicular com fio longo (Preview Long Hair) . In: Radwanski HN, Ruston A, Lemos RG, eds. Transplante Capilar Arte e Técnica, Roca, São Paulo, 2011: 121–145 (Chapter 10) ..

[17] Pitchon M. Preview long hair transplantation. In: Sam L. Hair Transplant 360, 1st ed. Jaypee Brothers Medical Publishers; 2014: 37–71 (Chapter 3) .

答案

Q1	错误
Q2	正确
Q3	错误
Q4	正确
Q5	正确
Q6	错误
Q7	正确

第 27 节
长发 FUE 技术

Marie Schambach

概述

- 介绍
- 适应证
- 操作前注意事项
- 患者准备
- 材料
- 切割
- 提取
- 移植
- 术后护理
- 效果演变
- 并发症
- 如何开始实践长发 FUE？

关键点

- 长发毛囊单位提取术（PLH-FUE）是专为那些认为自己在毛发修复手术领域具有先进水平的医生而设计的。
- 这项技术是非常耗费时间的，操作这项技术需要 2 倍的常规手术时间。
- 适应证为患者希望不剃发、供区有限、需要控制曲线（比如眉毛、睫毛等）。
- 术前应要求患者大量使用护发素洗头，使毛干柔软且易于管理。
- 术中使用魔术贴将毛干固定在手术区域之外，简化了切割过程。
- 所使用的专用打孔设计对于操作长发毛囊单位提取术（PLH-FUE）至关重要。
- 长发毛囊单位提取术（PLH-FUE）需要的穿孔技术是摆动而不是旋转。
- 作者建议将毛干保持 2 in（1 in=2.54 cm）长，既不长（避免意外拔出）也不短（以实现术中的毛发覆盖预览）。
- 移植时先在发际线处移植长发移植物并向后移动，使毛干保持向前，能提供我们想要的设计预览同时远离手术视野。
- 最常见的并发症是在植发过程中或术后护理过程中，牵拉长毛干意外将移植物拔出。
- 术后第 2 天应该来医院清洗。
- 告知患者术后第 2 天的效果并不是 1 年后最终的效果。

介绍

自 2001 年 Woods 博士在澳大利亚实施这项技术和 2002 年 Rassman 博士发表论文《毛囊单位提取：毛发移植的微创手术》以来，毛囊单位提取术（FUE）得到了巨大发展。自那时起，通过创造新的设备、环钻针和切割方法，技术上也取得了巨大进步。

2006 年，Marcelo Pitchon 博士发表了一篇关于"长发移植预览"的论文。在其中他描述了他的手术技术即在施行头皮条切取术过程中他保留了所有移植毛的长发毛干，术后即刻可以预览可能的最终植发效果。长发毛囊单位提取术（PLH–FUE）是一种创新的毛发移植技术，它是专为那些认为自己在头发修复手术领域具有先进水平的医生而设计。这种技术耗时，需要医生有较好的耐心和精确性，但最重要的是，需要良好的手眼协调性。

为了在长发移植物的切割和提取过程中获得高质量的移植物，必须了解切割过程中毛干和皮肤之间相互作用的动力学，以及该技术所涉及的其他过程，如提取、储存、装载移植物、移植等。

适应证

要使用长发毛囊单位提取术（PLH–FUE），我们还没有达到使该技术成为毛发移植标准选择所需的提取速度。然而，它为一些特定的病例提供了一个理想的解决方案。

不剃发

有些患者出于某些原因不想剃发。这些原因可能包括：因以前头皮手术或外伤造成各种类型的瘢痕、手术后需要立即返回工作岗位而不希望被人发现做了手术、处于公众视线的中心而不希望每个人都知道自己做了手术、头型不好看等。这就是为什么一些医生称其为"名人 FUE"的原因。

供区有限

当供区有限时，使用长发毛囊单位提取术（PLH–FUE）可以更精确预判移植效果。最近在危地马拉进行的一项研究表明，通过观察周围头发的覆盖情况，人们可以直观地分析每平方厘米要切割和提取的移植物数量。

曲线控制

长发毛囊单位提取术（PLH–FUE）技术很漂亮，非常适合那些需要移植长发来更好地控制曲线的手术，比如眉毛或睫毛。

操作前注意事项

所有接受长发毛囊单位提取术的患者都必须知道，由于手术的复杂性，手术时间会加倍，这意味着每次手术只能完成一半的移植物移植。由于所需的时间翻倍，这种外科手术往往更昂贵，术后护理通常要复杂一些。

嘱患者在进入手术室前洗一下头发，并使用大量的护发素，使毛干柔软和易于打理。

患者准备

患者取俯卧位，以便显露所有安全的供区。

我们需勾勒出常规剃发 FUE 的术区，为此，我们应该小心尊重并保护患者的安全供区。应当谨慎地在患者的安全供区内进行操作。

操作长发切割和提取的好处之一是能够逐个毛囊单位选择毛囊，植发医生可以根据毛囊提取后的剩余毛发覆盖范围，更精确并最大量地提取安全供区的毛囊。尚巴赫（Schambach）博士于 2019 年在曼谷 ISHRS 世界会议上提出了这项研究。

消毒、麻醉和肿胀是常规 FUE 进行的步骤（图 27.1）。在长发毛囊单位提取术（PLH–FUE）

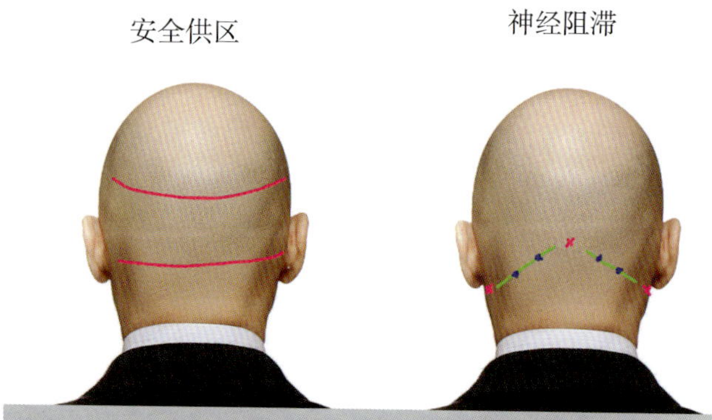

图 27.1　安全供区示例：粉红色的点标识枕骨隆突和乳突，蓝色的点标识的是枕大神经和枕小神经的体表标志，后枕部头皮的麻醉一般采用局部麻醉

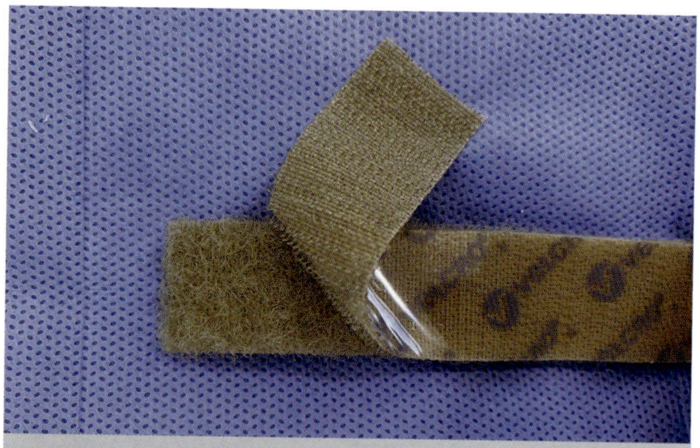

图 27.2　建议使用的魔术贴是钩环式的，3/4 in 厚，背面有粘钩

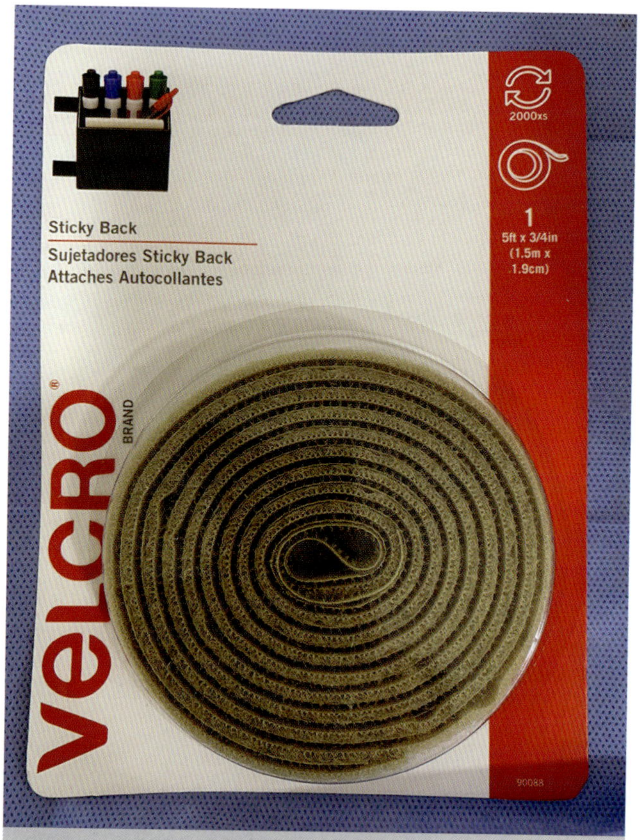

图 27.3　可以在很多商店买到的魔术贴品牌示例

中，肿胀的目的是止血，而不是稳定组织，这就是为什么用 30 号 4 mm 长的针注射肿胀液的原因。

为了准备手术视野，重要的是在枕骨部位放置一个魔术贴，粗糙的钩面朝向发干，同时将头发梳向顶部。这将在下文“材料”部分中进一步讨论。

你可以开始切割魔术贴下面释放的毛囊单位，这也将在下文“切割”部分中进一步讨论。

材料

大多数长发毛囊单位提取术（PLH-FUE）使用的材料与普通剃发毛囊单位提取术（FUE）相同。然而操作 PLH-FUE 也需要一些其他材料。

魔术贴

作者强烈建议使用魔术贴固定毛干远离手术区。这种简单而且低成本的材料（图 27.2 和图 27.3）将简化提取过程。有不同类型的魔术贴，但作者更喜欢钩环式的，3/4 in 厚，背面有粘钩。这种魔术贴可以在很多商店或者网上买到。

魔术贴有两面，一个是软环面，另一个是粗钩面。先将软环面附着在前额，黏性的一侧面对皮肤，在颞区水平的两侧留下两个襟翼。将粗钩面连接到一侧襟翼上，并将其（魔术贴的粗钩面）放置在枕部毛发区，然后将头发向上梳向顶点，同时粗钩面面向皮肤，从一侧连接到另一侧的襟翼上（图 27.4 和图 27.5）。用一把很细的尾梳，可以把头发从魔术贴下面移开，或者把头发固定在魔术贴下，以暴露手术视野。

环钻针

要使用的环钻针类型是操作长发毛囊单位提取

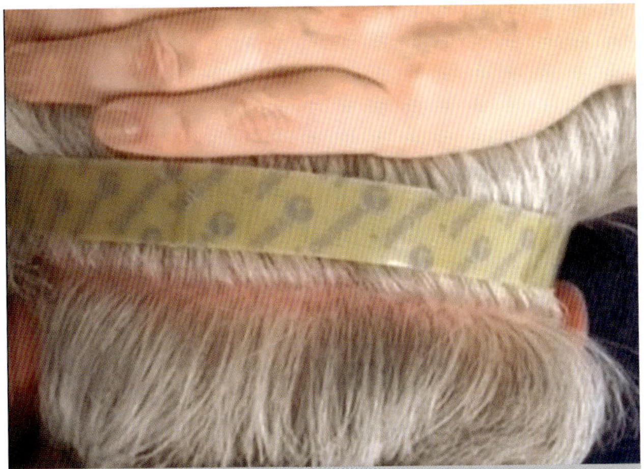

图 27.4　魔术贴放在患者身上，钩侧面向皮肤，固定发干远离手术区

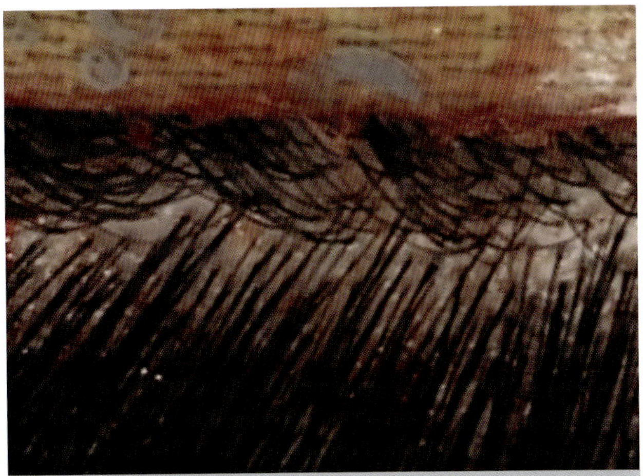

图 27.5　观察黏钩如何向上抓住发干，同时暴露出毛干的自然出口角度

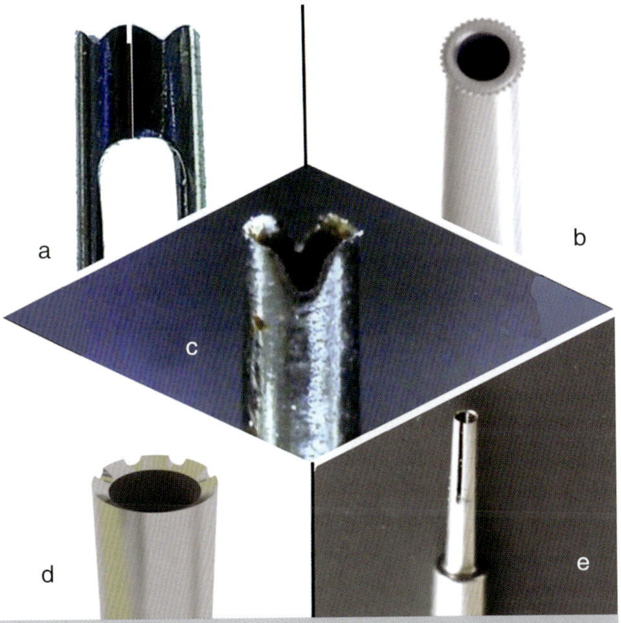

图 27.6　不同的长发环钻针。a. 科尔（Cole）的双窗环钻针。b. 德夫罗耶（Devroye）的喇叭形锯齿状环钻针。c. 尚巴赫（Schambach）的自制环钻针。d. 特里维里尼（Trivellini）的长发环钻针。e. 博阿文图拉（Boaventura）的开放式环钻针

术（PLH-FUE）所需要的最重要的项目。

用于此目的的不同环钻针（图 27.6）：钝性环钻针（Harris 博士）、开放式环钻针（Boaventura 博士）、喇叭形锯齿状环钻针（Devroye 博士）、长发环钻针（Trivellini 博士、Cole 博士和 Ertip 博士）或自制环钻针（Schambach 博士）。

要理解环钻针的动力学原理，我们必须首先了解切割本身的动力学原理。这个物理学问题将被进一步讨论。

切割

为了实现任何类型的切割，我们都需要产生压缩和剪切现象。只有当切割装置产生的所有应力超过被切割材料的极限强度时才会发生这种情况。切割软组织时，必须有一个坚实的底部以实现这种应力。比如你切一条面包，如果你把它举在空中，它真的很难被切开。你需要把它放在一个砧板上，以达到分离切片所需的强度。皮肤和毛干是两种完全不同的组织，每一种组织的密度和分子强度都不同。皮肤的固定方式允许半锋利的环钻针打孔后提取出圆柱形的移植物。由于角蛋白的类型和浓度，毛干更加坚硬，所以当它被放置在一个半固体的表面（皮肤）上时，会更难被切割。

要使用的环钻针需要有一个切割刃和一个钝边。切割刃负责切割毛干周围的皮肤，而钝边负责保护毛干不被切割。毛干将从钝进入切割边缘，而锋利边则切割边缘皮肤。这种钝边位于环钻针的尖端非常小的凹槽上，在毛干切割过程中保护毛干。

手术方法描述如下：将环钻针头与毛干出口角

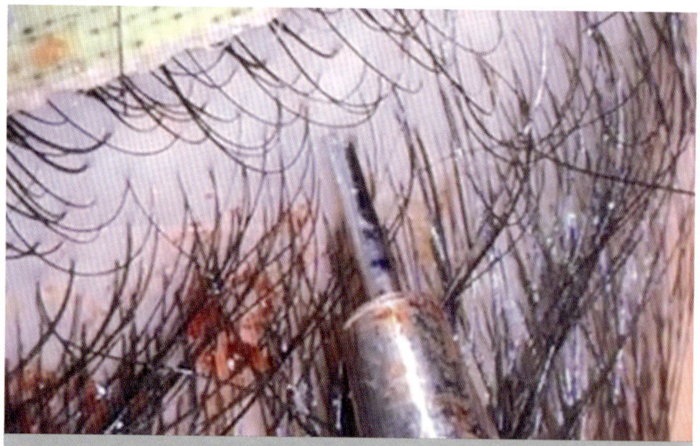

图 27.7　使用特里维里尼博士的长发环钻针，环钻针对准毛干出口角度

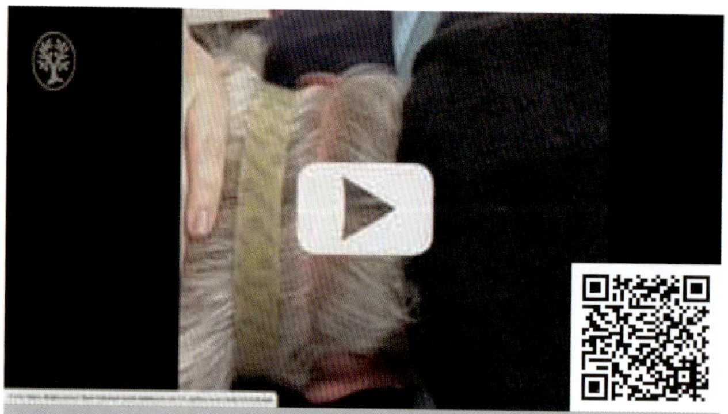

视频 27.1　Schambach 博士的长发毛囊单位提取术（PLH-FUE）切割和提取毛囊（https: //www.thieme.de/de/q.htm?p=opn/ cs/21/1/13689668-a29311 ca）

度对齐（图 27.7），并放置在皮肤上，确保毛干出口在环钻针的中央且毛干对准环钻针上的钝性凹槽（图 27.8）。环钻针放置好后，按紧皮肤，提供应力方便毛囊的钻取。然后启动设备的运动，在长发提取过程中，毛囊单位提取必须只能是摆动运动。目前还没有关于哪种摆动角度更好的具体研究，但可以根据具体情况进行调整（作者建议从 240° 开始，并在必要时进行调整）。摆动的速度必须非常精细，目的是不伤害毛干，同时进行有效的组织提取。

还有其他类型的环钻针可以使用。窗缝环钻针在环钻针的一侧有一个钝缝，在另一侧有一个锋利的边缘。使用这个环钻针时将毛干通过钝缝滑入后将环钻针对准毛囊单位的中心。使用这个环钻针通常需要更长的时间，因为必须先操纵毛干。另一个可以使用的是喇叭形锯齿状环钻针，这种环钻针的使用方法有点不同：首先，你应该把毛囊单位的毛干移到一边，让锯齿槽抓住它们后将环钻针居中，然后开始摆动。作者也尝试过使用钝性环钻针，效果很好，但是这个过程更漫长。

确保毛干不会被切断的一些技巧：

- 患者应该在手术前使用护发素或术前使用梳毛膏。
- 确保毛干是游离状态，不被纱布、魔术贴、微孔、手等抓住。
- 用生理盐水持续毛干润湿，这使得毛干更容易滑入切除边缘。
- 使用摆动运动。
- 不要用力过猛，让环钻针自己工作。

关于长发毛囊单位提取术，请参见视频 27.1。

提取

一旦毛囊单位被切割，你就会看到 2 种“场景”。你可以看到一个弹出的有完整毛干的移植物，或者看到一个中间有毛干和皮肤组织的钻孔。2 种移植物都很好，不同的是，第 2 个移植物被埋藏了。但是，一旦你拔出毛干，毛囊单位就会跟其他移植物一样弹出来。

提取的方式与常规毛囊单位提取术（FUE）一样。作者喜欢在两种提取方式中使用佛瑞斯特钳，第 1 把钳住上皮和毛干，沿毛干出口方向拉动，拔出一半的时候用第 2 把镊子轻轻夹住皮脂腺的下方帮助拔出毛囊（图 27.9）。

然后将毛囊单位分类并保存在合适的保存液中，和毛囊单位提取术（FUE）一样（图 27.10）。在毛发移植中使用毛囊保存液有很多原因，最主要的原因就是在毛囊移植前保持毛囊活性，因为这个过程比常规的毛囊移植时间更长，我们应该考虑使用一种可以延长移植物保存时间的保存溶液。有几种方法可以保持长毛干不打结，作者建议用同一方向的毛干做小组移植。非常重要的一点是，使用

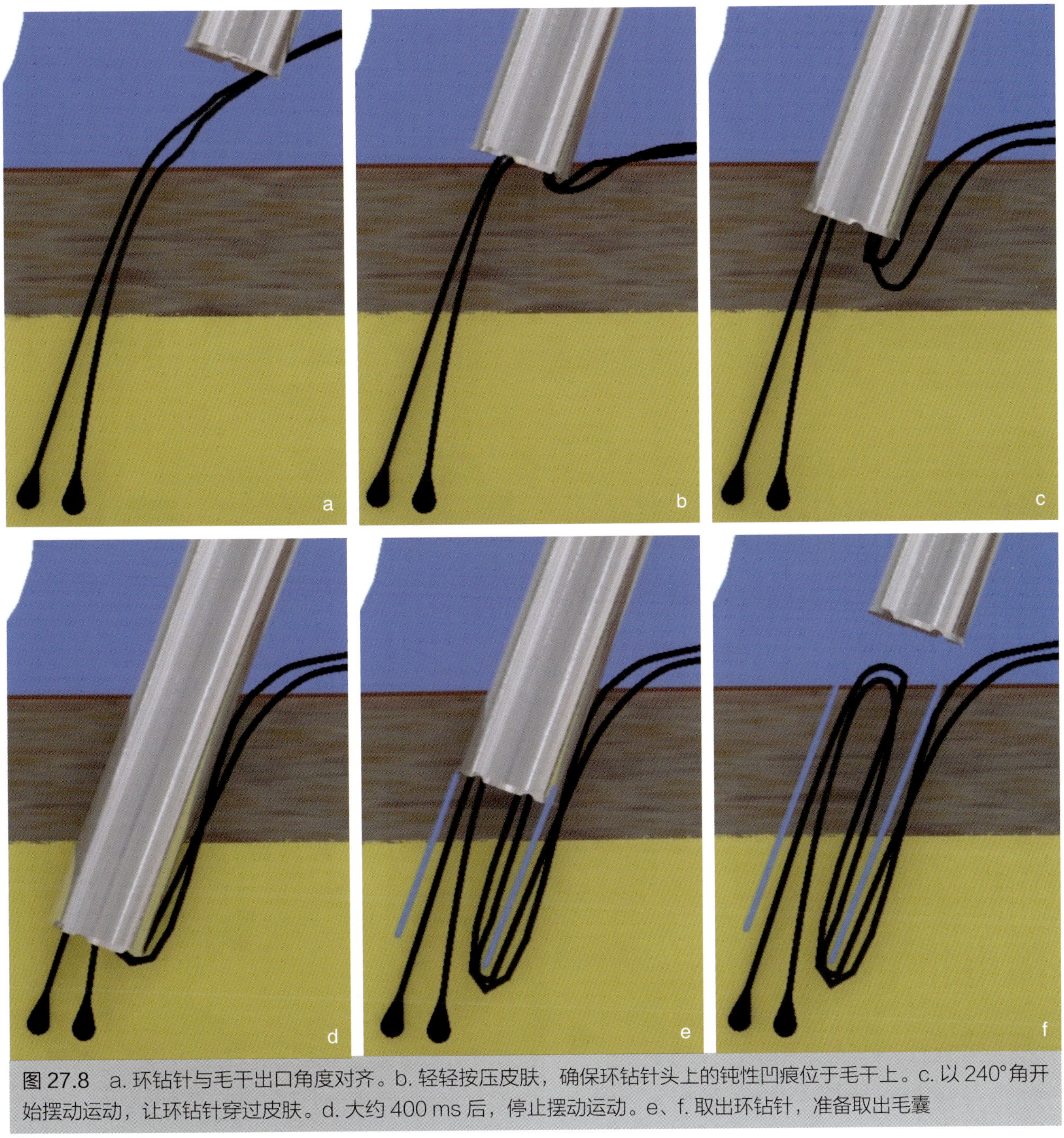

图 27.8 a. 环钻针与毛干出口角度对齐。b. 轻轻按压皮肤，确保环钻针头上的钝性凹痕位于毛干上。c. 以 240° 角开始摆动运动，让环钻针穿过皮肤。d. 大约 400 ms 后，停止摆动运动。e、f. 取出环钻针，准备取出毛囊

超过 3 ~ 4 in 的毛干的移植效果反而是相反的。你要明白，你很容易拔出刚移植的毛发，而且毛干越长，越容易被不小心拔出。但同样，使用太短的毛干移植无法得到我们所期望的即时覆盖效果。这就是为什么我们建议移植的毛发要保持 2 in 长。

关于长发移植操作、装载和植入，请参见视频 27.2。

移植

对于移植长发移植物可以使用任何一种方式：预先模拟、即插即种或直接移植。因为你可以直接看到曲线的方向和所需要的位置（图 27.11），所以曲线控制更容易。它对于控制移植物的角度和方

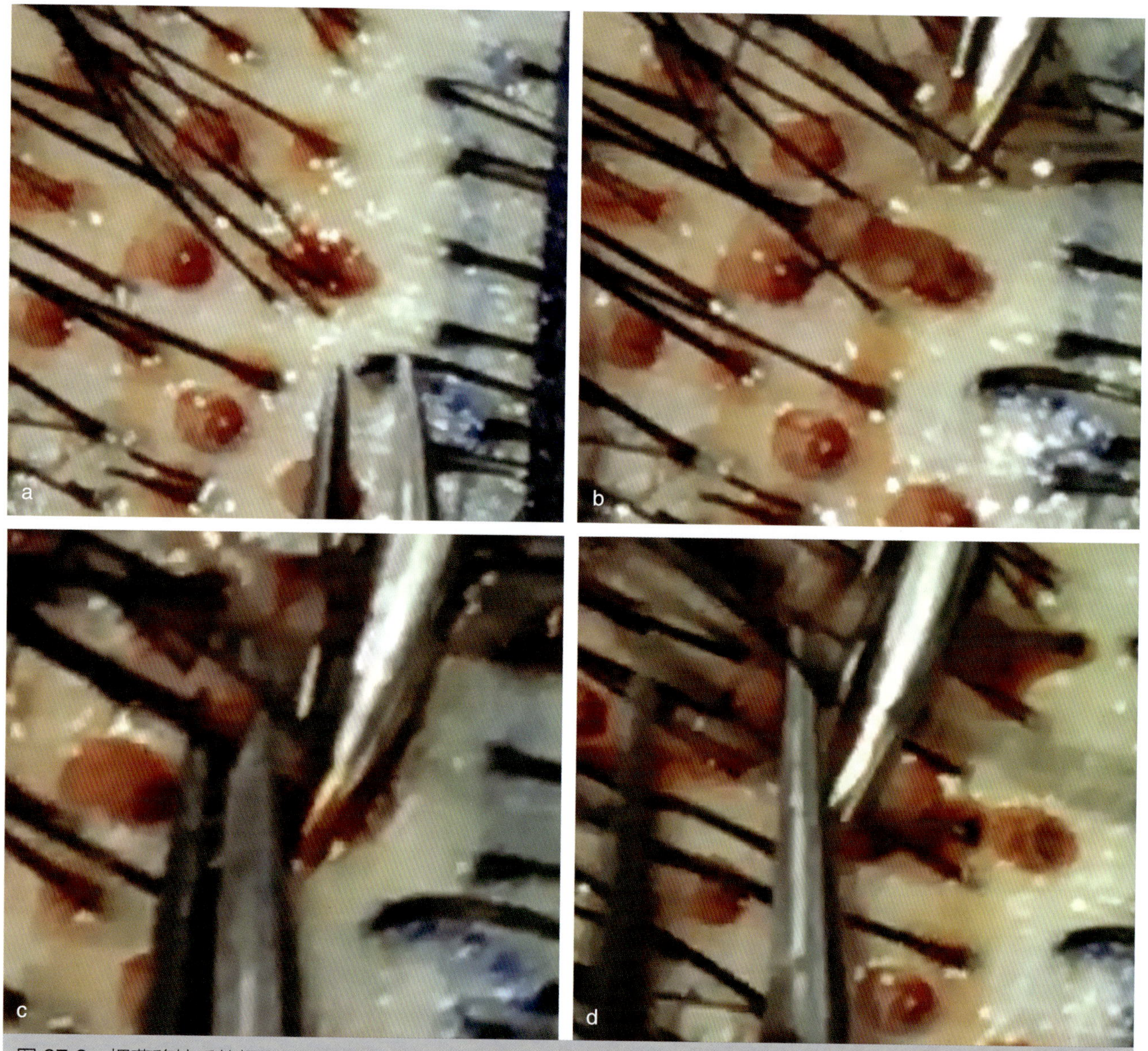

图 27.9 埋藏移植毛的提取。a. 观察中心有毛干的孔洞。b. 拉动毛干，露出埋藏的移植物。c. 使用镊子提取移植物，如同常规剃毛的毛囊单位提取术（FUE）。d. 完成移植物提取

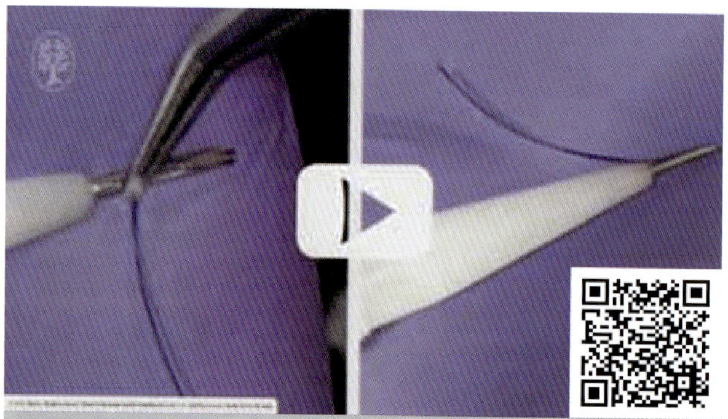

视频 27.2 Schambach 博士的长发移植操作、装载和植入（https：//www.thieme.de/de/q.htm?p=opn/ 传真：21/1/13689667-1029546d）

向也很有帮助。

为了便于移植，从发际线开始并向后移动，这样毛干保持向前并提供我们想要的设计预览（图 27.12)。由于你能看到毛发的覆盖范围，因此可以在手术过程中很容易决定需要移植在那里。据报道，通过长发移植操作实现完全覆盖可以比密集堆积的数学假设估算的量减少 24%（图 27.13)。并且由于同一区域需要的移植物更少，所以手术过程中可能出现的意外情况也更少，也减少了移植物离体的时间和整个手术时长。

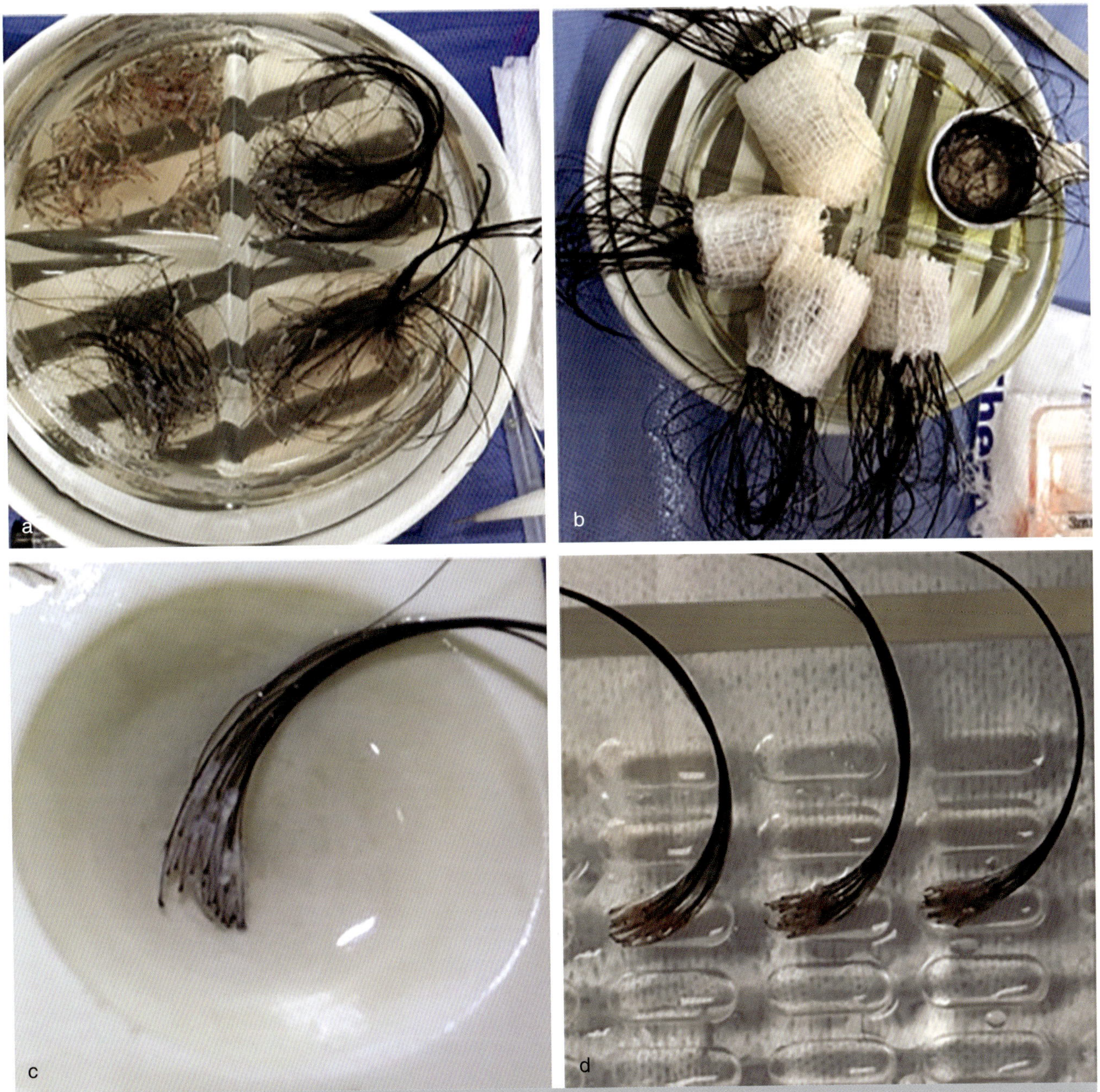

图 27.10　a ~ d. 用于保存长发移植物的不同方法

术后护理

对于术后护理，第 1 次洗发应该在医院进行。这就创造了一个机会来教患者如何在接下来的 10 天里精细的进行日常清洗和护理（图 27.14）。强烈建议在植发第 1 周内，头发应该用干净卫生的洗发水涂抹后，用手和流动的自来水沿着毛发方向轻轻清洗。患者应大量使用护发素，以避免头发缠结。轻轻擦干以去除多余的水分，梳头时，用低温吹风机将头发吹成想要的发型。患者可以使用固定喷雾来防止头发乱作一团，避免频繁梳理头发。建议在第 1 周内不要使用梳子或刷子，以避免拔出移植物。7 ~ 10 天后，就可以恢复成术前的日常头发护理（图 27.15 ~ 图 27.18）。

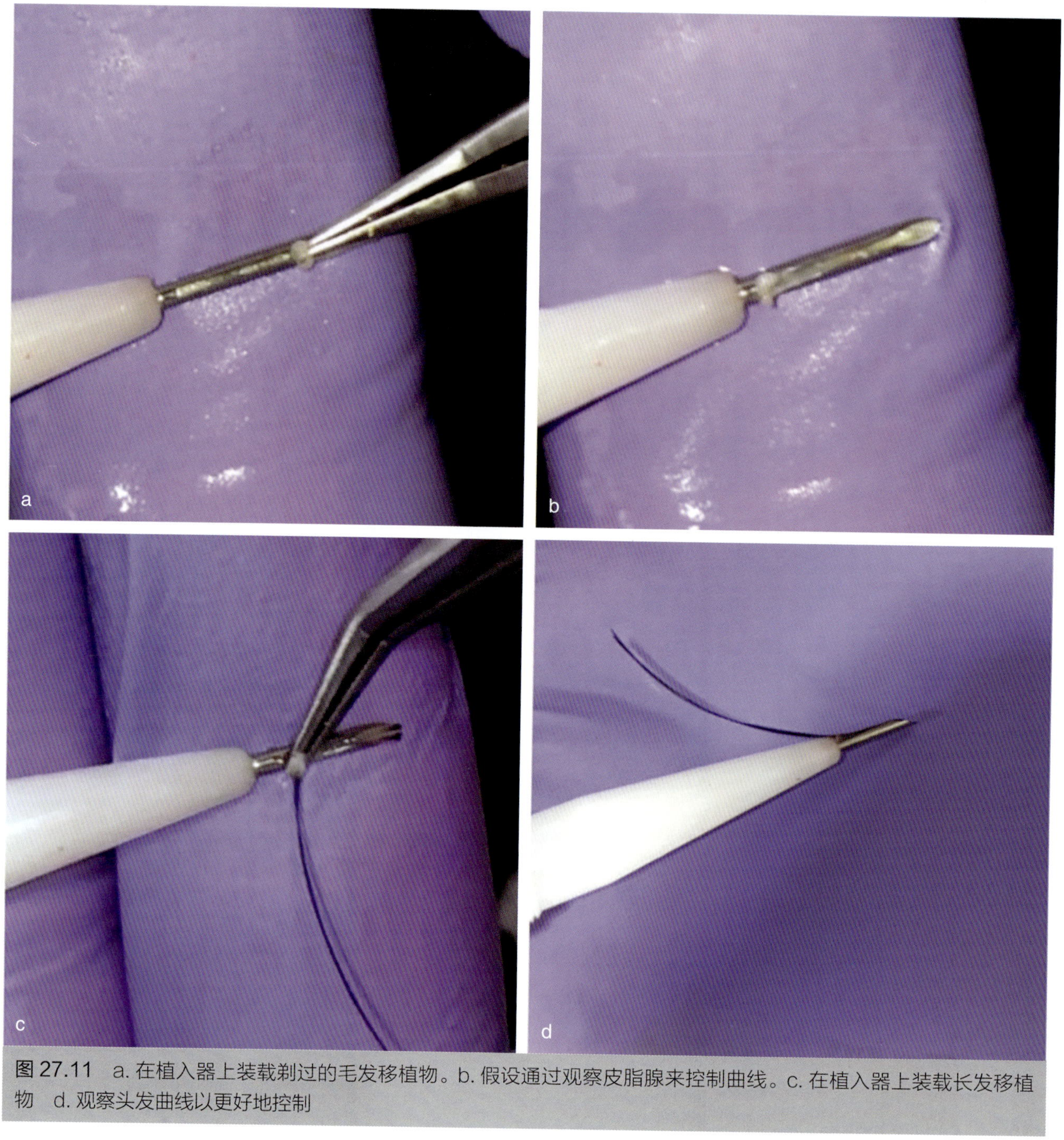

图 27.11 a. 在植入器上装载剃过的毛发移植物。b. 假设通过观察皮脂腺来控制曲线。c. 在植入器上装载长发移植物 d. 观察头发曲线以更好地控制

移植后第 2 天的照片效果通常是让人难以置信的。然而，非常重要的是要告诉患者此刻的效果并不是 1 年后最终的效果。第 2 天的照片不仅显示了长发覆盖率预览，而且显示了产生一定覆盖率的痂皮，如果不加以解释，与 1 年后的图片相比，这可能会让患者产生不切实际的更高期望。最好把这些信息以书面的形式告知患者。

效果演变

应告知患者，大多数移植的毛发将在术后 2～8 周脱落，4～6 个月后将开始再生。如果之前没有解释，这可能会让患者感到困惑，因为最终效果将在 1 年后看到。我们强烈建议向患者提供“知

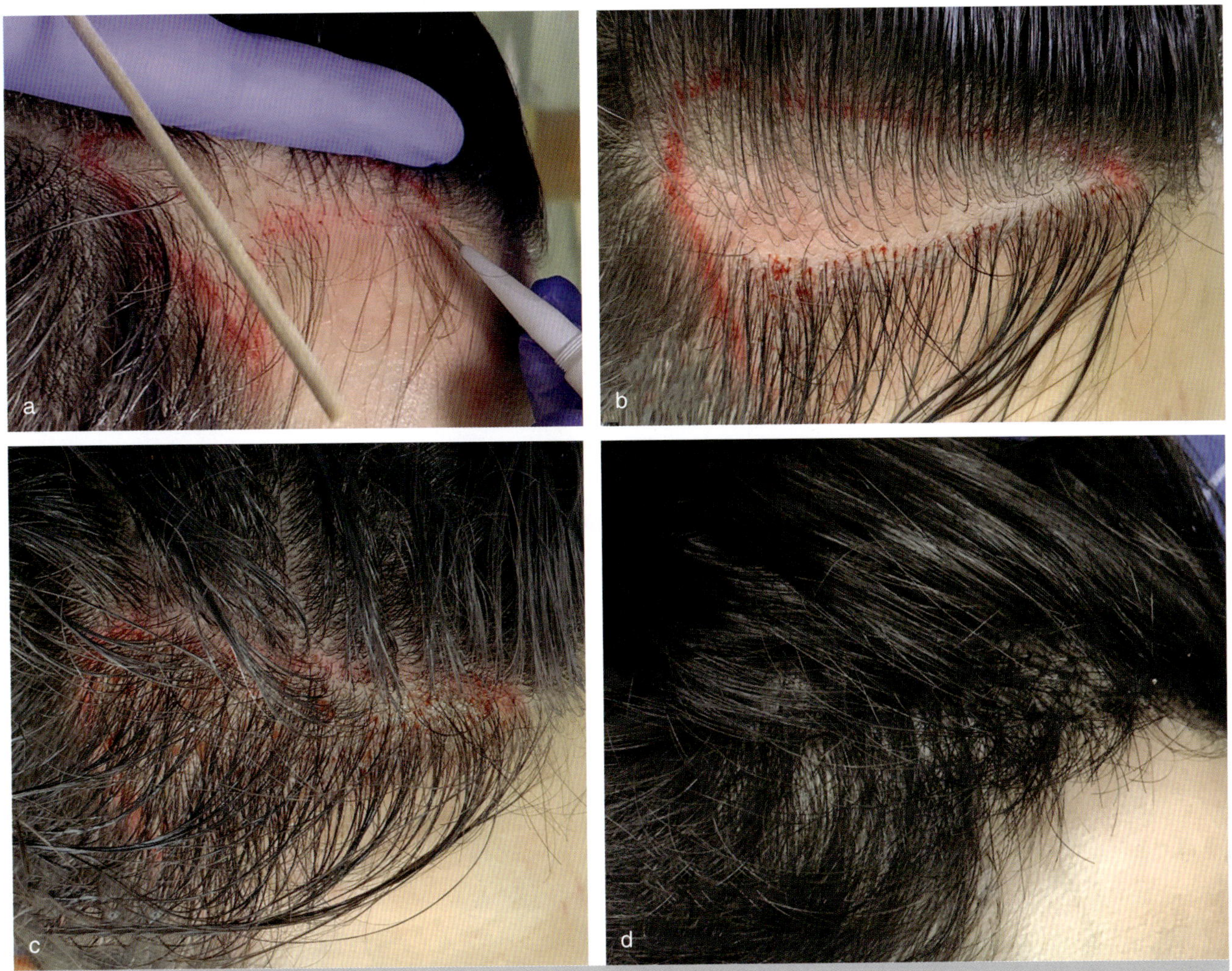

图 27.12　a. 开始移植在前额发际线上，保持患者原有头发的毛干方向向后。b. 继续向后移植，让移植物面向前方，使它们远离你的手术视野，减少了不必要的操作。c. 术后即刻密度视图。d. 术后第 2 天密度视图

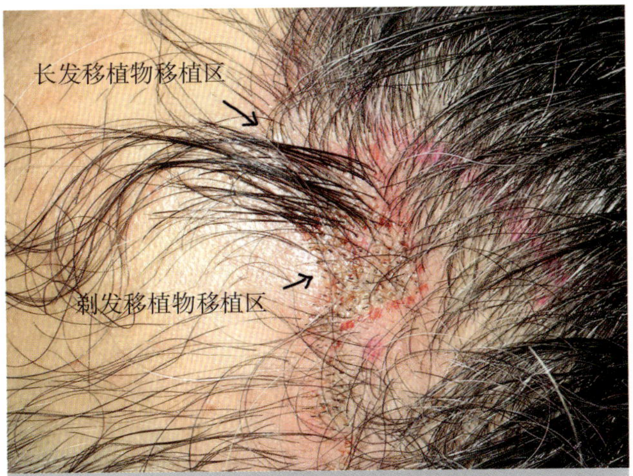

图 27.13　下部：1 cm^2，剃发移植物，密度为 50 株 /cm^2；上部：1 cm^2，长发移植物的密度比其他框里毛发密度低 24%，但仍能达到足够的覆盖率

情同意书”，并让他们在上面签字，以确保信息得到正确的提供（图 27.16）。

并发症

长发 FUE 通常被认为是一种安全的门诊小手术。但是，作为医生，我们还是需要做好术前、围手术期和术后并发症的准备工作，就像我们对待任何手术一样。

根据作者的经验总结，我们已经减少了诸如供体损耗、密度低或设计差等并发症的发生。然而，

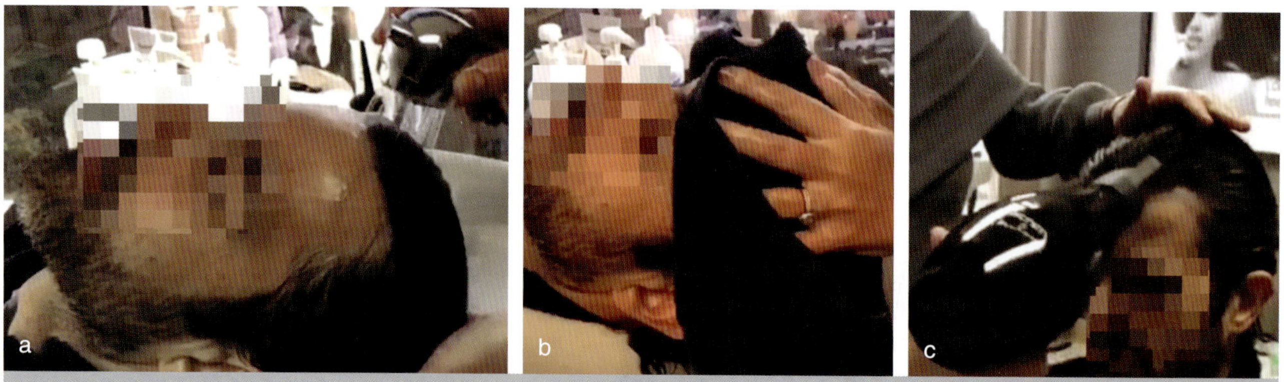

图 27.14　a. 将流动水移向所需发型的方向，轻轻清洗。b. 轻轻擦干头发，不能用力擦洗。c. 在手的帮助下，朝着所需发型的方向风干头发

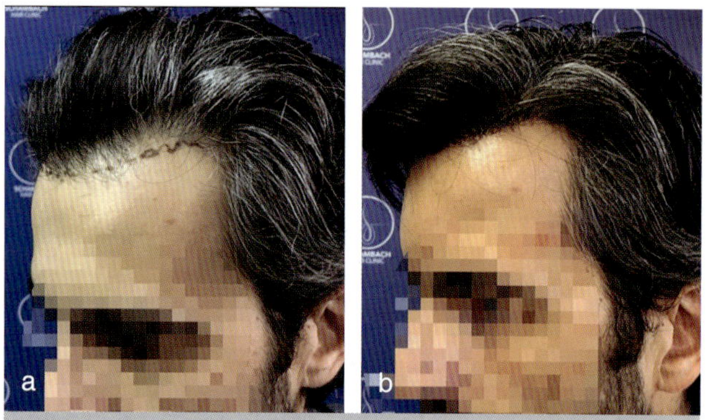

图 27.15　a、b. 长发毛囊单位移植侧位照术前和术后第 1 天

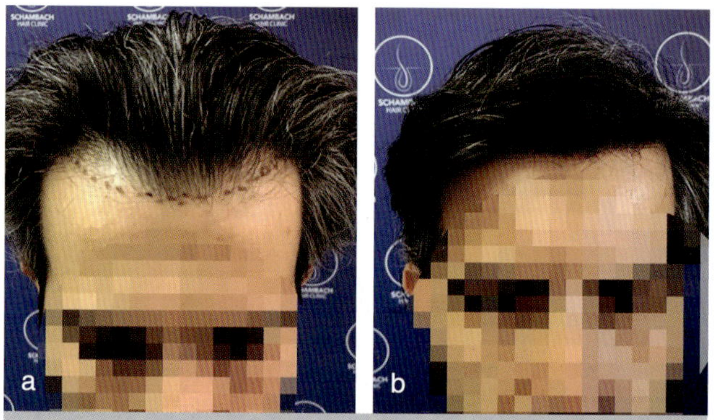

图 27.16　a、b. 长发毛囊单位移植正面照术前和术后第 1 天

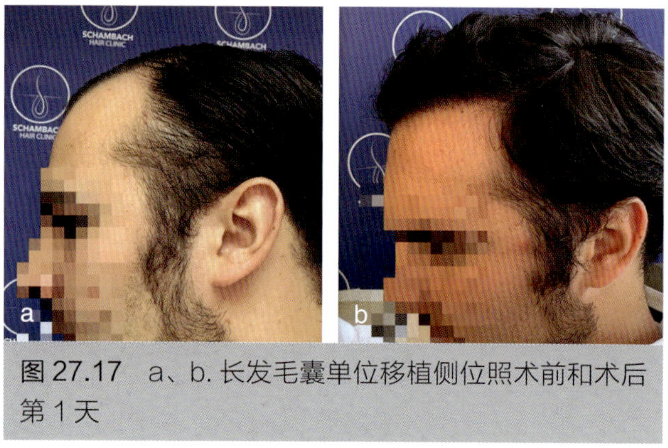

图 27.17　a、b. 长发毛囊单位移植侧位照术前和术后第 1 天

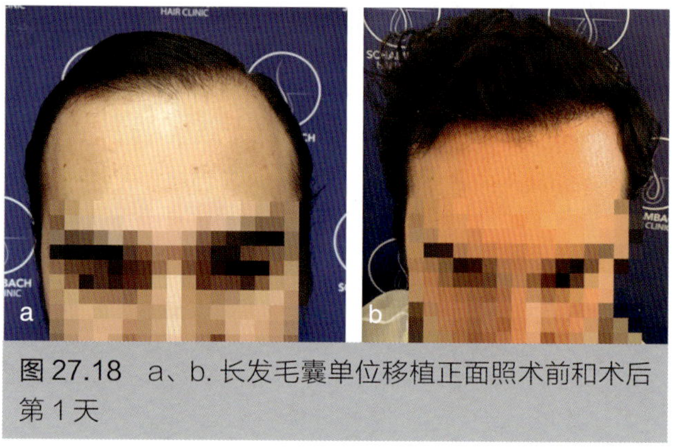

图 27.18　a、b. 长发毛囊单位移植正面照术前和术后第 1 天

由于长发的毛干太长，出现了一些其他的并发症。

切割和提取时的并发症：可能的并发症是在切割过程中切断毛干从而消除了该技术“预览”的可能性；另一方面如果使用旋转模式时头发容易打结缠绕在一起。

最常见的并发症是在分类和保存过程中长发相互缠绕在一起。作者强烈建议提取后尽快将他们朝向一边摆放。

在移植过程中，最常见的并发症是操作头发暴露手术视野时意外将移植物拔出。这也是作者建议一开始先移植发际线并向后移动的原因之一，使所有这些毛干朝前，以避免其他操作。

术后期间最常见的并发症是意外拉出刚刚移植的毛发。这些事故通常发生在患者清洗头发或者为

新的头发定型时。这就解释了为什么第 1 次清洗头发要到医院，目的是为了教患者如何打理长发移植物。

如何开始实践长发 FUE？

有几个同事问："哪种方式是长发 FUE 操作的最佳方式？" 作者的建议是，在为患者做手术准备时，开始留下未剃发的格子（图 27.19），并在这些格子里尝试进行长发钻动切割和提取（图 27.20）。从长发格子中钻取后（图 27.21），检查移植物的质量和数量，并根据需要改进技术。尝试不同的设备、不同的环钻针、不同的动力参数和位置，直到你对这些测试格子里的移植结果有信心。最后，在钻取整个区域后，为了美观可以剃掉长发格子里的长发。

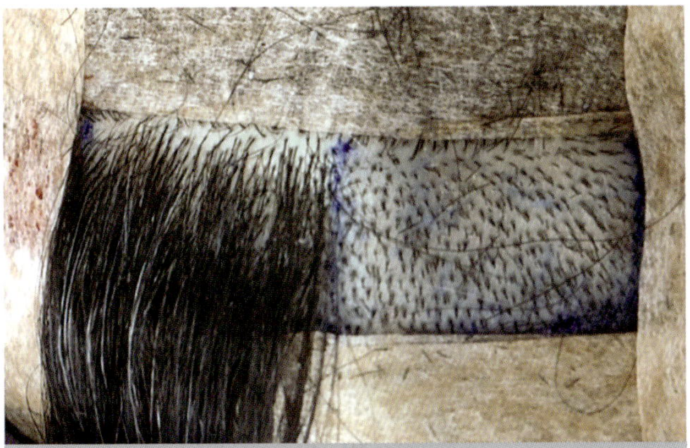

图 27.19 为患者进行长发 FUE 准备的未剃发的小格子示例

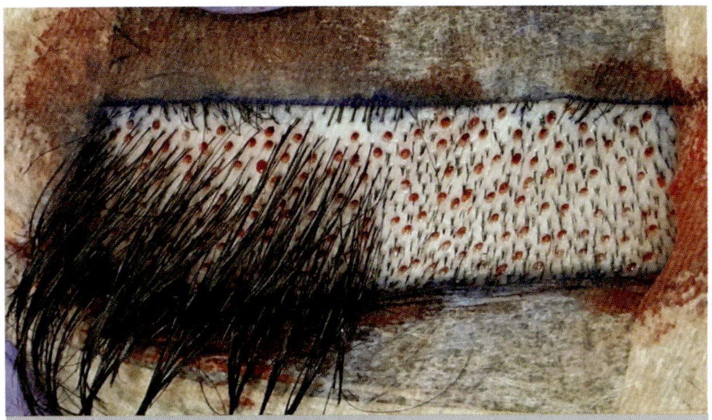

图 27.20 钻动切割、提取长发移植物和剃发移植物后的小格子示例，为了美观在切割提取后可以剃掉长发盒里的长发

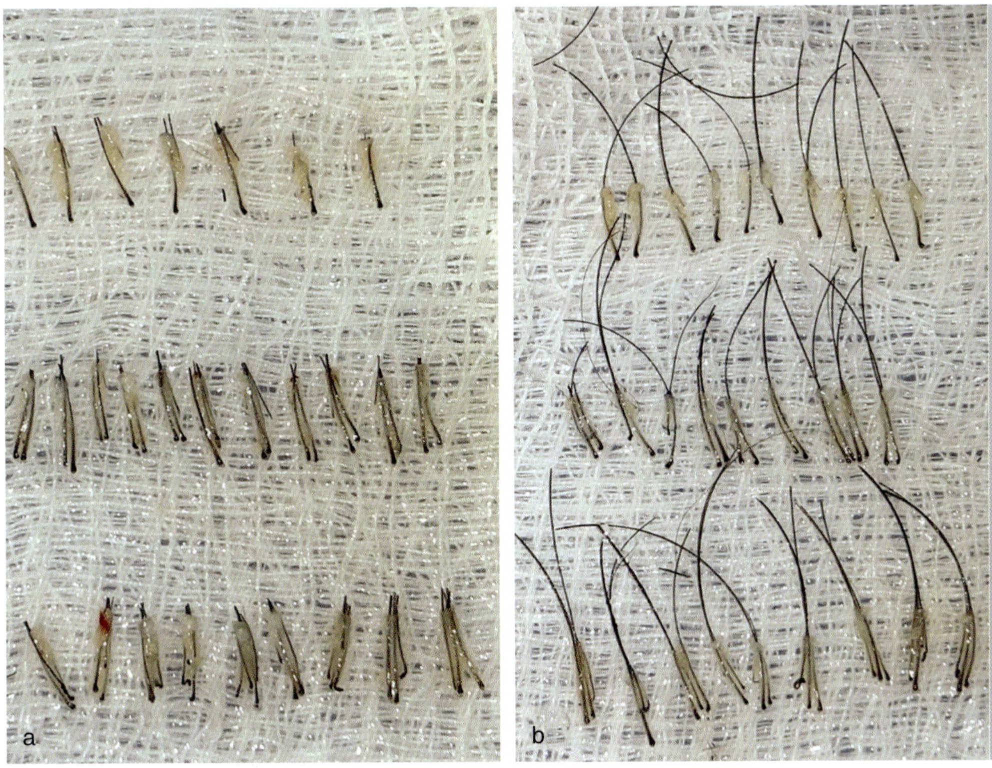

图 27.21 a、b. 在钻动切割和提取过程后，左侧剃发毛发移植物与右侧长发移植物比较；通过这个比较，可以更好地了解手术质量。如果你想在常规剃发病例里开始练习长发 FUE 操作，这个比较是很重要的

推荐阅读

由于这是一项非常新的技术，我们当然需要以一种更准确的科学方式来评估这种移植物与剃发 FUE 相比的最终结果。我们正在进行一项研究，希望在评估最终效果时能有更多的数据。但在过去 5 年时间的经验里，到目前为止，患者的最终效果与术后即刻的预览效果非常相似。

作者已经制作了视频来展示这个过程的各个方面，请参见视频 27.1 和视频 27.2。

思考问题

Q1. 长发 FUE 的适应证包括（　　）

A. 胡须

B. 瘢痕区

C. 供区有限者

D. 雄激素性脱发（小面积）

E. 以上全部都是

Q2. 此类手术的麻醉选择为（　　）

A. 环形阻滞

B. 区域阻滞

C. 肿胀麻醉

D. 以上全部都是

E. 以上都不是

Q3. 在切割过程中用于清除手术视野的理想魔术贴是（　　）

A. 钩环式

B. 双锁式

C. 二者都是

D. 二者都不是

Q4. 用于长发 FUE 的环钻针类型是（　　）

A. 钝性的

B. 混合锯齿形的

C. 长发环钻针

D. 锯齿状的

E. 以上全部都是

Q5. 用于长发 FUE 的设备是（　　）

A. Trivellini

B. PCID

C. SAFE

D. WAW

E. 以上全部都是

Q6. 长发 FUE 的理想运动是（　　）

A. 旋转

B. 振荡

C. 摆动

D. 推动

E. 以上全部都是

Q7. 对于移植物的移植技术，通常建议是（　　）

A. 即插即种

B. 种植笔

C. 预先打孔

D. 以上全部都是

Q8. 移植移植物时，应如何开始？

A. 从前向后

B. 从一边到另一边

C. 从后向前

D. 从哪里开始并不重要

Q9. 对于术后护理，以下哪项是错误的？

A. 手术后 24 h 在医院进行第 1 次清洗

B. 7 天后患者可以正常梳理和定型头发

C. 新的密度是 1 年以后密度的准确预览

D. 患者可以在治疗 7 天后使用定型产品

Q10. 最常见的并发症是（　　）

A. 埋藏移植物

B. 移植物封盖

C. 非常高的横断率

D. 移植时头发角度错误

E. 拉扯长发意外将移植物拔出

参考文献

[1] Rassman WR，Bernstein RM，McClellan R，Jones R，Worton E，Uyttendaele H. Follicular unit extraction: minimally invasive surgery for hair transplantation. Dermatol Surg 2002；28（8）：720–728.

[2] Pitchon M. Preview long hair transplantation. Hair Transplantation Forum Int 2006；16（4）：113–115.

[3] Unger W. Delineating the safe donor area for hair transplanting. J Am Acad Cosmet Surg. 1994；4：239–243.

[4] Schambach M. How I do it：using Velcro to assist with non-shaven FUE. Hair Transplantation Forum Int 2018；28（1）：14–15.

[5] Cotin S，Delingette H，Ayache N. Real time elastic

deformations of soft tissues for surgery simulation. IEEE Trans Vis Comput Graph 1999；5（1）：62–73.
[6] Boaventura O. Long hair preview and the donor area preview. Hair Transplant Forum Int 2016；26（5）：200–202.
[7] Crisóstomo M，Dua K，Gupta A，et al. FUE clinical practice guidelines. Hair Transplant Forum Int 2019；29（4）：139–150.
[8] Philpott M，Upton J. Holding solutions. Hair Transplant Forum Int 2011；21（3）：86–87.
[9] Pitchon M. Preview long–hair follicular unit transplantation：an immediate temporary vision of the best possible final result. Hair Transplant Forum Int 2016；16（4）：113–119.
[10] Speranzini M. Graft placement using the dull needle implanter（DNI）technique. Hair Transplant Forum Int 2016；26（2）：49–56.
[11] Lorenzo J，Villa X. Introduction to the use of implanters. Hair Transplant Forum Int 2011；21（4）：121–122.
[12] Stough D，Whitworth J. Graft implantation techniques. Hair Transplant Forum Int 1999；9（5）：145–147.
[13] Boden S. Lecture Synopsis：Follicular unit extraction（FUE）. Complications and difficult situations.Hair Transplant Forum Int 2016；26（1）：30.

答案

Q1	E
Q2	D
Q3	A
Q4	E
Q5	E
Q6	B
Q7	D
Q8	A
Q9	C
Q10	E

第 28 节
头发护理

Sandeep Sattur and Indu S. Sattur

概述

- 介绍
- 毛干生理学
- 头发护理
- 洗发水
- 护发素
- 发油
- 头发颜色 / 染发剂
- 头发拉直
- 风化和头发损伤
- 结论

关键点

- 了解头发纤维的生物学特性对了解头发护理很重要。
- 多种解剖学知识和因素都可能导致毛发损伤。
- 不同类型的护发产品会以不同的方式影响毛干。
- 正确使用和选择洗发水、护发素和头油可以改善头发和头皮健康。
- 头发形态会受到护发产品的影响。
- 头发护理方法是脱发整体管理的一个重要组成部分。

介绍

头发护理的社会方面重要性远远超过了表面意义上的重要性。头皮和头发由于解剖学上的接近而有着密切的关系。头发对头皮的保护作用是显而易见的，但头皮作为头发纤维生长环境的作用从未被重视过。由于这种相互依存的关系，头皮的健康影响了头发的健康状况。

咨询脱发 / 毛发移植的患者通常除了希望得到毛发移植外科医生的关于脱发管理的建议外，还希望得到关于护发方法和护发产品的建议。更重要的是，好看的头发即使数量少也能展现一个更好的外观。

随着人们对头发健康的认识不断提高，人们也渴望让头发时刻保持最佳状态。在过去的 20 年里，护发产品行业也发生了巨大的变化。创新已经将产品从仅仅满足清洁需求转变为增强头发的美感。对护发产品的了解可以帮助我们将这些产品整合到脱发整体管理的治疗方法中。

毛干生理学

关于毛干生理学的细节在本书的其他章节也有讨论，本节讨论仅限于毛干生理学。

在整个生命过程周期中，头发纤维一直暴露于环境、机械、化学和热损伤中，从而影响头发纤维的生物学性质。了解这些影响对于选择护发习惯至关重要。

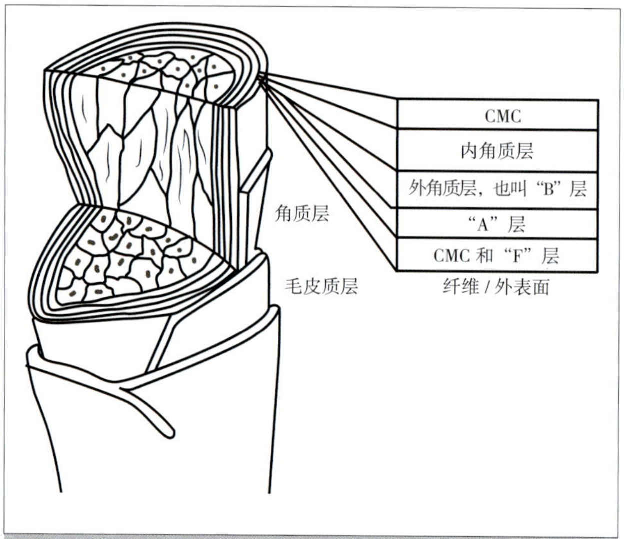

图 28.1　毛干的结构。缩写：CMC，细胞膜复合物

毛干（图 28.1）是由毛囊产生的细丝，被认为具有美学和保护功能。毛发直径为 45 ~ 110 μm。在形态上，头发纤维由 3 个部分组成，最外层是包裹住毛皮质的角质层，最内层是一个多孔区域。

角质层（毛小皮）

头发纤维的最外层——角质层是由扁平细胞组成的 6 ~ 8 层结构，这些扁平细胞近端附着，远端游离，类似屋顶上的木瓦结构。这种类型的重叠有助于通过与内根鞘相对指向的角质细胞层互锁来稳定毛干。毛干角质层的这种方向也对梳理过程中摩擦力的差异有影响。由于这是纤维的最外层，损伤反映在这些角质层鳞片的形态变化上。损伤的范围包括从未受损或未发育的毛发的完整边缘到断裂的边缘，再到受损毛发的鳞片和裂隙（毛癣）。这种损伤可能是由于风化和日常梳洗活动如梳头、刷洗、搔抓、洗头等造成的机械损伤以及过度使用烫发、拉直等方法造成的。

角质层由于其疏水性不仅保护头发纤维，而且影响头发的光泽和感觉。从横截面上看，角质层显示出结构和化学上不同的层，由蛋白质、脂质和多糖的混合物组成。一种被称为细胞膜复合物（CMC）的水泥样材料包裹着角质层细胞，并有助于将角质层细胞结合在一起，也有助于将相邻的皮质细胞与皮质细胞和角质层细胞结合。CMC 由 2 个具有富含脂质的 β 层和一个中心 δ 层组成。

一层由脂肪酸组成的单层，主要是一种独特的支链脂肪酸——18- 甲基花生酸（18 MEA），被称为"F"层，覆盖了角质层的最外层即表皮。由于其疏水性，这一关键层有助于减少毛干之间的摩擦，也提供了抵御环境攻击的第一道防线。碱性的头发化妆品，会破坏"F"层，使毛干失去水分而受损。表皮下层是"A"层，然后是外层或"B"层，最后是内角质层。在结构上，内角质层是由低半胱氨酸含量的蛋白质组成的。与具有较高半胱氨酸含量的层相比，较低的半胱氨酸含量使该层在机械上更柔软，并且当暴露于水时也使其膨胀。化学处理如染色、漂白、烫发或拉直，会通过影响 CMC 和内角质层的这些脆弱性导致头发损伤。

皮质层（毛皮质层）

大部分毛发纤维团块（70% ~ 90%）由 CMC 聚集在一起的皮质细胞形成。细长的皮质细胞含有黑素小体（其中还有真黑色素和嗜黑色素）负责赋予头发颜色。皮质细胞主要由梭形微纤维呈螺旋状排列组成。每个微纤维由中间丝组成，中间丝被一种半胱氨酸含量高的富蛋白（角蛋白相关蛋白，KAP）基质包绕。中间丝由被称为原丝的更小的单位组成。原丝结合小部分多肽链（α- 螺旋）以螺旋形式结合起来，构成角蛋白链。这些角蛋白链由各种强键（二硫键、共价键和异肽交联）以及弱键（氢键、库仑作用、范德华力和疏水作用）连接在一起。这些强键或者相互作用是负责毛干的稳定性和抗拉强度的，所以毛干的健康也可以通过使用外部氧化和极碱性（pH > 9）化学剂如那些用来烫发或拉直头发的产品来破坏，而弱键如氢键很容易被水破坏而使毛干从卷曲的状态变直。

毛髓质

毛髓质只存在于终毛中，由松散堆积的中空空泡组成，这些空泡由 CMC 这样的框架固定在一起。它不存在于儿童的细头发里。毛髓质对毛干质量的贡献很小甚至可能在毛发末端缺失。尽管毛髓质可能对毛发纤维的机械强度没有显著的贡献，但它可能产生弱点导致裂缝的纵向发展，从而导致头发分叉。

头发护理

头发护理是一个通用术语，用来表示保持头发和头皮的卫生，也用于修饰其外观。影响头发健康的因素包括毛干长出皮肤前和毛干长出皮肤后的因素。对头发纤维长出前的氧化应激损伤可由微生物、污染物以及吸烟等生活习惯刺激引起的炎症导致。头发纤维长出后的损伤缘于紫外线辐射、微生物、污染物或氧化头皮脂质的刺激物。最近发表的一项研究显示，雄激素性脱发患者秃发区微生物含量明显增加。适当的头发和头皮护理可以帮助减少一些引起炎症的因素，如微生物、污染物等。

头发护理现在已经发展成为一个人日常生活中管理所谓“身体吸引力现象”的关键部分。因为改变头皮和头发的外观是修饰一个人外表最简单的方法。此外，护发产品已经从单纯性的功能性产品发展为提高生活质量的产品。

护发产品可分为：

- 那些为满足基本的卫生和美容需求而设计的产品，比如洗发水和护发素等。
- 那些用来改变头发外观而创造的，比如染发、拉直、烫发等程序。

它们还根据其主要作用位点被划分为：

第 1 类：那些被设计用来作用于外角质层的产品。

第 2 类：那些旨在通过作用于毛皮质来改变毛干形态的产品。

洗发水

洗发水可能是每个人日常护发工作中最重要的产品。根据《韦氏词典》的定义，洗发水是一种用于清洁头发的特殊液体。英语中的“洗发水”一词来源于印度语“champo”，意指用各种化学物质（油、香料等）按摩头部。

洗发水配方的目的是能够有效地去除头皮上的污垢、油脂、皮脂等脱落的细胞碎片，并确保头皮的清洁。洗发水中的主要成分是表面活性剂，它是一种具有亲脂性和亲水性的双亲性物质。亲脂性物质的作用是破坏头发上的污垢和皮脂的结合，而水溶性或亲水性物质有助于用水冲洗分散。

如今的洗发水不仅可以清洁头皮和头发，还可以添加更多的成分来解决无数的头皮问题（图 28.2）。

洗发水是一种复杂的水基配方（80% 水），pH 为 5～7。除了表面活性剂外，它们还含有一些添加剂，如隔离剂、发泡剂、调理剂、香料、防腐

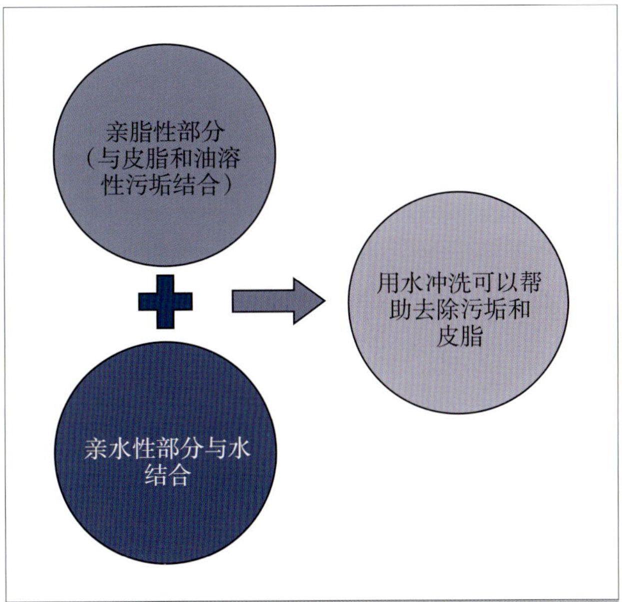

图 28.2　表面活性剂的双亲性结构

剂、医疗添加剂等。洗发水中表面活性剂的比例决定了其清洁效果。

洗发水中常用的表面活性剂由一个脂肪烃（尾部）链和一个极性末端（头部）组成。

它们是根据极性端上的电荷类型来区分的。许多患者常问的一个问题是：为什么他们不能用肥皂清洁头皮？肥皂不用于清洁头发和头皮是因为它们含有洗涤剂/表面活性剂，它们可以在水中水解，但留下了不可溶性的碱性残留物（浮渣）。这种残留物含有钙或镁，这些钙或镁会积聚在头发上，使头发变得暗淡和打结，并在这个过程中刺激头皮。另一方面，洗发水通过使用隔离剂来防止沉淀物的形成，使它们非常适合用于头发和头皮。

表面活性剂的特征是在极性端是否存在电荷和电荷类型。

阴离子型表面活性剂之所以被称为阴离子型表面活性剂，是由于亲水极性基团具有负电荷。它们能有效地清洁头皮，但会导致头发干枯和粗糙。经常使用这些阴离子型表面活性剂会导致毛干表面负电荷累积进而导致梳理时起毛和摩擦增加。阴离子型表面活性剂如十二烷基硫酸钠（SLS）、月桂基硫酸钠、月桂基硫酸铵、月桂酰肌氨酸钠等，能有效去除污垢和皮脂，是常用于油性头发的洗发水。同时通过在洗发水配方中添加两性型或非离子型表面活性剂作为二级表面活性剂来抵消阴离子型表面活性剂所产生的卷曲副反应。

阳离子型表面活性剂具有一个带正电荷的极性基团。这些表面活性剂不像阴离子型表面活性剂那样产生泡沫，因为带有正电荷可以中和毛干上的负电荷进而缓解毛发卷曲现象。阳离子型表面活性剂（季铵化合物）中常见的季铵离子有苯扎溴铵、苯扎氯铵、三甲基烷基氯化铵等。为受损头发设计的洗发水基本上是将非离子型表面活性剂和阳离子型表面活性剂结合在一起发挥它们对毛干的亲和力，使头发柔软、易梳理（**表 28.1**）。

两性型表面活性剂能够根据溶液的 pH 改变它们的表现方式，即在碱性溶液中表现为阴离子，在酸性溶液中表现为阳离子。它们与阴离子型表面活性剂结合能够对抗阴离子覆盖在毛干蛋白表面。这种组合确保了有效的清洁性，也同时使头发易于管理并不刺激头皮。它们也被用于婴儿洗发水，因为它可以减少对眼睛的刺激。常用的两性型表面活性剂是烷基亚氨基丙酸酯和（酰胺基）甜菜碱，如共酰胺丙基甜菜碱和月桂氨基丙酸钠。

非离子型表面活性剂缺乏极性基团，因此不带电荷。这类表面活性剂是所有表面活性剂中最温和的，起泡性差、清洁效果差，但有良好的分散性和乳化性，使头发易于管理。非离子型表面活性剂通常作为阴离子型表面活性剂的辅助或二级表面活性剂。通常脂肪醇是常用的非离子物质，例如十六烷醇或十八烷醇或十八醇十六醇混合物和油醇的组合。

天然型表面活性剂是自然界中存在的表面活性剂。印度使用的传统洗发剂来源于植物，最常见的是皂果（多科罗西）、印度醋栗（阿姆拉）和皂角（金合欢）的组合。把它们一起煮沸后，用过滤后的水用作洗发剂。对“有机”或“天然”或“草药”或“植物”或产品的要求是不含化学

表 28.1 表面活性剂的类型

表面活性剂的类型	对头发的影响因素	作用效果
阴离子型	硫酸盐	有效清洁皮脂
阳离子型	长链氨基酯	起泡、清洁效果差，但是柔顺效果好
非离子型	聚氧乙烯脂肪醇	清洁作用温和，使头发易于管理
两性型	甜菜碱，季铵盐	不刺激眼睛，清洁力温和，使头发易于管理
天然型	撒尔沙植物，皂树皮	清洁力差，起泡性好

物质，促使制造商将植物制剂与合成表面活性剂结合起来，并将其作为中草药产品进行销售。问题是这些所谓的使用了合成表面活性剂进行清洁作用的中草药洗发水中，植物制剂仅仅用于营销目的，并没有文献证据表明这些植物或天然添加物增加了洗发水的安全性或有效性。

洗发水的 pH

介质的性质是酸性、碱性还是中性，取决于介质的氢离子浓度或 pH。头皮的 pH 为 5.5，而毛干的 pH 为 3.67。用于头发的产品的 pH 对毛干有显著影响。碱性产品往往会增加头发纤维表面的总负电荷。这会导致鳞屑上升，随后的漂洗有助于水（pH 为 7）穿透纤维。这导致纤维膨胀，随后氢键水解导致角蛋白分子变形。所有这些因素的累积效应降低了头发纤维的弹性，阻止其恢复到原来的状态，使其容易受到进一步的损害。

婴儿洗发水配方的 pH 接近眼泪的 pH（为了避免刺激眼睛，而不是为了调理）。这些产品的碱性更高，其 pH 远高于头皮或头发。它们对头发和头皮都有负面影响。所以认为婴儿洗发水最安全的观点实际上是错误的。所以那些损伤过的头发如染发或烫发，以及接受毛发移植的人最好避免使用婴儿洗发水。

添加乙醇酸或柠檬酸（酸性物质）来优化 pH 使头皮和头发的 pH 匹配是获得 PH 平衡洗发水的一种方法。此外，结合阳离子成分有助于抵消毛干上增加的负电荷（由于阴离子），从而使头发柔软、易于管理，并减少对角质层和毛干的潜在损害。市场上的大多数品牌的洗发水都没有提到 pH，而大多数人常用洗发水的 pH 都高于头皮和头发。具有较低 pH（酸性）的洗发水可以防止角质层鳞片的升高，使他们更贴头皮，这导致了光的均匀的反射让头发看起来更光滑、更闪亮。当向头皮敏感和（或）头发过度处理的患者推荐洗发水时，pH 是一个重要的考虑因素。但是，对于头发稀薄又油脂分泌过多的患者来说，使用较高 pH 的洗发水可以让头发卷曲而增加体积，使稀疏的头发看起来更浓密。同样，头发移植后的受区和供区也是敏感的，需要使用温和的表面活性剂和平衡的 pH 的洗发水以防止刺激和干燥。

无硫酸盐和无苯酸盐洗发水

在过去的 30 年里，关于洗发水和护发素中硫酸盐（特别是 SLS- 十二烷基硫酸钠）对人体和环境有毒性的误解，引起了消费者越来越多的关注。此外，如今有健康意识的社会已经开始关注化妆品，并把它作为日益重视健康生活的一部分。在如今的数字时代，正确和不正确的信息都很容易获取和分散。外行人尝试和自学其专业领域之外的知识是一种常见的现象。对数据的误解使他们相信，硫酸盐可能会导致皮肤和眼睛的刺激、白内障，甚至癌症。在目前的文献中，没有技术证据来支持这些结论。

为了确保消费者的安全性（防止微生物污染）和提高保质期，任何有机、无机物质和水的混合物产品如洗发水中都需要添加某些物质。对羟基苯甲酸酯和季铵盐化合物、依地酸四钠等是洗发水中常用的防腐剂。对大鼠的研究表明，对羟基苯甲酸酯具有轻微的雌激素和抗雄激素作用，但对于人类的数据很少。用于止汗剂的对羟基苯甲酸酯与乳腺癌发病相关。因为乳腺癌和对羟基苯甲酸酯之间的联系，欧盟委员会在 2014 年禁止使用某些苯甲酸酯。另一方面，美国癌症协会没有发现任何证据表明目前化妆品（如止汗剂）中对羟苯甲酸酯的水平会增加患乳腺癌的风险，因此美国对这些物质使用没有规定。美国食品药品监督管理局表示，目前没有数据表明化妆品中使用的对羟苯甲酸酯会影响人类健康。对羟基苯甲酸酯经皮或口服进入人体，并在肝脏中代谢为无害的和非特异性代谢产物。消费者的担忧导致制造商重新将洗发水配制为不含硫酸盐和对羟基苯甲酸酯的产品。通过使用标记为不含对羟基苯甲酸酯的产品，减少个人接触对羟基苯甲酸酯的风险。就目前的情况而言，对于一个治疗脱发和头发修复的医生来说，有必要就这些问题对患者进行教

表 28.2　洗发水的选择

洗发水类型	意图	适应证
普通头发用洗发水	适当清洁 + 极小调理	受男性欢迎，最适合未经化学处理的头发
干性头发洗发水	温和清洁 + 极佳调理	最适合频繁 / 日常使用，成熟的头发和经过化学治疗的头发，局部使用米诺地尔和毛发移植术后的头发
油性头发洗发水	极佳清洁 + 温和调理	皮脂分泌旺盛的患者
特殊用途洗发水	二合一洗发水，洗发水 + 护发素	受损的头发，极度卷曲和缠结的头发

育和咨询，并指导他们选择正确的洗发水和护发产品（表 28.2）。

含有医用添加剂的洗发水（药物洗发水）

有相当数量的脱发患者同时患有头皮疾病。传统治疗的方法包括使用外用产品（面霜、洗液等）。这些产品可能在美容上不能被接受，或可能会干扰局部药物治疗脱发。将抗真菌药物、类固醇、抗炎药物等药理成分结合到洗发水中，有助于以更方便的方式将这些活性传递到头皮，而不会有任何美容上的副作用或干扰脱发的局部治疗。众所周知，由于头发健康和头皮健康之间的密切关系，头发健康受到头皮健康的显著影响。慢性头皮屑、头皮共生马拉色菌与氧化应激都会在毛发长出前损伤毛发。这些对脱发和头发的生长都有一定的影响。这使得使用含有吡硫锌和酮康唑的药物洗发水作为治疗脱发的联合处方合理化。

药物洗发水的优点是能够去除头皮屑、脂溢性皮炎、牛皮癣（水杨酸、煤焦油等）中的皮屑和来自头皮的皮脂（表面活性剂），提供抗菌活性（聚维酮碘、吡硫锌）和抗真菌活性（酮康唑、吡硫锌）、抗炎作用（类固醇、煤焦油）以及基本的清洁功能，并有助于缓解头皮瘙痒的症状。药物洗发水需要有足够的接触时间，以使成分发挥其药理作用才能有效，在建议患者使用药物洗发水时必须强调这一点。

药物洗发水使用的目的是治疗头皮问题，大多时候会导致头发干燥、卷曲，所以最好是把护发素和这些洗发水结合起来使用。

脱发患者使用的洗发水

局部使用米诺地尔是治疗脱发最常用的处方药物。患者使用依从性下降的常见原因之一是使用后头发的刺激和暗沉（图 28.3）。

这些问题被认为是由于米诺地尔中酒精的蒸发，导致头发由于米诺地尔结晶变得干燥和粗糙。在这种情况下，使用含有强表面活性剂的洗发水会使头发进一步变干、粗糙，难以梳理。为了改善头发的柔顺性，最好使用带有护发素的温和的洗发水，甚至有必要在头发上使用乳液 / 护发素。但这并不干扰米诺地尔的疗效。另一种控制米诺地尔引起的刺激的方法是每周使用 1～2 次类固醇洗发水。

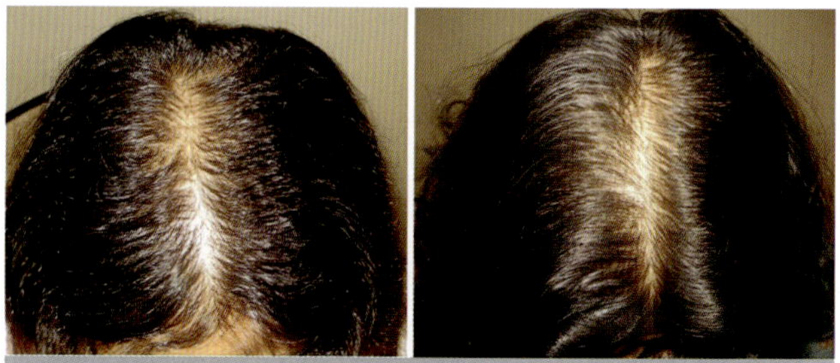

图 28.3　定期使用温和的洗发水和护发素，以及局部治疗脱发前后

干洗发水

传统的洗发水是液体的，但也有洗发水称为干洗发水，它不是液体的而是固体的。像玉米淀粉或小苏打等家用物质已经被人们用来清洁头发和头皮，尤其是那些不使用洗发水或担心洗发水中含有化学物质的人。将这些物质喷洒在头发上，并通过强力的刷洗去除过多的油脂，使头发柔软易梳理。制造商已经将其正式化为一种被称为干洗发水的产品。干洗发水是喷雾剂或泡沫型，主要由酒精、淀粉（脂肪吸收剂）组成，或由不含酒精的黏土（一种去除污垢的磨料）、滑石粉和淀粉组成。

当无法洗澡、一个人旅行、住院或头皮敏感时，就可以使用干洗发水，有助于保持头发和头皮清洁。干洗发水可以在两次洗发期间控制油脂，尽管它们不能替代传统的洗发水。

洗发水使用频率

患者普遍关心的一个问题是使用洗发水的频率，患者担心频繁洗头可能会加重脱发。文献证据显示，经常使用温和的洗发水不会妨碍头发的生长，反而可以让头发易于梳理、减少梳理过程中的摩擦力、减少头发断裂，并保持头皮清洁。因此，制造商们推出了一种名为日常洗发水的洗发水，它是一种温和的清洁剂，不会损坏头发。洗头频率取决于年龄、性别、种族、地理位置、活动水平，头发是否被处理，以及在一些地区水的可用性。虽然没有关于洗头频率的科学数据，但重要的是要理解洗头频率应该由上述因素和头发、头皮的性质决定。一个人洗发的次数可以从每天 1 次到每 2 周 1 次不等。频繁洗头的关键指标是当一个人生活在炎热潮湿的环境中、存在环境污染、经常运动、头发的外观和感觉（暗沉、塌陷、难以定型），以及皮脂分泌增加的年轻人。另一方面，老年人、头发过度加工或受损的人、头发干枯的人等，需要少洗头，以防止头发进一步受损。

护发素

定期洗发会去除天然护发素 – 皮脂和毛干“F”层的游离脂质，从而增加静电，降低头发光泽。护发素的作用是用合成皮脂状物质弥补天然护发素的损失。

传统洗发水主要作用于头皮，护发素作用于头发纤维，以改善感觉、外观和易梳理性。它们通过中和毛干上的自然负电荷，降低亲水性和润滑角质层。角质层的间隙中暴露出的皮质层也被调节素填补，防止对毛发环境的进一步破坏。使用护发素有助于根据分子量将分子输送到角质层表面或部分暴露的皮质层。由于这一现象，与未经化学处理的头发相比，经过具有增加负电荷（较低等电点）和较高孔隙率的化学处理的头发对调节成分具有更高的亲和力。在某种程度上，护发素也有助于修复分叉。

护发素的配方涉及以下类别成分的使用：聚合物［聚乙烯吡咯烷酮（PVP）］、油 – 天然油和合成油、蜡和阳离子分子（图 28.4）。

护发素可以用不同的方式使用：

- 预洗护发素（洗发前使用椰子油）。
- 洗掉护发素或即溶护发素，即在洗发后立即使用，然后保持几分钟再冲洗掉。
- 持续保留的护发素，即用于洗净和干燥的头发，并保持到下一次洗发前（图 28.5）。
- 渗透护发素或吹干护发素对于处理卷发或损伤或过度处理的头发非常有用。
- 头油或头发增稠剂护发素对头发稀疏的人特别有用。这类是含蛋白质的护发素，能覆盖头发并略微增加毛干直径，给人一种头发更厚的错觉（图 28.6）。

发油

在印度以及亚洲和非洲的一些地区，世世代

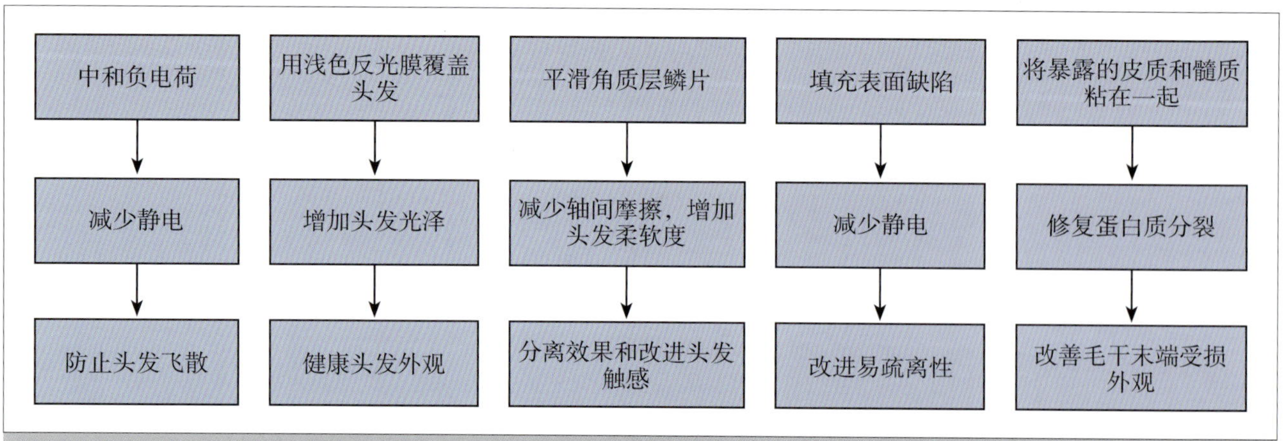

图 28.4　表面活性剂的作用机制

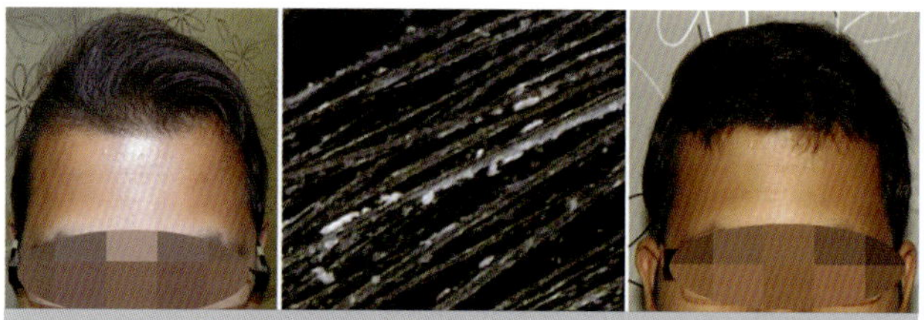
图 28.5　使用米诺地尔后，局部涂抹乳液改善头发外观，使用乳液前后的图片

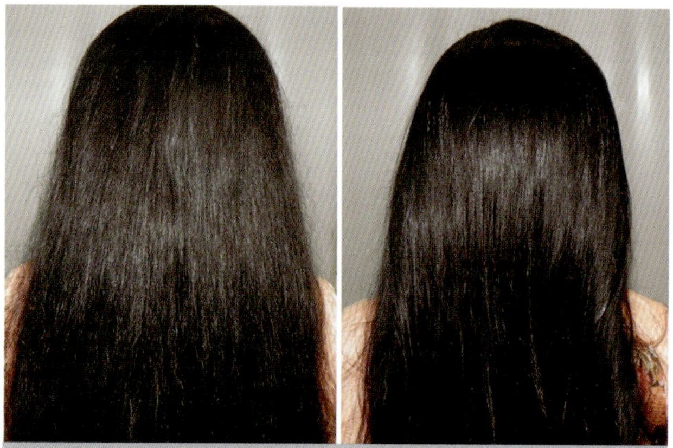
图 28.6　使用护发素的好处

代流传下来的一个共同特征是使用发油。在印度的传统医学体系阿育吠陀，有几种油的配方（主要基于椰子和芝麻）应用于洗发前和洗发后。它们覆盖毛干表面，有助于润滑并防止由于疏水性造成的摩擦损伤。还有一个更重要的作用是保护头发免受表面活性剂的损伤。众所周知，洗发水中的表面活性剂很容易穿透头发的结构，并干扰如氢键和盐键等二级价键的形成，从而损伤头发。当洗发前涂油时，它会通过穿透毛干来减少进入毛干的水量，而由水引起的毛干体积的反复增减会增加头发损伤的可能性。众所周知，椰子油等单饱和油比多不饱和油能更好地穿透头发纤维。由于椰子油的化学成分（对角蛋白的吸引力）和分子量（合适的尺寸可以穿透毛干），椰子油是头发的理想选择。在洗发前用它可以减少毛干上蛋白质的损失，确保维持抗拉强度。接受米诺地尔局部治疗的患者觉得使用椰子油作为预洗护发素对保持毛发干燥有好处。然而，它对头发生长或脱发的影响尚未得到证实。

不建议在洗头后使用发油，因为它们会显著影响头发造型，并且吸附环境中的污染物。其他的矿物油和植物油也被用于头发。虽然矿物油没有很好的渗透能力，但它具有很好的延展性，提高了光泽度和易梳理性，是残留精华的一部分。

头发颜色 / 染发剂

染发，是一种使用化学物质来改变头发颜色的过程，很受那些喜欢追赶最新时尚趋势，或掩盖头发发灰的男性和女性的欢迎。给头发上色最常见的原因是掩盖灰色的头发而使人看起来更年轻。但它也可以根据个人喜好或时尚趋势来改变自然发色。为了满足这些需求，人们开发了许多不同的染发剂颜色可供选择，从临时性染发到半永久性染发再到永久性染发。因此，头发颜色的分类取决于颜色在头发上的持续时间，而这又取决于颜色分子被输送到皮质层或角质层的位置。

渐变染料

顾名思义，渐变染发剂需要在几周内多次使用才能有效，这些也被称为渐进式染料或金属染料。通常，银、铋、铅等金属盐水溶液形式每天都被涂在头发上。它们需要反复应用，而最终的颜色结果可能并不理想。但是这些类型的发色可以被那些对对苯二胺（PPD）过敏的人使用。

临时性染料

顾名思义，临时性染发剂不能持续一次以上洗发周期。临时性染发剂是纺织染料，可作为洗液或洗发水，通常用于减少白发的黄色或增加颜色亮点。染料的大分子使它们保持在角质层上，不允许渗透到皮质层。

半永久性染料

半永久性染发剂是一种可持续 6 ~ 10 次洗发周期的染发剂。它们很受欢迎，最好用于未漂白的原始头发，以掩盖灰色，增加亮点，或创造统一的色调。这种染发剂是非离子水溶液低分子组成的预制染料，如硝基芳香胺或芳香染料，他们不氧化，因此不与头发蛋白结合。由于分子量较小，这些染料可以渗透到角质层的中间层。半永久染料能产生微妙的调色效果，而不是染发。这些染料在正式使用前需要进行贴片测试预防过敏反应。

非永久性染料

就持久效果而言，非永久性染发剂染发效果介于半永久性和永久性之间。这些物质不含氨，不含乙醇胺，但含有过氧化氢（浓度较低，为 2%）、间苯二酚和对染剂。它们对毛干的染色不像永久性染料的颜色那么粗糙。它们不会超过角质层，因此只有 10 ~ 15 个洗发周期的效果。它们在覆盖灰色方面不是很有效，但更常用于把头发的颜色染成一个更鲜艳的颜色。

天然染料

天然染发剂已经使用了几个世纪。“指甲花”是最古老和被广泛接受的植物染料之一。将“指甲花”的干叶子磨成粉末，并与水混合，形成一种糊状物，直接涂在头发上，然后放置 1 h 左右。这种染料中的活性成分是“萘醌”，它在自然界中是呈酸性的，使头发呈红色。此外，在指甲花中添加其他天然物质，如咖啡粉和茶叶，以改善颜色。指甲花被用来染发的缺点是它是一个混合的过程，有强烈的气味，而且头发往往会变得非常干燥。但它仍然是对对苯二胺（PPD）过敏的患者的一种选择。据报道，使用指甲花的不良反应包括过敏性接触性皮炎。活性成分萘醌（Lawsone）可引起对红细胞的氧化损伤，这对于 G6PD 缺乏症的儿童，局部应用指甲花可引起危及生命的溶血反应。

永久性染料

最流行的染发工艺是永久性染发。颜色分子通过氧化过程穿透到皮层，从而永久地改变了头发的颜色。该工艺不使用实际染料，而是使用其主要中间体［对苯二胺（PPD）、对甲苯二胺（PTD）和对氨基苯酚］。当它们结合了毛干中的过氧化氢时，会产生有色分子并释放氧气。永久性染料可以染出多种发色，从浅色到深色等多种色调。这种颜色的变化是可以抵抗多次洗发并能最大限度地遮盖灰色头发。

无氨染料

颜色分子能够在较高的 pH 下有效地进入毛干的皮质层，而氨有助于增加 pH，这就是为什么它是永久性染料的重要组成部分。但较高的 pH 会破坏角质层，因为它剥离了 18-MEA 的保护性“F”层，导致疏水性丧失和亲水性增加。为了安抚消费者，推出了“无氨”永久性染料。氨被乙醇胺取代，但这也被认为会对角质层的脂质层造成一些损伤。更重要的是，据报道，由于颜色分子的渗透不足，无氨染发的发色的寿命会缩短。此外，过敏性贴片试验一定要做，因为无氨染料不能阻止过敏反应。

染发剂的安全性

尽管动物研究表明染发产品是强致癌物，但流行病学和人类监测研究还没有定论。在人类的数据中一直存在矛盾，一项 Meta 分析得出结论，染发剂没有增加膀胱癌的风险；而另一项 Meta 分析显示，在使用了 20 年以上染发剂的人群（尤其是女性群体）中，染发剂增加了非霍奇金淋巴瘤（NHL）的风险。

鉴于这些发现，有必要对于患者使用永久性染发剂提供一些建议。重要的是要以客观的方式分享这些信息，并解决这些问题，解释这些数据去估算风险，但不直接表明因果关系。还有其他因素与非霍奇金淋巴瘤关系密切，而直系亲属中有非霍奇金淋巴瘤的人群风险更大，所以最好限制这些人群使用染发剂。数据还指出，在怀孕期间使用染发剂与后代发生几种儿童恶性肿瘤之间存在联系。减少皮肤接触染发剂的一个方法是将凡士林软膏应用于头皮和周围的皮肤，并缩短染发剂的使用时间。

另一个问题是有些人对对苯二胺、间苯二酚和间氨基苯酚的过敏反应，它们存在于永久性染发剂中。

对染发剂的过敏反应并不少见，而且染发剂中的对苯二胺是一种有效的皮肤增敏剂。它本身不能产生过敏反应，但作为一种半抗原，需要与皮肤中存在的载体蛋白结合引发皮肤过敏。如果反复使用，它会引起从简单的皮疹到更严重的过敏反应。因此，有必要在染发前大约 48 h 进行测试贴片（皮肤过敏测试），特别是对怀疑有对对苯二胺过敏的人。根据欧盟委员会 2009 年的相关规定，要严格将染发剂中对苯二胺的浓度限制在 2% 以下。

毛发移植过程中的染发剂

在供区有明显变灰的患者通常被建议在头发移植前几天给头发染色。这有助于在无论是头皮条切取还是毛囊单位提取过程中更准确地观察毛囊开口角度。

对于平常喜欢染发的植发患者来说，这也是一个有用的做法。大多数外科医生不允许患者在接受毛发移植术后 4 周内染发。因此，患者最好在头发移植前几天染发。

在评估脱发患者时，皮肤镜检查是一个重要的诊断工具。如果患者最近做了染发，评估起来就会更难。永久性和半永久性染发剂可以产生假象和模仿特定的病理学改变。永久性染料可以穿透毛囊，形成黑点的外观，这是斑秃诊断特征。毛囊单位间的头皮弥漫性变色可以表现为皮炎的特征。在检查患者之前，染发情况应该是病史问诊中的一个重点。

头发拉直

头发拉直是一种改变头发的物理外观的过程。头发的形态可以通过使用化学物质、加热（扁平熨斗或加热梳），或诸如蜡、树脂等物质来改变。患者经常会询问治疗脱发的医生的意见，从头发和健康的角度来看，哪种方式是安全的。

常用的在家中进行头发拉直的方法是使用直发棒或直发熨斗。这些装置会显著地加热头发，从而使头发纤维之间和内部的水分变干。这进一步导致了在蛋白质链附近的氢键的形成，暂时锁定了所需的风格。当温度超过 140 ℃的临界点时，头发的化学降解就变得不可逆了。

使用被称为松弛剂的化学物质是另一种拉直头发的方法。有 2 种类型的化学物质：碱性松弛剂（高碱性含氢氧化钠 1% ~ 10%）和使用碳酸胍的非碱基松弛剂。将毛干暴露在碱性乳化液中会打开角质层的鳞片，这使得松弛剂可以穿透毛干，并开始与角蛋白纤维发生反应。其主要作用是二硫键的断裂、螺旋角蛋白分子的软化和拉伸。在这种状态下梳理头发往往会通过重组二硫键来机械地使头发变直。由于一种被称为“超收缩”的现象，毛干被永久地拉直，而不需要任何外部因素如热量，在此之后，彻底清洗头发，并使用中和剂。如果头发没有被适当地中和，它会在放松的过程后很容易断裂，因为二硫键还没有恢复。非碱性松弛剂如硫代乙醇酸铵与纤维的显著肿胀相关，但超收缩现象比碱性松弛剂要低得多。硫代乙醇酸铵只影响半胱氨酸键，而不会真正破坏整个头发蛋白，因此它比碱性松弛剂更温和。需要过氧化氢来氧化硫代乙醇酸铵，然后使用热熨斗可以永久地使头发变直。这个过程被称为“热修复”或“日本头发拉直”。与碱性松弛剂相比，使用非碱液松弛剂时，毛干中损失的蛋白质少得多。使用氢氧化物或硫代乙醇酸盐的方法没有显示出任何致癌风险。

另一种流行的头发拉直方法是角蛋白治疗。这在最初被推广为巴西角蛋白治疗（BKT）(也被称为头发肉毒毒素或白蛋白直发，或醋酸直发)。该处理方法是使用 37% 的甲醛溶液、调理剂和水解蛋白组合。这个过程与松弛剂的过程不同，因为水被用来打破氢键。这种混合物中的甲醛有助于完美地重新排列角蛋白细丝之间的交联，并有助于保持重组后的毛发形状。这种治疗方法不仅能使头发变直，而且还能使头发更有光泽，还可以用于漂白头发。但由于甲醛是致癌的，这项技术被禁止使用了。即使在今天，许多沙龙仍将巴西角蛋白治疗（BKT）包装“无甲醛”推销，并使用与头发交联的水解蛋白质去修复损伤。他们仍然使用亚甲基二醇或乙醛酸，这在加热时会再次释放出大量的甲醛。目前还不能证明被水解的角蛋白是否真的在头发中融合以修复它，还是仅仅是头发中的甲醛使头发看起来如此“健康”。根据研究，许多自称不含甲醛的治疗方法也经常出现甲醛超标的情况。

另一种叫作半胱氨酸治疗或碳半胱氨酸治疗的治疗方法也越来越受欢迎。这种处理方法使用乙醛酸、半胱氨酸和乙酸的混合物。乙醛酸被认为是一种增敏剂和有毒物质，因为它含有一个醛的官能团，并在其反应中表现为一种醛。它没有像传统松弛剂或 BKT 那样有拉直的好处，但肯定能提高头发的光泽度。半胱氨酸也会在熨烫过程中释放出少量甲醛。

风化和头发损伤

抱怨脱发的患者总是不能区分脱发和头发受损之间的区别。详细的病史询问和适当的评估可以显示是否有与脱发相关的头发断裂或头发损伤。

为了了解受损的头发，重要的是定义健康头发的属性即光滑、均匀的纹理和干净的切割末端或锥形尖端。由环境因素的累积效应对头发造成的物理化学损伤，如紫外线辐射、湿度、污染物和氯化水、护发产品中的化学物质、头发手术、梳理动作等，称为头发风化。头发风化不仅直接损伤或削弱头发，而且使它容易受到进一步的损伤。损伤程度取决于种族或个体差异、先天性毛干结构异常的存在和与年龄老化的变化，如变灰、模式型脱发等因素（图 28.7）。

阳光下的紫外线辐射导致角质层区域的氨基酸出现光化学降解，导致结构分化的逐渐丧失，并逐渐使毛干更容易断裂。这些变化类似于老化头发中的变化，是由于蛋白质氧化损伤引起的。浅色的头发比深色的头发更受影响，这可能是由于黑色素的保护作用。

对头发的梳理和刷洗（尤其是湿头发）会使头发变粗糙，并可能导致裂发症的发展（毛干横向断裂）和头发损伤。与干性梳理相比，湿性梳理的梳合力更靠近头皮，而干性梳理的梳理力集中在毛干末端。刷洗比梳理毛发更具破坏性。可以使用圆形尖端的宽齿梳或刷子来减少对毛干的损伤。更应该避免使用通过模具制造的塑料梳（产生大量静电）和金属梳。

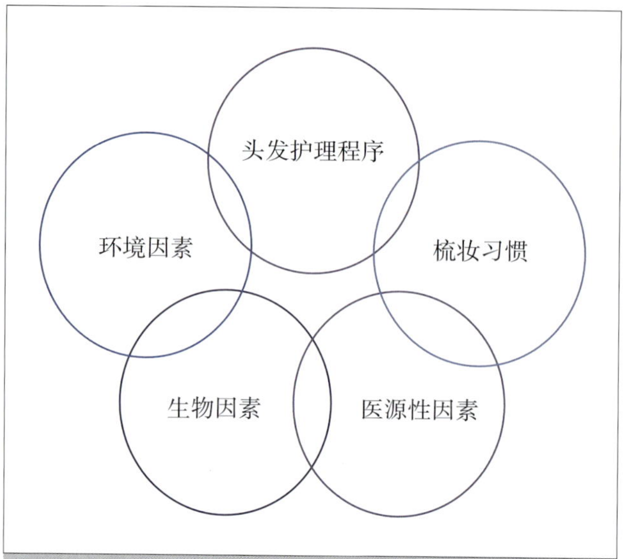

图 28.7　影响头发健康的因素

每天使用洗发水洗头可能会去除毛干上的皮脂保护层，导致毛发干燥、增加静电，进而增加摩擦。

研究表明，使用洗发水 1 次可以从“F”层去除大量的游离脂质，但不会影响内部脂质，这些作用可以随着反复洗发而增加。这种影响在加工过的头发中会更严重，单独使用护发素或洗发后用护发素都有助于这些成分覆盖在头发表面，并作为保护层防止头发受损。除了化学物质的影响外，在使用泡沫剂期间和用毛巾干燥期间摩擦毛干的机械作用也会对毛干造成机械损伤。吹风机是用来弄干头发或为其定型的。但是，让头发自然干燥比使用吹风机（更多的表面损伤）造成的损伤要小得多。将吹风机与头皮保持安全距离（超过 15 cm），并反复移动可以减少损伤。

吹风机和卷发器的使用由于温度升高会导致毛干中的水分膨胀（就像煮头发一样），导致毛干内产生小洞。在放大镜或皮肤镜下观察，会发现毛干中有气泡（肥皂泡状发）（如图 28.8）。陶瓷熨斗的温度可达到 210 ℃。在高温下使用这些熨斗会导致获得性结节性脆发症，导致毛干断裂。

永久性染料虽然很流行，但最有可能造成毛干损伤。碱性溶液被用于促进角质层鳞片的开放，并允许染料分子渗透到皮质层。由于皮质层的氧化反应，角蛋白纤维内的二硫键被破坏。这些影响因素会导致毛干上有更多的孔洞，随后进一步的化学处理会产生更加夸张的损伤。永久升高的角质层会导致毛干中水分含量的改变，使头发变暗沉变脆弱。

二硫键的断裂会导致毛干受损，而使用高碱性的化学物质如硫代乙醇酸铵、氢氧化钠和氢氧化胍使头发卷曲或者松弛，可能导致毛干的肿胀和软化。与未拉直头发相比，拉直头发中半胱氨酸的减少与头发的脆性增加有关。这使得毛干容易受到进一步的损伤和风化的影响（图 28.9）。

保持头发健康和头皮健康的预防措施：

- 使用刺激性温和的普通洗发水。
- 洗发水应该用指尖涂在湿的头发上并轻轻按摩产生泡沫。
- 使用预洗护发素（如椰子油）和（或）冲洗护发素，如果头发受损，则另外使用持续停留的护发精华。
- 避免经常使用损伤头发的工艺，如烫发或

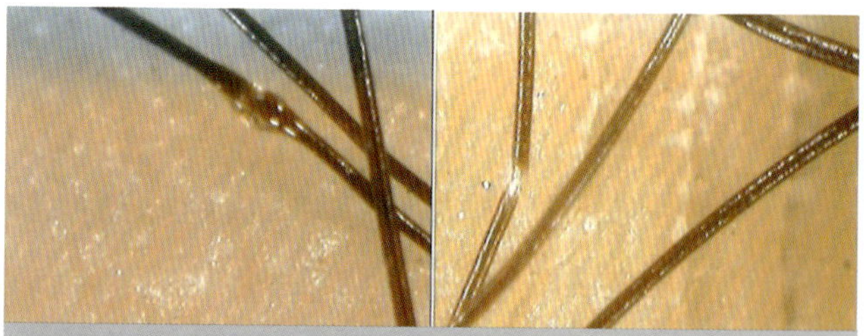

图 28.8　肥皂泡状发外观和毛干断裂

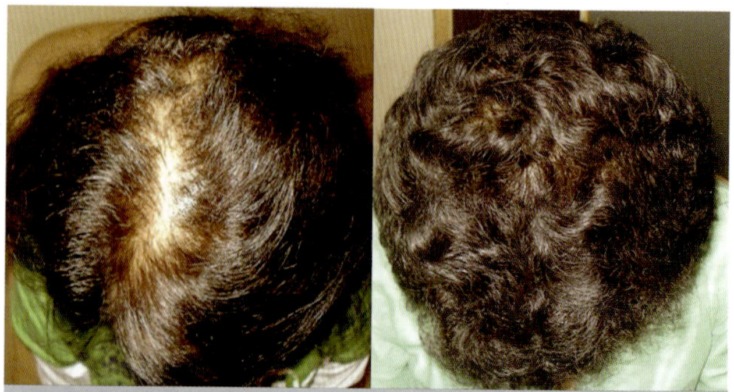

图 28.9　在拉直头发后因头发断裂和头发脱落而脱发的患者中使用温和的洗发水和护发素治疗前后

拉直头发。
- 避免频繁使用永久性染发剂或漂白工艺。
- 避免湿梳，毛发干燥时从发根到发梢进行梳理。
- 使用圆形尖端的宽齿梳或刷子。
- 限制使用吹风机，并使其距离头皮至少 15 cm。

结论

护发产品是针对头发和头皮的多功能产品，有助于清洁、改善外观和保护头发。选择护发产品是一个基于各种因素的个性化过程，对头皮和头发的整体健康很重要。有限的文献证据加上传统经验表明，护发产品在保护健康的头皮和头发方面和整体管理脱发方面都有显著的好处。护发产品在脱发管理中的作用，无论是模式型脱发还是衰老性脱发，都有待进一步研究。

脱发会对大多数患者造成严重的精神创伤。当患者咨询脱发问题时，关于洗发水、护发素和头发定型产品的建议对这些患者来说都是非常宝贵的。用于脱发的药物治疗以毛囊为目标，通常需要一段时间才能显示出显著的效果。另一方面，一次性使用头发定型产品 / 护发素可以改善头发的外观。好看的头发，即使是短期的效果，也可以改善头发的整体外观，现在高质量的护发产品有潜力实现这一目标。这强调了这样一个事实，即除了脱发的医疗管理，对梳理习惯、护发、造型产品的适当使用也是至关重要的。这种整体的方法优化了患者的满意度。

推荐阅读

- Robbins CR. Chemical and Physical Behavior of Human Hair. 5th ed. New York: Springer; 2013.
- Draelos ZD. Hair Care: An Illustrated Dermatologic Handbook. Springer; 2004.
- Jennifer MM, Gray J, Tosti A. Healthy Hair. Springer; 2015.

思考问题

Q1. 头发的颜色是由于色素的存在，该色素主要存在于（　　）

A. 皮质层

B. 角质层

C. 乳头层

D. 髓质层

Q2. 以下哪个过程导致了毛干孔隙率的增加？

A. 破损

B. 拉伸

C. 调理作用

D. 过度处理

Q3. 洗发水的主要成分是（　　）

A. 保湿霜

B. 纯净水

C. 表面活性剂

D. 硬水

Q4. 表面活性剂分子通过以下哪种方式工作？

A. 清除油和污垢进入水中

B. 提高头发的 pH

C. 分离油和水

D. 去离子水

Q5. 角质层的裂缝导致毛干的完全分裂被称为（　　）

A. 脆发症

B. 糠疹

C. 裂发症

D. 结节性脆发症

Q6. 季铵盐化合物包含在保湿的配方中，因为其能够（　　）

A. 附着在头发纤维上

B. 分离头发

C. 促进头皮愈合

D. 穿透皮质层

参考文献

[1] Madnani N，Khan K. Hair cosmetics. Indian J Dermatol Venereol Leprol 2013；79（5）：654–667.

[2] Hordinsky M，Avancini Caramori AP，Donovan JC. Hair physiology and grooming. In：Draelos ZD，ed. Cosmetic Dermatology：Products and Procedures. Chichester，West Sussex，UK：Wiley–Blackwell；2016；Chapter 29：222–226.

[3] Robbins CR. Chemical and Physical Behavior of Human Hair. 5th ed. New York：Springer；2013.

[4] Trüeb RM；Swiss Trichology Study Group. The value of hair cosmetics and pharmaceuticals. Dermatology 2001；202（4）：275–282.

[5] Gavazzoni Dias MFR. Hair cosmetics：an overview. Int J Trichology 2015；7（1）：2–15.

[6] Marsh J，Gray J，Tosti A. Healthy Hair. New York：Springer；2015.

[7] Wolfram LJ. Human hair：a unique physicochemical composite. J Am Acad Dermatol 2003；48（6，Suppl）：S106– S114.

[8] Cruz CF，Costa C，Gomes AC，Matamá T，Cavaco–Paulo A. Human hair and the impact of cosmetic procedures：a review on cleansing and shape–modulating cosmetics. Cosmetics 2016；3：26.

[9] Trüeb RM. Dermocosmetic aspects of hair and scalp. J Investig Dermatol Symp Proc 2005；10（3）：289–292.

[10] Ho BS–Y，Ho EXP，Chu CW，et al. Microbiome in the hair follicle of androgenetic alopecia patients. PLoS One 2019；14（5）：e0216330.

[11] Draelos ZD. Essentials of hair care often neglected：hair cleansing. Int J Trichology 2010；2（1）：24–29.

[12] D'Souza P，Rathi SK. Shampoo and conditioners：what a dermatologist should know? Indian J Dermatol 2015；60（3）：248–254.

[13] Cornwell PA. A review of shampoo surfactant technology：consumer benefits，raw materials and recent developments. Int J Cosmet Sci 2018；40（1）：16–30.

[14] Trüieb RM. Shampoos：ingredients，efficacy and adverseeffects.J Dtsch Dermatol Ges 2007；5（5）：356–365.

[15] https：//economictimes.indiatimes.com/industry/consproducts/ fmcg/indians–prefer–natural–organic–inpersonal– care/articleshow/54596572.cms?from=mdr.

[16] Asifa N，Kusagur MS，SugaReddy. Prevalent practices and perceptions in hair cleansing. Int J Trichol 2017；9（3）：136–137.

[17] Gavazzoni Dias MF，de Almeida AM，Cecato PM，Adriano AR，Pichler J. The shampoo pH can affect the hair：myth

or reality? Int J Trichol 2014; 6 (3): 95–99.
[18] Robbins CR, Crawford RJ. Cuticle damage and the tensile properties of human hair. J Soc Cosmet Chem 1991; 42: 59–67.
[19] Tarun J, Susan J, Suria J, Susan VJ, Criton S. Evaluation of pH of bathing soaps and shampoos for skin and hair care. Indian J Dermatol 2014; 59 (5): 442–444.
[20] AlQuadeib BT, Eltahir EKD, Banafa RA, Al–Hadhairi LA. Pharmaceutical evaluation of different shampoo brands in local Saudi market. Saudi Pharm J 2018; 26 (1): 98–106.
[21] Schweiger D, Schoelermann AM, Filbry A, Hamann T, Moser C, Rippke F. Highly efficient and compatible shampoo for use after hair transplant. Clin Cosmet Investig Dermatol 2015; 8: 355–360.
[22] Cline A, Uwakwe LN, McMichael AJ. No sulfates, no parabens, and the "no–poo" method: a new patient perspective on common shampoo ingredients. Cutis 2018; 101 (1): 22–26.
[23] Bondi CA, Marks JL, Wroblewski LB, Raatikainen HS, Lenox SR, Gebhardt KE. Human and environmental toxicity of sodium lauryl sulfate (SLS): evidence for safe use in household cleaning products. Environ Health Insights 2015; 9: 27–32.
[24] Halla N, Fernandes IP, Heleno SA, et al. Cosmetics preservation: a review on present strategies. Molecules 2018; 23 (7): 1571.
[25] Krowka JF, Loretz L, Geis PA, et al. Preserving the facts on para–bens: an overview of these important tools of the trade. Cosmetics & Toiletries. http: //www. cosmeticsandtoiletries. com/research/chemistry/ Preserving–the–Facts–on–Parabens–An–Overview–of–These–Important–Tools–of–the Trade–425784294.html. Published June 1, 2017. Accessed December 20, 2017..
[26] Sasseville D, Alfalah M, Lacroix JP. "Parabenoia" debunked, or "who's afraid of parabens?". Dermatitis 2015; 26 (6): 254–259.
[27] https: //www.fda.gov/cosmetics/cosmetic–ingredients/ parabens–cosmetics#are_parabens_safe.
[28] Harley KG, Kogut K, Madrigal DS, et al. Reducing phthalate, paraben, and phenol exposure from personal care products in adolescent girls: findings from the HERMOSA Intervention Study. Environ Health Perspect 2016; 124 (10): 1600–1607.
[29] Kircik L. The evolving role of therapeutic shampoos for targeting symptoms of inflammatory scalp disorders. J Drugs Dermatol 2010; 9 (1): 41–48.
[30] Waldroup W, Scheinfeld N. Medicated shampoos for the treatment of seborrheic dermatitis. J Drugs Dermatol 2008; 7 (7): 699–703.
[31] Trüeb RM, Henry JP, Davis MG, Schwartz JR. Scalp condition impacts hair growth and retention via oxidative stress. Int J Trichol 2018; 10 (6): 262–270.
[32] Shatalebi MA, Rafiei Y. Preparation and evaluation of minoxidil foamable emu oil emulsion. Res Pharm Sci 2014; 9 (2): 123–133.
[33] Monselise A, Cohen DE, Wanser R, Shapiro J. What ages hair? Int J Womens Dermatol 2017; 3 (1, Suppl) S52–S57.
[34] Gubitosa J, Rizzi V, Fini P, Cosma P. Hair care cosmetics: from traditional shampoo to solid clay and herbal shampoo: a review. Cosmetics 2019; 6 (1): 13.
[35] https: //www.rd.com/beauty/dry–shampoo/.
[36] https: //health.clevelandclinic.org/does–dry shampooactually–keep–your–hair–clean/.
[37] Zhang Y, Alsop RJ, Soomro A, Yang FC, Rheinstädter MC. Effect of shampoo, conditioner and permanent waving on the molecular structure of human hair. PeerJ 2015; 3: e1296.
[38] Karjala SA, Williamson JE, Karler A. Studies on the substantivity of collagen–derived Polypeptides to human hair. J Soc Cosmet Chem 1966; 17: 513–524.
[39] Draelos ZD. Shampoos, conditioners, and camouflage techniques. Dermatol Clin 2013; 31 (1): 173–178.
[40] Gode V, Bhalla N, Shirhatti V, Mhaskar S, Kamath Y. Quantitative measurement of the penetration of coconut oil into human hair using radiolabeled coconut oil. J Cosmet Sci 2012; 63 (1): 27–31.
[41] Rele AS, Mohile RB. Effect of mineral oil, sunflower oil, and coconut oil on prevention of hair damage. J Cosmet Sci 2003; 54 (2): 175–192.
[42] Keis K, Persaud D, Kamath YK, Rele AS. Investigation of penetration abilities of various oils into human hair fibers. J Cosmet Sci 2005; 56 (5): 283–295.
[43] Mhaskar S, Kalghatgi B, Chavan M, Rout S, Gode V. Hair breakage index: an alternative tool for damage assessment of human hair. J Cosmet Sci 2011; 62 (2): 203–207.
[44] Fregonesi A, Scanavez C, Santos L, et al. Brazilian oils and butters: the effect of different fatty acid chain composition on human hair physiochemical properties. J Cosmet Sci 2009; 60 (2): 273–280.
[45] Guerra–Tapia A, Gonzalez–Guerra E. Hair cosmetics: dyes. Actas Dermosifiliogr 2014; 105 (9): 833–839.
[46] Corbett JF. Hair dyes: their chemistry and toxicology. Cosmet Toilet 1976; 91: 21–28.
[47] Draelos ZD. Cosmetics and Dermatological Problems and Solutions: A Problem Based Approach. 3rd ed. Zoe Diana Draelos; 2011.
[48] Neuser F, Schlatter H. Hair dyes. In: Draelos ZD, ed. Cosmetic Dermatology: Products and Procedures. Oxford, UK: Wiley–Blackwell; 2010: 256–310.
[49] Saitta P, Cook CE, Messina JL, et al. Is there a true concern regarding the use of hair dye and malignancy development?: a review of the epidemiological evidence relating personal hair dye use to the risk of malignancy. J Clin Aesthet Dermatol 2013; 6 (1): 39–46.
[50] Turati F, Pelucchi C, Galeone C, Decarli A, La Vecchia C. Personal hair dye use and bladder cancer: a metaanalysis. Ann Epidemiol 2014; 24 (2): 151–159.
[51] Qin L, Deng HY, Chen SJ, Wei W. A meta–analysis on the relationship between hair dye and the incidence of non–Hodgkin's lymphoma. Med Princ Pract 2019; 28 (3): 222–230.
[52] Khanna M. Hair transplantation surgery. Indian J Plast Surg

2008；41（Suppl）：S56–S63.
[53] Angra K，LaSenna CE，Nichols AJ，Tosti A. Hair dye：a trichoscopy pitfall. J Am Acad Dermatol 2015；72（4）：e101–e102.
[54] Bories MF，Martini MC，Et MF，Cotte J. Effects of heat treatment on hair structure. Int J Cosmet Sci 1984；6（5）：201–211.
[55] Maneli MH，Smith P，Khumalo NP. Elevated formaldehyde concentration in "Brazilian keratin type" hairstraightening products：a cross–sectional study. J Am Acad Dermatol 2014；70（2）：276–280.
[56] Sinclair RD. Healthy hair：what is it? J Investig Dermatol Symp Proc 2007；12（2）：2–5.
[57] Lee Y，Kim YD，Hyun HJ，Pi LQ，Jin X，Lee WS. Hair shaft damage from heat and drying time of hair dryer. Ann Dermatol 2011；23（4）：455–462.
[58] Filipa Osório MD，Tosti A. Hair weathering，Part 2：clinical features，diagnosis，prevention，and treatment. Cosmet Dermatol. 2011；24：555–559.
[59] Mirmirani P. What is your diagnosis? Bubble hair. Cutis 2008；82（3）：176–184，184.
[60] Mirmirani P. Ceramic flat irons：improper use leading to acquired trichorrhexis nodosa. J Am Acad Dermatol 2010；62（1）：145–147.
[61] Osório F，Tosti A. Hair weathering，Part 1：hair structure and pathogenesis. Cosmet Dermatol 2011；24：533–538.

答案

Q1	A
Q2	D
Q3	C
Q4	A
Q5	C
Q6	A

索引

T

W

X

Y

Z